Cintilografia Óssea com 99mTc MDP Fundamentos da Interpretação

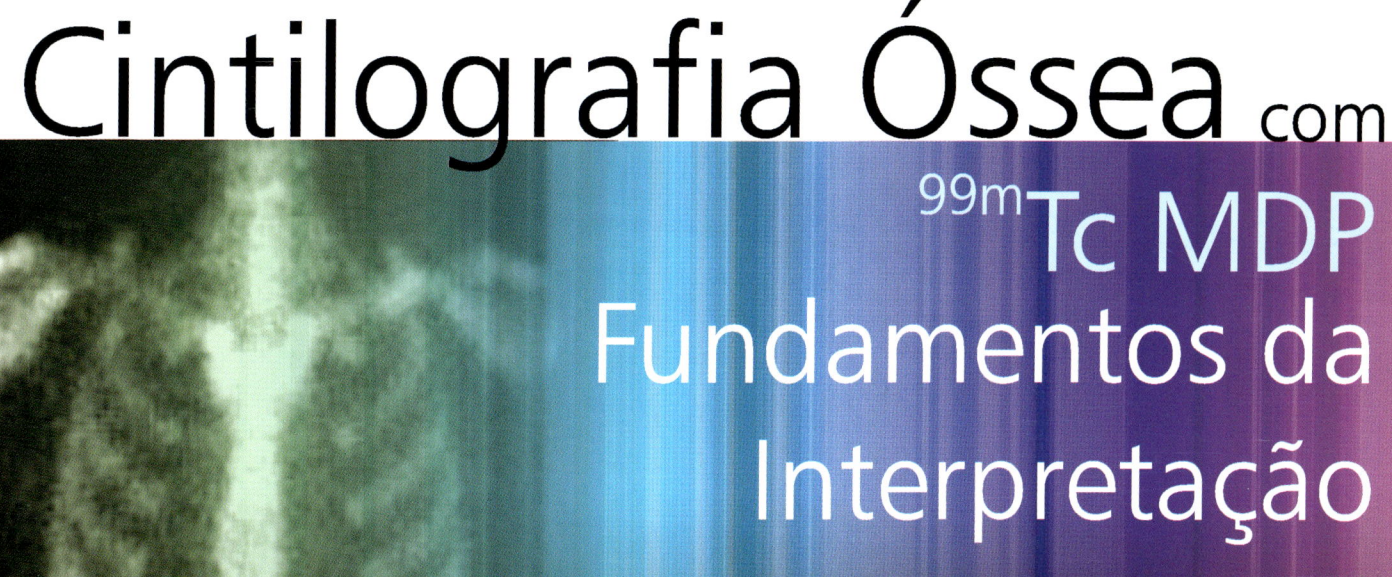
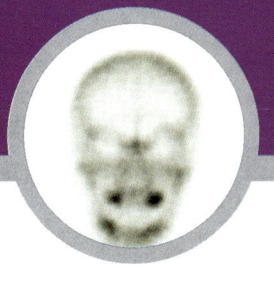
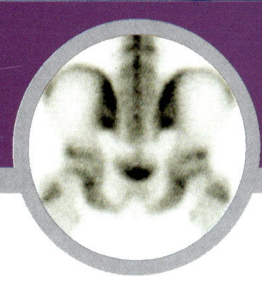
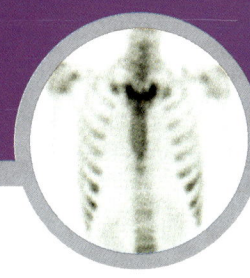

Cintilografia Óssea com ^{99m}Tc MDP Fundamentos da Interpretação

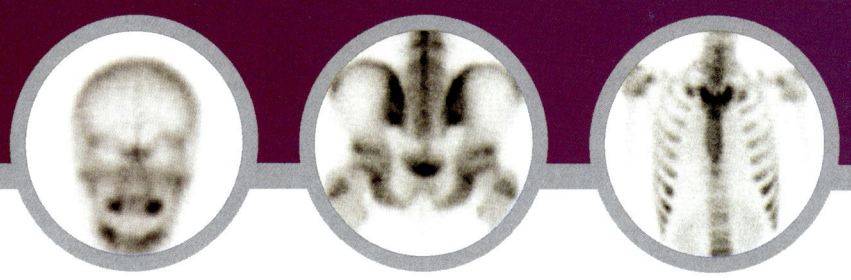

João Eduardo Oliveira IRION

Médico Formado pela Faculdade de Medicina da Universidade Federal do Paraná em 1954
Professor Adjunto de Clínica Médica da
Faculdade de Medicina da Universidade Federal de Santa Maria (aposentado)
Radiologista e Médico Nuclear
Fundador do Serviço de Medicina Nuclear de Santa Maria Ltda.
Membro Honorário da Academia Sul-Rio-Grandense de Medicina
Acadêmico da Academia Santa-Mariense de Letras
Acadêmico da Academia Nacional de Seguros e Previdência

Apoio:

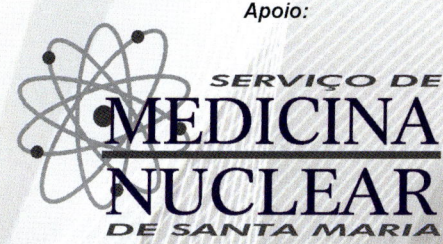

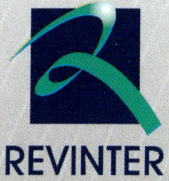

Cintilografia Óssea com ^{99m}Tc MDP – Fundamentos da Interpretação
Copyright © 2016 by Livraria e Editora Revinter Ltda.

ISBN 978-85-372-0680-5

Todos os direitos reservados.
É expressamente proibida a reprodução
deste livro, no seu todo ou em parte,
por quaisquer meios, sem o consentimento,
por escrito, da Editora.

Contato com o autor:
jirion@terra.com.br

CIP-BRASIL. CATALOGAÇÃO NA PUBLICAÇÃO
SINDICATO NACIONAL DOS EDITORES DE LIVROS, RJ

I65c

    Irion, João Eduardo
    Cintilografia óssea com ^{99m}Tc MDP – fundamentos da interpretação/João Eduardo Irion. – 1. ed. – Rio de Janeiro: Revinter, 2016.
        il.

    Inclui bibliografia e índice
    ISBN 978-85-372-0680-5

    1. Radiologia. 2. Clínica Médica. 3. Esqueleto. I. Título.

16-29960   CDD: 616.7
                                                          CDU: 616.7

A precisão das indicações, as reações adversas e as relações de dosagem para as drogas citadas nesta obra podem sofrer alterações.
Solicitamos que o leitor reveja a farmacologia dos medicamentos aqui mencionados.
A responsabilidade civil e criminal, perante terceiros e perante a Editora Revinter, sobre o conteúdo total desta obra, incluindo as ilustrações e autorizações/créditos correspondentes, é do(s) autor(es) da mesma.

Livraria e Editora REVINTER Ltda.
Rua do Matoso, 170 – Tijuca
20270-135 – Rio de Janeiro – RJ
Tel.: (21) 2563-9700 – Fax: (21) 2563-9701
livraria@revinter.com.br – www.revinter.com.br

DEDICATÓRIA

À minha querida esposa Márcia
(In memoriam)
e
Aos meus filhos, netos e bisnetos

AGRADECIMENTOS

Aos colegas de trabalho
Prof. Clóvis Bornemann
Dra. Clarissa Bornemann
Dra. Maria Cecília Gabbi
Dr. José Ulisses Calegaro
E aos funcionários do Serviço de Medicina Nuclear de Santa Maria Ltda.

O AUTOR

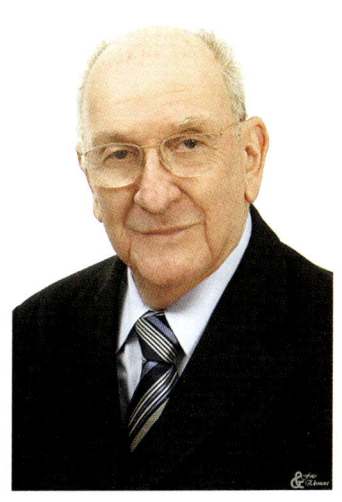

PROF. JOÃO EDUARDO OLIVEIRA IRION

Médico Formado pela Faculdade de Medicina da Universidade Federal do Paraná em 1954
Professor Adjunto de Clínica Médica da
Faculdade de Medicina da Universidade Federal de Santa Maria (aposentado)
Radiologista e Médico Nuclear
Fundador do Serviço de Medicina Nuclear de Santa Maria Ltda.
Membro Honorário da Academia Sul-Rio-Grandense de Medicina
Acadêmico da Academia Santa-Mariense de Letras
Acadêmico da Academia Nacional de Seguros e Previdência

APRESENTAÇÃO

Perguntar-se é o que os cientistas fazem de melhor
Richard Dawkins, biólogo inglês
Entrevista na Revista Veja edição 2.457 de 27 de maio de 2015.

Estou envolvido com imagens há 65 anos desde o início da década de 1950, quando a Radiologia apenas passava dos 50 anos de existência. Em 1971, depois de cumprir duas bolsas de estudos da CAPES no Instituto Carlos Chagas no Rio de Janeiro e outra da Comissão Nacional de Energia Nuclear no Centro de Medicina Nuclear da USP, fundei, como pioneiro no meu Estado, o Serviço de Medicina Nuclear de Santa Maria, o primeiro do interior do Estado do Rio Grande do Sul, tendo como equipamento um cintilógrafo linear e um sistema de captação.

Todas as imagens que ilustram este livro foram adquiridas neste Serviço depois que foi equipado com uma série de câmeras gama e representam um acervo de mais de 30.000 cintilografias ósseas.

Durante a minha vida profissional, acompanhei a evolução da radiologia, da ultrassonografia e ressonância e da Medicina Nuclear. A história mostra que, em todas as especialidades voltadas para as imagens, a interpretação começou pela conduta iconográfica, isto é, pela comparação da imagem de cada caso com outra imagem semelhante contida em um atlas. O desenvolvimento e a maturidade de uma especialidade ocorrem quando a experiência acumulada faz o processo diagnóstico evoluir para o raciocínio clínico mediante identificação e sistematização dos sintomas contidos nas imagens. É nessa fase que se encontra a Medicina Nuclear.

A análise da literatura da especialidade mostra que praticamente a totalidade das publicações tem uma conotação clínica, isto é, discute o diagnóstico das doenças por meio das cintilografias. Este trabalho foi estruturado com base na propedêutica, isto é, identifica, descreve, classifica e padroniza os sintomas básicos observáveis nas imagens cintilográficas para então utilizá-los no raciocínio clínico.

Foi com essa intenção que escrevi este livro, endereçado ao estudante de graduação em Medicina e ao residente em Medicina Nuclear. São eles que se iniciam na ciência médica e, ao contrário dos especialistas e dos pesquisadores, nem sempre têm condições de acesso à imensa literatura mundial da especialidade e, por isso, necessitam das sínteses em livros especializados.

À medida que este trabalho foi se desenvolvendo, apareceram as necessidades de rever conceitos, reformular definições, criar sistematizações e expandir áreas de estudo, como foi o caso da anatomia cintilográfica, e até mesmo criar novos setores de estudo, com o capítulo intitulado Ótica Cintilográfica.

Sou médico e professor, duas profissões que honram quem as exerce. *Acredito que a experiência que não é transmitida não se transforma em conhecimento. Transmitir conhecimento é missão do professor, assim como aplicar conhecimento em benefício do paciente é missão do médico.*

Este trabalho é uma forma de cumprir essas duas missões.

Termino citando o matemático russo, Edward Frenkel, em declaração à Revista Veja: *"Considero que privar alguém do conhecimento é escandaloso. Equivale a roubo"*.

João Eduardo Oliveira Irion
Médico Nuclear, Médico-Radiologista e Professor de Medicina

PREFÁCIO

O compêndio começa com oportuna revisão da fisiologia óssea, com aspectos a destacar: a clareza, primeiramente, que se estende até o término de todo o texto. Está associado à didática, tornando a leitura fluida e interessante. A clareza é parte da facilidade como o autor escreve, e a didática é, possivelmente, fruto do seu empenho como professor da Faculdade de Medicina da Universidade de Santa Maria por décadas.

João Eduardo Irion tem formação básica no Radiodiagnóstico, antes de ingressar na área de Medicina Nuclear. Amealhou, dessa maneira, impressiva experiência iconográfica na primeira, transportando-a para a segunda com apropriada competência que se traduz no enorme acervo de cintilografias apresentado, que pode até ser traduzido como um atlas de imagens ósseas.

A cintilografia óssea é um procedimento de extrema sensibilidade, por evidenciar alterações precoces do seu metabolismo, mas com especificidade variável. Esses aspectos são discutidos com oportuna propriedade pelo autor, mostrando como obter maior especificidade com algoritmos compreensíveis. E o texto, além de constituir um excelente instrumento de consulta para o estudante e o especialista, tem sólidas incursões na cancerologia, na ortopedia, na reumatologia e, inclusive, endocrinologia. Vai mais além, porque presta informações sobre intercorrências na nefrologia, como pode ser apreciado no capítulo que adita informações sobre rins e vias urinárias.

A introdução de outros conceitos na especialidade é mais um enfoque a ser considerado porque traz contribuições originais, assim como os sinais cintilográficos acrescentados aos já existentes. O conjunto destas apreciações torna, seguramente, esta obra a mais completa produzida na língua portuguesa e, possivelmente, mostrar-se-á como marco na literatura médica das especialidades nacional e internacional. Entendo, por fim, ser o legado que o Dr. Irion deixará para todos nós.

José Ulisses Manzzini Calegaro

SUMÁRIO

1 TECIDO ÓSSEO 1
    Funções do Esqueleto 1
    Tecido Ósseo... 1
    Células de Linha Osteoblástica – Os Osteoblastos 1
    Osteoblastos e a Osteogênese 2
    Osteócitos... 2
    Osteoclastos 3
    Organização Intermediária 3
    Crescimento 4
    Modelação e Remodelação 4
    Modelação 4
    Remodelação 4
    Superfícies de Remodelação 5
    Unidade Multicelular Básica
      (*Basic Multicellular Unity – BMU*) 6
    Ciclo de Remodelação 6
    Unidade Óssea Multicelular no *Turnover* e no
      Balanço Ósseo 7
    Reparação Óssea 7
    Medula Óssea 7
    Divisões Anatômicas do Esqueleto............. 8

2 INSTRUMENTAÇÃO 11
    Instrumentação..................................... 12
    Movimentos da Câmera 12
    Câmera Estacionária.............................. 12
    Imagens Localizadas com a Câmera e Objetos Parados . 14
    Câmera Parada e Objeto em Movimento 14
    Câmera em Movimento Circular................ 15
    Maca ou Câmera em Movimento de Varredura..... 15

3 RADIOTRAÇADORES E RADIOFÁRMACOS 17
    Princípio dos Radiotraçadores................. 17
    Princípio da Captação Seletiva................ 18
    Conceito de Contraste 18
    Dois Tipos de Contraste 18
    Nuclídeos e Cintilografia do Esqueleto...... 19
    Tecnécio 19
    Tecnécio na Cintilografia do Esqueleto...... 20

4 FARMACOCINÉTICA DO QUELATO ^{99m}Tc MDP 21
    Captação do Radiofármaco 21
    Capacidade de Extração ou de Captação ... 22
    Quantidade dos Cristais 22
    Qualidade dos Cristais 22
    Excreção do Radiotraçador 23

5 CINTILOGRAFIA E EXAMES CINTILOGRÁFICOS 25
    Procedimentos, Cinética do Radiofármaco e
      Momento para a Aquisição das Imagens......... 25
    Fase Hemodinâmica – Cintilografia do
      Fluxo Sanguíneo 25
    Cintilografia da Concentração Equilibrada
      (ou Cintilografia do *Pool* Sanguíneo) 26
    Contraste e o Momento de Realizar a
      Cintilografia de Esqueleto 27
    Cintilografia de Varredura de Corpo Inteiro ... 28
    Imagens Localizadas.............................. 29
    Cintilografias Tomográficas..................... 29
    Reconstruções 3D ou Cintilografias Volumétricas ... 30
    Tipos de Exames Cintilográficos 30
    Vantagens e Desvantagens do Exame Cintilográfico.. 31

6 ANATOMIA CINTILOGRÁFICA 33
    Introdução... 33
    Anatomia nas Cintilografias de Corpo Inteiro...... 33

7 ANATOMIA NA CINTILOGRAFIA DA CABEÇA 37
    Cabeça em Projeção Anterior 37
    Cabeça em Projeção Posterior 40
    Cabeça em Perfil................................... 41
    Cabeça em Projeção de Vértice 42

**8 REGIÃO CERVICAL, CINTURA ESCAPULAR E
TÓRAX** 43
    Região Cervical em Projeção Anterior 43
    Coluna Cervical na Projeção Posterior 43

Região Cervical na Projeção em Perfil e em
    Projeções Oblíquas........................ 44
Cintura Escapular em Projeção Anterior......... 45
Cintura Escapular em Projeção Posterior......... 46

9 CINTILOGRAFIA DO TÓRAX EM PROJEÇÃO ANTERIOR 47
Esterno... 51

10 CINTILOGRAFIA DO TÓRAX EM PROJEÇÃO POSTERIOR........... 55
Costelas.. 55
Corpos Vertebrais Dorsais...................... 58
Processos Transversos Dorsais.................. 60
Articulações Sinoviais na Coluna Dorsal......... 61

11 COLUNA LOMBAR E CINTURA PÉLVICA......... 63
Em Projeção Anterior.......................... 63
Em Projeção Posterior.......................... 66

12 ANATOMIA DOS MEMBROS............... 73
Membros em Projeções Anterior e Posterior..... 73

13 ANATOMIA DO ESQUELETO EM MODELAÇÃO... 81
Esqueleto em Crescimento ou em Modelação...... 81

14 INDICAÇÕES DA CINTILOGRAFIA ÓSSEA COM ^{99m}TC MDP..................... 87
Principais Indicações........................... 87

15 ÓTICA CINTILOGRÁFICA............... 89
Conceitos...................................... 89
Escala de Cinza e Escala de Cores.............. 89
Conceito de Projeção........................... 90
Conceito de Dimensão Espacial da Imagem....... 91
Conceito do Tamanho das Imagens............... 91
Efeitos.. 93
Localização da Imagem por Meio da
    Coincidência Ortogonal..................... 102
Avaliação da Profundidade pela Comparação da
    Imagem em Projeção Anterior com a Imagem em
    Projeção Posterior........................ 103

16 FUNDAMENTOS DA INTERPRETAÇÃO........... 105
Métodos....................................... 108

17 INTERPRETAÇÃO DA FASE ÓSSEA.......... 111
Rastrear Lesões............................... 111
Contagem de Lesões............................ 111
Classificação das Lesões pelo Grau de
    Radioatividade........................... 112

Medir a Radioatividade......................... 113
Distribuição................................... 114
Localizações................................... 116

18 SINAIS INTRÍNSECOS NAS LESÕES ÓSSEAS...... 129
Extensão da Lesão no Osso..................... 129
Limites da Lesão.............................. 130
Estrutura da Lesão............................ 131
Forma da Lesão................................ 135

19 PADRÕES DE DISTRIBUIÇÃO................. 141
Padrão Supercintilográfico.................... 141
Supercintilografia Benigna Típica de
    Causa Metabólica.......................... 142
Padrão de Supercintilografia por Osteodistrofia
    Hipertrófica.............................. 142
Supercintilografias Metastáticas Típicas......... 143
Supercintilografias com Metaplasias Medulares.... 145
Pseudossupercintilografia..................... 146
Aumentos da Captação em um Segmento de
    Extremidade, Membro ou Grupo de Articulações.. 147
Reduções Difusas da Captação.................. 147
Padrões de Lesões em Costelas................. 148
Fraturas Simétricas de Arcos Costais Anteriores.... 149
Fraturas com Lesões Posteriores............... 149
Padrão da Paquipleurite nas Costelas.......... 150
Padrão de Sequela Cirúrgica nas Costelas...... 150
Padrões de Lesões Traumáticas na Bacia....... 151
Padrão de Politraumatizado.................... 152
Padrão Vascular em um Membro................. 153
Padrão Vascular em um Osso.................... 154

20 LESÕES ARTICULARES..................... 157
Articulações Sinoviais........................ 157
Sinais Relacionados com a Cápsula Articular..... 157
Sinais Relacionados com os Ossos Subcondrais..... 161
Posição dos Ossos nas Articulações............ 167
Articulações Não Sinoviais.................... 171
Sínfises...................................... 174
Gonfoses...................................... 176
Suturas....................................... 176

21 PADRÕES DE DISTRIBUIÇÃO ARTICULARES...... 177
Padrão Simétrico.............................. 177
Padrão Aleatório.............................. 178
Padrões Regionais............................. 179
Padrões nas Mãos.............................. 181

22 SINAIS ÓSSEOS E ARTICULARES EM MEDICINA NUCLEAR.......................... 183
Sinais que Constam na Literatura.............. 183
Novos Sinais Propostos neste Trabalho......... 195

23 INTERPRETAÇÃO DO EXAME TRIFÁSICO 201
   Interpretação da Angiografia Radioisotópica....... 202
   Interpretação da Cintilografia de Equilíbrio........ 204
   Efeito Torniquete............................. 204

24 SISTEMA URINÁRIO NA CINTILOGRAFIA ÓSSEA.. 209
   Rins Quentes................................ 219

25 INFORMAÇÕES DIAGNÓSTICAS DAS PARTES MOLES NAS CINTILOGRAFIAS ÓSSEAS.......... 221
   Imagens Incomuns 222
   Captações Raras 231
   Diagnósticos Diferenciais...................... 232
   Fotopenias 234

   BIBLIOGRAFIA 235

   ÍNDICE REMISSIVO 237

Cintilografia Óssea com ^{99m}Tc MDP Fundamentos da Interpretação

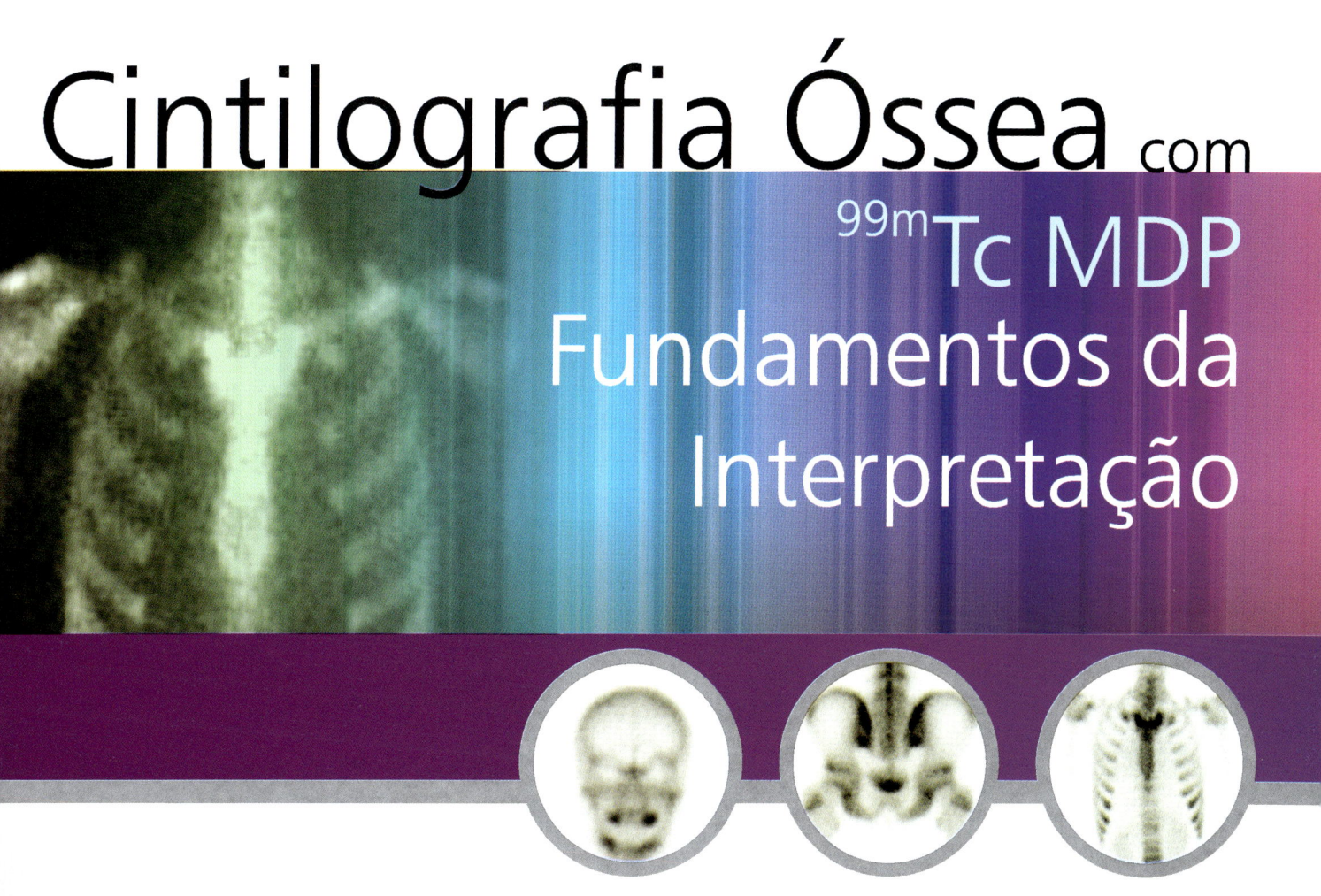

CAPÍTULO 1

TECIDO ÓSSEO

FUNÇÕES DO ESQUELETO

O esqueleto desempenha três funções: as mecânicas, as de **proteção** e as metabólicas.

As *funções mecânicas* compreendem: a função estrutural, que consiste em dar forma e suporte ao corpo, e a função mecânica propriamente dita, que consiste em servir de locais de inserção muscular, atuando como sistema de alavancas que potencializam a força muscular para permitir os movimentos de locomoção, apreensão, mastigação e respiração.

As *funções de proteção* compreendem a proteção de órgãos vitais em cavidades ósseas (a caixa craniana, o tórax e o canal raquidiano) e alojamento da medula mieloide e medula amarela.

As *funções metabólicas* compreendem atuar como local de reserva e homeostase de eletrólitos, sendo os principais a do cálcio e fósforo sob a forma de fosfato amorfo (para mobilização imediata) e cristais de hidroxiapatita (para liberação mais lenta do cálcio e fósforo, e outros componentes dos cristais), e atuar como local de reserva: de lipídios e triglicérides contidos na medula amarela.

TECIDO ÓSSEO

O tecido ósseo compõe-se de células comuns aos demais tecidos conjuntivos (fibroblastos e fibrócitos), mas se diferencia por ter células especializadas (osteoblastos, osteoclastos e osteócitos), dispostas num fundo de fibras e substâncias amorfas, chamadas matriz osteoide.

A matriz compõe-se de duas fases, a orgânica, formada por proteínas e pelo colágeno, e a inorgânica, que é mineralizada. Os íons principais da fase inorgânica são o cálcio e o fósforo, que formam depósitos de fosfato de cálcio amorfo e cristais de hidroxiapatita, dispostos nas dobras das fibras de colágeno. O volume mineralizado da matriz é de 99,9% no osso cortical, e 99,2% no osso esponjoso.

A matriz óssea não mineralizada constitui cerca de 1% do volume total dos ossos e denomina-se osteoide. O colágeno tipo I é a proteína principal da fase orgânica, formando fibrilas que se organizam em cordas mais espessas, as fibras. A substância de fundo é o cimento interfibrilar.

No osso maduro, as fibras dispõem-se em lâminas paralelas (osso laminar). O osso imaturo é caracterizado pela disposição desordenada das fibras e esse osso praticamente não existe no adulto, salvo nos locais onde há aumento da produção da matriz, como nos calos ósseos de fraturas e nos tumores (Fig. 1-1).

CÉLULAS DE LINHA OSTEOBLÁSTICA – OS OSTEOBLASTOS

As células da linha osteoblástica compreendem os pré-osteoblastos (que são células osteoprogenitoras embrionárias de origem mesenquimatosa), das quais se originam os osteoblastos. Estes podem ser considerados como fibroblastos especializados e são células de diferenciação terminal que não se dividem.

Essas células formam grupos compactos em contato direto com as superfícies dos ossos (periósteo e endósteo), organizadas numa camada de espessura unicelular. Os osteoblastos comunicam-se entre si, bem como com os osteócitos, por prolongamentos protoplasmáticos.

A estrutura dessas células é própria das células capazes de secretar grandes quantidades de proteínas. Os osteoblastos, como os únicos formadores de osso, são encarregados de for-

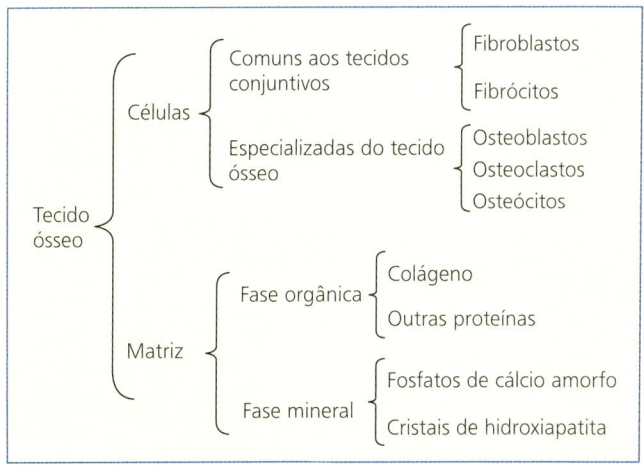

Fig. 1-1. Esquema: composição do tecido ósseo.

mar a matriz óssea e calcificá-la, exercendo, também, outras funções, entre elas a de participar da osteoclastogênese.

Uma vez cumprida sua missão na osteogênese, uma parte dos osteoblastos fica confinada na própria matriz que eles calcificaram e, nesse caso, se transformam em osteócitos, outra parte que permanece na superfície do osso se converte em células de revestimento, e um terceiro grupo desaparece por apoptose.

OSTEOBLASTOS E A OSTEOGÊNESE

Os osteoblastos são as únicas células formadoras de osso e, por isso, atuam nas fases orgânica e mineral da osteogênese.

Osteoblastos e Fase Orgânica

Os osteoblastos atuam na osteogênese, secretando os componentes orgânicos da matriz óssea, sendo os principais o colágeno e a substância cimentante (proteoglicanas). O colágeno, depois de formado, rapidamente se polimeriza e forma as fibrilas. Estas são sintetizadas na direção das linhas de força que atuam sobre o osso, e três fibrilas se entrelaçam como uma tríplice hélice, formando uma corda que aumenta a resistência do osteoide, reforçada com o aparecimento de conexões perpendiculares entre elas. A matriz óssea recém-formada fica adjacente aos osteoblastos ativos e, como ainda não está calcificada, chama-se osteoide.

Osteoblastos e Fase Mineral

Para aumentar a resistência das fibrilas no osteoide novo, são depositados Ca^{2+} e PO_4^{3-} (P_i). O composto inicial é formado por fosfato de cálcio não cristalino (ACP)[1] que depois passa à forma cristalina de hidroxiapatita. A fórmula da hidroxiapatita é, principalmente, $Ca_{10}(OH)_2(PO_4)_6$, mas a relação Ca/P pode variar de 1,2/L a 2/L. Traços de magnésio, sódio, potássio, cloreto e carbonato estão presentes no ACP e na hidroxiapatita. Os cristais têm forma de agulhas ou tabletes, cujas dimensões são da ordem 10 a 30 Å de espessura por 100 Å de largura.

A estrutura da matriz óssea confere ao osso propriedades biomecânicas excepcionais. As fibras colágenas proporcionam flexibilidade e resistência à tensão, enquanto os sais minerais dão ao osso rigidez e resistência à compressão. O concreto armado copiou essa estrutura. Nele as barras de ferro atuam como as fibras colágenas dos ossos, enquanto o cimento e a brita desempenham o papel dos cristais de hidroxiapatita, porém o osso é muitas vezes mais resistente que o concreto.

A quantidade de cálcio de um osso depende de sua função e da resistência e elasticidade requeridas pelas forças que sobre ele atuam. Assim, o conteúdo máximo de cálcio está nos ossículos do ouvido, que não são submetidos a forças consideráveis, e cuja função é a transmissão do som. Eles são formados por 90% de cálcio e esta estrutura mineral permite que atuem como diapasões. Nos outros ossos, uma quantidade similar de cálcio leva à osteoesclerose, tornando-os frágeis e facilmente fraturáveis, pois, assim, não resistiriam à compressão e flexão.

O fosfato de cálcio é pouco solúvel e tende a se precipitar, por isso os tecidos normais têm mecanismos que impedem sua calcificação passiva. Como a deposição do cálcio no tecido ósseo não ocorre de forma passiva, é necessária a ação ativa dos osteoblastos que atuam neutralizando os inibidores da calcificação, e, para tanto, essas células produzem em seu protoplasma lacunas com sais de cálcio que se rompem para que os sais sejam ativamente depositados entre as fibras do osteoide.

Osteoblastos e Osteoclastogênese

Outra função importante dos osteoblastos é atuar na formação dos osteoclastos.

A osteoclastogênese consiste na convocação dos monócitos do sangue circulante para atravessar as paredes capilares e se localizar nos ossos onde essas células se fundem e se convertam em osteoclastos. Este tipo de convocação ocorre por meio de um mecanismo parácrino que acontece pela secreção pelos osteoclastos de uma proteína conhecida pela sigla RAKL (**R**eceptor **A**ctivator of **N**uclear factor **K**appa B **L**igant) e regulada por outra proteína também secretada pelos osteoblastos, a OPG (**O**steo**P**roto**G**erin) ou OCIF (fator inibidor da osteoclastogênese ou **O**steo**C**lastogenesis **I**nhibiting **F**actor).

Enquanto RANKL estimula a osteoclastogênese, a OPG a inibe, e assim é regulada a maturação dos osteoclastos.

OSTEÓCITOS

A última função dos osteoblastos é dar origem aos osteócitos e às células de revestimento na fase final da ossificação.

Os osteócitos[2] são as células mais abundantes do osso. São células mononucleares, achatadas, fusiformes ou estreladas. São osteoblastos modificados que, durante a ossificação, tornaram-se prisioneiros em cavidades, chamadas lacunas osteocitárias (existe somente um osteócito por lacuna). Os osteócitos estão interconectados entre si e com os osteoblastos, por prolongamentos citoplasmáticos que passam por minúsculos canalículos dentro do osso, os chamados *condutos calcóforos*. Na união dos prolongamentos citoplasmáticos existem canalículos com diâmetro interno de 1,5 nanomícron que permitem a passagem de uma célula para outras de íons orgânicos e de pequenas moléculas hidrossolúveis (aminoácidos, açúcares, nucleotídeos e vitaminas), criando uma comunicação química e elétrica entre os osteócitos. Esta intercomunicação forma uma rede de osteócitos (de estrutura similar à rede neuronal) com propriedades ideais para detectar os

---

[1] ACP é uma mistura de sais com vários estágios de hidratação. Isto inclui $CaHPO_4$, $CaPO_4 2H_2O$, $Ca_4H(PO_4)$ e $Ca_3(PO_4)_2 3H_2O$.

[2] Em condições normais, os osteócitos humanos duram cerca de 25 anos. Isto sugere que uma pessoa com vida média habitual terá cerca de quatro gerações de osteócitos ou quatro ciclos de população desse tipo de células.

estímulos físicos sobre os ossos, constituindo o mecanismo denominado *mecanostato ósseo*.

Os osteócitos têm pelo menos três funções: atuam na nutrição do osso, atuam no metabolismo do cálcio e percebem estímulos físicos que o osso recebe por meio do *mecanostato ósseo*.

A nutrição do osso ocorre por meio do "*complexo canalículo-lacunar*" composto das lacunas e dos condutos calcóforos. O espaço entre o prolongamento e a parede do canalículo contém um líquido chamado fluido periosteocítico, que tem composição similar à do plasma. A rede de conexão, ou "complexo canalículo-lacunar", também é chamado de *membrana osteocítica*, porque se comporta como uma membrana contínua que separa os minerais contidos no osso do líquido extracelular e separa o líquido perioteocítico do líquido extracelular.

A membrana osteocítica transporta e permite a passagem de nutrientes e catabólitos, fazendo a troca de substâncias entre os osteócitos e a circulação. Estes canalículos mantêm a nutrição das superfícies ósseas necessárias às modificações locais, regionais e gerais. É assim que se mantém o metabolismo entre as células, porque o osso compacto e o osso esponjoso são impermeáveis aos nutrientes.

Sob o ponto de vista da cintilografia óssea salienta-se que é essa membrana que o radiofármaco atravessa para se incorporar ao osso.

A membrana osteocítica atua como mecanismo da concentração plasmática do cálcio e bombeia Ca^{2+} do líquido entre osso e líquido extracelular, mantendo a concentração do Ca^{2+}, entre eles na razão de 1 (líquido ósseo) para 3 no líquido extracelular. Quando baixa a concentração do cálcio no sangue, o cálcio depositado no osso é mobilizado e a membrana osteocítica bombeia Ca^2 para o líquido extracelular, recompondo os níveis sanguíneos de cálcio.

A terceira função é exercida pela membrana osteocítica por meio do mecanostato que atua como um sistema sensor.

O osso necessita, continuamente, se adaptar ao "stress" (força aplicada) e ao "strain" (deformação produzida pelo estresse). A rede de osteócitos e seus prolongamentos parecem ser os sensores que percebem as variações dessas cargas mediante as mudanças que elas geram, e é da rede osteocítica que partem estímulos químicos e elétricos dos osteócitos para os osteoblastos.

Há uma teoria que explica que o mecanismo de funcionamento do mecanostato ósseo ocorre por modificações piezoelétricas que alteram a atividade elétrica das células e seus prolongamentos, talvez com a participação do líquido periosteocítico.[3]

A destruição do mecanostato pela morte dos osteócitos ou pela interrupção da membrana osteocítica também funciona como estímulo para desencadear remodelação óssea.

OSTEOCLASTOS

Os osteoclastos são grandes células móveis e multinucleadas, tendo entre 6 a 100 núcleos. Elas derivam da célula-mãe da linha hematopoiética e se formam pela fusão dos pré-osteoclastos da medula óssea, obedecendo a mecanismos complexos.

Elas existem como células isoladas ou formam grupos pouco numerosos, que estão situadas nas escavações que fazem nas superfícies ósseas e que se chamam ósteons (nos ossos compactos) e lacunas de Howship (nos ossos esponjosos).

A função principal dos osteoclastos é reabsorver osso.[4] Para isso se ajustam à superfície da matriz óssea que deve ser absorvida. Na parte que se ajusta com a matriz, a célula tem muitas rugosidades para aumentar a área de contato com a superfície óssea. Em torno da parte rugosa, a membrana celular se achata e se adere à matriz como uma ventosa, criando um microambiente entre a célula e a matriz óssea. Nesse microambiente, a reabsorção do osso passa pela primeira etapa, que consiste na dissolução do cálcio do osso mediante a acidificação local pela da secreção de íons H^+. A seguir ocorre a digestão da matriz orgânica realizada por colagenases e outras enzimas proteolíticas.

Os osteoclastos têm capacidade de translação e, à medida que reabsorvem o osso, realizam um movimento similar ao de uma escova ou de uma plaina. Eles se deslocam por um determinado espaço durante o processo de absorção (muito maior que a superfície das células), chamado *domínio osteoclástico*. Os osteoclastos escavam lacunas de Howship nas trabéculas dos ossos esponjosos e túneis de reabsorção óssea, os ósteons, nos ossos compactos que serão, posteriormente, reparados pela ação dos osteoblastos.

Uma vez completado o processo de absorção, os osteoclastos morrem por apoptose e os restos celulares são fagocitados por macrófagos.

ORGANIZAÇÃO INTERMEDIÁRIA

É difícil a separação entre o processo de formação de osso e o processo de reabsorção óssea. Na fisiologia óssea chama-se de *organização intermediária* o resultado da atividade conjunta dos osteoblastos e dos osteoclastos. Na organização intermediária, podem-se reconhecer quatro estados: crescimento, modelação, remodelação e reparação. Esses estados coexistem a cada momento da vida, e por isso essa divisão tem apenas objetivo de facilitar a exposição do tema.

Em qualquer idade, o osso está constantemente sofrendo modificações. No esqueleto das crianças e dos adolescentes, os ajustes no tamanho correspondem ao crescimento, e os

---

[3]O mecanostato pode estar alterado por causas hereditárias (osteogênese imperfeita, displasia óssea, osteoesclerose), por causas mecânicas (ausência de gravidade e imobilização), por causas endócrinas e metabólicas e do tipo anabólico (alterações do cálcio, PTH e vitamina D), do tipo catabólico (ooforectomia e restrições do aporte de cálcio, fósforo e proteínas), antianabólicos (glicocorticosteroides) e anticatabólicos (estrógenos, calcitonina e medicamentos, como os bifosfonatos).

[4]Hoje se pensa que os osteoclastos também têm a função de liberar cálcio do osso, necessário à homeostase.

ajustes na forma do osso recebem o nome de *modelação*. Em qualquer momento da vida (na infância, adolescência, na fase adulta e na velhice), ocorre o processo de substituição do osso velho ou do osso com deficiências estruturais por osso novo, para manter a qualidade e tornar o osso mais forte. Esse estado é a *remodelação* e predomina no adulto.

A *reparação* ocorre para recompor a estrutura óssea, quando o osso é submetido a um trauma violento que a fratura.

CRESCIMENTO

No crescimento os ossos aumentam de dimensões, e nesta fase da vida é que se estabelece o pico máximo da massa óssea do esqueleto e obtém-se o máximo da resistência óssea. Cabe às células de linha osteoblástica o papel de agentes principais do crescimento.

Nos ossos longos, o crescimento longitudinal é produzido pelas cartilagens de crescimento; cabe ao periósteo, secundado pela ação do endósteo, o crescimento no diâmetro transverso das diáfises. Nos ossos da calota craniana, o processo de crescimento é consequência de produção de osso a partir das suturas cranianas. Nas costelas, o crescimento ocorre nas articulações condrocostais. O periósteo é responsável pelo crescimento dos ossos curtos, dos ossos irregulares e dos ossos chatos.

MODELAÇÃO E REMODELAÇÃO

A *modelação* consiste na formação de tecido ósseo sem que ocorra prévia absorção de osso. Ela segue a programação genética do indivíduo e também responde à adaptação ao microambiente (ou seja, aos fatores epigenéticos).

Na *remodelação*, ao contrário, a formação de osso sempre ocorre depois de um processo de reabsorção óssea. Sua característica principal é a reparação de um dano.

A modelação e a remodelação são mecanismos fisiológicos de formação de osso que alteram a estrutura óssea para minimizar o estresse: a modelação constrói, e a remodelação reconstrói e, para ambas, o produto final é o osso novo.

MODELAÇÃO

A modelação consiste em aumentar o tamanho dos ossos e determinar o aumento líquido da massa óssea. O ganho ósseo acontece nos locais de crescimento ósseo, cabendo aos osteoblastos o papel principal, porque só depois do osso formado começa a ação dos osteoclastos. É um processo dependente da idade e se reduz, gradualmente, da infância para a adolescência e praticamente se extingue já na terceira década de vida.

A modelação modifica o tamanho dos ossos, e a remodelação ajusta os contornos externos do osso e sua arquitetura interna. Para aumentar de tamanho, é preciso que os osteoblastos atuem; para manter a forma dos ossos, é preciso o trabalho dos osteoclastos em locais determinados em cada osso.

A modelação ou escultura do esqueleto é um processo fisiológico que responde à programação genética e às forças mecânicas aplicadas ao esqueleto. Os exemplos mais evidentes da modelação são: a correção da forma nas metáfises e diáfises, o alargamento dos canais medulares, o achatamento das extremidades dos ossos tubulares e a modificação da curvatura dos ossos da calota craniana.

Enquanto o osso longo cresce em comprimento, também aumenta no seu diâmetro transverso. Para que a cortical permaneça com espessura adequada para que o canal medular aumente de diâmetro e para ajustar metáfise na forma adequada, o osso é absorvido na face externa das metáfises pelos osteoclastos do periósteo e na face interna pelos osteoclastos no endósteo.

Nos ossos da calota craniana, o processo de remodelação é o resultado de absorção do osso pelos osteoclastos na tábua interna para alterar a curvatura e configurar a calota craniana.

A modelação termina ao redor dos 18 anos de idade, nos homens, e ao redor dos 21 anos de idade nas mulheres, quando todas as cartilagens de crescimento se fundem aos respectivos ossos. As últimas cartilagens que desaparecem são as cartilagens das cristas ilíacas.

É importante salientar que a remodelação que ocorre durante o processo de crescimento também contribui para aumentar a massa óssea.

REMODELAÇÃO

A remodelação é o processo fisiológico normal, portanto, independente de qualquer causa patológica e permanece durante toda a vida para adaptar o esqueleto normal aos estresses e ao "strain" a que está submetido, mantendo a resistência da microarquitetura óssea, removendo e substituindo o osso pouco resistente por osso novo mais forte para preservar a integridade, aperfeiçoar a função e prevenir a degradação do esqueleto. Atualmente acredita-se que a remodelação incluiu outro propósito além da reparação e adaptação da estrutura óssea e, nesse caso, considera-se também a perspectiva metabólica, sendo a remodelação um meio de mobilização do cálcio ósseo para atuar na homeostasia do cálcio plasmático.

A remodelação acontece em qualquer idade em situações anormais na presença de diversas doenças ósseas ou é causada por estímulos metabólicos que a incrementam. No adulto, cerca de 8% do tecido ósseo é renovado anualmente, mas essa cifra é maior no jovem e menor no velho.

A remodelação óssea está sujeita a um complexo de fatores, entre eles os genéticos, os sistêmicos (de origem central via sistema simpáticos e por ação da leptina) e os hormonais, incluindo a vitamina D_3, e os locais (citocinas, fatores estimuladores de colônias, fator de necrose tumoral e muitos outros) e, principalmente, a fatores epigenéticos oriundos dos estímulos locais de natureza biomecânicas originados no mecanostato.

As Figuras 1-2 e 1-3 mostram dois casos em que fatores epigenéticos influem na remodelação. Na Figura 1-2 a remodelação óssea é causada pelo exercício físico com aumento da massa muscular em um praticante de jiu-jitsu. Nesse caso há acentuado aumento da osteogênese nos ossos do tórax, da cintura escapular e dos membros superiores e o sinal de "thigh splint" na inserção do músculo adutor no fêmur esquerdo.

Na Figura 1-3 a pressão pelo uso de aparelhos ortodônticos obriga a remodelação nas arcadas dentárias, inclusive na articulação temporomandibular.

A remodelação dá ao tecido ósseo uma peculiaridade: enquanto em outros tecidos a área lesada é substituída por uma cicatriz fibrosa, isto é, por tecido diferente do original, no osso não existe cicatrização, porque a área lesada não é substituída por tecido fibroso, mas pelo próprio tecido ósseo. Assim, o objetivo da remodelação perece incluir três perspectivas diferentes: a perspectiva mecânica dirigida à reparação e a perspectiva de adaptação da estrutura óssea ao meio e uma perspectiva metabólica, relacionada com a homeostasia do cálcio plasmático.

SUPERFÍCIES DE REMODELAÇÃO

A remodelação óssea ocorre na superfície dos ossos. O conceito de superfície óssea não se resume à superfície externa (subperiosteal) e a interna (endosteal).

O periósteo não envolve completamente os ossos porque ele não existe nos locais onde se inserem tendões, ligamentos, cápsulas articulares e superfícies do osso cobertas por cartilagens articulares. Sob o ponto de vista cintilográfico, esses detalhes anatômicos são importantes no diagnóstico das entesopatias, das artrites e das lesões dos ossos subcondrais.

O endósteo é uma membrana formada por uma camada unicelular de células achatadas que não se limita a cobrir a parte interna do canal medular das diáfises dos ossos longos, pois, além disso, essa membrana reveste as superfícies de todas as trabéculas do canal medular e dos ossos esponjosos e as superfícies internas dos canais de Havers e dos canais de Volkmann dos ossos compactos. A conclusão é que existem quatro superfícies a considerar: a superfície coberta pelo periósteo (superfície externa do córtex), a superfície do endósteo na face interna dos canais medulares das diáfises, a superfície endosteal que se prolonga para os canais haversianos e de Volkmann (ou superfície osteonal) e a superfície coberta pelo endósteo nas placas trabeculares dos ossos esponjosos (superfície trabecular endosteal).

A soma da superfície do periósteo de todos os ossos do esqueleto chega, aproximadamente, a dois metros quadrados. Quando é somada a superfície do periósteo com a superfície do endósteo (a que cobre apenas o canal medular), as duas membranas cobrem uma superfície de oito metros quadrados. Se considerarmos a superfície coberta pelo endósteo nos canais de Havers e de Wolkmann, nos canalículos e nas trabéculas do osso esponjoso, a área coberta chega a um valor entre

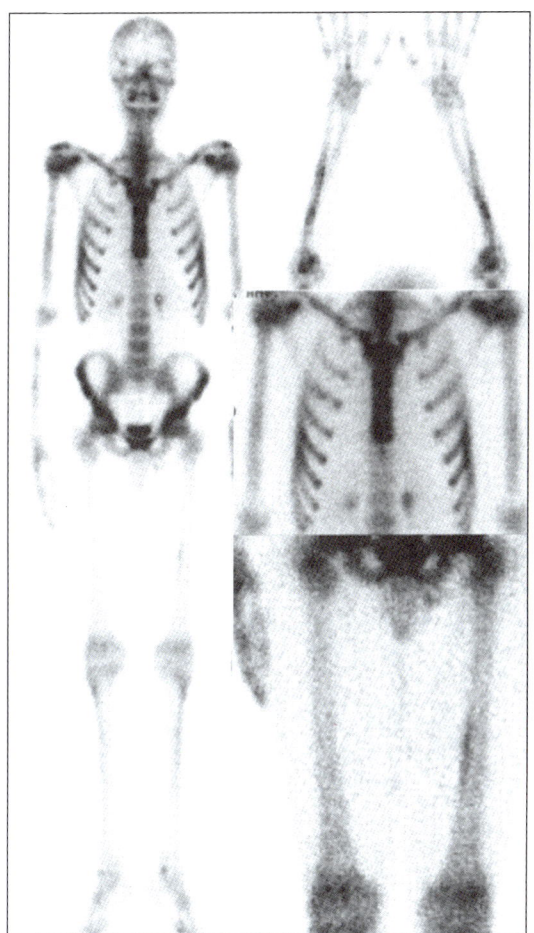

Fig. 1-2. Esqueleto de atleta praticante de jiu-jitsu. Nota-se maior radioatividade dos ossos dos membros superiores em relação aos ossos dos membros inferiores.

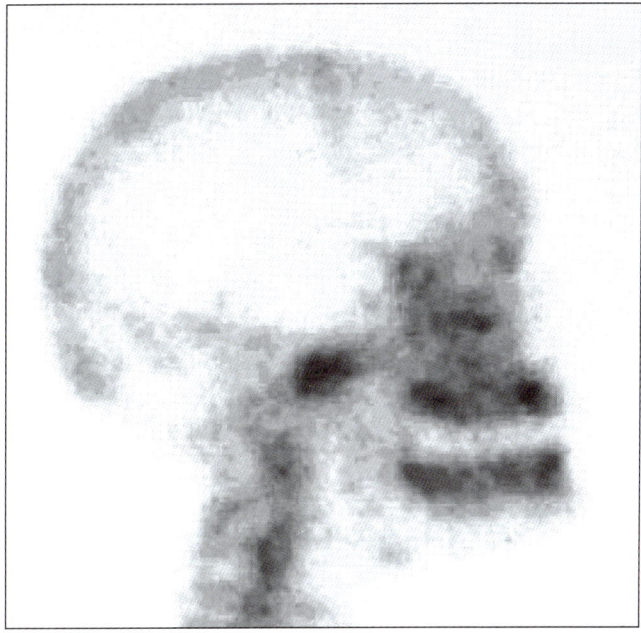

Fig. 1-3. Remodelação na arcada dentária e articulação temporomandibular durante o uso de aparelhos ortodônticos.

1.500 a 5.000 metros quadrados. Nesse caso, a área da superfície do esqueleto excede em mais de 10 vezes o total da superfície dos pulmões humanos. Embora o osso trabecular represente somente 20 a 25% do volume total do esqueleto, ele contribui com mais de 60% da área superficial óssea. A consequência desses números é de que 80% da remodelação acontece no esqueleto hematopoiético (onde o osso é esponjoso) e 20% no esqueleto não hematopoiético, (onde predomina o osso compacto), logo, quando se administra ao paciente o complexo ^{99m}Tc MDP, a maior concentração do radiofármaco ocorre no esqueleto hematopoiético, ou seja, onde predomina a estrutura óssea trabecular porque é onde está a maior superfície óssea.

UNIDADE MULTICELULAR BÁSICA (BASIC MULTICELLULAR UNITY – BMU)

Em todo instante, as superfícies ósseas podem ser quiescentes (livres de osteoblastos e osteoclastos), ou podem ser locais ativos onde há reabsorção óssea ou onde existe formação de osso.

A remodelação compreende duas atividades opostas, mas que são complementares: inicia-se com a absorção óssea e termina com a formação de osso. Essa sequência requer a ação coordenada, chamada de acoplamento, de um grupo de células especializadas que atuam por tempo limitado tanto no osso compacto como no osso esponjoso. Os locais de remodelação são discretos, isto é, são limitados e pequenos (de dimensões submicroscópicas ao redor de 0,3 mm^2). As células envolvidas são os osteoclastos e os osteoblastos que não agem simultaneamente, mas têm atuação sucessiva, iniciada com a absorção do osso pelos osteoclastos e terminada com a formação de osso novo pelos osteoblastos. Esses conjuntos de células formam entidades anatômicas temporárias que Frost chamou de "*basic metabolizing units*", termo que ele mudou para "*basic multicellular units*", conhecidas pelo acrônimo *BMU*. Em cada momento, no esqueleto normal, cerca de um milhão de BMUs está em ação.

As BMUs instalam-se independente uma das outras e atuam de modo assincrônico (isto é, a ação de uma não tem ligação cronológica com as demais). Assim, enquanto o ciclo de remodelação de uma está na fase de absorção, nas outras podem estar tanto na fase de repouso, como na fase de formação. Este fato indica que o processo de remodelação é controlado por regulação local e influenciado por fatores locais mecânicos e por outros fatores contidos no microambiente, entre eles os produzidos nas células envolvidas que atuam de forma autócrina ou parácrina. Além de tudo isso, existe a regulação sistêmica, ou seja, a influência de hormônios endócrinos.

CICLO DE REMODELAÇÃO

A remodelação ocorre nas superfícies ósseas. No osso compacto, os osteoclastos agem nas superfícies dos canais de Havers e também nas superfícies dos canais de Volkmann. No osso trabecular, os osteoclastos produzem escavações nas superfícies das trabéculas.

A sucessão dos eventos durante a remodelação é denominada *ciclo de remodelação óssea* e tem início com a *fase de ativação*, denominação que hoje é definida como *fase de conversão duma superfície óssea de um estado quiescente para um estado ativo*, seguida pela *fase de reabsorção* e finalizada na *fase de formação*. O ciclo de remodelação dura, em média, dois meses no esqueleto do adulto jovem e dois anos no esqueleto osteoporótico.[5]

A fase de ativação começa com o reconhecimento da área do osso onde deve ocorrer a remodelação. Habitualmente, o que torna um local da superfície óssea então quiescente em local de remodelação ativa é a correção de um dano. Atribui-se aos osteócitos pelo mecanostato a identificação do local de remodelação, porque essas células reconhecem as deformações do osso e avaliam o local e o tamanho da carga dominante. Entre outros fatores de reconhecimento estão a variação da pressão do líquido periosteocítico nos calcóforos e a morte dos osteócitos que geram os sinais biomecânicos e quimiostáticos do dano e de sua localização. O número de osteócitos mortos pode fornecer informações sobre a extensão da lesão. Talvez por isso, nas regiões de microlesões, existam osteócitos apoptóticos, enquanto em zonas quiescentes não há apoptose de osteócitos.

A seguir ocorre a osteoclastogênese. Identificado o local, as células de revestimento ósseo segregam enzimas para digerir o endósteo, desnudando a matriz óssea mineralizada, expondo-a à ação dos osteoclastos. Quando o local de remodelação está no osso compacto, os osteoclastos escavam túneis circulares ou *canais de reabsorção*, num processo chamado tunelação intracortical. Esses canais têm forma cilíndrica e são chamados de ósteons iniciais ou ósteons primários, e uma vez completado o ciclo de remodelação, transformam-se em novos canais de Havers ou de Volkmann ou *ósteons maduros*.

Quando o local de remodelação está no osso trabecular os osteoclastos produzem escavações de base larga e pouco profunda nas superfícies das trabéculas com a forma de lentes plano-convexas e que se chamam lacunas de Howship.

Uma vez cumprida sua tarefa, os osteoclastos são eliminados por apoptose.

A seguir vem a fase de repouso, ou fase de inversão, em que não há, localmente, atividade celular.

A fase de formação começa com a diferenciação dos osteoblastos que, uma vez formados, iniciam o trabalho de depositar matriz não mineralizada nas lacunas de Howship ou nos ósteons (dependendo do osso lesado), preenchendo as concavidades das escavações com uma camada de osteoide de espessura da ordem de 10 mícron. A matriz leva entre 10 a 20 dias para amadurecer, tornando-se apta à mineralização.

---

[5]Isto talvez explique porque na cintilografia o osso osteoporótico mostra-se mais radioativo que o osso normal.

O processo de mineralização começa na camada entre o osteoide e o osso antigo já mineralizado, formando sucessivos planos de 2 a 3 mícrons de espessura chamados de *frentes de mineralização*, onde os osteoblastos depositam sais de cálcio amorfos que, a seguir, dão lugar à formação de cristais de hidroxiapatita. A frente de mineralização termina quando completa osso neoformado. É nessa frente de mineralização que o quelato ^{99m}Tc MDP é adsorvido.

O processo termina com a conversão dos osteoblastos em células de revestimento ou em osteócitos aprisionados nas lacunas osteocísticas.

No ciclo de remodelação a reabsorção é sempre rápida, enquanto a formação de osso novo é lenta.

Cada segmento novo resultante da ação de uma BMU se chama *Unidade Estrutural Óssea* (em inglês BSU – **B**one **E**structural **U**nit). O limite entre o osso já existente e uma BMU recebe o nome de *superfície de inversão de cimento*.

UNIDADE ÓSSEA MULTICELULAR NO *TURNOVER* E NO BALANÇO ÓSSEO

Chama-se de *turnover ósseo* (*bone turnover*) o volume dos ossos de todo o esqueleto que o processo de remodelação renova na unidade de tempo. Como a remodelação é diretamente proporcional ao número de unidades multicelulares básicas ativas, o *turnover* torna-se diretamente proporcional ao número de ciclos de renovação num dado momento.

A diferença da quantidade entre o osso formado e o osso absorvido se chama *balanço ósseo e* corresponde à soma aritmética da quantidade de osso formado com a quantidade de osso perdido em cada ciclo de remodelação. A velocidade de perda ou ganho de massa óssea é proporcional ao número de BMUs ativas.

O balanço é zero quando o volume total de osso do esqueleto (massa óssea) não se modifica em função do tempo (como acontece no esqueleto do adulto); é positivo quando a massa óssea aumenta (como ocorre no esqueleto da criança), ou é negativo quando a massa óssea diminui (como ocorre, fisiologicamente, no esqueleto do idoso).

O balanço positivo ocorre durante o crescimento como resultado da atividade das placas de crescimento e como resultado da remodelação que, em cada ciclo, acrescenta um pouco mais de massa óssea. O máximo de massa óssea é atingido aos 30 anos de idade e se mantém constante entre os 30 e 40 anos, para decrescer depois dos 40 anos. O ritmo de perda "fisiológica" de massa óssea nos homens e mulheres é de 0,5% por ano. Nas mulheres, a perda se acelera e depois dos 80 anos as mulheres já perderam cerca de 30%, e os homens cerca de 20% da massa óssea.

REPARAÇÃO ÓSSEA

O osso fratura-se quando é submetido a uma força brusca que supera sua resistência. O osso tem a capacidade de autorreparação das fraturas pela reativação dos processos embriogenéticos da formação óssea. A reparação começa com a formação de um hematoma no local fraturado que, logo depois, é absorvido pelos macrófagos, cuja presença é sucedida pelo aparecimento de cada lado da linha de fratura, dos osteoblastos. Essas células criam pontes de tecido ósseo imaturo (cujas fibras não têm orientação definida) para formar o calo da fratura e, com ele, estabelecer a união entre os fragmentos. A seguir, o tecido ósseo imaturo começa a ser substituído por osso maduro e o calo passa por um processo de modelação e de remodelação idêntico ao que acontece na fase de crescimento do esqueleto. Nessa fase, o processo modelação/remodelação visa a reconstituir a anatomia original do osso e, assim, por exemplo, no calo de fratura de osso longo, é recomposta a estrutura óssea, orientando as fibras nas linhas de força, retificando os fragmentos, refazendo a espessura original da cortical e escavando o canal medular.

Quando a fratura é reduzida com fragmentos alinhados, o processo de remodelação dura alguns meses, dependendo da idade do paciente. Nesse caso, o calo é identificado nas cintilografias como um foco de hipercaptação, cuja intensidade de radioatividade decresce gradativamente até desaparecer. Assim pode-se estabelecer cintilograficamente a "idade da fratura", especialmente nos casos de fraturas múltiplas por insuficiência.

Do que foi exposto sobre modelação e remodelação, entende-se que o tempo de consolidação das fraturas em ossos esponjosos é mais curto do que nos ossos corticais.

Quando a fratura é reduzida com os fragmentos angulados ou acavalados, ou nas fraturas cominutivas, o calo torna-se exuberante e o trabalho de reconstituição da anatomia é mais complexo, porque a modelação deve recompor a forma original do osso, absorver o osso onde há excesso de osso primitivo, retificá-lo, refazer a estrutura cortical e abrir o canal medular, e tal processo, dependendo da idade do paciente e de outros fatores, pode durar anos. É por isso que as imagens cintilográficas dessas fraturas persistem por anos, mesmo depois de consolidadas.

MEDULA ÓSSEA

O esqueleto aloja um dos maiores órgãos do corpo, a medula óssea. Ela contribui para o peso corporal com aproximadamente 3 kg nos homens e 2,6 kg nas mulheres, formando um grande reservatório com uma dinâmica permanente com o compartimento vascular A medula óssea tem um suprimento sanguíneo arterial muito rico, oriundo das artérias nutridoras do osso, que se anastomosam com vasos transosteais antes de formar um extenso e complexo sistema sinusoidal.

A medula óssea compreende a medula vermelha, que é a forma vascular ativa (ou medula hematopoiética), e a medula amarela, que é a forma quiescente (mas que pode se converter em vermelha).

O espaço ocupado pelas duas formas de medula varia com a idade do paciente e isto acontece à medida que a medula vermelha se converte em amarela. Na vida fetal todo o esqueleto comporta medula vermelha, mas já ao nascimento existe medula amarela nas falanges distais dos dedos e dos artelhos. A partir do nascimento inicia-se a conversão da medula vermelha em amarela numa evolução centrípeta no esqueleto, isto é, das extremidades distais para as extremidades proximais dos membros, de tal modo que a conversão cessa no adulto, quando a medula vermelha fica alojada nos ossos do esqueleto central, da cintura escapular, da cintura pélvica e das extremidades proximais dos fêmures (com exceção da cabeça femoral[6]) e dos úmeros.

Em um osso longo a conversão inicia-se no terço médio da diáfise e progride para as duas extremidades do osso, mas com maior velocidade para a extremidade distal.

DIVISÕES ANATÔMICAS DO ESQUELETO

Na interpretação das cintilografias do esqueleto é importante que se conheça a anatomia do esqueleto normal e todas as inúmeras variações e anomalias congênitas que são muito comuns. O esqueleto do adulto se compõe de 206 ossos, sem incluir o osso hioide, os ossos dos ouvidos, os sesamoides e os ossos supranumerários.

Classicamente, o esqueleto é descrito como composto de duas partes. A primeira é o esqueleto central ou eixo do corpo, formado pela cabeça, osso hioide, coluna vertebral, esterno e costelas. A segunda é o esqueleto apendicular, composto pelos ossos dos membros superiores (úmero, rádio, ulna, ossos do carpo, metacarpo e falanges dos dedos das mãos) e dos membros inferiores (fêmur, tíbia, fíbula, patela, tarso, metatarso, falanges dos artelhos e sesamoides). Além disso, fazem parte do esqueleto apendicular os ossos que ligam os membros ao esqueleto central que estão na cintura escapular (as escápulas e clavículas) e na cintura pélvica (ilíacos ísquios e púbis).

A divisão do esqueleto central e apendicular é útil na interpretação de cintilografias relacionadas com traumatologia, neurologia e reumatologia. A interpretação de cintilografias relacionadas com a oncologia para estadiamento e identificação das metástases (especialmente dos carcinomas de mama e próstata) impõe que se considere a distribuição da medula vermelha descrita no item anterior, e isto leva à criação de outra divisão do esqueleto em duas partes: os esqueletos hematopoiético e não hematopoiético.

Justifica-se a divisão porque no esqueleto hematopoiético do adulto predomina o osso esponjoso, onde há grande extensão da superfície óssea nas trabéculas. Nele está a medula vermelha, o órgão mais volumoso do corpo humano (3 kg no homem e 2,6 kg na mulher), irrigado por um sistema vascular rico, de circulação lenta com pressão baixa, com substrato abundante, formando o ambiente nutricional propício ao implante celular secundário, facilitando a formação de metástases especialmente dos carcinomas de mama e próstata. Outros tumores, como os de pulmão e rim, costumam produzir metástases tanto no esqueleto hematopoiético como no restante do esqueleto.

Considera-se como esqueleto hematopoiético no adulto a parte formada pelos ossos do esqueleto central, pelos ossos da cintura pélvica e da cintura escapular e pelas extremidades proximais dos úmeros e fêmures (Fig. 1-4).

---

[6] O que explica a excepcionalidade de metástases na cabeça femoral do esqueleto dos adultos.

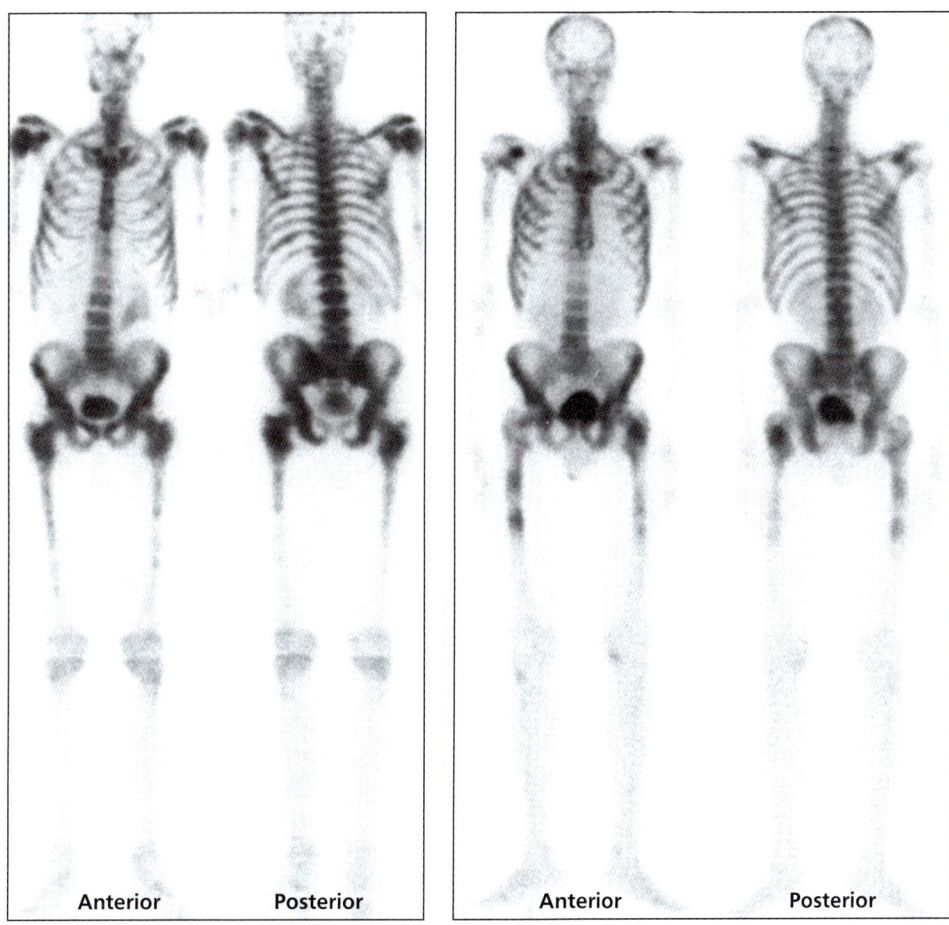

Fig. 1-4. Dois exemplos de esqueleto hematopoiético: intensa captação no crânio, tórax, coluna e cinturas escapular e pélvica e baixa captação nas extremidades distais dos úmeros e fêmures e demais ossos dos membros.

CAPÍTULO 2

INSTRUMENTAÇÃO

O objetivo deste trabalho é introduzir princípios que facilitem a interpretação dos exames cintilográficos do esqueleto e, por isso, não aprofunda a discussão sobre física nuclear ou a base tecnológica que fundamenta a construção e o funcionamento das câmeras de cintilação. Este tipo de informação está apenas resumido na Figura 2-1.

O diagnóstico em Medicina Nuclear fundamenta-se na localização e na medida dos acúmulos dos radionuclídeos administrados aos pacientes, satisfazendo duas condições técnicas inseparáveis: a utilização de um radiofármaco que se aloje exclusiva ou preferencialmente no tecido ou órgão-alvo e o uso de um sistema de detecção capaz de localizar e medir a radiação emitida pelo traçador acumulado no alvo.

No caso da cintilografia do esqueleto, a primeira condição é satisfeita com o uso de radiofármacos (do tipo fosfonatos) marcados com tecnécio (^{99m}Tc); entre eles, o mais comum é o metileno difosfonato (MDP); a segunda condição consiste no uso de câmera de cintilação equipada com computador para a detecção da radiação, tanto as medidas absolutas como as medidas relativas dos acúmulos, produzindo gráficos, construindo as imagens planas (bidimensionais) ou sequências de imagens para gerar animação cinematográfica e imagens tomográficas (tridimensionais).

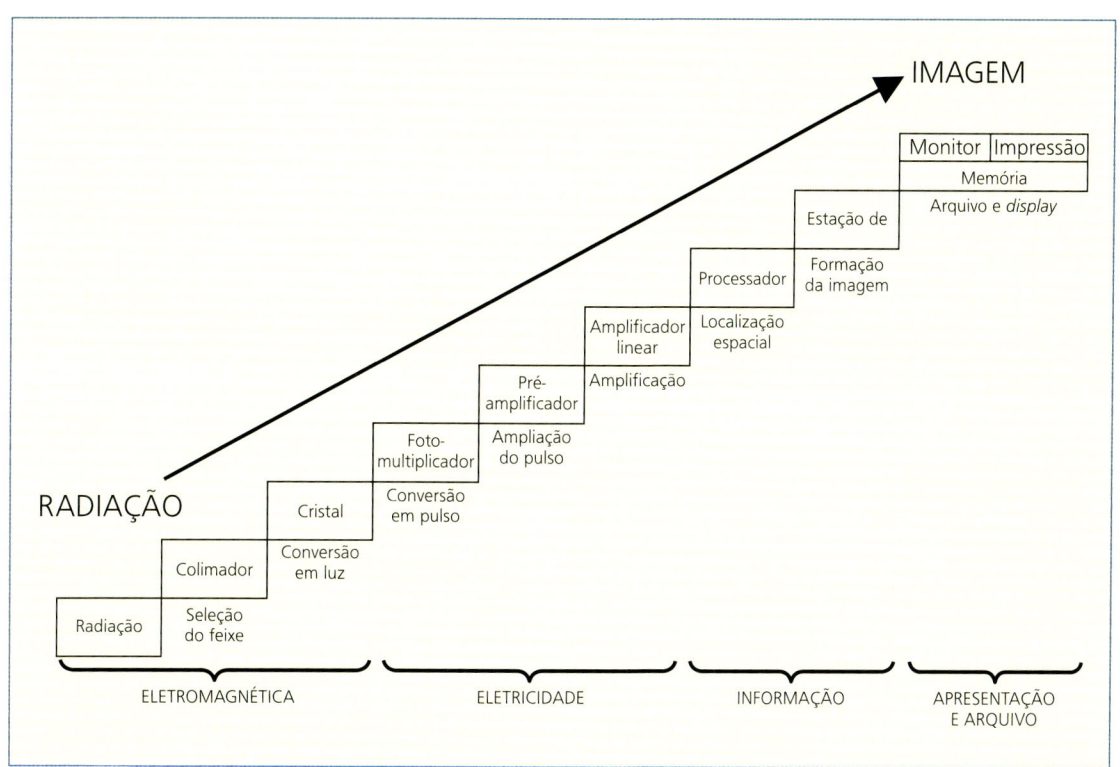

Fig. 2-1. Esquema: etapas da conversão da radiação gama em imagem cintilográfica.

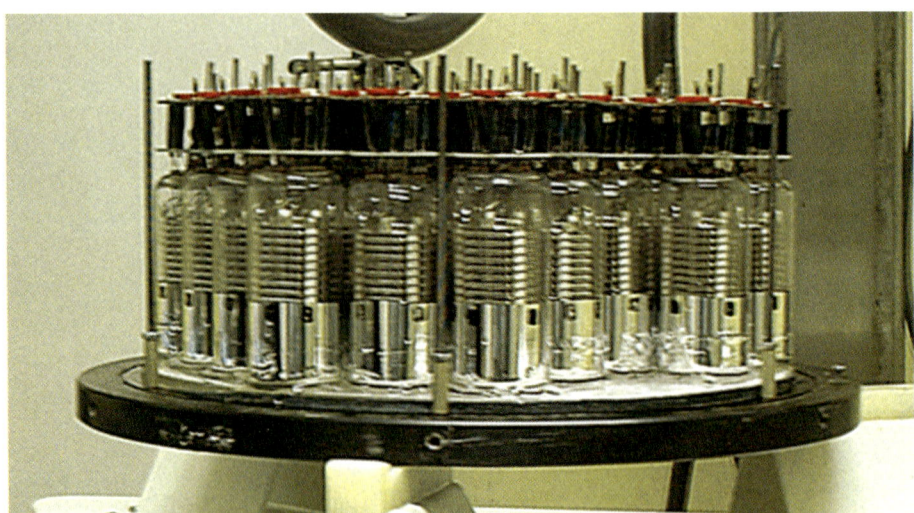

Fig. 2-2. O cristal e as válvulas fotomultiplicadoras de uma sonda de cintilação da câmera gama.

INSTRUMENTAÇÃO

A síntese a seguir limita-se a demonstrar que a câmera gama compreende três componentes: a sonda de cintilação (para colher as informações), uma maca (para acomodar o paciente em decúbito dorsal) e um sistema de computação (que acumula, analisa, mede, processa as informações e constrói as imagens).

A sonda de cintilação é uma caixa blindada às radiações com exceção da face que fica voltada para o paciente e que é munida de um colimador, cuja função é selecionar e permitir a entrada do feixe de radiação útil ao diagnóstico. No interior da sonda estão o cristal e as válvulas fotomultiplicadoras que detectam e registram as centelhas produzidas pela radiação no cristal e as convertem em sinais elétricos (Fig. 2-2). Sem entrar em detalhes, as várias etapas da conversão das cintilações em informações estão resumidas na Figura 2-1.

MOVIMENTOS DA CÂMERA

Na aquisição das informações, a sonda de cintilação pode permanecer imóvel ou descrever um movimento de translação horizontal ao longo da maca onde é colocado o paciente (chamado de varredura) ou circular, tendo a maca como eixo.

CÂMERA ESTACIONÁRIA

A mobilidade da sonda permite que ela seja colocada e permaneça estacionária sobre a área de interesse no momento do exame, podendo ser colocada à frente, às costas do paciente para adquirir, respectivamente, imagens em projeções anterior e posterior; pode ser colocada ao lado direito ou esquerdo do paciente para adquirir imagens em perfil; e pode ser colocada em posições para aquisição de projeções oblíquas.

Na aquisição de imagens em qualquer das posições mencionadas, a sonda pode ser usada de duas maneiras: a primeira consiste na aquisição da imagem de um objeto parado, por exemplo, a cintilografia dos ossos do tórax (Fig. 2-3). Nesse caso, a câmera e o objeto-alvo permanecem parados e, por isso, a cintilografia é classificada como "estática". Na segunda maneira, a câmera é mantida estacionária para registrar uma sucessão de imagens de um objeto em movimento, por exemplo, o registro da passagem do radioisótopo por artérias e outros vasos. Nesse caso, as imagens são classificadas como "dinâmicas"[1] (Fig. 2-4).

As cintilografias estáticas também recebem qualificativos em função dos colimadores utilizados. Os colimadores disponíveis são classificados pelo número de canais. Os colimadores multicanais são usados para cintilografias em áreas extensas, enquanto os colimadores monocanais são usados para cintilografias em áreas de pequenas dimensões.

Os colimadores e seus qualificativos constam na Figura 2-5.

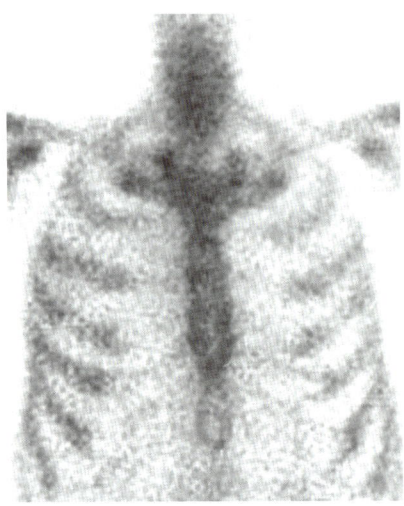

Fig. 2-3. Imagem com a câmera parada com alvo parado.

---

[1] O qualificativo de uma imagem se define pelo movimento do objeto e não pelo movimento da câmera. Assim, um fotógrafo dentro de um trem, quando registra a imagem de uma árvore, faz uma imagem estática, embora a câmera esteja se movendo. Com a câmera parada na estação, o fotógrafo pode filmar e assim fazer imagens dinâmicas da chegada do trem.

INSTRUMENTAÇÃO 13

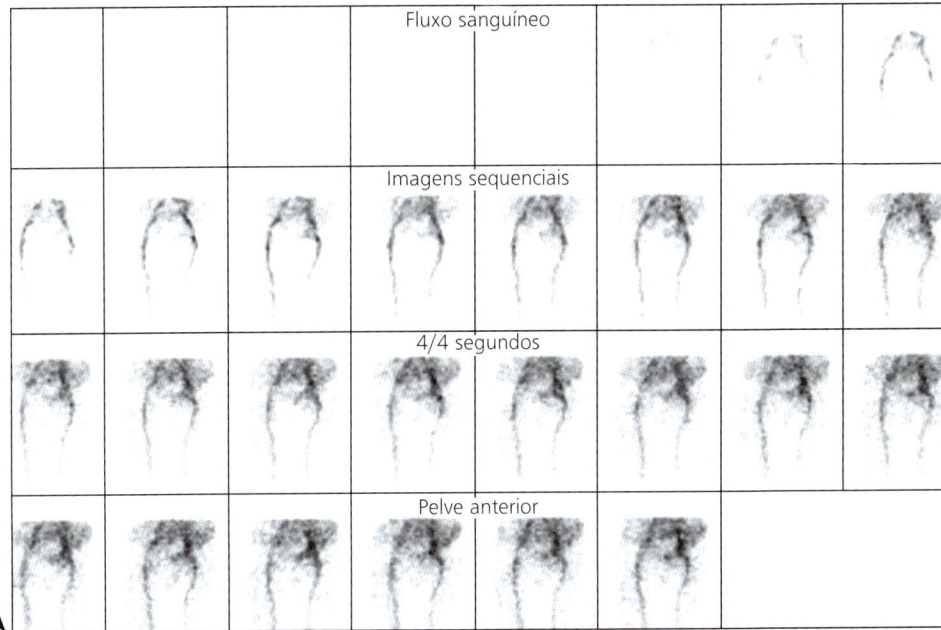

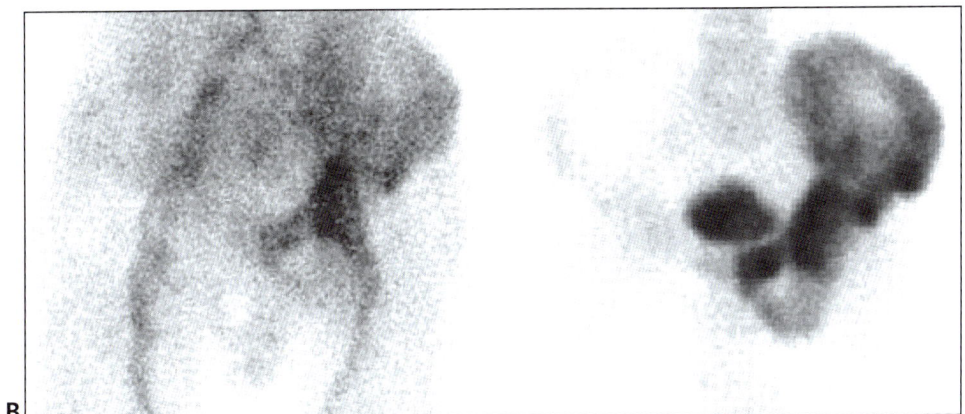

Fig. 2-4. (**A** e **B**) Exame trifásico de um paciente com doença de Paget do osso inominado esquerdo. Há aumento do fluxo na fase arterial, hiperemia na fase do equilíbrio e aumento da osteogênese na fase óssea. Nota-se que, na fase de equilíbrio, a imagem da bexiga é fotopênica por ainda só conter urina não radioativa. Nota-se, também, redução do fluxo arterial no lado doente, indicando que a hiperemia reduz a pressão arterial a jusante da lesão.

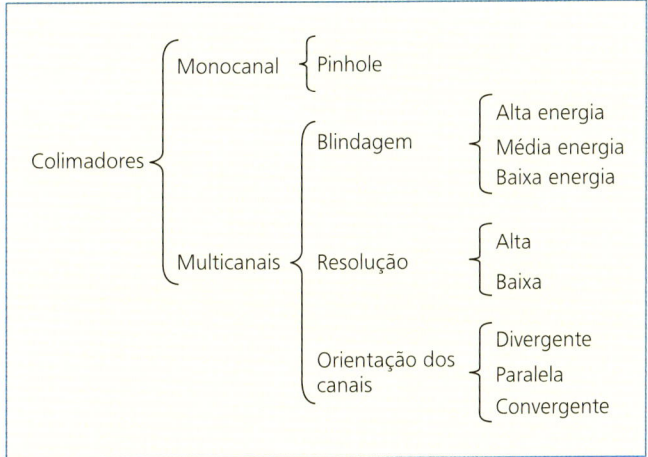

Fig. 2-5. Esquema dos tipos de colimadores segundo os canais.

IMAGENS LOCALIZADAS COM A CÂMERA E OBJETO PARADOS

As cintilografias estáticas são imagens focadas em determinado setor do esqueleto. Elas são realizadas para estudar detalhes de uma lesão já identificada na cintilografia de varredura de corpo inteiro, para localizar uma lesão num segmento ou num determinado osso, afim de desfazer superposições entre lesões ósseas ou desfazer superposições de lesões de partes moles captantes do traçador.

CÂMERA PARADA E OBJETO EM MOVIMENTO

As câmeras são capazes de registrar uma sequência de imagens em tempos curtos de aquisição. Por exemplo, na avaliação do fluxo sanguíneo de um determinado osso ou região do esqueleto, o equipamento pode ser regulado para adquirir imagens sucessivas com tempos de aquisição de 1 a 5 segundos e programado para adquirir, por exemplo, 60 imagens sequenciais. A aquisição das imagens começa antes da injeção endovenosa de um "bolo" do radiotraçador, de modo que o equipamento registra a chegada e a passagem do radioisótopo pelas artérias e o retorno venoso na região focada, fazendo uma espécie de angiografia radioisotópica. As imagens assim geradas classificam-se como dinâmicas. Nos exames cintilográficos do esqueleto, a angiografia radioisotópica é o único procedimento dinâmico usado para registrar as passagens do sangue radioativo no sistema vascular de determinada área de interesse (Figs. 2-6 e 2-7).

Com aparelhos equipados com uma só câmera (na prática conhecidos como "aparelhos com uma cabeça") só é possível, para cada injeção do radiofármaco, a aquisição de angiografia com a câmera, visando a uma só e determinada área. Nos equipamentos dotados de "duas cabeças", é possível a angiografia em dois locais diferentes a cada injeção.

A sequência de imagens pode ser impressa e examinada por comparação umas às outras. O resultado do procedimento também pode ser expresso por uma curva traçada pelo computador que demonstra o movimento do "bolo" de radiofármaco. Um terceiro modo de avaliar as imagens é projetá-las em sequência na tela de um monitor, gerando um efeito cinemático da passagem do radioisótopo pela região de interesse.

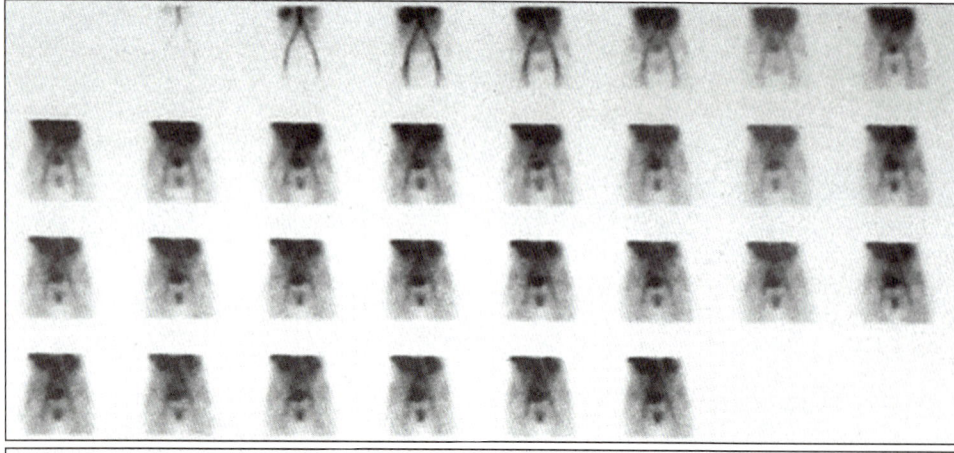

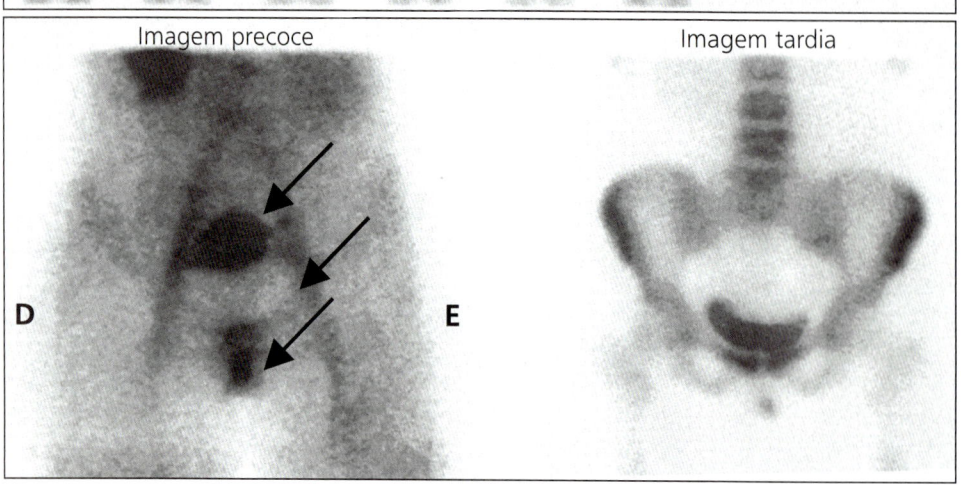

Fig. 2-6. Cintilografia trifásica normal em bacia de mulher. A seta mais acima aponta o útero, cuja vascularização está cheia do radiotraçador, a seta do meio indica a imagem fotopênica da bexiga cheia de urina não radioativa comprimida pelo útero na sua parede superior, a seta de baixo mostra um lenço higiênico impregnado de sangue radioativo. A figura da esquerda é a fase óssea da bacia com a imagem da bexiga agora cheia de urina radioativa O dispositivo higiênico foi retirado para a aquisição da imagem.

CÂMERA EM MOVIMENTO CIRCULAR

A sonda de cintilação é montada num suporte (*gantry*) que permite que ela execute um movimento circular em torno do paciente e adquira imagens programadas para paradas intermitentes. Por exemplo, o movimento da sonda pode ser regulado para movimento circular, parando a cada 10 graus e adquirir imagens por alguns segundos. Dessa forma são registradas 36 imagens numa volta completa e com elas o computador constrói cortes tomográficos da região examinada, de espessura e de profundidades variadas, segundo decidir o médico nuclear. Esta é a tomografia radioisotópica, conhecida pelo acrônimo SPECT, formado pelas iniciais dos termos ingleses "**S**ingle **P**hoton **E**mission **C**omputed **T**omography". A partir da SPECT, o computador constrói imagens tridimensionais que podem ser gravadas (em filme ou papel) ou examinadas no monitor de forma dinâmica (ver Figs. 5-6 e 5-7).

As imagens tomográficas (SPECT) são indicadas para melhorar a sensibilidade, para identificar pequenas lesões, para desfazer superposições e para determinar suas localizações nas estruturas osteoarticulares. As imagens com pinhole não desfazem superposições, mas têm a vantagem de apresentar grande resolução, riqueza de detalhes anatômicos graças à ampliação ótica (física) sem as limitações da ampliação eletrônica.

MACA OU CÂMERA EM MOVIMENTO DE VARREDURA

Para a aquisição de imagens do esqueleto inteiro, conhecidas como imagens de varredura de corpo inteiro, a maca, nos aparelhos de última geração,[2] está equipada com motor para executar um movimento (com velocidade uniforme programada caso a caso) de translação horizontal, isto é, a maca com o paciente desliza no campo de visão da sonda que permanece estacionária. O movimento, chamado de "varredura", é executado com a câmera colocada na face anterior do corpo do paciente (e a imagem de varredura chama-se varredura anterior) ou com a câmera colocada na face posterior do corpo do paciente (varredura posterior). Nos dois casos a translação é executada no sentido craniocaudal do paciente (Fig. 2-7).

A cintilografia de corpo inteiro – CCI – é ferramenta principal do arsenal cintilográfico e obrigatória em todos os exames. A visão panorâmica num só documento permite o

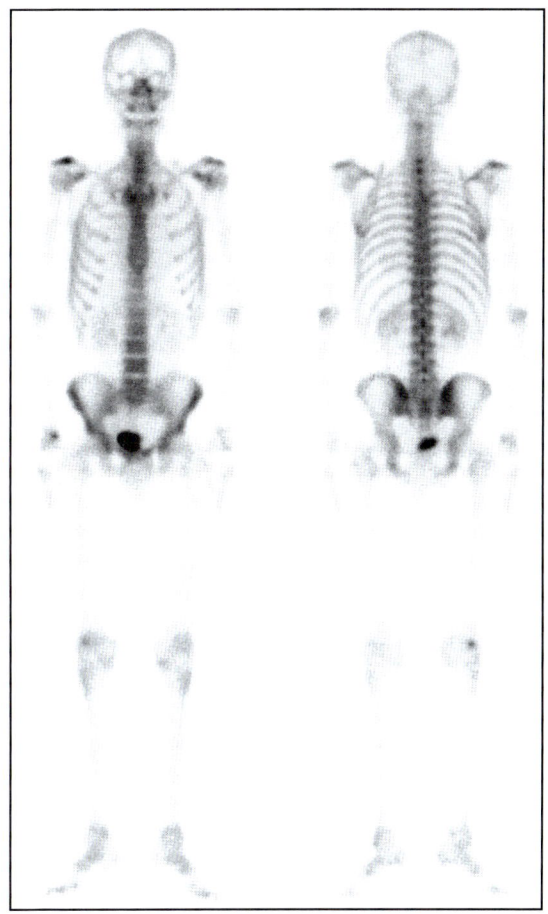

Fig. 2-7. Imagens de varredura de corpo inteiro em projeções anterior e posterior.

rastreamento de todo esqueleto, tornando-se instrumento de diagnóstico indispensável para o raciocínio clínico de interpretação do exame cintilográfico. Entre outras virtudes estão:

- A identificação das lesões ósseas, lesões articulares ou lesões das ênteses e outras.
- A verificação do comprometimento do esqueleto central, do esqueleto apendicular ou de todo o esqueleto.
- A classificação dos processos em mono ou poliostótico ou em mono ou poliarticulares.
- A identificação precoce de lesões assintomáticas.
- As lesões do aparelho urinário e de partes moles.

---

[2]Há aparelhos em que a câmera é quem executava o movimento de varredura.

Tipos de Imagens Disponíveis

A Figura 2-8 e o Quadro 2-1 dão uma ideia panorâmica das imagens à disposição da Medicina Nuclear para o exame do esqueleto.

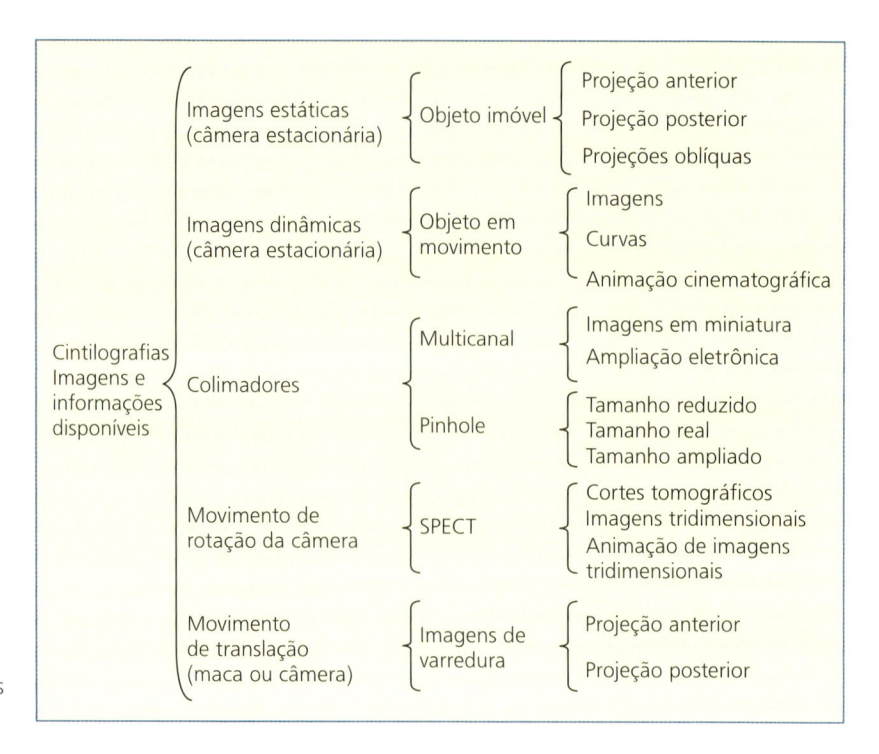

Cintilografias Imagens e informações disponíveis:
- Imagens estáticas (câmera estacionária) — Objeto imóvel
  - Projeção anterior
  - Projeção posterior
  - Projeções oblíquas
- Imagens dinâmicas (câmera estacionária) — Objeto em movimento
  - Imagens
  - Curvas
  - Animação cinematográfica
- Colimadores
  - Multicanal
    - Imagens em miniatura
    - Ampliação eletrônica
  - Pinhole
    - Tamanho reduzido
    - Tamanho real
    - Tamanho ampliado
- Movimento de rotação da câmera — SPECT
  - Cortes tomográficos
  - Imagens tridimensionais
  - Animação de imagens tridimensionais
- Movimento de translação (maca ou câmera) — Imagens de varredura
  - Projeção anterior
  - Projeção posterior

Fig. 2-8. Esquema: tipos e imagens nas cintilografias ósseas.

Quadro 2-1 Variantes das imagens cintilográficas

Posições adicionais para a cintilografia óssea

Técnica	Objetivos e comentários
Cintilografia de corpo inteiro	Para imagens obrigatórias em todos os exames e destinadas a rastrear todo o esqueleto e orientar a aquisição de imagens adicionais
Imagens ortogonais	Duas imagens obtidas com 90° aumentam a especificidade da localização das lesões
Oblíqua/lateral	Permitem a separação entre lesão e osso normal e ajudam no caso de lesões que se superpõem (transiluminação)
Imagens SPECT	Melhoram o contraste das imagens e facilitam sua detecção e localização
Imagens após urinar	Eliminam a atividade na bexiga que pode obscurecer os ossos da pelve
Imagem de cócoras ou perineal	Para o exame dos ossos da pelve separados da bexiga
Imagem ortostática	Para permitir que os órgãos e tecidos desçam um pouco e ajudem na diferenciação das lesões não ósseas com as captadas pelo ossos, como no caso da superposição dos sistemas coletores dos rins cheios de urina radioativa com costelas
Imagens em posições especiais	Cintilografia posterior do tórax com os braços elevados sobre a cabeça para separar as escápulas das costelas
Cintilografias da cintura escapular em rotações internas/externas dos braços para avaliação da cabeça umeral
Cintilografias com discreta rotação interna das pernas para separar a tíbia da fíbula
Cintilografia com extensão do pescoço para aproximar o colimador dos ombros, e clavículas e articulações esternoclaviculares sem rodar a cabeça do paciente
Cintilografias com o uso de travesseiros, cunhas de esponjas, travesseiros redondos sob os joelhos para permitir a simetria das imagens melhorando a capacidade do paciente suportar a dor
Cintilografias da coluna lombar em projeção posterior com flexão máxima dos joelhos para retificar a lordose lombar e separar os espaços intervertebrais lombares
Cintilografias com blindagens de chumbo cobrindo local de extravasamento de injeção ou para bloquear a bexiga cheia de urina radioativa em pacientes incapazes de urinar, e diminuir a radiação espalhada, ou para blindar lesões quentes adjacentes às áreas de interesse que precisam de alta resolução, e impedir que as contagens da área de interesse sejam prejudicadas pela contagem de radiação espalhadas das lesões mais quentes
Chumaços de gazes ou algodão entre os dedos	Para separar os dedos dos pés e deixam mais claras as imagens das falanges

CAPÍTULO 3

RADIOTRAÇADORES E RADIOFÁRMACOS

Em Medicina Nuclear, os termos radiotraçador, radioindicadores, marcadores, radioisótopo, radionuclídeo e radiofármaco são impropriamente usados como sinônimos. O termo mais apropriado para designar o medicamento radioativo injetado nos pacientes é a palavra radiofármaco.

Vejamos a seguir o sentido de cada um dos termos:

A) **Isótopos:** termo que designa elementos, radioativos ou não, cujos núcleos contêm o mesmo número de prótons e diferente número de nêutrons e que ocupam o mesmo lugar na classificação periódica.

B) **Radioisótopo:** termo que designa dois ou mais elementos, cujos núcleos atômicos possuem o mesmo número de prótons, mas número de nêutrons diferentes dos quais, pelo menos um, é radioativo.

C) **Radionuclídeo:** do termo criado por Kohman, em 1947, proposto como mais apropriado do que o termo radioisótopo, para designar uma configuração nuclear radioativa.

D) **Traçador:** elemento, molécula ou substância não radioativa que permite acompanhar, sem interferir, um processo químico, bioquímico ou biológico[1].

E) **Radiotraçador:** elemento, molécula, célula ou substância radioativa que permite acompanhar, sem interferir, um processo químico[2] ou bioquímico[3] e que, no caso da Medicina Nuclear, tenha a propriedade de emitir radiação gama com energia suficiente para ser detectada e medida no exterior do corpo humano.

F) **Radiofármaco:** medicamento composto por substância simples, combinação de substâncias, produto ou preparado farmacêutico e outros, marcado com um radionuclídeo (ou um radiotraçador) *e em condições de ser administrada em humanos.* Entre outras condições, estes produtos precisam ser estéreis, atóxicos e apirogênicos.

PRINCÍPIO DOS RADIOTRAÇADORES

Entende-se por princípio dos radiotraçadores o resultado do uso de elementos radioativos em vários ramos da ciência principalmente na química, na biologia e na medicina como técnica para acompanhar, sem interferir, os processos químicos e biológicos. Foi George De Hevesy (Prêmio Nobel de Química de 1943) quem formulou esse princípio.

O primeiro traçador usado em ser humano não era radioativo. A experiência que deu origem ao conceito de traçador foi realizada por George de Hevesy e por E. Hofer, usando água pesada.[4] Eles beberam porções precisas de 150, 250 até 2.000 mL de água pesada, colheram 55 amostras de urina e fezes e com elas realizaram mais de mil operações de destilação. Depois, por medidas gravimétricas, constataram que metade da água do corpo era eliminada em 9 dias e estimaram em 43 litros a quantidade de água contida no corpo humano. A segunda experiência, agora com isótopo radioativo, ocorreu, em 1913, quando De Hevesy usou o nitrato de chumbo marcado com ^{210}Pb (isótopo radioativo do Pb) para mostrar a absorção e o metabolismo do chumbo em plantas.

Em 1925, Hermann L. Blumgart[5] foi pioneiro no uso de um radiotraçador em humano (no caso ele próprio), e o fez para medir a velocidade de circulação do sangue. Seu método consistiu em injetar, endovenosamente, em um de seus braços, rádio C, (que é mistura de $_{83}Bi^{214}$ e $_{82}Pb^{214}$) e verificar, por meio de uma câmera de ionização, o tempo de chegada da radioatividade no outro braço. A experiência exigia do radiotraçador uma nova qualidade: além de ser radioativo precisava emitir radiação suficientemente energética para ser medida no exterior do corpo humano.

Até o fim da década de 1930 só estavam disponíveis isótopos naturais pesados, emissores de radiação alfa, beta e gama. Depois que se tornaram conhecidos os efeitos adversos

---

[1] Por exemplo, de Hevesy, usando água pesada (estável) determinou o *turnover* e a quantidade de água no corpo humano.
[2] Em 1916, de Hevesy usou o rádio D, isótopo radioativo do chumbo para estudar a química desse elemento.
[3] Em 1936, Hevesy, usou o ^{32}P para estudar o metabolismo ósseo em cobaias com a técnica de autorradiografias.

[4] A água pesada é composta por deutério, isótopo do hidrogênio, cujo núcleo contém dois prótons, e que é estável.
[5] Professor de Medicina da Harvard Medical School e Chefe do Departamento de Medicina do Beth Israel Hospital, em Boston.

da ionização produzida pelas radiações corpusculares, em especial da radiação alfa, cessaram as experiências em humanos com os radiotraçadores naturais.

PRINCÍPIO DA CAPTAÇÃO SELETIVA

O fato de que a tireoide necessita de iodo para produzir hormônios estimulou, a partir de 1937, os estudos do metabolismo dessa glândula, por meio do iodo radioativo, inicialmente com ^{128}I e depois com o uso do ^{131}I.

A tireoide é o único órgão que extrai e estoca o íon iodo circulante. A elevada concentração no tecido tireóideo em relação à concentração dos tecidos vizinhos originou o princípio da captação seletiva do radiofármaco para estudos em Medicina Nuclear.

A captação do radioiodo pela tireoide ocorre por simples troca, isto é, o iodo radioativo é captado em substituição ao iodo estável, porque ambos têm as mesmas propriedades bioquímicas.

Inicialmente, o radioiodo foi usado na terapia do bócio, do hipertireoidismo e tratamento do câncer de tireoide. A seguir passou a ser usado na avaliação indireta da função tireoidiana por procedimentos, como a medida da excreção urinária e salivar do iodo e, mais tarde, de modo direto, pela medida *in vivo* da captação do iodo radioativo pela glândula.

CONCEITO DE CONTRASTE

A definição genérica de contraste em Medicina Nuclear refere-se à diferença de captação de um radiofármaco entre duas estruturas vizinhas.

A exposição a seguir refere-se, exclusivamente, ao contraste produzido pela injeção do complexo ^{99m}Tc MDP para a marcação do esqueleto e não serão estudados os contrastes produzidos por ingestão (cintilografias do tubo digestório), por inalação (cintilografia pulmonar ventilatória), por sondagem (cintilografia vesical retrógrada) ou por injeção (cintilografia para pesquisa de fístula liquórica) e outros.

Fogleman chamou atenção ao fato de que a visualização de um osso depende da diferença de concentração de radiofármaco (contraste) entre ele a dos tecidos moles, enquanto o contraste em uma lesão em um osso depende do contraste entre ela e o tecido ósseo circunvizinho. O aumento do contraste entre o osso e os tecidos moles produz apenas melhor qualidade de imagem, e não necessariamente melhora detecção da lesão, e esta depende do contraste entre lesão e osso.

Para fundamentar a exposição, no caso da cintilografia óssea com o complexo ^{99m}Tc MDP os dois tipos serão conceituados a seguir. No primeiro caso, o "*contraste do órgão*" (ou o contraste entre o esqueleto e as partes moles) ou "*contraste extrínseco*" é definido pela contagem no esqueleto dividida pela contagem nas partes moles (ou *background*). No segundo caso, o "*contraste da lesão*" (ou o contaste ente o osso são e o osso doente) ou "*contraste intrínseco*" é definido pela divisão da contagem em uma lesão óssea dividida pela contagem no tecido sadio do osso onde se situa.

Uma Qualidade

Para o estudo do conceito de contraste em Medicina Nuclear é conveniente rememorar alguns pontos que fizeram parte do início da especialidade, como a formulação dos princípios dos radiotraçadores, o princípio da captação seletiva de radiofármacos e o conceito de contraste.

O princípio dos radiotraçadores foi formulado por Hevesy em um trabalho, em 1913. Um radiotraçador é uma substância radioativa por meio da qual se acompanha, sem interferir mediante sua emissão de radiações gama, a processos químicos ou biológicos. O princípio expressa, portanto, *uma qualidade* do traçador.

Um Processo

Em fevereiro de 1925, Herman Blungart usou pela primeira vez isótopos naturais para avaliar a velocidade da circulação do sangue em uma pessoa, e foi assim que o diagnóstico em Medicina Nuclear começou e tornou-se efetivo com o início da produção de isótopos artificiais. Esse segundo evento aconteceu, em 1937, quando os físicos do MIT Robley Evans e Arthur Roberts junto com os médicos, Earle Chapmann e Saul Herz, começaram a pesquisar o funcionamento da tireoide de coelhos com ^{128}I. Constataram, assim, que a tireoide tinha capacidade de captação seletiva, mediante *o processo* de depuração fisiológico do iodo do sangue circulante.

Um Estado

Em 1951, com a invenção do cintilógrafo por Benedict Cassen, o ^{131}I passou a ser usado como radiotraçador para gerar a imagem da tireoide, graças à alta concentração do iodo no tecido tireóideo e sua baixa concentração nos tecidos vizinhos. Assim, a exemplo da imagem radiológica, surgiu um primeiro conceito genérico de contraste em Medicina Nuclear, mas com fundamentos diferentes aos da radiologia. Na radiologia, o contraste é definido com base na *transmissão* de radiação, considerando-se como tal a diferença de absorção do feixe incidente de raios X por um tecido ou órgão em relação aos tecidos ou órgãos vizinhos. Em Medicina Nuclear, o contraste tem por base a *emissão* da radiação gama e considera-se como sua definição genérica a maior emissão de radiação gama por um tecido ou órgão em relação ao *background*. Constata-se, assim, que o contraste é *um estado* do órgão-alvo em relação a *background*.

DOIS TIPOS DE CONTRASTE

As imagens da tireoide com cintilógrafo linear cedo começaram a mostrar nódulos tireóideos hipercaptantes e também nódulos não captantes do iodo e, assim, surgiu a divisão do contraste da lesão em relação ao tecido são em positivo (hipercaptante ou "quente") e negativo (ou hipocaptante, fotopênica ou "frio").

Nas cintilografias ósseas, as lesões hipercaptantes e lesões fotopênicas são facilmente identificadas. Existem outras lesões, como é o caso dos osteófitos maduros que, embora visíveis nas radiografias, não são identificados nas cintilografias, porque neles a remodelação tornou-se idêntica à remodelação nas vértebras, portanto, onde não existe contraste.

Para simplificar a exposição, chamaremos o contraste entre partes moles (que se comporta como *background*) e o órgão contrastado de "*contraste do órgão*" e denominaremos o contraste entre lesão e tecido sadio de "*contraste da lesão*".

O contraste do órgão é útil para determinar forma e dimensão do órgão contrastado, mas não demonstra os detalhes fundamentais do estado do parênquima do órgão.

No caso do esqueleto, a identificação de uma lesão é avaliada pela comparação da radioatividade entre a lesão e o osso sadio. Como é sabido, a comparação expressa-se por quociente positivo, no caso das lesões ósseas hipercaptantes e quociente negativo, no caso das lesões fotopênicas.

O *contraste do órgão* é uma grandeza variável, pois ele aumenta desde o momento da injeção do radiofármaco até a atingir um máximo quando é totalmente incorporado ao órgão-alvo ou, segundo o caso do osso, ser excretado pelos rins. Este raciocínio indica que o melhor momento para a realização de uma cintilografia é o tempo em que ocorre o máximo de contraste do órgão.

O *contraste da lesão*, no caso do osso, é a expressão do confronto entre o metabolismo do tecido ósseo sadio e o metabolismo do tecido lesado. Como o intervalo de tempo entre a injeção do quelato e a aquisição das imagens é curto, entende-se que o metabolismo no tecido são e o metabolismo no tecido lesado permanecem constantes e a contagem, tanto no tecido sadio como no tecido doente, é expressa por uma razão constante. Fica assim evidente que o melhor momento de realização de uma cintilografia óssea é o momento em que há contagem máxima nos ossos.

NUCLÍDEOS E CINTILOGRAFIA DO ESQUELETO

A partir do exemplo da captação fisiológica seletiva do radioiodo pela tireoide, o esqueleto passou a ser o alvo das pesquisas para a realização de cintilografias em razão da elevada concentração no osso do cálcio e do fósforo[6] em relação às partes moles. À primeira vista os isótopos radioativos do cálcio (como o principal componente mineral dos ossos) deveriam ser usados na cintilografia do esqueleto, incorporando-se nas moléculas de carbonato de cálcio do osso pelo mecanismo fisiológico da troca iônica. Infelizmente os radioisótopos do cálcio não são utilizáveis para a cintilografia do esqueleto, porque nenhum deles apresenta as qualidades necessárias para ser usado com fins cintilográficos.

A primeira desvantagem é que o ^{45}Ca tem uma energia gama de 1.297 keV, e o ^{49}Ca tem uma energia de 3.080 keV, que, por serem muito altas, exigem colimadores com blindagem extremamente pesada e salas de exame com espessas blindagens. Outro inconveniente desses isótopos é a alta energia dos fótons das radiações gama que eles emitem e que, por isso, não são eficientemente absorvidas pelos cristais das câmeras de cintilação.

Outra desvantagem do uso de isótopos do cálcio é a meia-vida física longa de seus radionuclídeos (162,7 dias para o ^{45}Ca e 8,72 meses para o ^{49}Ca) determina baixa emissão de fótons por unidade de tempo, exigindo doses elevadas de radiotraçador para obtenção da imagem. Ainda pior, o cálcio, como elemento natural do osso, tem, no esqueleto, meia-vida biológica longa e a combinação da meia-vida física com a meia vida biológica determina uma longa meia vida efetiva, fato que submeteria os pacientes a doses altas de radiação. Assim os radioisótopos do cálcio foram alijados da cintilografia óssea.

O outro elemento importante do esqueleto é o fósforo, mas seu isótopo radioativo, o ^{32}P, só emite radiação beta que não pode ser detectada fora do corpo, portanto, o radiofósforo não tem utilidade como radiotraçador *in vivo* na obtenção de imagem.

A impossibilidade de utilização do cálcio e do fósforo fez com que nos primórdios das cintilografias do esqueleto fossem usados isótopos que se incorporassem ao esqueleto por troca heteroiônica, termo que designa a troca dos íons nativos do cálcio do osso por íons radioativos de outros elementos com comportamento bioquímico similar ao comportamento do cálcio.

As primeiras cintilografias de rotina do esqueleto utilizaram isótopos do estrôncio (^{85}Sr e ^{87}Sr) porque eram os únicos radionuclídeos disponíveis na época para a captação pelo esqueleto por troca heteroiônica, embora nenhum dos dois satisfizesse plenamente os requisitos de um bom radiotraçador.

TECNÉCIO

Um marco na evolução dos radiotraçadores em Medicina Nuclear foi a invenção do gerador de tecnécio[7] metaestável, (^{99m}Tc). Atualmente, o tecnécio é o radionuclídeo principal em

---

[6]Entre os outros elementos que se fixam no esqueleto, além do cálcio, estão o estrôncio, bário, rádio, berilo, magnésio, gálio, índio, érbio, samário, disprósio, ítrio, bismuto e flúor. Desses somente os radioisótopos do estrôncio e do flúor foram usados como marcadores de osso para cintilografia do esqueleto.

[7]O tecnécio não apresenta nuclídeos estáveis e, portanto, é muito raro encontrá-lo na natureza. Ele foi descoberto por Carlo Edmond Perrier e Emilio Segré na Itália numa amostra de molibdênio que fora bombardeada com núcleos de deutério. O nome do novo elemento foi dado por Segré onze anos depois da descobeta e, por sugestão de um colega seu que era grego, foi batizado com o nome de tecnécio tirado da palavra grega technetos, que significa "artificial".

uso na Medicina Nuclear particularmente na marcação de radiofármacos para as cintilografias do esqueleto.

O gerador de tecnécio foi inventado, em 1958, por Walter Tucker e Margaret Greene e com essa invenção tornou-se possível a obtenção desse radionuclídeo nos locais distantes da produção do radionuclídeo pai, o molibdênio.

O tecnécio, entre todos radionuclídeos disponíveis, é o que apresenta as melhores qualidades para atuar como marcador de radiofármacos. A experiência acumulada em Medicina Nuclear determinou que o radiofármaco ideal devesse satisfazer certas qualidades físicas e biológicas. E o tecnécio, como marcador, satisfaz essas condições por que:

- É emissor puro de radiação gama.
- Sua radiação gama tem energia suficiente para ser captada no exterior do corpo humano (de 140 Kev).
- Sua radiação gama tem energia suficiente para ser absorvida pelos cristais das câmeras de cintilação sem uso de blindagens pesadas.
- Sua meia-vida física de 6,05 horas é suficientemente curta para fornecer a quantidade adequada de fótons capaz de gerar o maior número possível de informações, melhorando a qualidade da imagem, reduzindo as distorções do movimento do paciente, abreviando o tempo de exame, reduzindo o desconforto do paciente e o tempo de uso de máquina.
- Sua meia-vida é suficientemente prolongada para permitir o exame e suficientemente curta para reduzir a irradiação do paciente.
- Sua atividade específica[8] permite a administração somente do radiotraçador, sem a presença de isótopo não radioativo.
- É obtido com pureza radionuclídica, radioquimica e química.
- É de baixo custo.

TECNÉCIO NA CINTILOGRAFIA DO ESQUELETO

A partir de 1972 começou a produção comercial dos geradores de tecnécio ^{99m}Tc. O tecnécio, obtido no gerador sob a forma de pertectenato de sódio, não se incorpora no esqueleto, mas, neste mesmo ano, G. Subramanian e J. McAfee descobriam que o tecnécio (^{99m}Tc) podia formar compostos complexos com polifosfatos orgânicos, e desde então o tecnécio se tornou o principal radionuclídeo para a realização de cintilografias do esqueleto.

Hoje existem vários fosfonatos marcáveis com ^{99m}Tc que são usados para cintilografar o esqueleto, mas o fármaco de uso rotineiro é o metileno difosfonato (MDP).

O tecnécio adicionado em condições apropriadas ao MDP dá origem a um composto complexo sob a forma de quelato[9] (^{99m}Tc MDP). Enquanto os isótopos do estrôncio se fixam por troca iônica nas moléculas de fosfato de cálcio, o quelato ^{99m}Tc MDP fixa-se na superfície dos cristais de hidroxiapatita sem incorporação na molécula de fosfato de cálcio e o faz por meio de uma reação química de superfície, a quimissorção[10].

---

[8]Atividade especifica é a relação entre o número de átomos radioativos e o número de átomos não radioativos do mesmo elemento usado como radiotraçador. Seu valor é expresso em milicuries por grama.

[9]Quelato é um composto químico formado por um íon metálico com várias ligações covalentes em uma estrutura heterocíclica de compostos orgânicos, como aminoácidos, peptídeos ou polissacarídeos. O nome *quelato* provém da palavra grega *chele*, que significa garra ou pinça, referindo-se à forma pela qual os íons metálicos são "aprisionados" no composto.

[10]As moléculas podem fixar-se às superfícies por dois processos – fisiossorção e quimissorção. A quimissorção é um fenômeno de superfície ou de interface que consiste no acúmulo na superfície de um sólido (o adsorvente) de moléculas de um gás ou de um líquido (o adsorvato). Na quimissorção (uma abreviação de adsorção química) do quelato no esqueleto, as moléculas do quelato fixam-se à superfície dos cristais de hidroxiapatita e formam ligações químicas, normalmente covalentes.

CAPÍTULO 4

FARMACOCINÉTICA DO QUELATO ^{99m}Tc MDP

O termo farmacocinética do ^{99m}Tc MDP descreve a trajetória do quelato desde sua injeção endovenosa, sua incorporação no esqueleto e sua eliminação pelos rins. Em pessoas com esqueleto normal e com função renal normal, 60% da dose administrada do radiofármaco é incorporado nos ossos, e 40% são eliminados do organismo pelos rins.

A fração do complexo ^{99m}Tc MDP que permanece no esqueleto desaparece do corpo por decaimento radioativo do ^{99m}Tc. O quelato adsorvido às moléculas de fosfato de cálcio e de cristais de hidroxiapatita tem uma meia-vida biológica de 24 horas e meia-vida efetiva de 5,5 horas. É assim que a radioatividade no esqueleto cai rapidamente, de modo que, 24 horas depois da injeção, a emissão de radiação do radiofármaco remanescente já não interfere com outros procedimentos que necessitam de radiofármacos marcados com ^{99m}Tc.

Na sua trajetória, o quelato em sequência preenche o compartimento vascular, os compartimentos extravascular e extracelular e o compartimento ósseo. Vamos chamar de fase o período caracterizado pela variação da concentração do radiofármaco em cada um dos compartimentos e tal conduta leva a distinguir três fases: as fases vascular, intersticial de equilíbrio e óssea.

A fase vascular começa com a injeção do radiofármaco e dura entre 2 a 3 minutos. Nessa fase, o radiofármaco tem concentração máxima no sistema arterial, na microcirculação e no retorno venoso.

Esta fase costuma ser registrada com a câmera estacionada sobre a área de interesse e com aquisição de imagens sequenciais. A seguir começa a fase intersticial, quando o radiofármaco, já no sistema capilar, começa a passar para os espaços extravascular e extracelular e, no caso do osso, para o líquido contido no espaço periosteocítico dos calcóforos. Entre 5 e 10 minutos, as concentrações do quelato no compartimento vascular e no compartimento extravascular se equilibram, e a fase é denominada fase do equilíbrio. Durante essa fase, as imagens obtidas expressam a microcirculação local, o grau de hiperemia (se houver) e, em resumo, a concentração do traçador nas partes moles. A quantidade de radiotraçador em determinado local depende da permeabilidade arterial e venosa, do número de capilares abertos da microcirculação, da permeabilidade capilar local, de estímulos nervosos e outros.

A fase do equilíbrio tem duração suficiente para que sejam adquiridas imagens em diversos locais do corpo, em várias projeções ou até mesmo cintilografias de corpo inteiro.

A captação no osso começa na fase do equilíbrio, mas, inicialmente, não há contraste com as partes moles para tornar o osso perceptível. A terceira fase da cinética do traçador, isto é, a fase óssea define o momento ideal para aquisição da cintilografia.

A depuração sanguínea do quelato é rápida e três horas após a injeção apenas 3% da radioatividade permanece na circulação graças à eliminação renal e a captação no esqueleto, diminuindo a concentração nos vasos e no líquido intersticial e reduzindo a oferta para o esqueleto. A *contagem máxima* do radiotraçador nos ossos ocorre 60 minutos após a injeção (quando o contraste ainda é relativamente baixo, pois ainda existe grande quantidade do radiotraçador nos tecidos moles). Enquanto a contagem decresce rapidamente, em razão da meia-vida curta do tecnécio, o *contraste* cresce lentamente e ela chega ao valor máximo 12 horas depois, ou seja, duas meias-vidas físicas do tecnécio.

CAPTAÇÃO DO RADIOFÁRMACO

Costuma-se chamar a fixação do ^{99m}Tc-MDP no osso de *"captação"*, embora o fenômeno ocorra de forma passiva porque não existe no osso um sistema ativo de extração do radiofármaco. O termo captação é herança dos estudos da tireoide com iodo que realmente merece esse nome porque expressa a ação de um mecanismo ativo de incorporação do iodo nas células da glândula.

A captação começa quando o radiofármaco se distribui no líquido periosteocítico e, assim, o radiofármaco torna-se disponível para ser adsorvido nos cristais de hidroxiapatita.

De modo sintético e *para efeitos didáticos*, pode-se considerar que existam dois fatores que, simultaneamente, influenciam na fixação dos radiotraçadores no esqueleto: um fator é extrínseco ao osso que vamos definir como *"oferta"* e se relaciona com a circulação sanguínea do osso, e o outro, intrínseco ao osso, vamos considerar como "*extração ou captação*" e tem relação com os cristais de hidroxiapatita.

Oferta

A vascularização do osso é a condição indispensável para a captação do radiofármaco. A oferta refere-se à quantidade de radiotraçador circulante disponível para ser captada pelo osso[1]. Para todo o esqueleto, a oferta está condicionada ao volume do fluxo sanguíneo (ainda que não seja de forma linear), à permeabilidade dos vasos locais e à concentração intra e extravascular do radiotraçador. Para um osso ou região do esqueleto, a oferta depende da permeabilidade arterial, do grau de abertura de microvascularização (hiperemia), da permeabilidade capilar e da neovascularização local. Por exemplo, o aumento da circulação no osso, como no caso da doença de Paget, torna o osso doente mais radioativo e, no caso dos tumores malignos, a neovascularização local potencializa a oferta; ao contrário, a obstrução de uma artéria óssea causa a jusante do obstáculo ausência da oferta e aí não existe captação (como acontece nas necroses ósseas).

CAPACIDADE DE EXTRAÇÃO OU DE CAPTAÇÃO

Os estudos experimentais mostram que o quelato ^{99m}Tc-MDP (ou radiofármacos similares) acumula-se na camada de formação ativa da mineralização do osso (dois terço nos cristais de hidroxiapatita e um terço no fosfato de cálcio). Consequentemente, a radioatividade relaciona-se, principalmente, com a deposição do quelato nos cristais imaturos de hidroxiapatita que se encontram nas frentes de calcificação dos ossos. Dessa forma quanto mais intensa for a formação de osso, maior é a quantidade de cristais imaturos e maior é a concentração do radiotraçador.

O mecanismo de acúmulo do MDP na superfície dos cristais de hidroxiapatita é uma reação de adsorção de superfícies, chamada quimissorção. Como é sabido que a superfície de um objeto é inversamente proporcional ao seu volume, os cristais novos (que são menores que os cristais velhos) têm maior superfície relativa e, assim, adsorvem mais o complexo ^{99m}Tc MDP. A consequência é que a quantidade de quelato captado nos ossos está diretamente relacionada com a atividade osteogênica local, porque nos locais de modelação, de remodelação ou de reparação óssea, há maior concentração de cristais recém-formados.

Os fatores principais que influem capacidade de captação são: a *quantidade* de cristais disponíveis de hidroxiapatita – $Ca_{10}(PO_4)_6(OH_2)$, – *a qualidade* (o grau de maturação). Quantidade e qualidade em outras palavras representam as "vagas" para alojar o quelato.

QUANTIDADE DOS CRISTAIS

O número de cristais novos aumenta com o aumento da atividade osteoblástica que forma osso novo. O aumento pode ser fisiológico, por exemplo, no esqueleto da criança em crescimento, o radiotraçador se fixa em maior quantidade nos locais de maior atividade osteogênica, que são ricos em cristais imaturos, como acontece nas cartilagens de crescimento e nos núcleos de ossificação epifisários. Nesses locais, a concentração do radiotraçador nas placas dos ossos longos durante o crescimento chega a ser 1,6 vez maior que a radioatividade nas diáfises.

A osteogênese, e por extensão a captação, pode ser estimulada por fatores físicos normais ou anormais, como o peso corporal ou estresse físico, por fatores hormonais ou metabólicos, como hormônios reguladores do cálcio (paratormônio e calcitonina), hormônio do crescimento, vitaminas A e D, os íons cálcio e fosfato, ou por fatores patológicos, como estímulos físicos, traumáticos, metabólicos, inflamatórios, infecciosos e neoplásicos.

A capacidade de captação diminui ou deixa de existir quando predomina a atividade osteoclástica, como, por exemplo, em certos distúrbios metabólicos, em infecções virulentas e nos casos de neoplasias, quando nelas predomina a atividade osteoclástica (como no mieloma múltiplo).

Dessa forma, o exame cintilográfico reflete o metabolismo ósseo normal ou patológico. A distribuição do radiotraçador na cintilografia do esqueleto responde a estímulos normais ou perturbadores da fisiologia do osso, tornando o exame cintilográfico do esqueleto um exame funcional, ao contrário da radiografia que informa a morfologia óssea (Quadro 4-1).

QUALIDADE DOS CRISTAIS

A qualidade dos cristais é definida por sua localização, seu tamanho, grau de maturidade e composição. Já foi explicada a

Quadro 4-1 Causas do aumento do número de cristais de hidroxiapatita

Estímulos normais	Estímulos anormais
Fisiológicos (cartilagens de crescimento e núcleos de ossificação)	Físicos, linhas de força anormais, estresse físico.
Fatores físicos normais	Hormonais e metabólicos
Peso corporal e linhas de força normais	Hormonais e crescimentos reguladores do cálcio
	Vitaminas A e D e íons cálcio e fosfato
	Estímulos traumáticos, metabólicos, inflamatórios, infecciosos e neoplásicos

---

[1]Outros fatores relacionados com a oferta que influem na captação são o suprimento sanguíneo, a permeabilidade capilar, a relação acidobásica local, a pressão dentro do osso, os hormônios e vitamina D, a quantidade de osso mineralizado e o *turnover* ósseo.

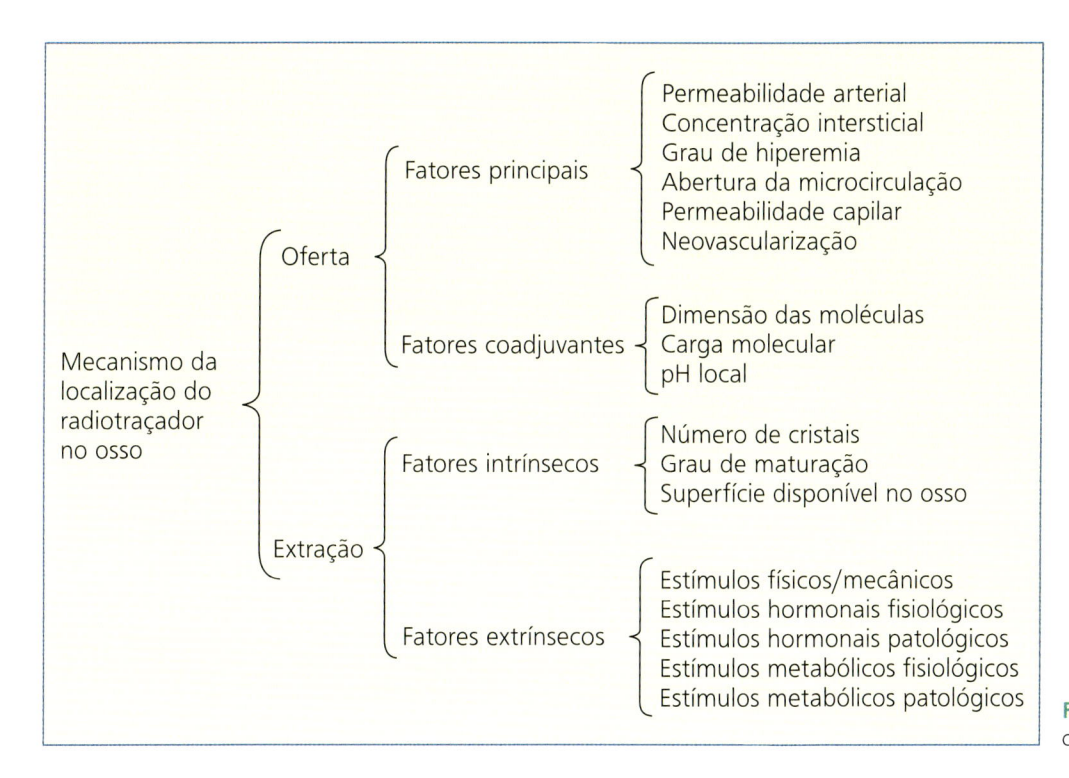

```
                                          ┌ Permeabilidade arterial
                                          │ Concentração intersticial
                        ┌ Fatores principais ┤ Grau de hiperemia
                        │                 │ Abertura da microcirculação
                        │                 │ Permeabilidade capilar
                        │                 └ Neovascularização
                 Oferta ┤
                        │                    ┌ Dimensão das moléculas
                        └ Fatores coadjuvantes ┤ Carga molecular
Mecanismo da                                   └ pH local
localização do
radiotraçador                               ┌ Número de cristais
no osso                 ┌ Fatores intrínsecos ┤ Grau de maturação
                        │                   └ Superfície disponível no osso
                 Extração ┤
                        │                    ┌ Estímulos físicos/mecânicos
                        │                    │ Estímulos hormonais fisiológicos
                        └ Fatores extrínsecos ┤ Estímulos hormonais patológicos
                                             │ Estímulos metabólicos fisiológicos
                                             └ Estímulos metabólicos patológicos
```

Fig. 4-1. Mecanismo de captação do MDP pelos ossos.

influência da superfície relativa dos cristais na captação do quelato.

A localização dos cristais também influi na captação. A captação do radiotraçador se faz preferencialmente abaixo do osteoide laminar, no nível onde se forma a mineralização óssea, onde há cristais imaturos.

A influência da composição é a demonstrada pela maior fixação que ocorre nos locais do fosfato de cálcio com baixa relação polar Ca – P, presente no nível da frente de calcificação do osso.

A capacidade de captação do radiotraçador também pode existir nos tecidos moles em circunstâncias, como nas calcificações que contenham hidroxiapatita; em colágeno imaturo, como nas cicatrizes; em músculos necrosados (como no miocárdio) ou em músculos com lesões agudas que levem à rabdomiólise (traumatismos, ou lesão por eletricidade) em tumores e outros.

A Figura 4-1 sintetiza os mecanismos de captação do radiotraçador pelo osso.

EXCREÇÃO DO RADIOTRAÇADOR

Os complexos fosfatados, marcados com ^{99m}Tc, são eliminados por via renal. A eliminação renal começa cerca de dois minutos após a injeção, e o pico da atividade renal acontece cerca de 20 minutos após a injeção e, por isso, a chegada da imagem da urina radioativa na bexiga precede a imagem da captação do radiotraçador pelo esqueleto.

Normalmente, os rins eliminam cerca de 40% da dose administrada. Em certos casos, o grau de eliminação renal do quelato dá informações indiretas sobre o estado do esqueleto. Quando a capacidade de captação do esqueleto está aumentada (como nos casos de metástases ósseas generalizadas), ou quando o *turnover* ósseo está aumentado (como acontece em distúrbios metabólicos), quase todo o isótopo administrado se concentra nos ossos, e a eliminação renal torna-se quase nula. Isto forma o quadro cintilográfico chamado "superscan" ou "supercintilografia", em que a imagem do esqueleto destaca-se das partes moles, e as imagens dos rins são prejudicadas (formando o que se denomina "*imagens renais evanescentes ou rins ausentes*"), e a quantidade de radiotraçador na bexiga é mínima.

Esse mesmo efeito pode ser observado quando a retenção óssea do quelato pode ser muito alta em razão da maior captação fisiológica nas placas de crescimento e não há visualização das imagens renais nas cintilografias do esqueleto de crianças normais e não significa patologia, como ocorre na supercintilografia dos adultos (ver Fig. 19-7).

CAPÍTULO 5

CINTILOGRAFIA E EXAMES CINTILOGRÁFICOS

É justo que o leigo considere os termos cintilografia e exame cintilográfico como sinônimos, mas não se justifica o mesmo entendimento entre profissionais, técnicos, engenheiros, biomédicos e médicos envolvidos com a Medicina Nuclear. No meio científico é importante que os termos tenham um só sentido. É por essa razão que faremos distinção entre cintilografia, procedimento cintilográfico e exame cintilográfico. Esses termos têm etimologias diferentes, designam objetos ou fatos e procedimentos diferentes e, ainda mais, cada um envolve profissionais diferentes, logo não podem ser usados como sinônimos. As definições propostas são as seguintes:

1. **Cintilografia:** a palavra "cintilografia" é formada por três componentes: o antepositivo, do latim – *scintilla, ae* – que significa centelha, chispa ou fagulha; o pós-positivo, do grego – *graphos,* indicando escrita, escrito, convenção, documento; e o sufixo *ia* formador no português de substantivos abstratos.

   A palavra cintilografia designa a imagem obtida na câmera gama e, para que isso aconteça, estão envolvidos engenheiros, técnicos e físicos dos quais depende o funcionamento do equipamento.

2. **Procedimento cintilográfico:** é o termo usado para definir o modo de fazer um conjunto de cintilografias, compreendendo a técnica usada, os métodos de aquisição das imagens, o preparo do paciente, a preparação e a injeção do radiofármaco e a aquisição e o processamento das cintilografias.

   Na realização dos procedimentos cintilográficos estão envolvidos os técnicos em radiologia que usam seu conhecimento, treinamento, competência e a arte com que os executam.

3. **Exame cintilográfico:** o exame cintilográfico é o procedimento cintilográfico acrescido do laudo ou do relato de interpretação, executado pelo médico nuclear. É sobre esse profissional que recai a responsabilidade máxima, incluindo o funcionamento da câmera e a atuação do técnico. O laudo é a soma dos conhecimentos da anatomia, da fisiologia e da patologia do órgão cintilografado, da clínica e da história do paciente. É a opinião sobre o caso que auxilia o médico assistente no diagnóstico final.

   Na realização do exame cintilográfico está envolvido o médico nuclear.

PROCEDIMENTOS, CINÉTICA DO RADIOFÁRMACO E MOMENTO PARA A AQUISIÇÃO DAS IMAGENS

A cinética do traçador determina o momento de realização dos procedimentos cintilográficos nas fases vascular e óssea da trajetória do radiofármaco. Além disso, ela fundamenta a interpretação em cada fase do exame. Assim, os procedimentos da fase vascular são interpretados com base em princípios hemodinâmicos, e os procedimentos da fase óssea são interpretados com base no metabolismo ósseo.

Seguindo a cinética do traçador foram desenvolvidos procedimentos para serem executados na fase vascular, que são as cintilografias do fluxo sanguíneo e a cintilografia do equilíbrio ou do *pool* sanguíneo e os procedimentos para serem executados na fase óssea ou as demais modalidades de cintilografias do esqueleto.

FASE HEMODINÂMICA – CINTILOGRAFIA DO FLUXO SANGUÍNEO

Imediatamente após a injeção, o registro cintilográfico da passagem do radioisótopo pela circulação é realizado mediante a aquisição das imagens sequenciais feitas com a câmera de cintilação, focando a área de interesse, e programada para adquirir até 60 ou mais imagens com tempos de aquisição de 1 a 4 segundos. Estas imagens compõem uma forma de angiografia radioisotópica (pois registra artérias, veias e a microcirculação). É o único procedimento dinâmico nas técnicas cintilográficas do esqueleto e se chama cintilografia do fluxo sanguíneo.

Como o campo de visão da câmera é uma área de extensão limitada, os equipamentos com uma cabeça só podem cintilografar uma área do esqueleto para cada injeção do radiofármaco, daí a importância do médico solicitante do exame indicá-la para que o técnico e o Médico Nuclear decidam onde focar o equipamento. Nos equipamentos de duas cabeças, é possível a cintilografia simultânea do fluxo sanguíneo em duas diferentes áreas de interesse.

Na fase vascular (imagens sequenciais da Fig. 5-1), nos primeiros segundos, o procedimento mostra o trânsito do sangue marcado pelo sistema arterial, e, as imagens registram o número de vasos, seus calibres e a velocidade com que o enchimento progride.

A seguir, a radioatividade continua a crescer quando o sistema capilar se enche do traçador e começa o retorno venoso.

As cintilografias do fluxo sanguíneo podem ser analisadas, subjetivamente, pela comparação das imagens sequenciais, ou de forma objetiva, por meio de uma curva construída pelo computador a partir das imagens.

CINTILOGRAFIA DA CONCENTRAÇÃO EQUILIBRADA (OU CINTILOGRAFIA DO *POOL* SANGUÍNEO)

As cintilografias da concentração equilibrada (também chamadas de cintilografias do *pool* sanguíneo) são realizadas entre 5 e 10 minutos depois da injeção, com a câmera focada na mesma região onde foi previamente realizada a cintilografia do fluxo sanguíneo (Fig. 5-1).

A imagem obtida representa a microvascularização local e as concentrações extravascular e extraóssea do traçador que servem para determinar a existência ou não de hiperemia que se caracteriza pelo aumento difuso da radioatividade local.

Como a concentração nos diversos compartimentos se mantém em equilíbrio por vários minutos, é possível, nessa fase, a aquisição de imagens da mesma área de interesse em várias projeções ou adquirir imagens em outras regiões do corpo. A Figura 5-2 mostra cintilografias de varredura de corpo inteiro em projeções anterior e posterior na fase de equilíbrio. As imagens são normais porque não evidenciam focos ou área de hiperemia.

Nos casos de pacientes com história de lesões poliostóticas ou poliarticulares, é conveniente a aquisição de imagens de varredura de corpo inteiro nas projeções anterior e posterior na fase de equilíbrio para a identificação, por exemplo, das sinovites em atividade em mais de uma articulação. A Figura 5-3 mostra cintilografias de varredura de corpo inteiro onde há hiperemia em diversas articulações, caracterizando artrite poliarticular simétrica com sinovites ativas.

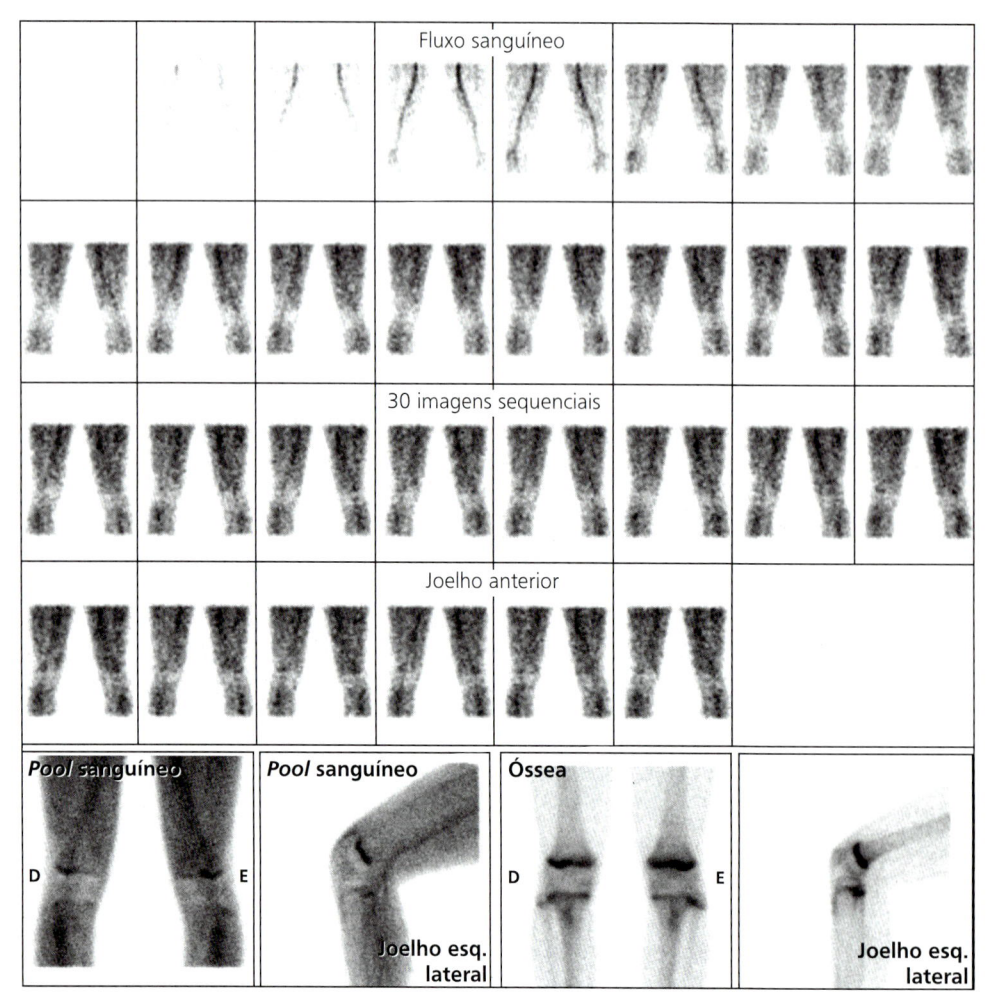

Fig. 5-1. Exame nas fases vascular e óssea dos joelhos de um paciente com 15 anos.

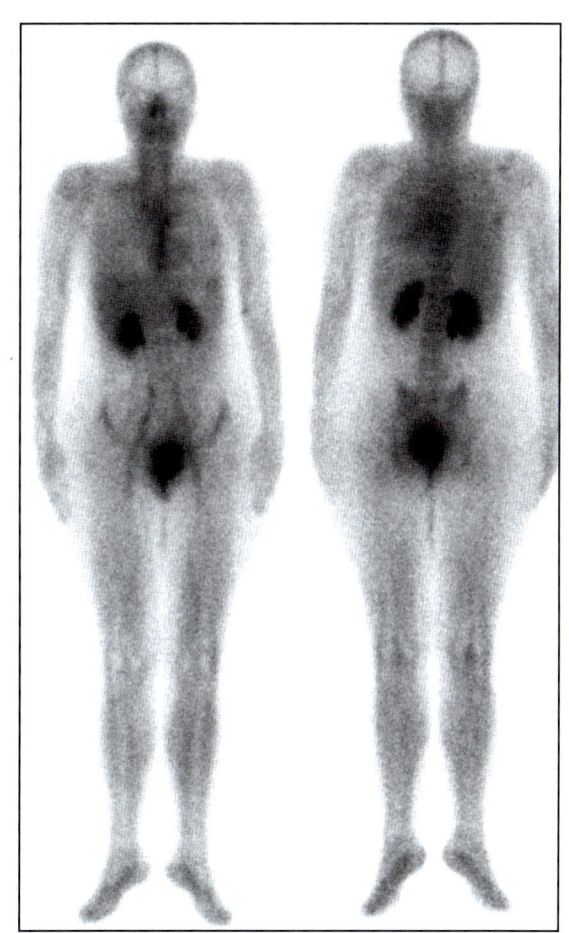

Fig. 5-2. Cintilografias normais de varredura de corpo inteiro em projeções anterior e posterior na fase vascular do equilíbrio (*pool* sanguíneo) de um paciente normal.

CONTRASTE E O MOMENTO DE REALIZAR A CINTILOGRAFIA DE ESQUELETO

A *contagem máxima* do radiotraçador nos ossos ocorre 60 minutos após a injeção, quando o contraste do órgão ainda é relativamente baixo, pois ainda existe grande quantidade do radiotraçador nos tecidos moles. Esse contrate cresce lentamente e só chega ao valor máximo 12 horas depois, ou seja, tendo decorrido duas meias-vidas do ^{99m}Tc. A radioatividade no esqueleto, ao contrário, decresce rapidamente com o tempo e 12 horas depois, quando o *contraste do órgão* atinge o valor máximo, a radioatividade é quatro vezes menor em função do decaimento radioativo.

Considerando-se que, doze horas depois da injeção, o maior contraste do *órgão* é prejudicado pela baixa radioatividade, o baixo fornecimento de fótons torna inconveniente a espera para aquisição de imagens. Se as cintilografias fossem adquiridas nesse intervalo, o procedimento teria os seguintes inconvenientes:

- Submeter os pacientes, depois da injeção, a longo tempo de espera para o exame.
- Prolongar o tempo de aquisição decorrente da radioatividade baixa em consequência do decaimento de duas meias-vidas.
- Aumentar o desconforto do paciente com o prolongamento do tempo de exame.
- Prejudicar a nitidez.
- Aumentar o tempo de utilização do equipamento (com desperdício da hora/máquina).

Conhecidos os conceitos de contraste e sabido que a qualidade de imagem melhora com o aumento do número de fótons disponíveis, o momento para aquisição da cintilografia da fase óssea torna-se uma solução de compromisso, levando-se em conta o contraste do órgão, o contraste da lesão, o decaimento da emissão de fótons e os inconvenientes relacionados anteriormente. É por isso que o tempo ideal de aquisição de cintilografias de adultos está entre duas e três horas depois da administração do radiofármaco, momento em que as imagens dos ossos já se destacam da radiação dos tecidos moles (*background*) e a as desintegrações que ocorrem no esqueleto são em números suficientemente elevados para gerar informações adequadas à boa qualidade cintilográfica. As cintilografias de crianças podem ser realizadas com intervalos menores porque nelas a incorporação do radiotraçador no esqueleto é mais rápida.

Certos casos exigem cintilografias tardias adquiridas 24 horas depois da injeção. principalmente nas imagens da bacia quando na cintilografia de rotina de 2-3 horas o exame do sacro, dos ilíacos e sínfise púbica é prejudicado pela blindagem causada pela bexiga cheia de urina radioativa. Nesses casos as cintilografias de 24 horas são apropriadas porque, com o passar do tempo, há o esvaziamento vesical fisiológico e o decaimento radioativo da urina que desfazem a blindagem da bexiga.

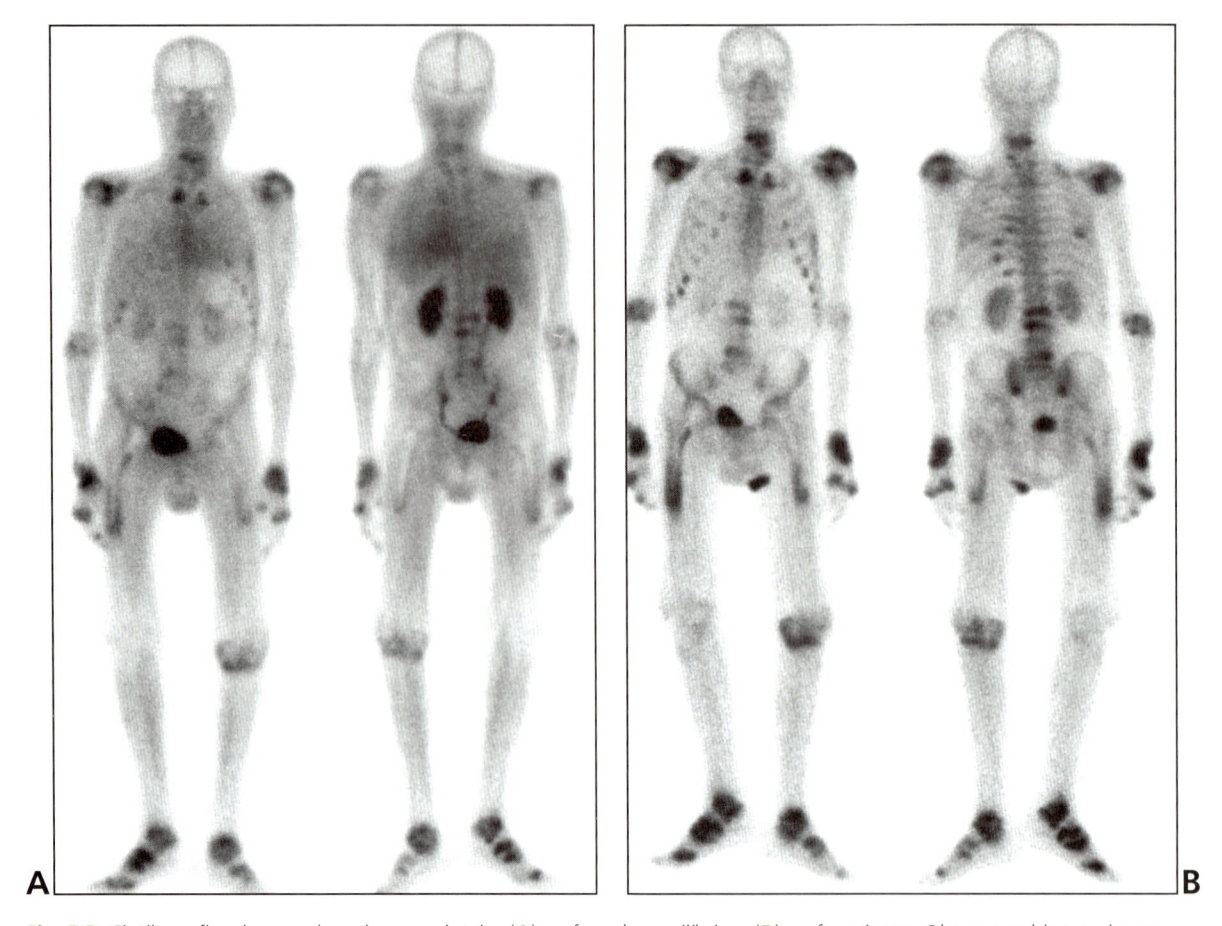

Fig. 5-3. Cintilografias de varredura de corpo inteiro (**A**) na fase do equilíbrio e (**B**) na fase óssea. Observa-se hiperemia em articulações na fase de equilíbrio e aumento da osteogênese nas mesmas articulações na fase óssea, inclusive nas próteses dos quadris.

CINTILOGRAFIA DE VARREDURA DE CORPO INTEIRO

As cintilografias de varredura ou cintilografias de corpo inteiro formam um par de imagens adquiridas em projeções anterior e posterior (com o paciente em decúbito dorsal) e com o movimento de translação horizontal da câmera ao longo do paciente em direção cranial ou caudal (ou com a câmera parada e, nesse caso, com o deslocamento da mesa de exames), "varrendo" o corpo pela frente e pelas costas. As cintilografias são imagens planas e miniaturas do esqueleto.

A Figura 5-4 é um exemplo da importância da cintilografia de varredura. Trata-se de uma paciente jovem com osteomielite na placa distal da tíbia esquerda e o foco de entrada da infecção em um alvéolo no lado esquerdo da mandíbula.

As cintilografias de corpo inteiro nas duas projeções constituem-se no procedimento principal do arsenal cintilográfico e são de aquisição obrigatória, porque proporcionam visão do esqueleto completo em um só documento. Não é admissível que, depois do gasto com o radiofármaco, depois de submeter o paciente à injeção do radiotraçador e à irradia-

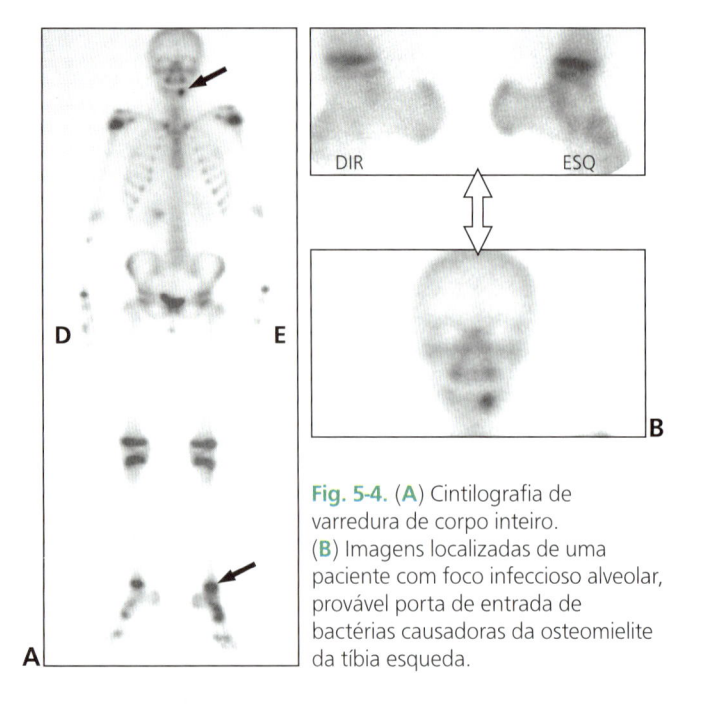

Fig. 5-4. (**A**) Cintilografia de varredura de corpo inteiro. (**B**) Imagens localizadas de uma paciente com foco infeccioso alveolar, provável porta de entrada de bactérias causadoras da osteomielite da tíbia esqueda.

ção e, considerando-se a experiência consolidada da descoberta de doenças poliostóticas ou poliarticulares, especialmente a identificação de lesões silentes, que se limite o exame cintilográfico a apenas um segmento do esqueleto.

A partir das imagens de varredura de corpo inteiro, o Médico Nuclear decide a realização de imagens localizadas, de imagens com pinhole ou de tomografias radioisotópicas (SPECT).

IMAGENS LOCALIZADAS

As cintilografias localizadas são imagens planas adquiridas com a câmera estacionária, usados colimadores multicanais ou imagens planas ampliadas com o colimador pinhole. São imagens feitas em diversas projeções (anterior, posterior, perfis, oblíquas, em projeções ou especiais como a apical ou de vértice do crânio ou em diversas posições, como a cintilografia localizada na bacia com o paciente sentado, cintilografia de cócoras ou em projeção perineal). A Figura 5-5 mostra cintilografias localizadas nas bacias de três pacientes. O conjunto superior compõe-se de cintilografias planas, e o conjunto inferior são as respectivas imagens com colimador pinhole. O paciente A tem quadril direito irritável; o paciente B tem quadris normais; e o paciente C tem doença de Legg Perthes do quadril esquerdo.

As imagens localizadas complementam a cintilografia de varredura de corpo inteiro para detalhar as lesões, para localizá-las numa parte do osso ou numa articulação, para desfazer superposições com outros ossos e partes moles captantes do radiotraçador ou com cavidades cheias de isótopos, como é o caso do sistema coletor dos rins, dos ureteres e da bexiga.

CINTILOGRAFIAS TOMOGRÁFICAS

A tomografia do esqueleto (SPECT) é realizada com a câmera em movimento circular de 360 graus, tendo o corpo do paciente como eixo. A câmera é programada para parar e adquirir imagens em ângulos escolhidos por um tempo determinado. O sistema de computação processa o conjunto de imagens adquiridas, produzindo cortes tomográficos na profundidade escolhida pelo operador. Os cortes rotineiros são os frontais transversais e sagitais (Fig. 5-6).

As imagens tomográficas estão indicadas para desfazer superposições, para localizar lesões ou para identificar lesões que não são visíveis nas cintilografias de corpo interior ou imagens localizadas.

Os médicos sabem o significado do acrônimo SPECT, mas o mesmo não acontece com os leigos. O uso do termo SPECT cria dificuldades na redação em português dos textos porque não se tem como decidir o gênero do procedimento para referi-lo como "*a SPECT*" ou de "*o SPECT*", já que o português não tem neutro e, por isso melhor e mais simples seria abandonar o acrônimo e chamar o procedimento de *tomografia radioisotópica computadorizada*.

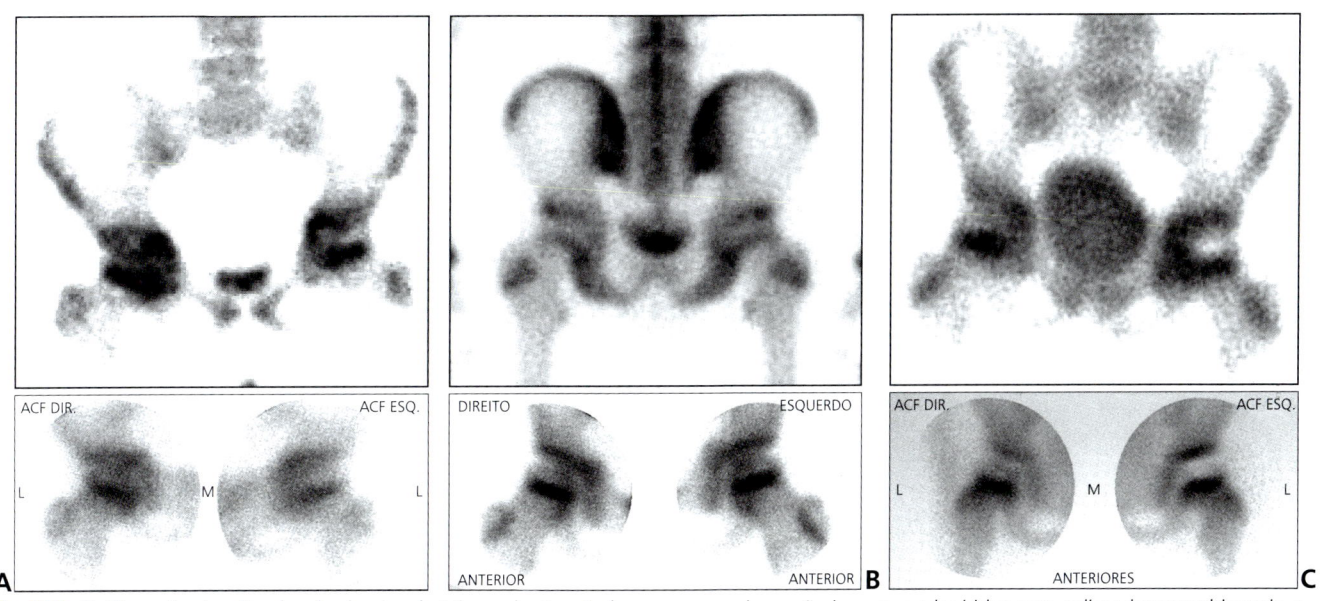

Fig. 5-5. Cintilografias localizadas das bacias de três pacientes. As imagens superiores são imagens adquiridas com colimadores multicanais, e as imagens inferiores foram adquiridas com colimador pinhole. (**A**) Paciente com quadril direito irritável. (**B**) Paciente com quadris normais. (**C**) Paciente com doença de Legg-Perthes no quadril esquerdo.

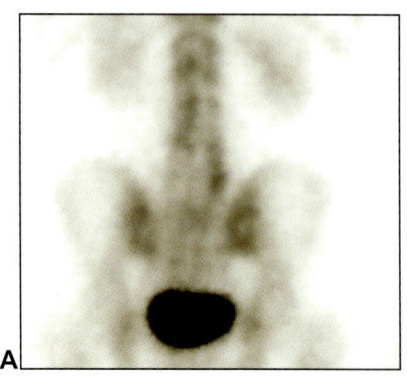

Fig. 5-6. (A) Cintilografia de um paciente com artrite de articulações apofisárias lombares. **(B)** Cortes tomográficos do mesmo paciente.

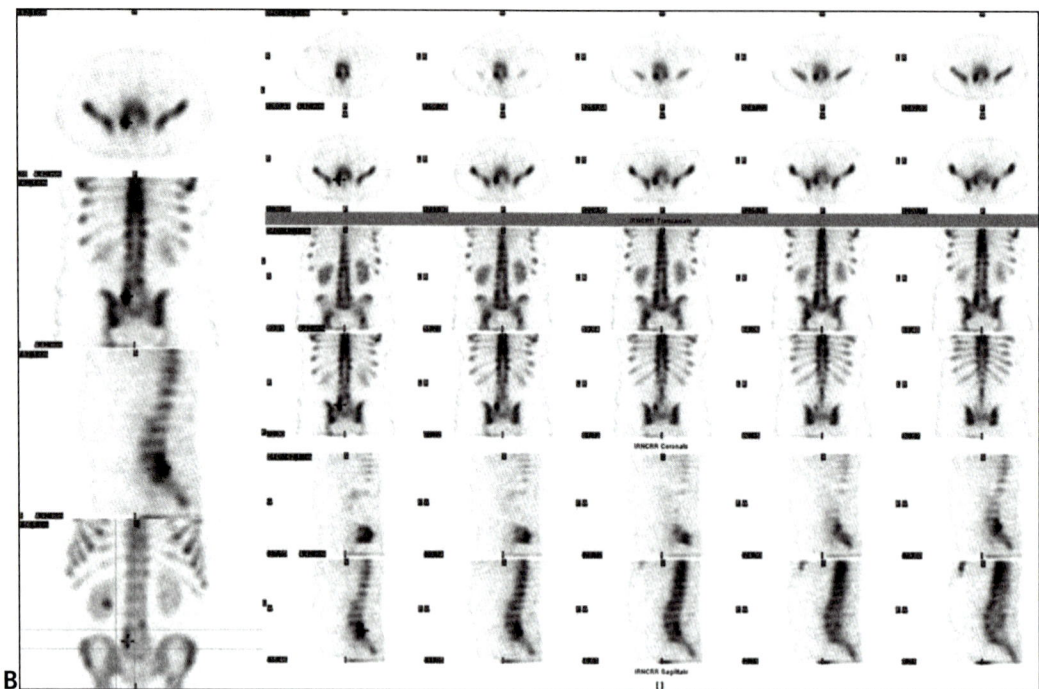

RECONSTRUÇÕES 3D OU CINTILOGRAFIAS VOLUMÉTRICAS

Com as imagens do SPECT, a computação constrói imagens tridimensionais que podem ser vistas no monitor em diversas projeções ou gravadas nas posições mais adequadas para o caso (Fig. 5-7).

TIPOS DE EXAMES CINTILOGRÁFICOS

No estadiamento de tumores malignos, o exame cintilográfico mais simples compõe-se apenas das cintilografias de varredura de corpo inteiro.

Nos casos complexos, o exame cintilográfico é composto por cintilografias da fase vascular, cintilografias de varredura de corpo inteiro, cintilografias localizadas e cortes tomográficos. O exame cintilográfico também se completa com cintilografias realizadas com outros radiotraçadores, como o gálio (^{67}Ga) ou o índio ^{111}I e outros. Também faz parte do exame cintilográfico do esqueleto a análise retrospectiva mediante a comparação dos documentos atuais com os obtidos em exames anteriores e os exames prospectivos (exames para controle evolutivo).

A seguir estão relacionados exames cintilográficos do esqueleto atualmente disponíveis:

- *Exame simples:* formado pelas cintilografias de varredura de corpo inteiro (anterior e posterior).
- *Exame composto:* formado pelas cintilografias de varredura, imagens localizadas em várias projeções, com imagens com colimador pinhole, imagens tardias de 24 horas, tomografias radioisotópicas e reconstituições tridimensionais.
- *Exame trifásico:* formado pela cintilografia do fluxo, cintilografia do *pool* sanguíneo e imagens de varredura do corpo inteiro do esqueleto.
- *Exame com múltiplos radiotraçadores:* formado pela correlação das cintilografias com fosfonatos marcados com ^{99m}Tc com cintilografias realizadas com outros radiotraçadores, como citrato de gálio (^{67}Ga) ou índio (^{111}I) e outros.

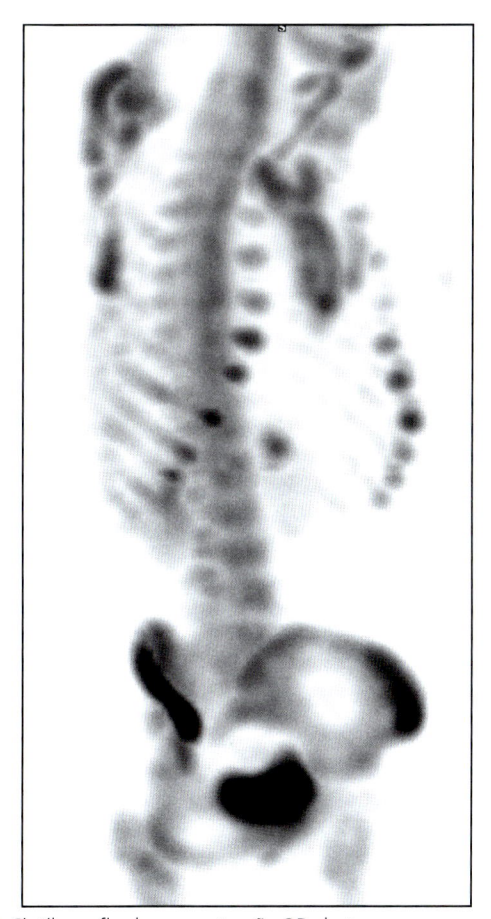

Fig. 5-7. Cintilografia da reconstrução 3D do tronco.

- *Exames seriados retrospectivos:* correlação do exame atual com exames anteriores.
- *Exames seriados prospectivos:* correlação do exame atual com exames *a posteriori*.

VANTAGENS E DESVANTAGENS DO EXAME CINTILOGRÁFICO

Sob o ponto de vista técnico, o exame cintilográfico é um procedimento simples de execução e reprodução fácil em condições idênticas. Sob o ponto de vista econômico, é um procedimento de baixo custo para o exame do esqueleto inteiro com relação custo/benefício favorável para investigação das neoplasias ósseas primitivas ou metastáticas, doenças ósseas poliostóticas ou poliarticulares, pesquisa da dor óssea e outras.

Para o paciente, o exame cintilográfico tem a vantagem de ser tolerável, de não ser invasivo e não o submeter à alta irradiação.

Sob o ponto de vista médico, é um procedimento indicado para diagnóstico precoce porque tem maior sensibilidade que outros métodos. Assim, por exemplo, nas doenças focais do esqueleto, a cintilografia é mais sensível que a radiografia porque a imagem radiológica exige lesões ósseas maiores que 1 a 1,5 cm de diâmetro e que a perda de tecido ósseo seja de 50% do conteúdo mineral para que elas sejam visíveis, enquanto, na cintilografia, ainda que seja mínima a área de remodelação, é fácil a identificação do acúmulo do traçador.

Como a cintilografia é a resposta dinâmica do osso ao estresse, sua sensibilidade se compromete quando não há estímulos que provoquem a reação osteogênica ou quando a reação osteogênica já cessou e não há mais acúmulo anormal do traçador no osso alterado. O mieloma múltiplo é um exemplo de situação em que a sensibilidade do exame é baixa porque nele a reação osteogênica está ausente ou é muito discreta. A sensibilidade também é baixa, por exemplo, nos casos de processos degenerativos depois que cessou a reparação, assim, por exemplo, podem existir grandes osteófitos vertebrais sem tradução cintilográfica.

O exame cintilográfico, como todo procedimento diagnóstico, tem limites. As dificuldades diagnósticas ocorrem porque todas as doenças que aumentam o metabolismo ósseo aparecem como áreas mais captantes, enquanto as doenças osteolíticas produzem áreas fotopênicas. Essas dificuldades são grandes quando se considera apenas uma lesão cintilográfica isolada e independente do quadro clínico, entretanto, quando se analisam imagens em conjunto e que formam determinados padrões de alterações ósseas e articulares, a especificidade aumenta.

Diz-se que a especificidade do exame cintilográfico do esqueleto é baixa, e no caso do sistema musculoesquelético é compreensível em face das milhares de afecções que podem ocorrer no esqueleto.

A especificidade do procedimento vem crescendo à medida que a pesquisa clínica avança. Ela aumenta com a correlação dos achados cintilográficos com a história clínica, com o uso de ferramentas cintilográficas apropriadas para o caso e com a correlação com os resultados de outros exames complementares. O aumento se torna exponencial quando o Médico Nuclear domina a anatomia, a fisiologia e a patologia musculoesquelética, porque não se diagnostica aquilo que se desconhece.

CAPÍTULO 6

ANATOMIA CINTILOGRÁFICA

INTRODUÇÃO

A modelação e a remodelação geram, respectivamente, dois tipos de cintilografias do esqueleto normal: as cintilografias do esqueleto em crescimento e do esqueleto do adulto. Alguns trabalhos referem-se a uma terceira forma, a cintilografia do esqueleto do idoso, mas como não existe uma fisiologia óssea distinta para o adulto e para o idoso, não consideramos existir diferenças entre a cintilografia de um e outro.

Certas alterações comuns nos esqueletos, como os aumentos da captação dos radiofármacos na hiperostose frontal, os aumentos da captação do radiofármaco nas articulações acromioclaviculares, nas articulações esternoclaviculares, nas articulações basais dos polegares e em outros locais são resultados de afecções, muitas delas assintomáticas. Como não são manifestações fisiológicas, elas não servem de parâmetro para determinar a faixa etária dos pacientes. No exame das cintilografias ósseas que subsidiam este trabalho não encontramos meios seguros para determinar a idade do esqueleto do adulto. Isto se explica porque a cintilografia óssea convencional é a imagem em tempo real da distribuição do radiotraçador no esqueleto e não é um instrumento de avaliação da massa óssea.

Do exposto, conclui-se que expressões que figuram em laudos dos exames cintilográficos do esqueleto de idosos, como "alterações cintilográficas compatíveis com a idade do paciente", não têm apoio científico (Fig. 6-1).

O mesmo não acontece com as cintilografias do esqueleto da criança e do adolescente, em que a atividade osteogênica fisiológica das cartilagens de crescimento e nos núcleos de ossificação epifisários, nas cissuras do crânio e nas extremidades das costelas caracteriza o esqueleto em crescimento.

ANATOMIA NAS CINTILOGRAFIAS DE CORPO INTEIRO

Nesta exposição, além da descrição geral das formas dos ossos e das articulações e também do grau de radioatividade e da distribuição do radiofármaco em cada osso também apresentaremos algumas variantes comuns do esqueleto e que são detectáveis pelo exame cintilográfico. O esqueleto normal apresenta inúmeras variantes que podem ser identificadas pelas radiografias, porém o mesmo não acontece no exame cintilográfico[1].

A cintilografia de corpo inteiro na projeção anterior (Fig. 6-2) mostra a simetria da captação do radiofármaco nas estruturas ósseas do crânio e face, do arcabouço costal, da cintura escapular e cintura pélvica. Os membros superiores e inferiores apresentam simetria no grau de radioatividade, embora sejam menos radioativos que os ossos do esqueleto central. Nos ossos únicos, como o esterno ou as vértebras, a simetria se manifesta porque os dois lados do osso têm o mesmo grau de captação do radiotraçador.

Verifica-se também que por efeito do foco, os arcos costais inferiores são mais visíveis que os superiores. O mesmo acontece com as vértebras que apresentam um gradiente de crescimento da radioatividade a partir do terço inferior da coluna dorsal para chegar ao máximo em L IV e daí o gradiente decresce, ficando fora de foco o sacro e as articulações sacroilíacas.

O efeito de massa e o efeito da perpendicularidade fazem com que os processos coracoides sejam as estruturas mais evidentes nos ombros e as espinhas ilíacas anteriores e sejam as mais radioevidentes na bacia. O efeito de massa também é evidente nas estruturas mais volumosas, como os joelhos em relação às diáfises femorais e tibiais ou os ombros em relação às diáfises umerais.

A distribuição do radiofármaco é regular em todos os ossos com exceção da mandíbula por causa da fixação irregular do radiotraçador nos alvéolos.

A bexiga com urina radioativa é visível na projeção anterior, e as imagens dos rins, mais distante do colimador, em geral, aparecem esboçadas.

Essa projeção mostra maior visibilidade de detalhes das estruturas, como os processos espinhosos de C II e CVII (os mais longos da coluna cervical) e os processos espinhosos da coluna lombar. A cintilografia de corpo inteiro em projeção

---

[1] O livro "Atlas of Normal Roentgen Variants that may Simulate Disease" de Theodore E. Keats and Mark Wanderson – 8ª edição contém mais de 2.300 radiografias ósseas com variantes da normalidade.

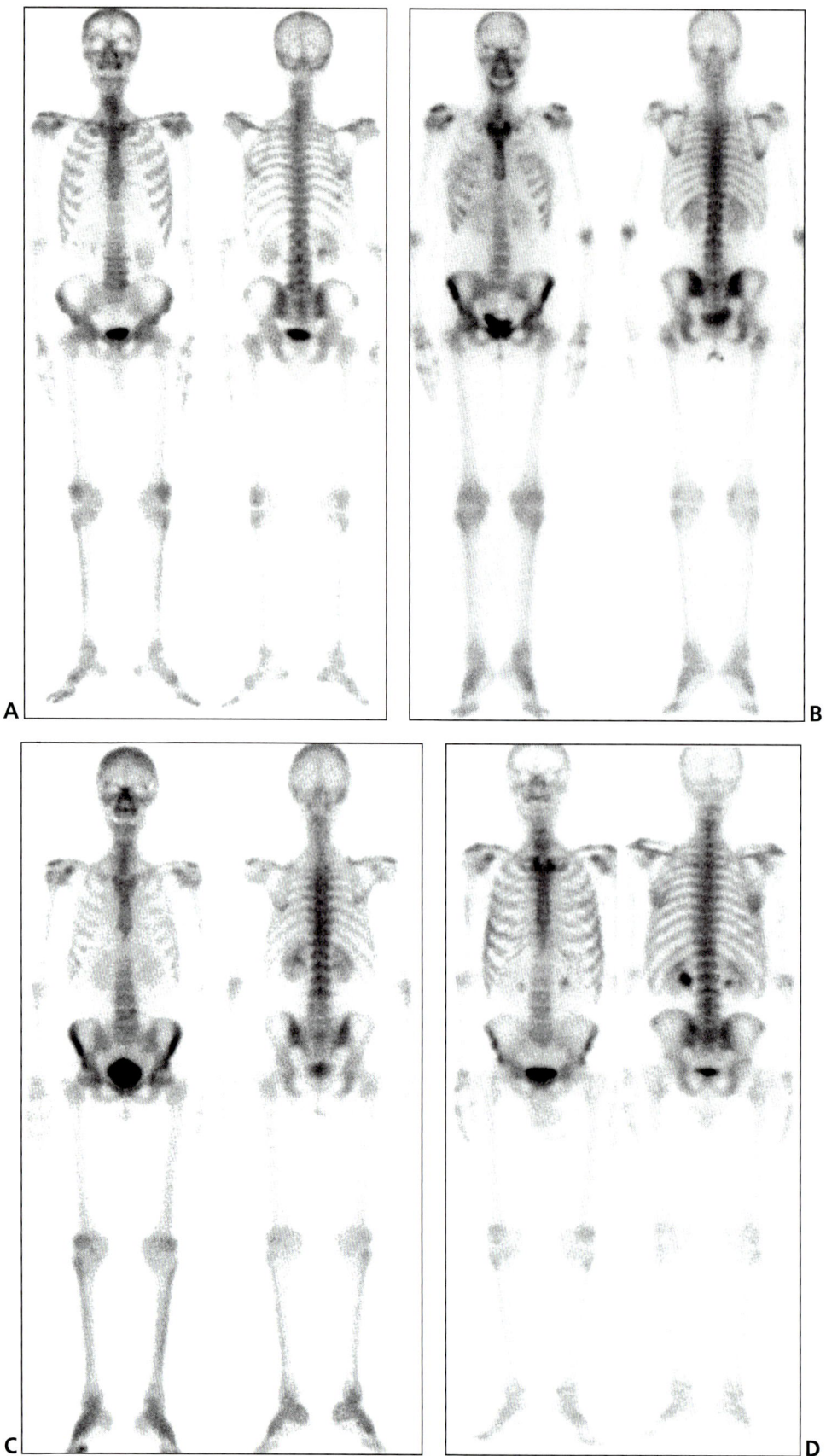

Fig. 6-1. (**A-D**) Correspondem a cintilografias de esqueleto de quatro mulheres com idade entre 27 e 68 anos. A idade de cada uma das pacientes é relatada a seguir. (**A**) 65 anos; (**B**) 27 anos; (**C**) 50 anos; (**D**) 68 anos.

Fig. 6-2. Cintilografia de varredura de corpo inteiro em projeção anterior.

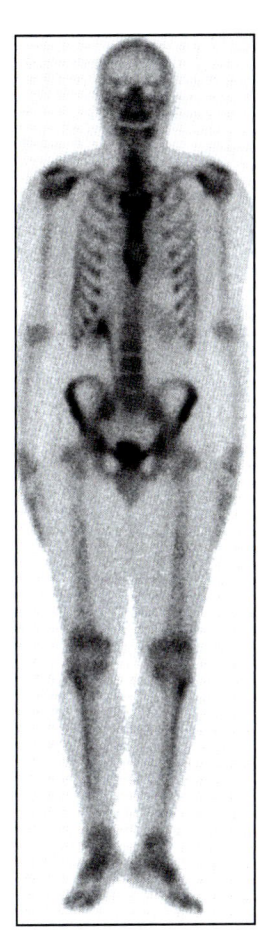

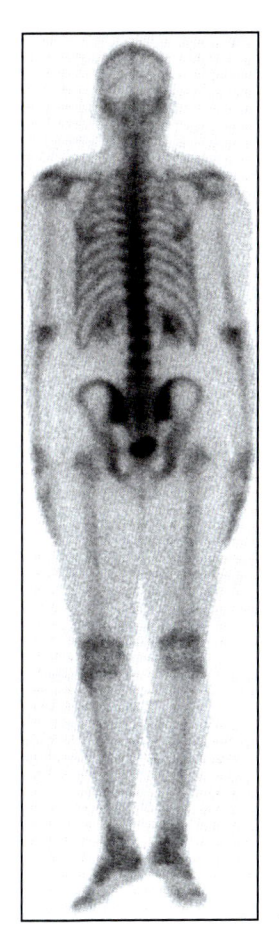

Fig. 6-3. Cintilografia de varredura de corpo inteiro em projeção posterior.

posterior (Fig. 6-3) mostra a simetria da captação do radiotraçador no crânio, tórax, bacia e membros. O efeito da distância do colimador e o efeito da massa óssea se somam na imagem da coluna. A lordose cervical e a lordose lombar afastam as vértebras cervicais e lombares do colimador e por isso são menos radioativas que as demais. Além disso, como existe um gradiente de crescimento de massa vertebral da coluna cervical para a lombar, o efeito de massa contribui para o aumento da radioatividade na coluna em direção caudal.

O efeito de massa aliado à proximidade com o colimador torna os ângulos inferiores das escápulas mais radioevidentes que o restante do osso.

Na bacia, as articulações sacrilíacas são os locais mais radioevidentes.

CAPÍTULO 7

ANATOMIA NA CINTILOGRAFIA DA CABEÇA

CABEÇA EM PROJEÇÃO ANTERIOR

Na cintilografia da cabeça em projeção anterior, os ossos da calota craniana têm radioatividade moderada e seus limites externos e internos são imprecisos em razão da concavidade e convexidade das díploes respectivas.

Na linha média da face interna da calota, na região frontal, pode existir uma imagem triangular mais radioativa que corresponde à projeção da sutura sagital.

O osso frontal, cuja distribuição da radioatividade é simétrica, frequentemente está dividido por uma linha mediana vertical de discreto aumento da radioatividade, causada por vários fatores, como projeção da sutura sagital, resquício da crista frontal ou da sutura metópica. Essa linha também pode ser gerada por calcificação na foice cerebral, e nesse caso o diagnóstico diferencial é feito pela projeção de vértice do crânio (Fig. 7-1).

A imagem dos seios frontais só é visível quando eles apresentam acentuada pneumatização (Fig. 7-2A), quando há reação osteogênica anormal nos seus limites ou quando a imagem dos seios contrasta com o aumento difuso da captação do radiotraçador na calota em casos de, por exemplo, hipercaptação do radiotraçador na calota de pacientes com hiperparatireoidismo (Fig. 7-2B).

As órbitas aparecem como áreas fotopênicas. Os limites superiores, arcos superciliares, são bem delimitados e mais radioativos que o restante do osso frontal. De cada lado dos arcos superciliares, nos quadrantes laterais das órbitas, existe uma área quadrangular de maior radioatividade correspondente ao processo zigomático frontal (Fig. 7-3).

Nos fundos das órbitas projetam-se as asas dos esfenoides.[1] Os limites inferiores das órbitas não são identificados porque ficam ocultos pela radiação originária das estruturas ósseas da fossa média do crânio, principalmente pela superposição dos rochedos como pode ser visto na Figura 7-4.

Entre as órbitas há uma área quadrangular de maior captação correspondente aos seios etmoidais.

As paredes laterais dos seios maxilares são identificadas como linhas delgadas hipercaptantes do radiotraçador, e as paredes mediais são formadas, de cada lado, por linhas radioativas retas, orientadas obliquamente de cima para baixo e de dentro para fora (Fig. 7-5A). Essas linhas se iniciam nos seios etmoidais e terminam cada uma, na arcada dentária superior, em uma área circular de maior radioatividade que representa a projeção da parte posterior da arcada dentária superior. Nas pessoas normais

---
[1] Ver o "sinal do pirata" na Figura 22.20.

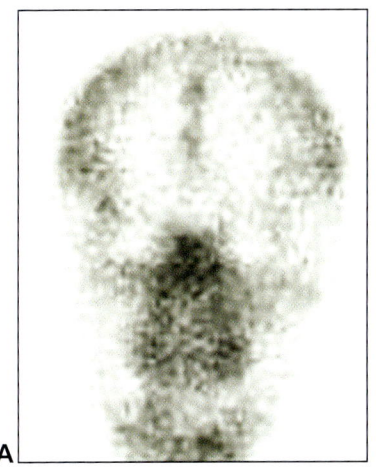

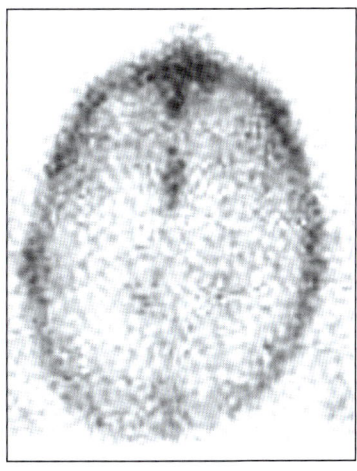

Fig. 7-1. Foice cerebral calcificada. (**A**) Imagem em projeção anterior. (**B**) Imagem em projeção de vértice do crânio.

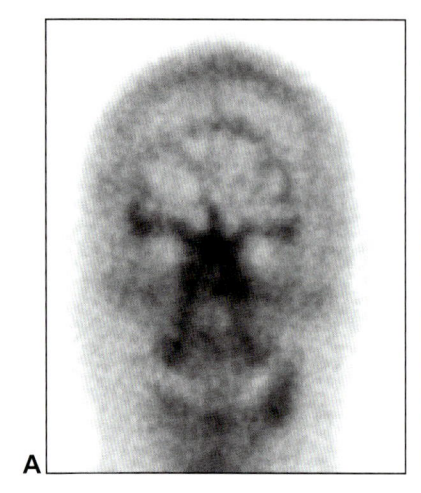

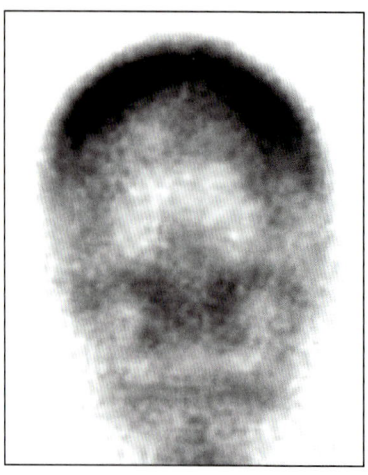

Fig. 7-2. (**A**) Seios frontais hiperpneumatizados e com reação osteogênica em suas paredes. (**B**) Aumento da retenção do radiofármaco nos ossos da calota contrasta com os seios frontais em um caso de hiperparatireoidismo.

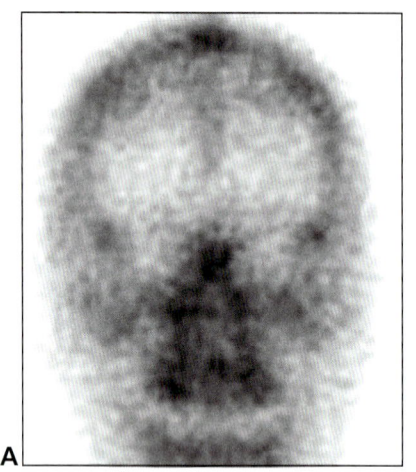

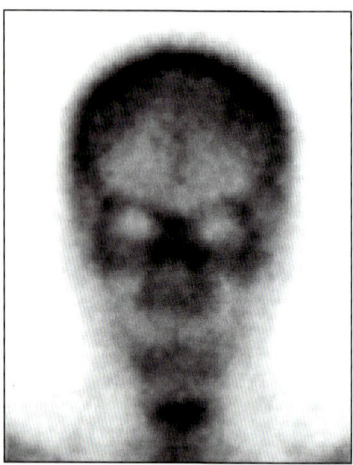

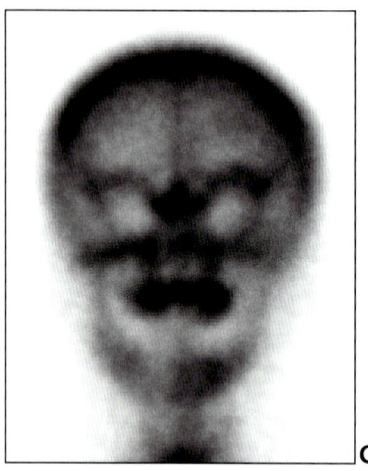

Fig. 7-3. (**A**) Área triangular de maior radioatividade na linha média da calota é a projeção da sutura sagital. (**B** e **C**) Pacientes com doença metabólica salientam a anatomia cintilográfica das órbitas, formando na imagem B o sinal chamado "máscara do Zorro".

esses dois focos têm forma, dimensões e radioatividade simétricas. Eles existem porque a arcada dentária superior tem a forma de ferradura, e a região de implantação dos dentes pré-molares e molares forma uma massa óssea, cuja radioatividade é projetada perpendicularmente à câmera de cintilação (Fig. 7-5B).

O efeito da massa óssea na projeção da arcada dentária superior é mais evidente nas três imagens da Figura 7-5D de um paciente em tratamento com aparelho ortodôntico que aumenta a remodelação na arcada dentária superior e a projeta, como áreas circulares de captação intensa na imagem em projeção anterior da cabeça.

Os limites mediais dos seios maxilares formam uma área central fotopênica, cuja forma é um triângulo equilátero (ou um "V" invertido). Na metade da linha base do triângulo, em grande número de cintilografias, existe uma pequena linha vertical delgada que corresponde à espinha nasal anterior (Fig. 7-5A). Sobre o triângulo descrito projeta-se a imagem virtual do seio esfenoidal.

Na Figura 7-5C a projeção posterior da cabeça foi incluída para mostrar que a arcada dentária superior projeta-se, por transiluminação, de cada lado e da base do crânio.

A imagem do seio esfenoidal torna-se hipercaptante nos casos de sinusopatias quando se projeta, na cintilografia em projeção anterior da cabeça, como um triângulo radioativo superposto à fossa nasal e ultrapassa as dimensões dos seios etmoidais (Fig. 7-6). Na cintilografia em perfil a lesão aparece como área hipercaptante na base do crânio que se estende entre a projeção da articulação tempromandibular e a órbita (Fig. 7-6). Toda vez que a fotopenia da fossa nasal der lugar ao acúmulo do radiotraçador, é preciso que se excluam patologias dos seios etmoidais ou do seio esfenoidal mediante a aquisição de imagens em outras projeções e, principalmente, em perfil da cabeça (Fig. 7-6).

Os dentes superiores e inferiores limitam uma faixa de fotopenia entre a mandíbula e as maxilas, cujo efeito fica mais evidente, quando há próteses na arcada dentária.

ANATOMIA NA CINTILOGRAFIA DA CABEÇA 39

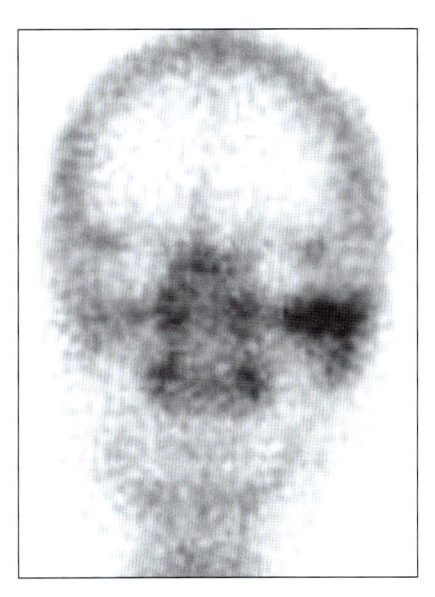

Fig. 7-4. Posição do rochedo sobre a órbita em paciente com otite maligna.

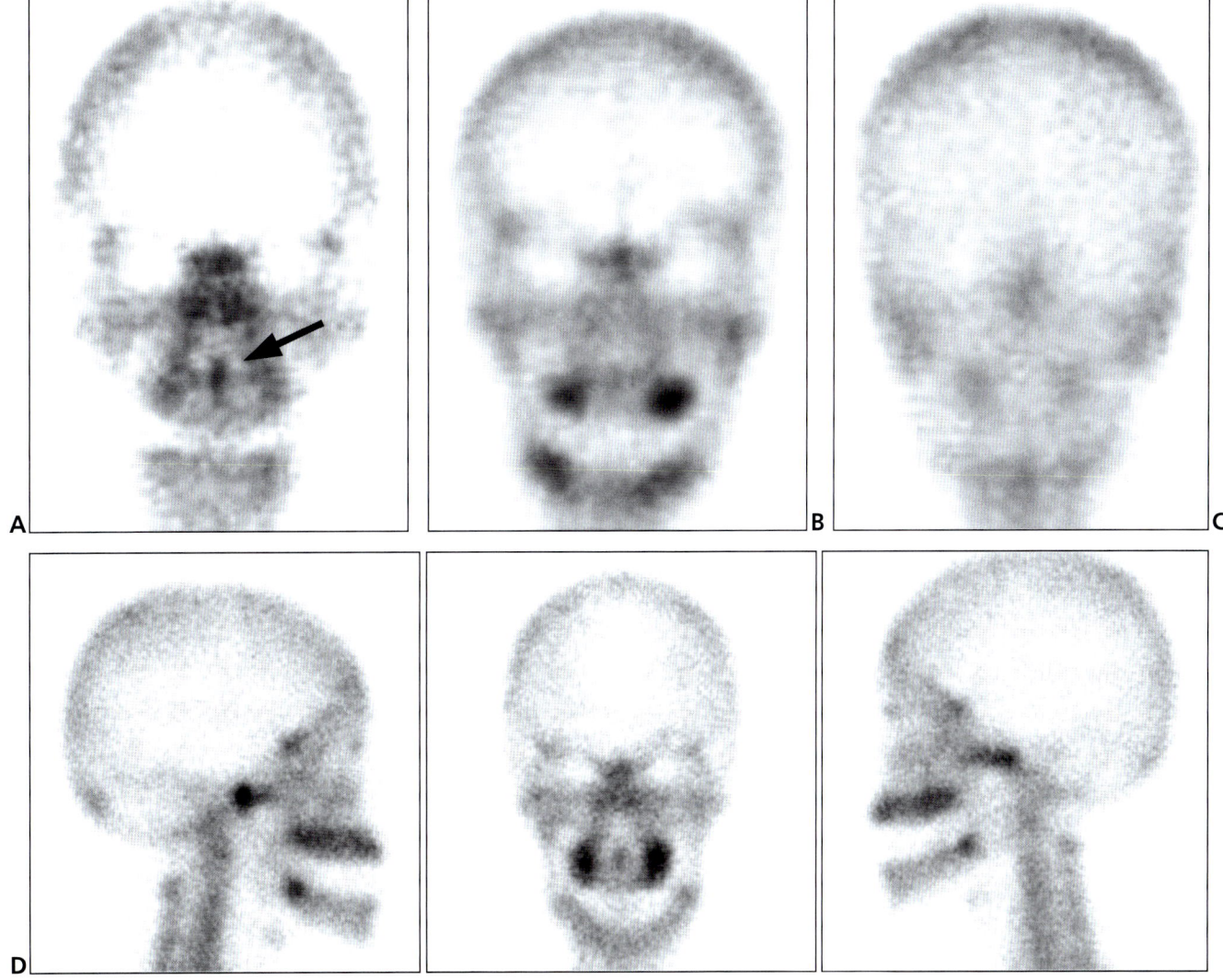

Fig. 7-5. (A-D) Anatomia da face em projeção anterior.

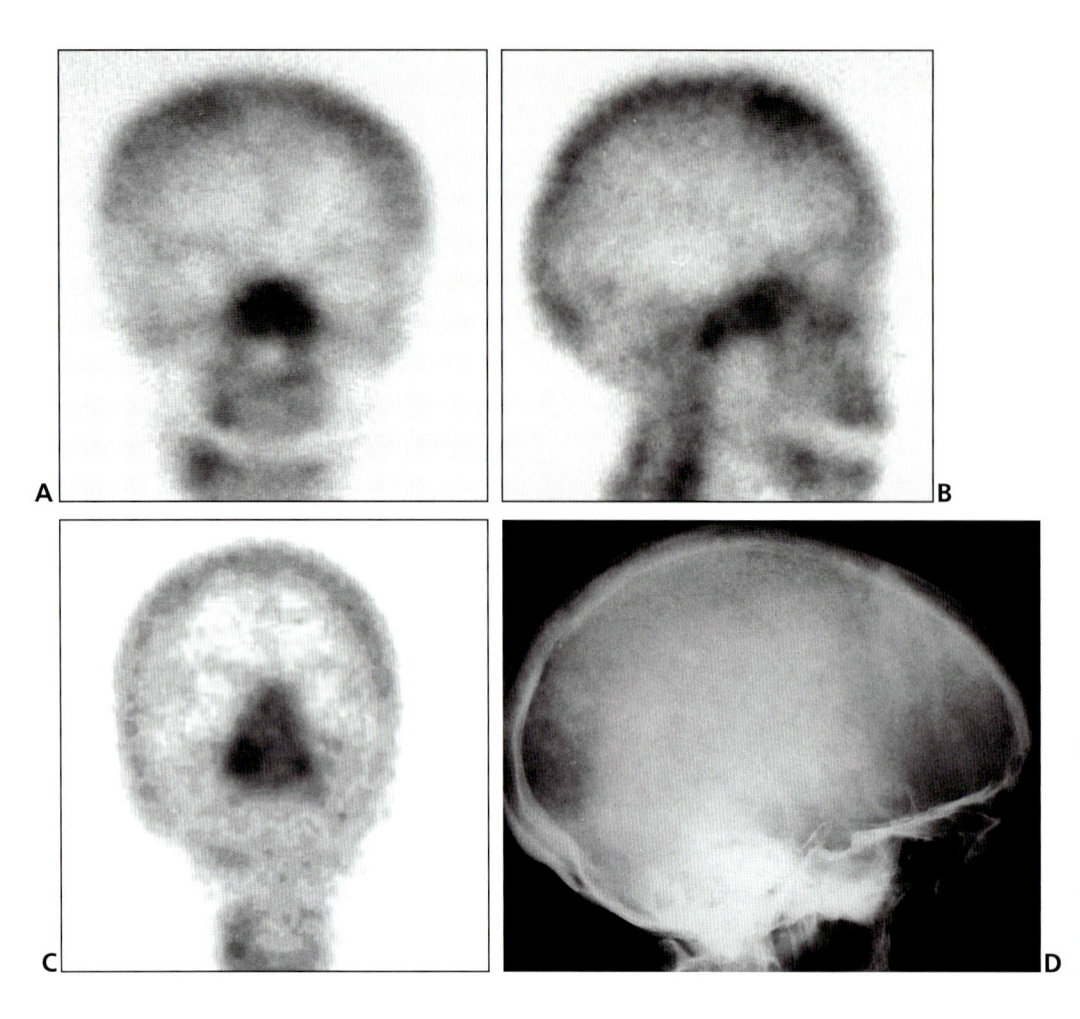

Fig. 7-6. (A-D) Formas de hipercaptação em sinusopatia no seio esfenoidal em cintilografias em projeções anterior e em perfil de crânio e opacidade no seio esfenoidal na radiografia do mesmo paciente.

CABEÇA EM PROJEÇÃO POSTERIOR

Na projeção posterior da cabeça é visível a sutura lambdoide. A captação é simétrica nas suturas têmporo-occipitais, e o mesmo grau de radioatividade existe na sutura sagital. Na linha média, estendendo-se da sutura lambdoide até a base do crânio, há uma faixa vertical de moderada radioatividade e de limites imprecisos, que é produzida pela projeção da crista occipital interna e que termina em uma área triangular de maior radioatividade que corresponde à eminência occipital interna. Mais abaixo, na junção crânio-coluna cervical, esboça-se, de cada lado, a projeção da arcada dentária superior (Fig. 7-7).

A crista occipital separa a região occipital em duas áreas fotopênicas com limites imprecisos que correspondem, de cada lado, às fossas occipitais, onde há menor espessura do osso (Fig. 7-8).

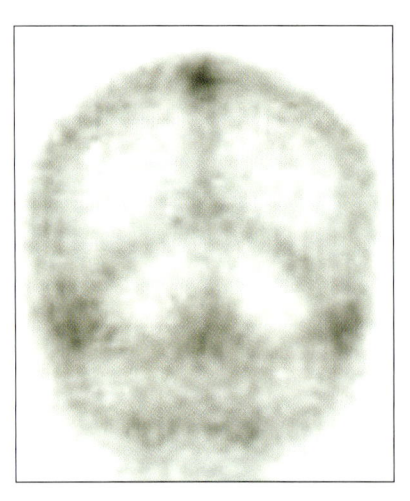

Fig. 7-7. Crânio em projeção posterior.

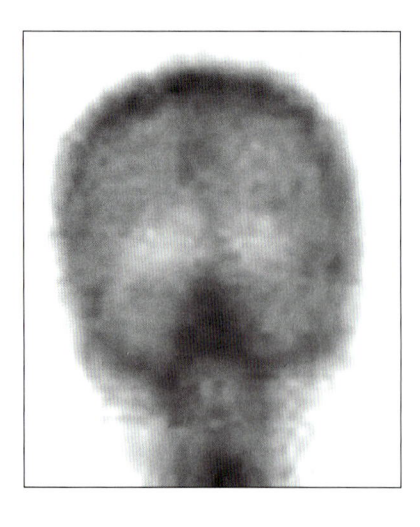

Fig. 7-8. Fotopenias produzidas pelo afilamento do osso nas fossas occipitais.

ANATOMIA NA CINTILOGRAFIA DA CABEÇA   41

CABEÇA EM PERFIL

Na projeção em perfil da cabeça, a espessura da calota não é uniforme e apresenta zonas mais delgadas, especialmente no osso parietal e na projeção das fossas do occipital. Muitas vezes há uma saliência mais radioativa na face interna do occipital causada pela eminência occipital interna. As suturas são pouco visíveis, destacando-se mais a sutura coronal. A imagem da apófise mastoide é virtual. No perfil da cabeça, os limites dos ossos da base do crânio e dos ossos da face não são bem identificados. A captação do radiotraçador na arcada dentária superior é um pouco mais acentuada que a inferior (Fig. 7-9).

Na cintilografia em perfil do crânio o aumento focal da captação no limite posterior da órbita é decorrente do ptérion, que é o local de união ou de confluência dos ossos frontal, parietal temporal e esfenoide (Fig. 7-10).

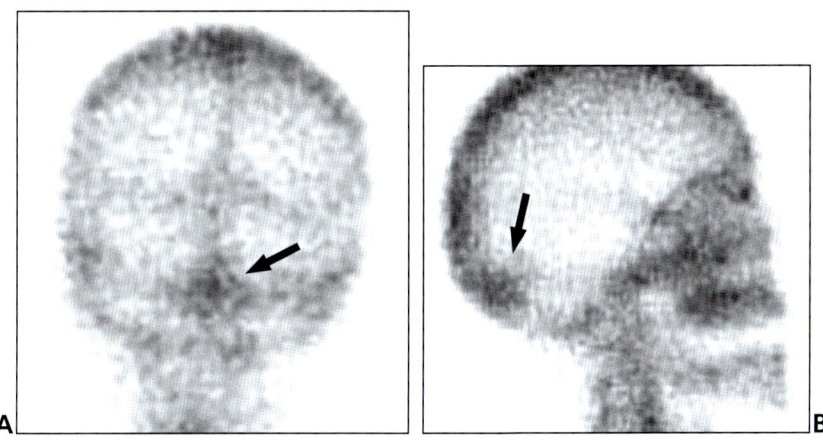

Fig. 7-9. Cabeça em projeções posterior e em perfil. As setas indicam a eminência occipital interna.

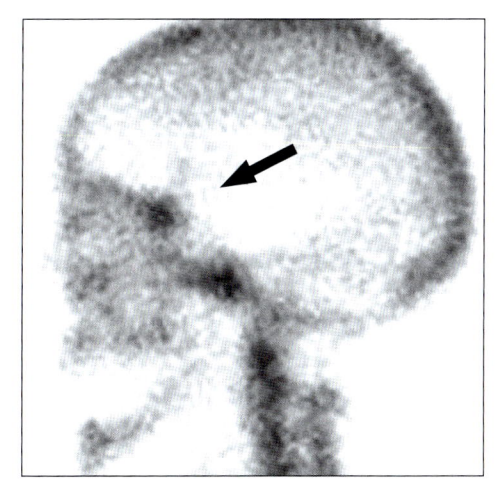

Fig. 7-10. Ptérion assinalado pela seta.

Na projeção em perfil, a articulação temporomandibular do adulto só é visível nos casos de aumento local da osteogênese projetada à frente da coluna cervical. Essa posição pode ser vista na Figura 7-11 da cabeça de uma paciente com hipercaptação no côndilo mandibular esquerdo necrosado após implantes dentários na arcada superior. As cintilografias mostram, também, a remodelação nos implantes na arcada dentária superior.

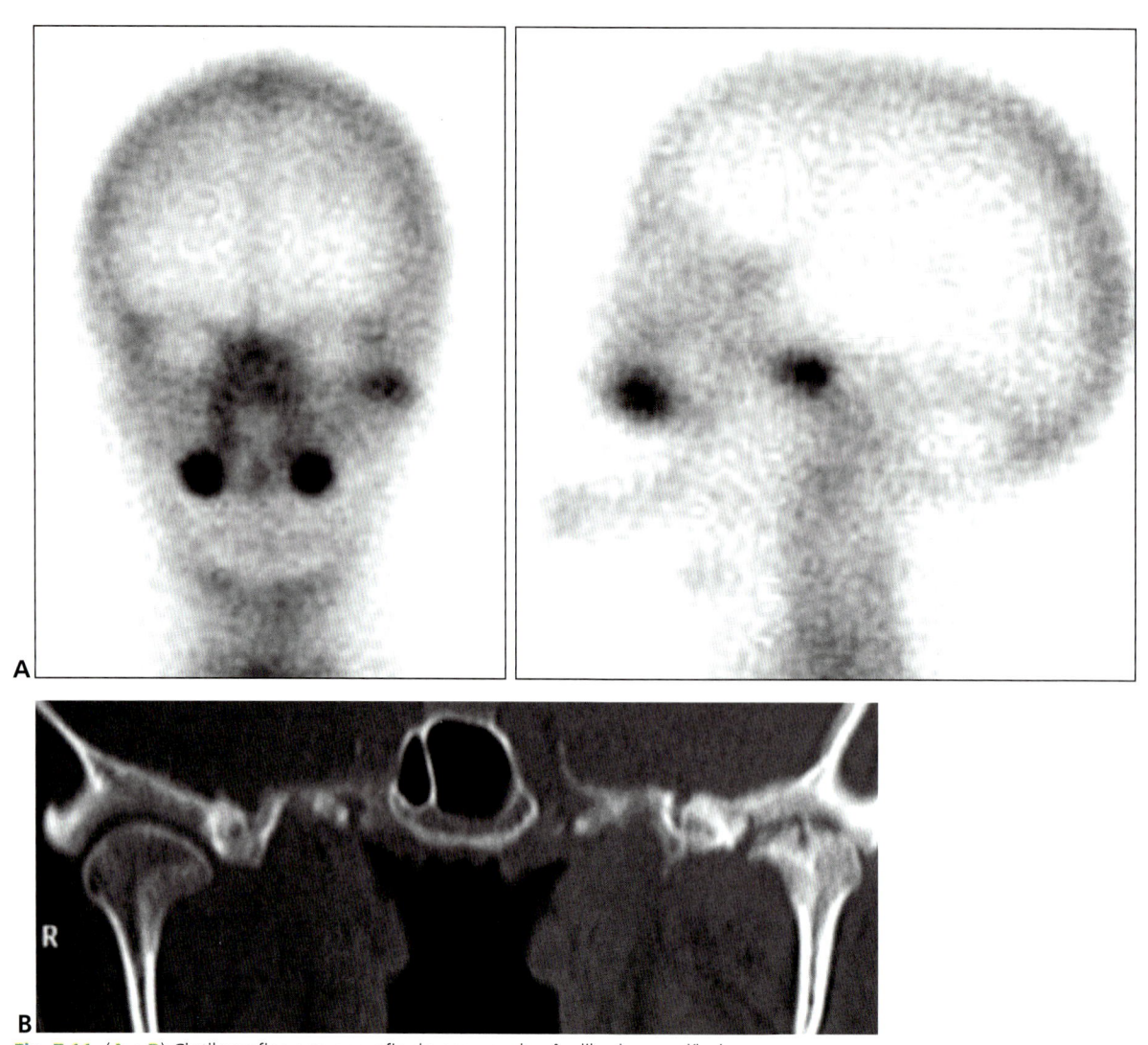

Fig. 7-11. (**A** e **B**) Cintilografias e tomografia de necrose do côndilo da mandíbula.

CABEÇA EM PROJEÇÃO DE VÉRTICE

Nessa projeção podem ser vistas as suturas coronal (em forma de V de ângulo voltado para frente) e sagital como uma faixa mais captante na linha média. Na linha média da calota, na região frontal anterior, há área triangular de maior atividade, correspondente à captação do radiofármaco nos ossos do nariz (Fig. 7-12).

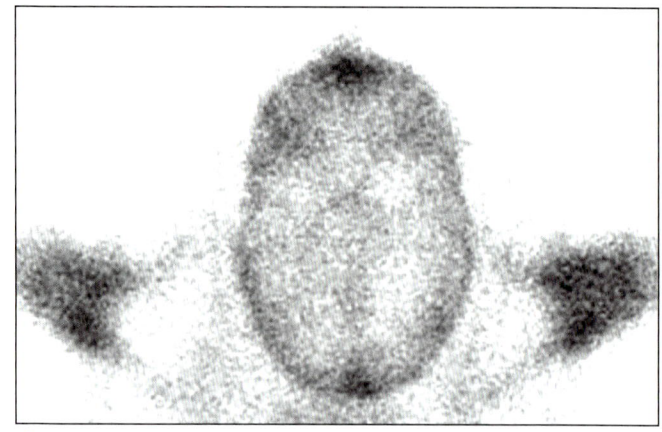

Fig. 7-12. Projeção de vértice do crânio.

CAPÍTULO 8

REGIÃO CERVICAL, CINTURA ESCAPULAR E TÓRAX

REGIÃO CERVICAL EM PROJEÇÃO ANTERIOR

Na projeção anterior da coluna cervical, o terço superior desse segmento da coluna não é visível, porque é blindado pela mandíbula e partes moles do queixo. A metade inferior aparece com moderada radioatividade, porque a lordose cervical a faz mais próxima do colimador. Os limites dos corpos vertebrais e dos espaços intervertebrais não são identificados. Algumas vezes a captação do radiofármaco pela cartilagem tireoide blinda o terço distal da coluna cervical (Fig. 8-1).

COLUNA CERVICAL NA PROJEÇÃO POSTERIOR

Na projeção posterior, a lordose cervical fisiológica superpõe os corpos vertebrais e espaços intervertebrais (Fig. 8-2).

Os processos espinhosos cervicais formam uma linha vertical delgada de maior radioatividade no centro da coluna. Nota-se que o processo espinhoso de CII projeta um foco de maior captação do radiofármaco na linha média do terço superior da coluna cervical (seta superior na Fig. 8-2A, B), e o mesmo acontece com o processo espinhoso de CVII na transição cervicodorsal (seta inferior na Fig. 8-2A). Esses pontos de hipercaptação se explicam por que os processos espinhosos das vértebras citadas são mais longos que os demais, e ambos têm a ponta arredondada, enquanto os processos espinhosos das outras vértebras cervicais têm extremidades em forquilha, são mais curtos e mais afastados do colimador. A identificação dos processos focais de C II e de C VII serve de referências para a contagem das vértebras cervicais e dorsais.

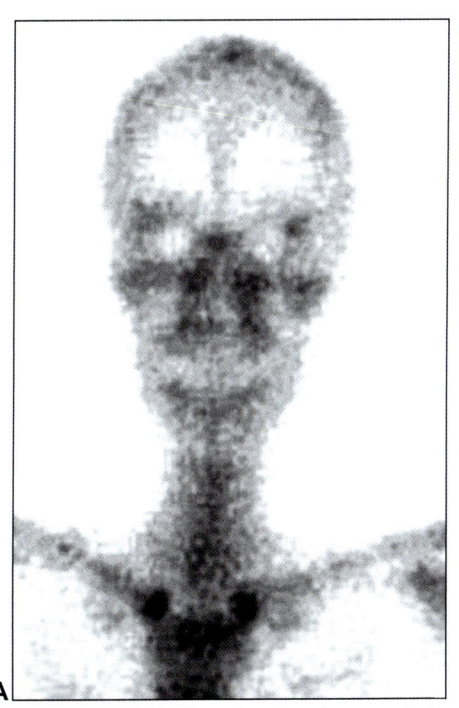

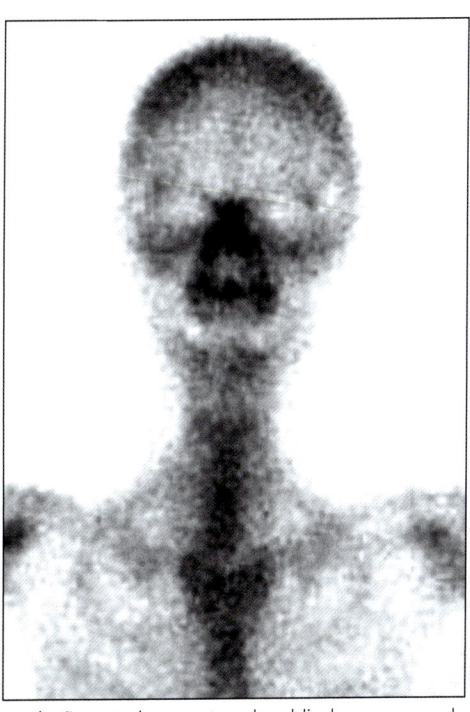

Fig. 8-1. (**A** e **B**) Cintilografias da coluna cervical em projeção anterior, mostrando a blindagem causada pelo queixo sobre sua metade superior.

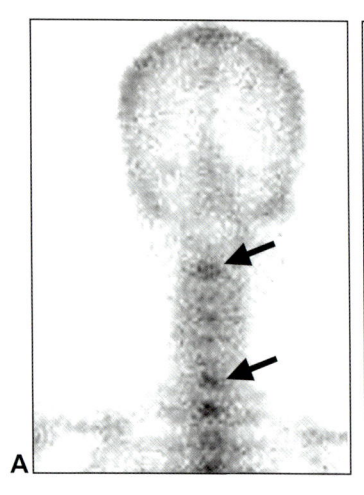

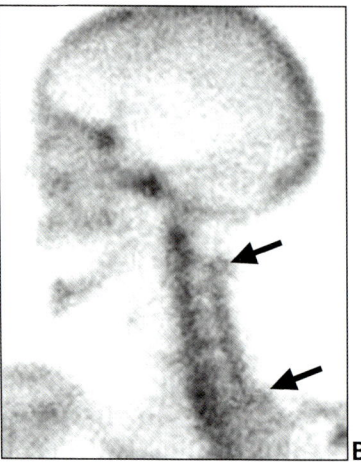

Fig. 8-2. Imagens da coluna cervical. (A) Em projeção posterior. (B) Em projeção oblíqua posterior esquerda. As setas apontam os processos espinhosos proeminentes em CII, CVII e D I.

REGIÃO CERVICAL NA PROJEÇÃO EM PERFIL E EM PROJEÇÕES OBLÍQUAS

Nas projeções oblíquas anteriores, direita ou esquerda (Fig. 8-3C, D) e na projeção em perfil, os corpos vertebrais estão situados na frente e têm maior radioatividade que os processos transversos e articulações apofisárias que estão situados atrás. Há um gradiente de crescimento tanto no tamanho como no grau de captação nas vértebras em direção craniocaudal (Fig. 8-3).

Nas projeções anterior (Fig. 8-4A) e posterior (Fig. 8-4B) da coluna cervical, as articulações apofisárias cervicais se situam de cada lado da coluna e nas projeções em perfil ou oblíqua estão em situação posterior (Fig. 8-4C).

Nas projeções oblíquas ou em perfil, o osso hioide, cuja radioatividade é baixa, é visível na frente da coluna, abaixo da mandíbula. Mais para baixo pode ser vista a cartilagem tireoide, quando contém calcificações que captem o radiofármaco (Fig. 8-5A, B).

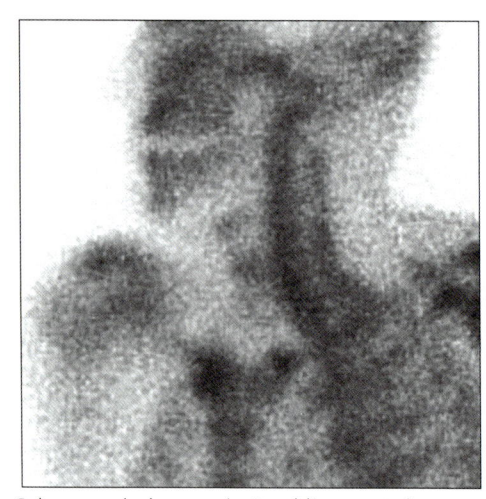

Fig. 8-3. Coluna cervical em projeção oblíqua anterior esquerda.

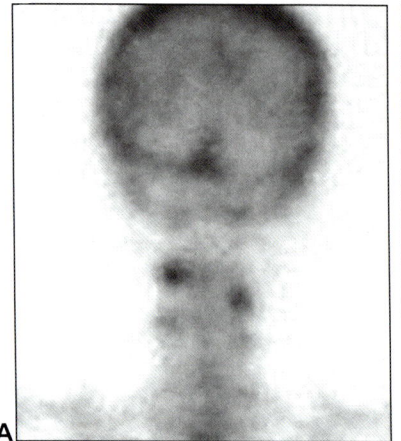

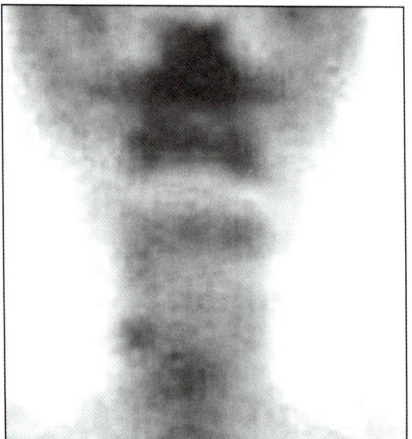

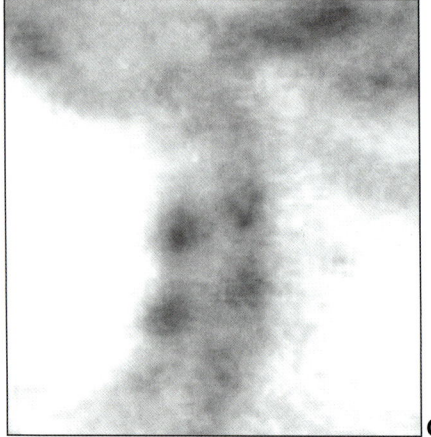

Fig. 8.4. Imagens da região cervical para demonstrar a posição das articulações apofisárias de um paciente com osteoartrite; em projeção. (A) Posterior. (B) Anterior. (C) Oblíqua anterior direita.

REGIÃO CERVICAL, CINTURA ESCAPULAR E TÓRAX 45

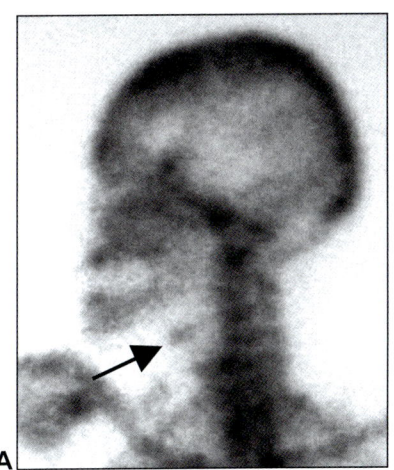

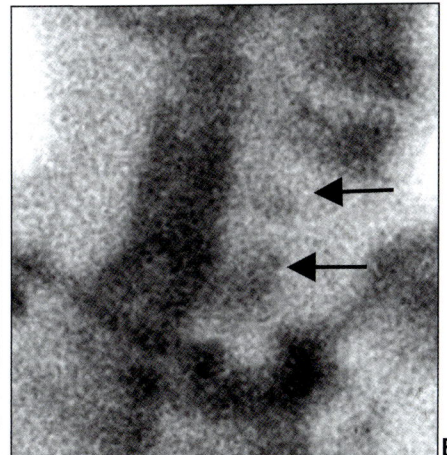

Fig. 8-5. (**A** e **B**) Projeção oblíqua da coluna cervical. As cintilografias foram saturadas para salientar a imagens do osso hioide e da calcificação na cartilagem tireoide.

CINTURA ESCAPULAR EM PROJEÇÃO ANTERIOR

Na projeção anterior da cintura escapular (Fig. 8-6), a clavícula é vista em toda extensão e tem maior captação nas extremidades distais.

Nas articulações acromioclaviculares predomina a radioatividade do acrômio sobre a radioatividade das epífises claviculares. Muitas vezes identificam-se as linhas fotopênicas dos espaços articulares dessas articulações.

A distribuição do radiofármaco é uniforme nas cabeças umerais. Muitas vezes são visíveis os acrômios, os processos coracoides e os ângulos superiores das escápulas, e os últimos têm fraca radioatividade e são vistos como imagens nodulares acima dos terços médios das diáfises claviculares (Fig. 8-6B, C). As margens laterais das escápulas, quando visíveis, aparecem como uma linha oblíqua de baixa captação do radiotraçador.

Os processos coracoides são as estruturas mais captantes nos ombros. Eles têm formas arredondadas e se projetam abaixo das articulações acromioclaviculares (Fig. 8-6A).

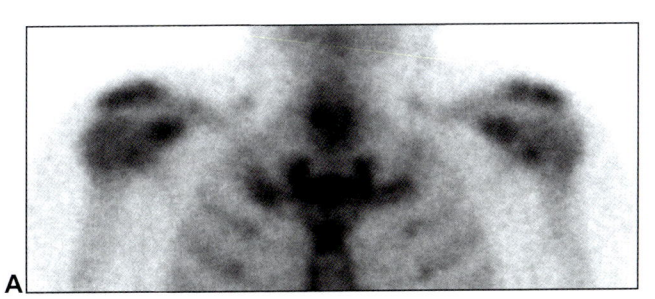

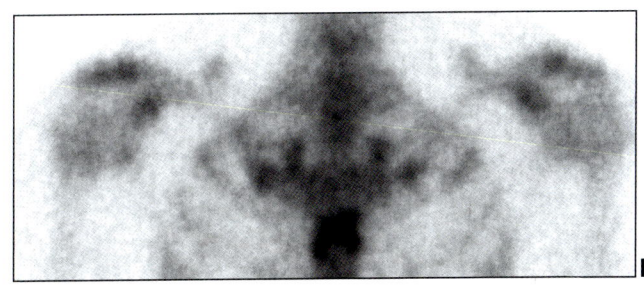

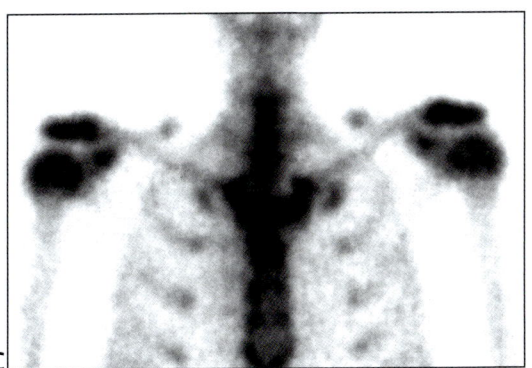

Fig. 8-6. Imagens da cintura escapular. (**A**) Processos coracoides. (**B**) Epífise proximal das clavículas. (**C**) Ângulo superior das escápulas e a captação do radiotraçador nas extremidades das primeiras costelas.

CINTURA ESCAPULAR EM PROJEÇÃO POSTERIOR

Na projeção posterior da cintura escapular, as margens laterais e as margens mediais, os ângulos superiores, os ângulos inferiores e as espinhas das escápulas estão em foco. Nessa projeção, os locais da maior radioatividade são os ângulos inferiores das escápulas situados junto à linha axilar do tórax e superpostos aos arcos costais posteriores. A radioatividade nesses ângulos se deve ao efeito da massa óssea, pois os ângulos inferiores são os locais mais espessos das escápulas. As linhas verticais que representam as margens mediais das escápulas também estão superpostas aos arcos costais posteriores (Fig. 8-7).

A superposição do ângulo inferior da escápula com as costelas se desfaz nas cintilografias em projeção posterior adquiridas com o paciente com os braços elevados. Nessa projeção, a estrutura com maior radioatividade passa a ser a espinha da escápula, que forma uma faixa oblíqua que é fusiforme em seu terço distal (Fig. 8-8).

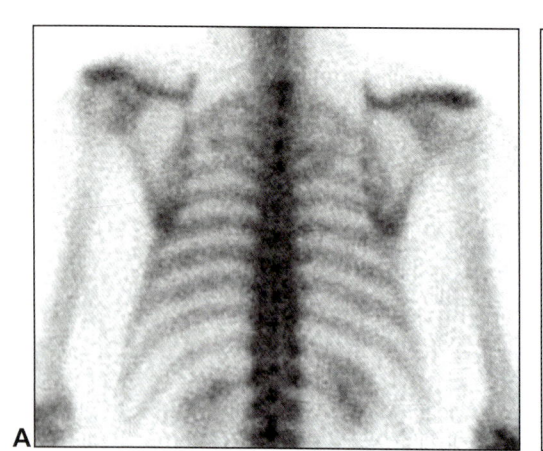

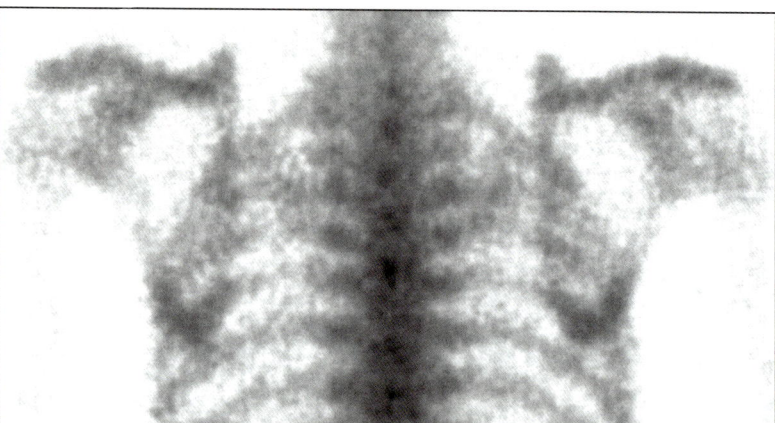

Fig. 8-7. (**A** e **B**) Projeções posteriores da cintura escapular.

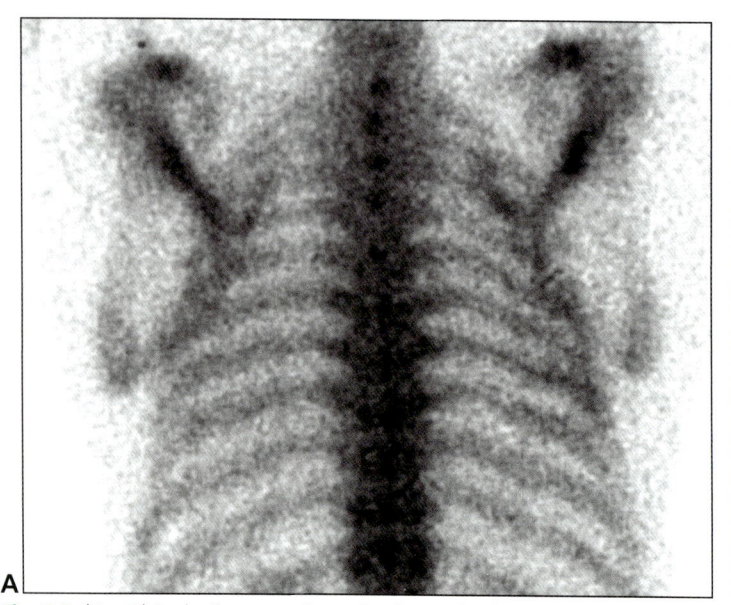

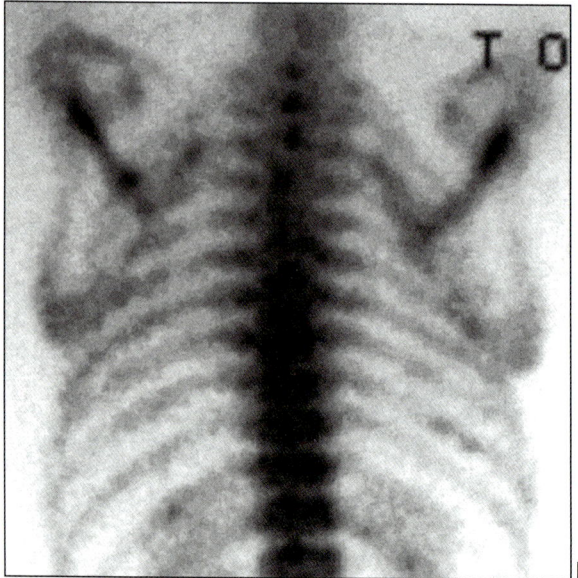

Fig. 8-8. (**A** e **B**) Projeções posteriores do tórax e da cintura escapular adquirida com o paciente com os braços elevados sobre a cabeça para desfazer as superposições das escápulas sobre as costelas.

CAPÍTULO 9

CINTILOGRAFIA DO TÓRAX EM PROJEÇÃO ANTERIOR

Na projeção anterior do tórax (Fig. 9-1) estão em foco o esterno o e os arcos costais anteriores. A metade superior da coluna dorsal é encoberta pelo esterno. Abaixo do esterno, os detalhes e a intensidade da radioatividade dos corpos vertebrais dorsais e lombares crescem em direção craniocaudal.

Chama a atenção o gradiente de crescimento no grau de radioatividade das costelas em direção craniocaudal, que é proporcional à redução gradual da distância entre o arcabouço costal e o colimador da câmera de cintilação. Nota-se, assim, que as primeiras costelas (que estão mais distantes do colimador) aparecem como baixa radioatividade e com pouca nitidez. Para as costelas situadas de cada lado e no mesmo nível, a nitidez e a distribuição do radiotraçador são simétricos.

São visíveis entre 8 a 10 arcos costais cujas extremidades se afastam gradativamente do esterno e da linha média em direção craniocaudal, até que apenas uma pequena extensão do oitavo e do nono ou décimo arco costal se superpõem à linha axilar do tórax.

No adulto podem existir aumentos moderados uni e geralmente bilaterais e de intensidade simétrica da radioatividade nas cartilagens da primeira costela (Fig. 9-1B). Aí a calcificação precoce é fisiológica. Talvez a precocidade na captação do radiofármaco nessa cartilagem em relação às demais cartilagens costais explique-se porque a natureza dessas articulações é diferente: enquanto a articulação da primeira costela com o esterno é uma sínfise, as articulações condroesternais e condrocostais das demais costelas são artródias. No adulto as demais costelas não têm hipercaptação do radiofármaco em suas extremidades, e, assim, todas as articulações condrocostais "quentes" indicam anormalidades, como fraturas, doença metabólica ou implantes neoplásicos.

As cartilagens costais somente captam o radiofármaco quando estão calcificadas. Há uma tendência de que as calcificações nos homens ocorram nas bordas das cartilagens, enquanto nas mulheres elas acontecem no eixo das cartilagens (Fig. 9-2).

O grau de calcificação varia desde alguns nódulos aleatoriamente esparsos e captantes do radiotraçador até calcificações uniformes em todas as cartilagens, formando o "sinal da árvore de natal",[1] comum em doenças metabólicas (Fig. 9-3).

Uma variante da forma dos arcos costais anteriores é a costela com extremidade bífida, que batizamos como "sinal da forquilha"[2] (Fig. 9-4).

Outra anomalia congênita das costelas é a costela cervical (Fig. 9-5).

---

[1]Sinal proposto pelo autor.
[2]Sinal proposto pelo autor.

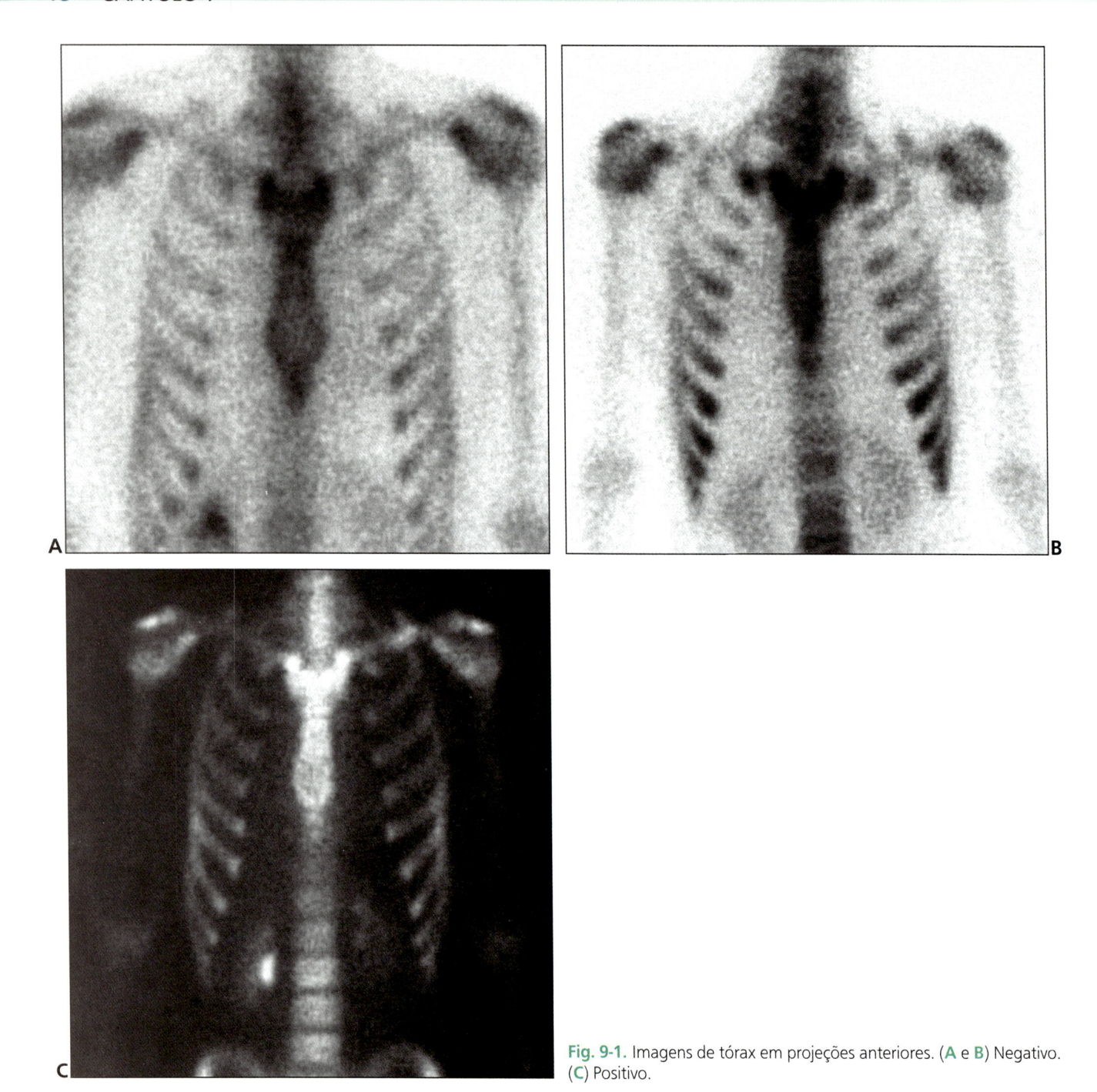

Fig. 9-1. Imagens de tórax em projeções anteriores. (**A** e **B**) Negativo. (**C**) Positivo.

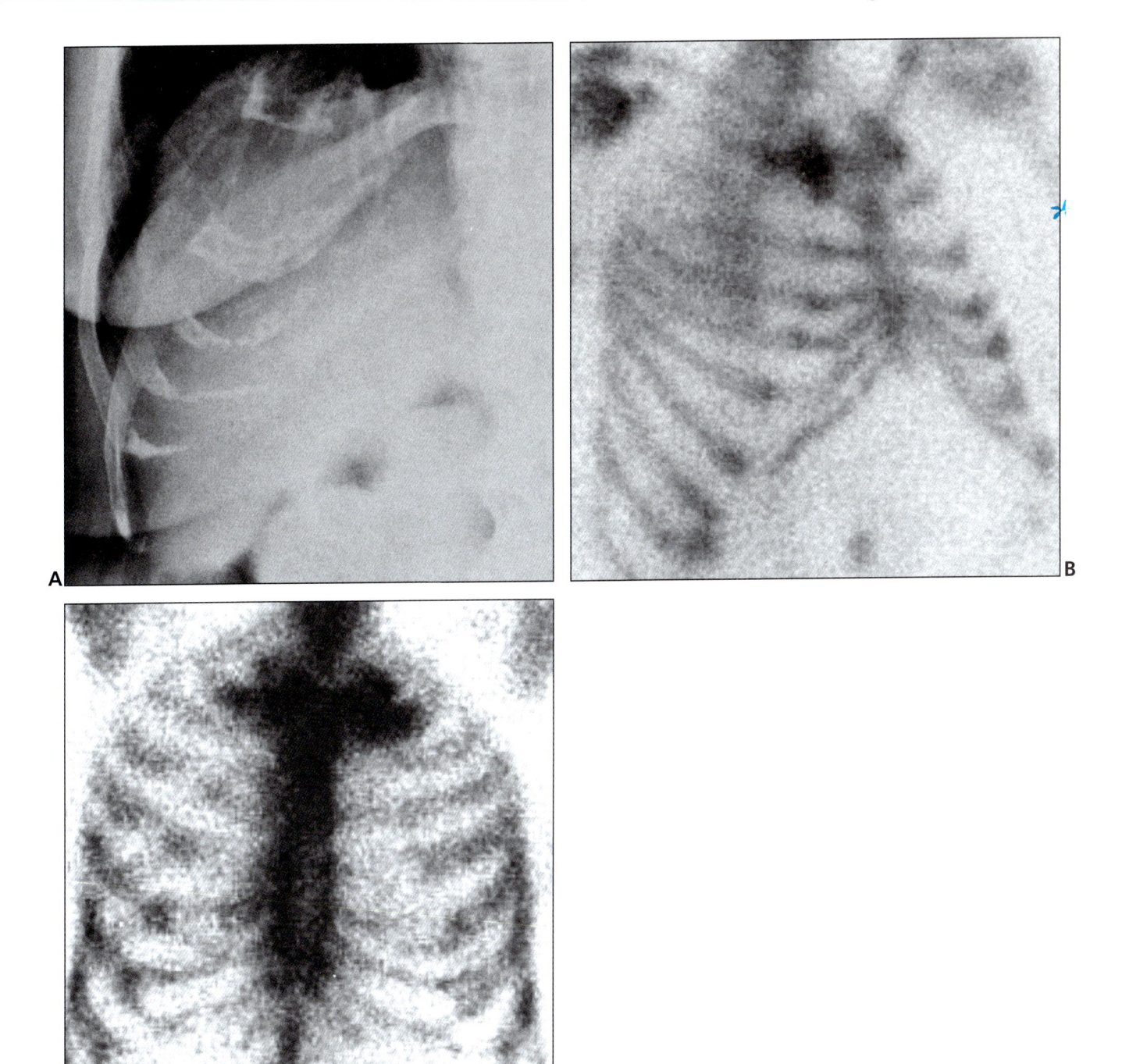

CINTILOGRAFIA DO TÓRAX EM PROJEÇÃO ANTERIOR 49

Fig. 9-2. Calcificações de cartilagens costais em mulher.
(**A**) Radiografia. (**B**) Cintilografia. (**C**) Cintilografia de calcificações em cartilagens costais em homem.

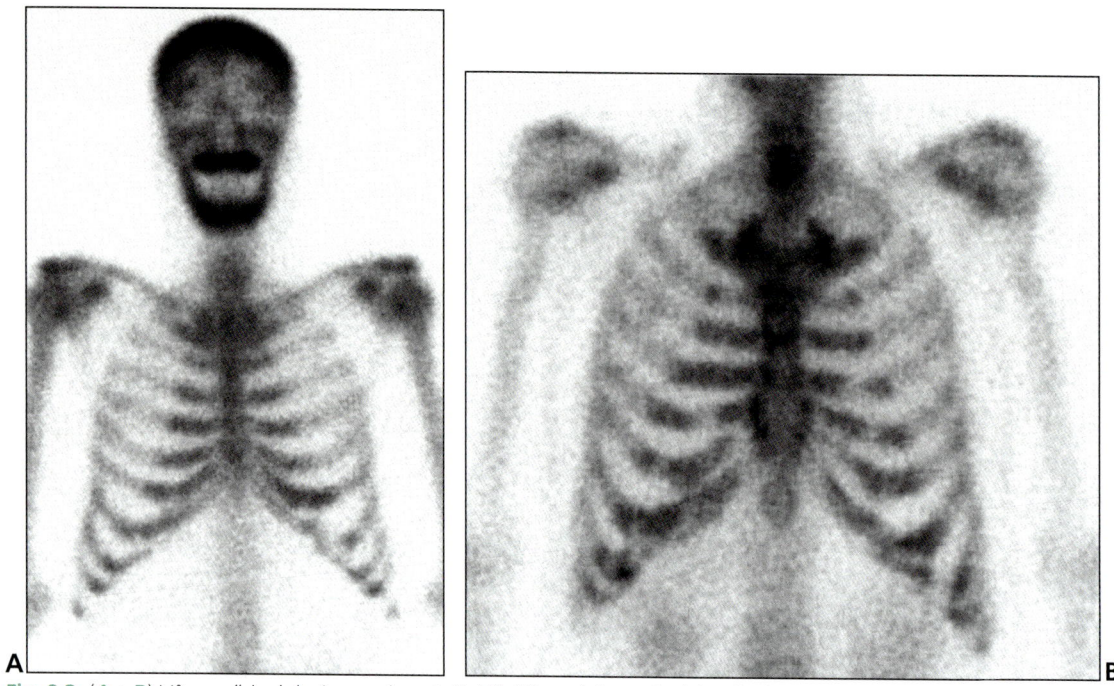

Fig. 9-3. (**A** e **B**) Vê-se o "sinal da árvore de natal". (**A**) Há também o sinal do Abraham Lincoln", caracterizado pela captação intensa do radiofármaco na mandíbula e arcada dentária superior.

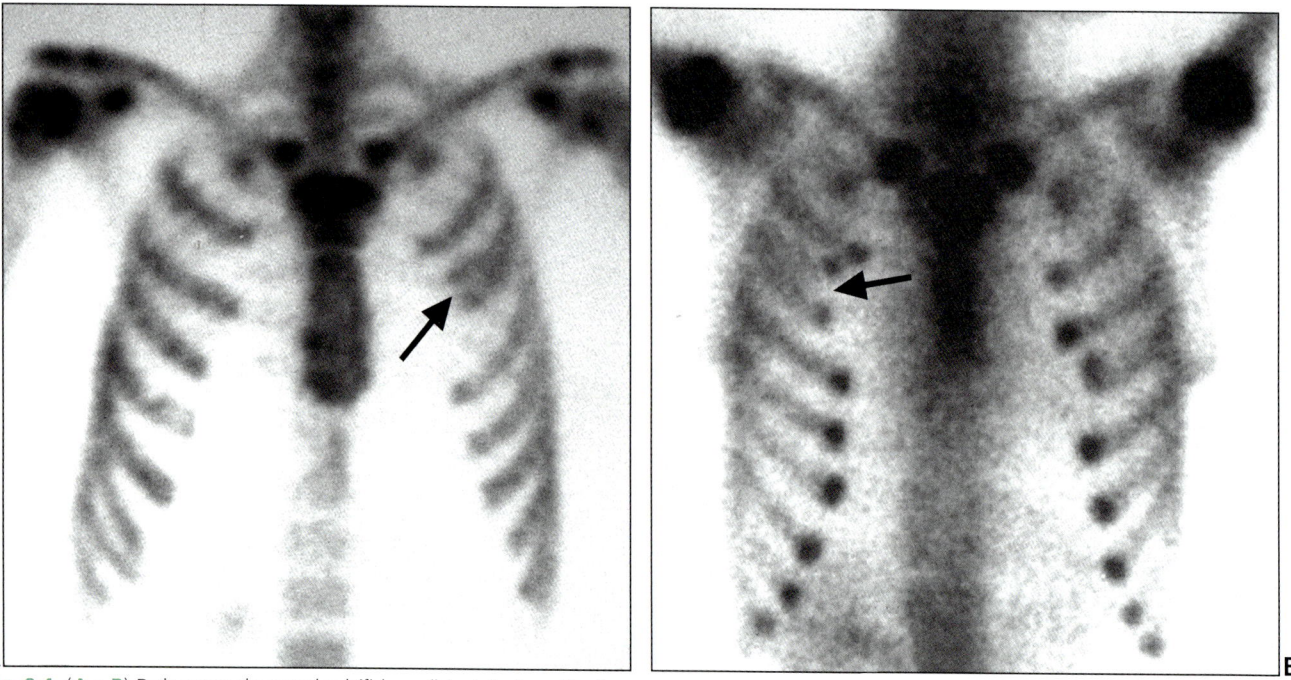

Fig. 9-4. (**A** e **B**) Dois casos de costelas bífidas – "sinal da forquilha".

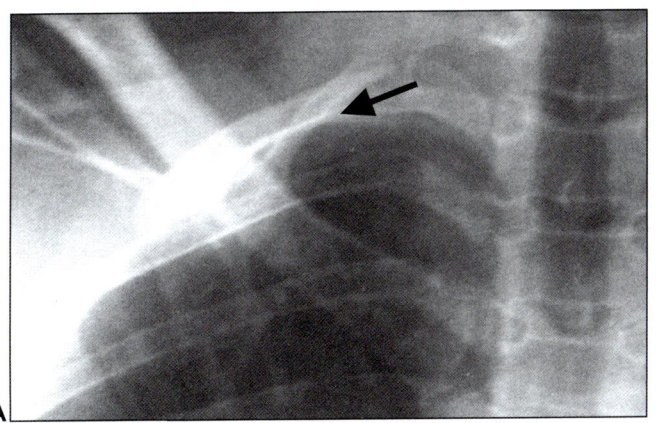

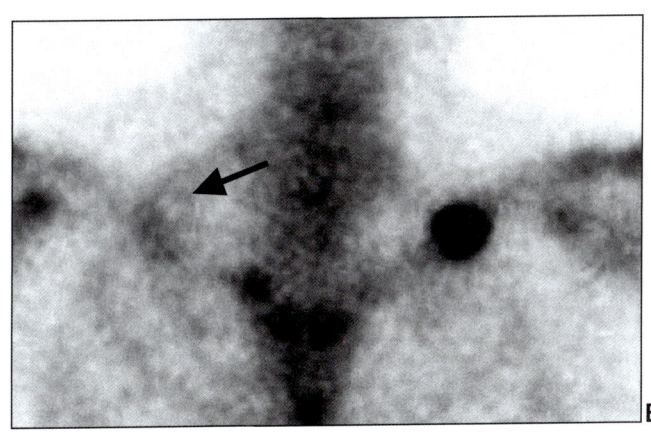

Fig. 9-5. (A) Radiografia de costela cervical direita. (B) Cintilografia de fratura no terço médio da clavícula esquerda.

ESTERNO

A radioatividade do esterno é maior que a radioatividade das costelas. O manúbrio é mais radioativo que o corpo esternal, com destaque para os ossos subcondrais das facetas articulares. O corpo do esterno normalmente não mostra acúmulos da radioatividade nas articulações com as cartilagens costais.

A forma e a largura do esterno variam desde a configuração de uma gravata (Fig. 9-6A) até o esterno largo com a forma de uma pá que, nesse caso, corresponde à anomalia conhecida como *pectus carinatum* (Fig. 9-6B, C).

Sob o ponto de vista do diagnóstico diferencial na anatomia cintilográfica do esterno, é preciso considerar duas estruturas normais do esterno: uma é a sínfise manubriesternal, e a outra é a janela do esterno.

A sínfise se apresenta nas cintilografias de três modos: ela pode não ser identificada, pode-se apresentar como uma faixa de fotopenia entre o manúbrio e o corpo esternal (Fig. 9-7A), mas a forma mais comum de apresentação e a sínfise radioativa (Fig. 9-7B). Nesse caso, a área radioativa atravessa o osso de lado a lado sem ultrapassar seus limites, tem forma quadrangular ou arredondada, seus contornos são regulares e sua radioatividade é uniforme. Essas características distinguem a sínfise normal de lesões no esterno que aumentam a osteogênese, como implantes neoplásicos ou fraturas que têm forma e contornos irregulares, ocupam posição assimétrica em relação ao eixo longitudinal do osso e as lesões ultrapassam os limites laterais do esterno.

Existem, com menor frequência, esternos que têm aumento da captação do radiotraçador em duas articulações (Fig. 9-8).

Com frequência, no terço distal do corpo, a espessura do esterno é mais delgada, originando uma área de fotopenia chamada janela do esterno, em forma de fuso ou arredondada. A janela ocupa posição central, é simétrica em relação ao eixo longitudinal do osso, e seus limites não mostram reação osteogênica e não há ruptura da cortical do osso (Fig. 9-9A-D). A quebra dessas características distingue a janela normal de lesões osteolíticas (Fig. 9-9E).

O apêndice xifoide é identificável na maioria das cintilografias, tendo graus variados de captação do radiofármaco. Ele pode ser único, reto ou encurvado, bífido ou em forma de anel ou, ainda, ter outras variantes na forma (Fig. 9-10).

Fig. 9-6. (**A-C**) Variantes na forma do esterno.

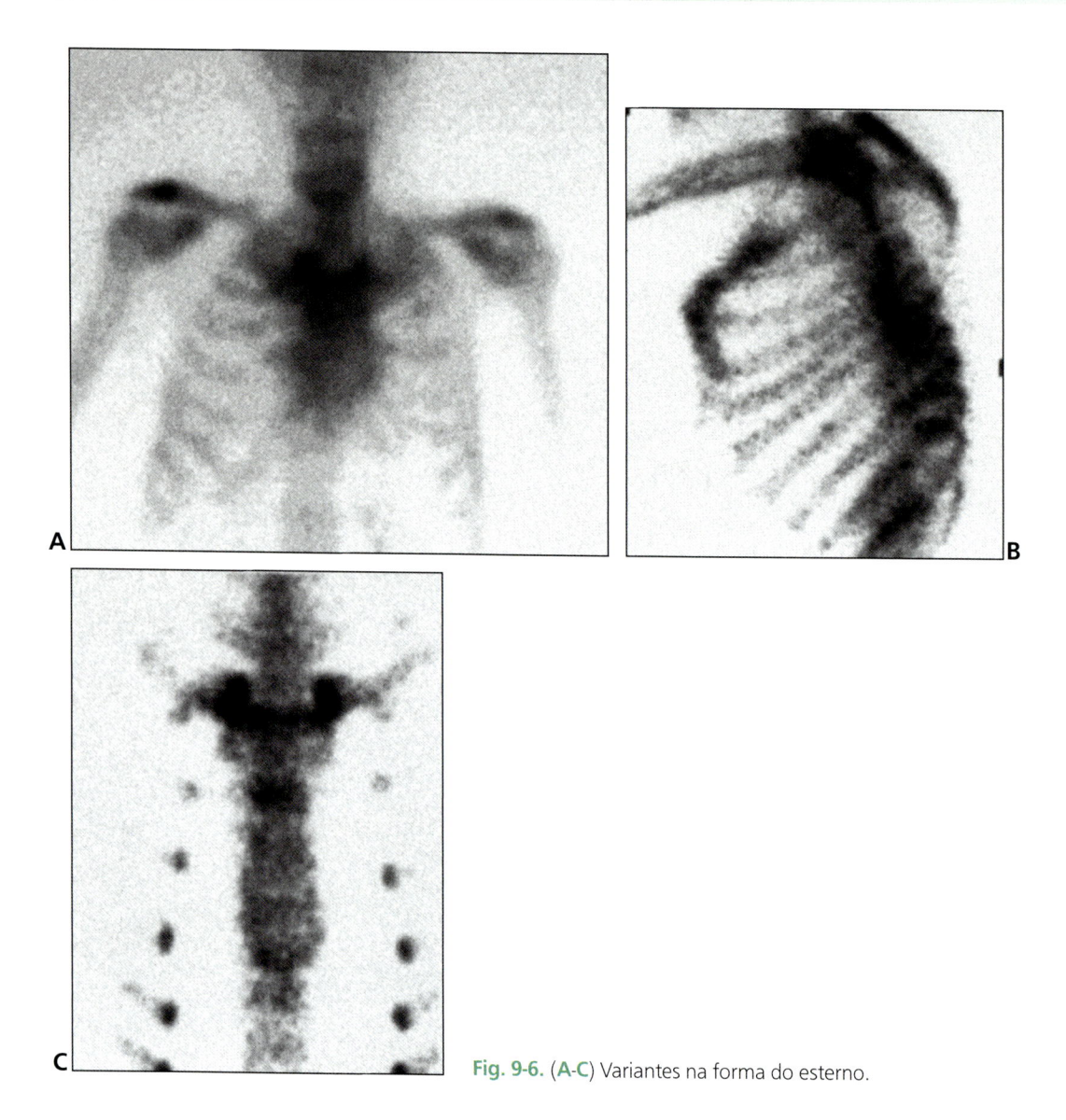

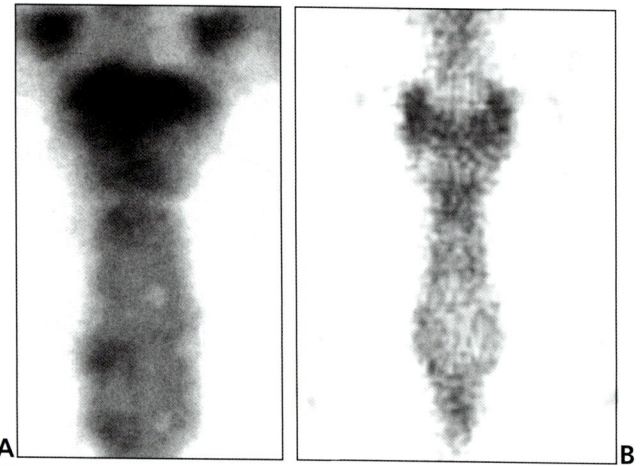

Fig. 9-7. Variantes da sínfise do manúbrio com o corpo do esterno. (**A**) Sínfise fotopênica. (**B**) Sínfise quadrangular hipercaptante.

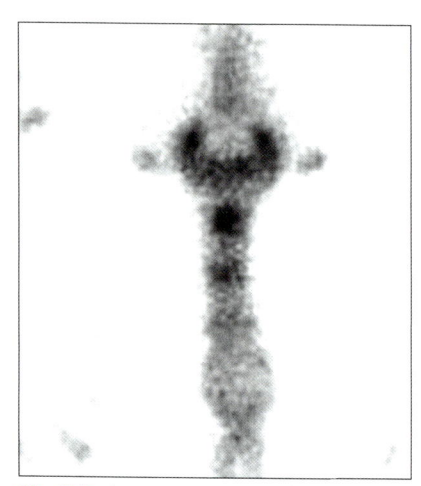

Fig. 9-8. Captação em mais de uma articulação no esterno.

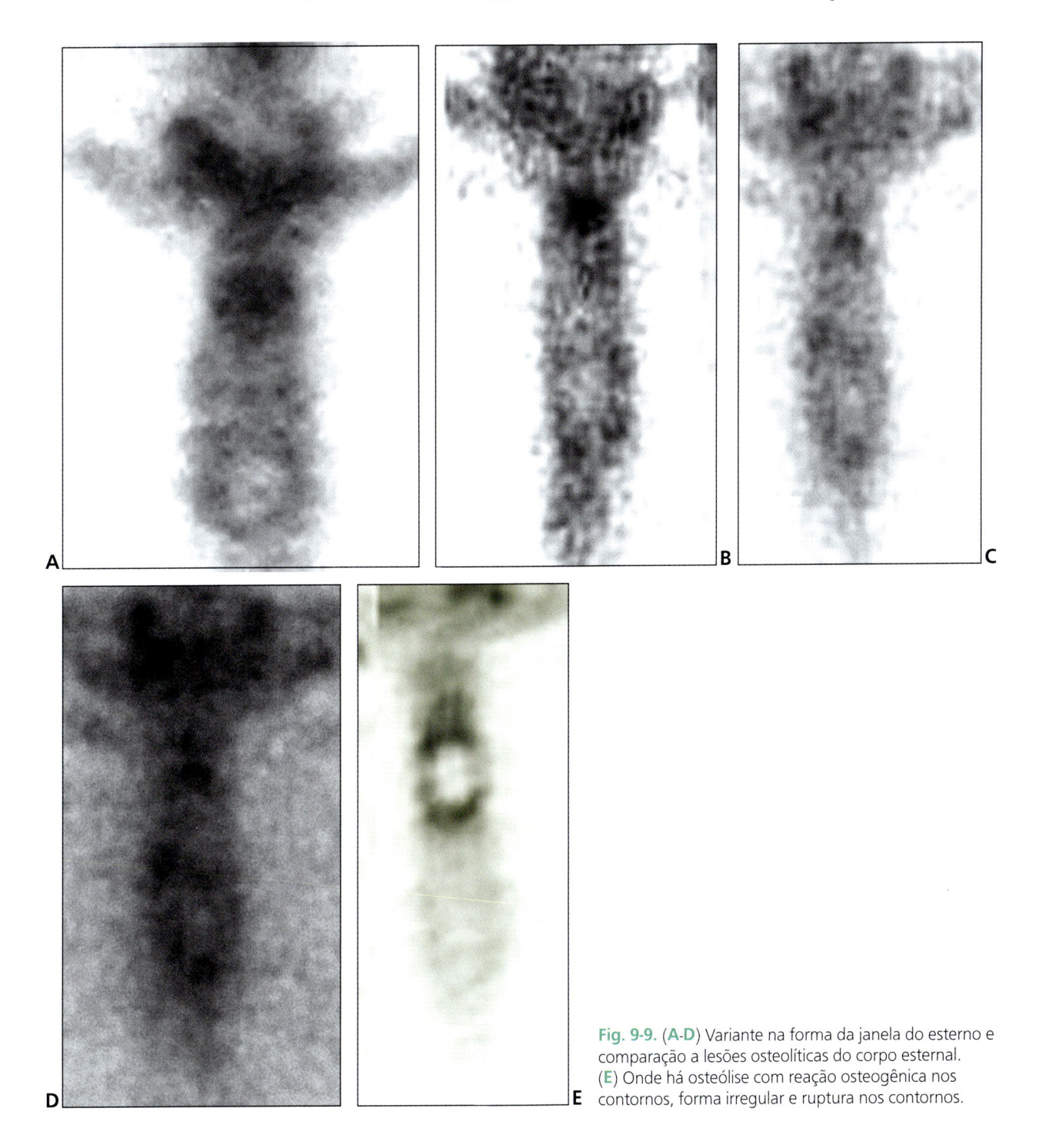

Fig. 9-9. (A-D) Variante na forma da janela do esterno e comparação a lesões osteolíticas do corpo esternal. **(E)** Onde há osteólise com reação osteogênica nos contornos, forma irregular e ruptura nos contornos.

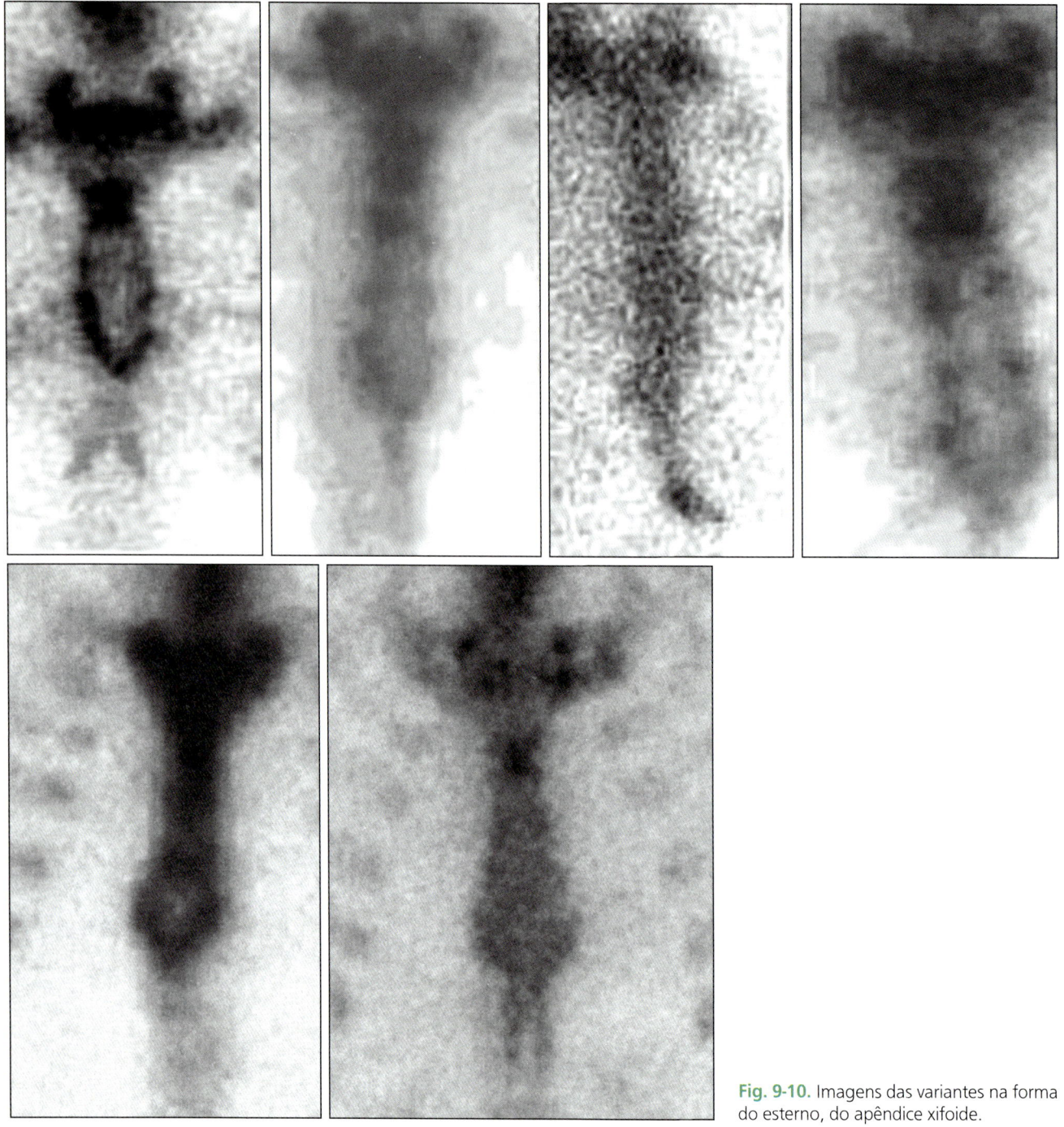

Fig. 9-10. Imagens das variantes na forma do esterno, do apêndice xifoide.

CAPÍTULO 10

CINTILOGRAFIA DO TÓRAX EM PROJEÇÃO POSTERIOR

COSTELAS

Na projeção posterior do tórax, todas as costelas são visíveis, mas no terço superior, os arcos costais são parcialmente blindados pela superposição das margens mediais e pelos ângulos inferiores das escápulas, enquanto as imagens da 11ª e 12ª costelas, muitas vezes, ficam prejudicadas pela superposição com os rins.

Os arcos costais anteriores não são visíveis, salvo nas crianças e adultos com tórax estreito em cujas cintilografias aparecem superpostos aos arcos posteriores (Fig. 10-1).

A radioatividade dos arcos costais posteriores é simétrica para costelas no mesmo nível. Em algumas cintilografias do tórax (em projeção posterior) podem ser vistas, na parte média de costelas contíguas (em um ou nos dois hemitórax), faixas de discreto aumento da captação do radiofármaco correspondentes às inserções musculares (Fig. 10-2).

Nos pacientes com cifose dorsal significativa, pode aparecer, no terço médio de cada hemitórax, uma costela (a sexta ou a sétima), aparentemente mais radioativa em toda extensão em relação àquelas que estão acima ou abaixo e que chamaremos de *"costela dominante"*. Isto acontece quando a cifose aproxima à costela do colimador (Fig. 10-3).

Existe uma anomalia congênita nos arcos posteriores que não tem significado clínico e que consiste em ponte óssea intercostal que une dois arcos costais contíguos por um istmo (Fig. 10-4A, B). Este tipo de anomalia não deve ser confundido com o efeito de transiluminação (Fig. 10-4C).

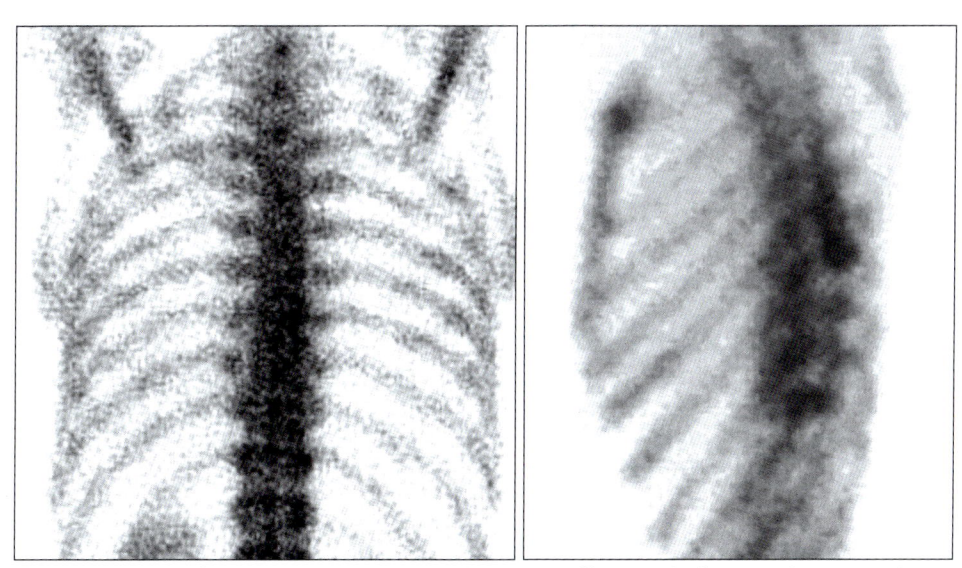

Fig. 10-1. Imagem do tórax em projeções posterior e em perfil esquerdo de um paciente com tórax delgado, mostrando, na projeção posterior, a transiluminação de arcos costais anteriores.

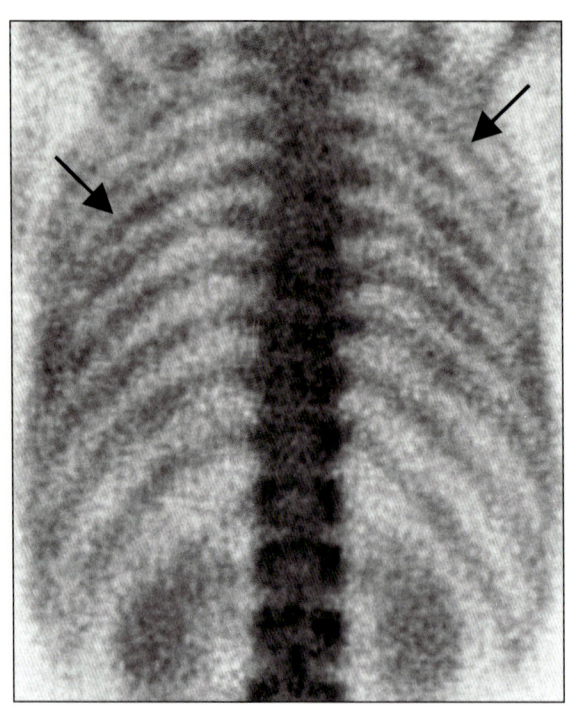

Fig. 10-2. Captação moderada do radiofármaco no terço médio dos arcos posteriores das costelas indicando inserções musculares.

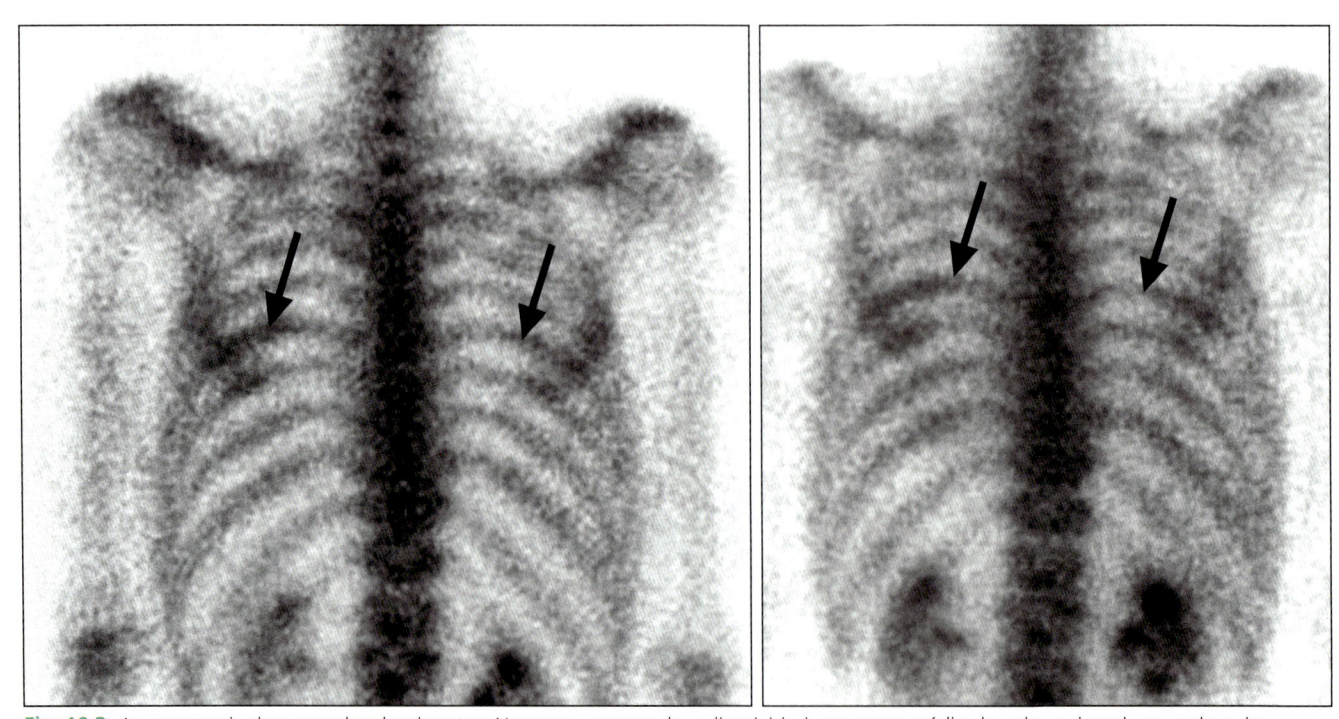

Fig. 10-3. As setas assinalam costelas dominantes. Notar o aumento da radioatividade no terço médio da coluna dorsal, causado pelo aumento da cifose dorsal.

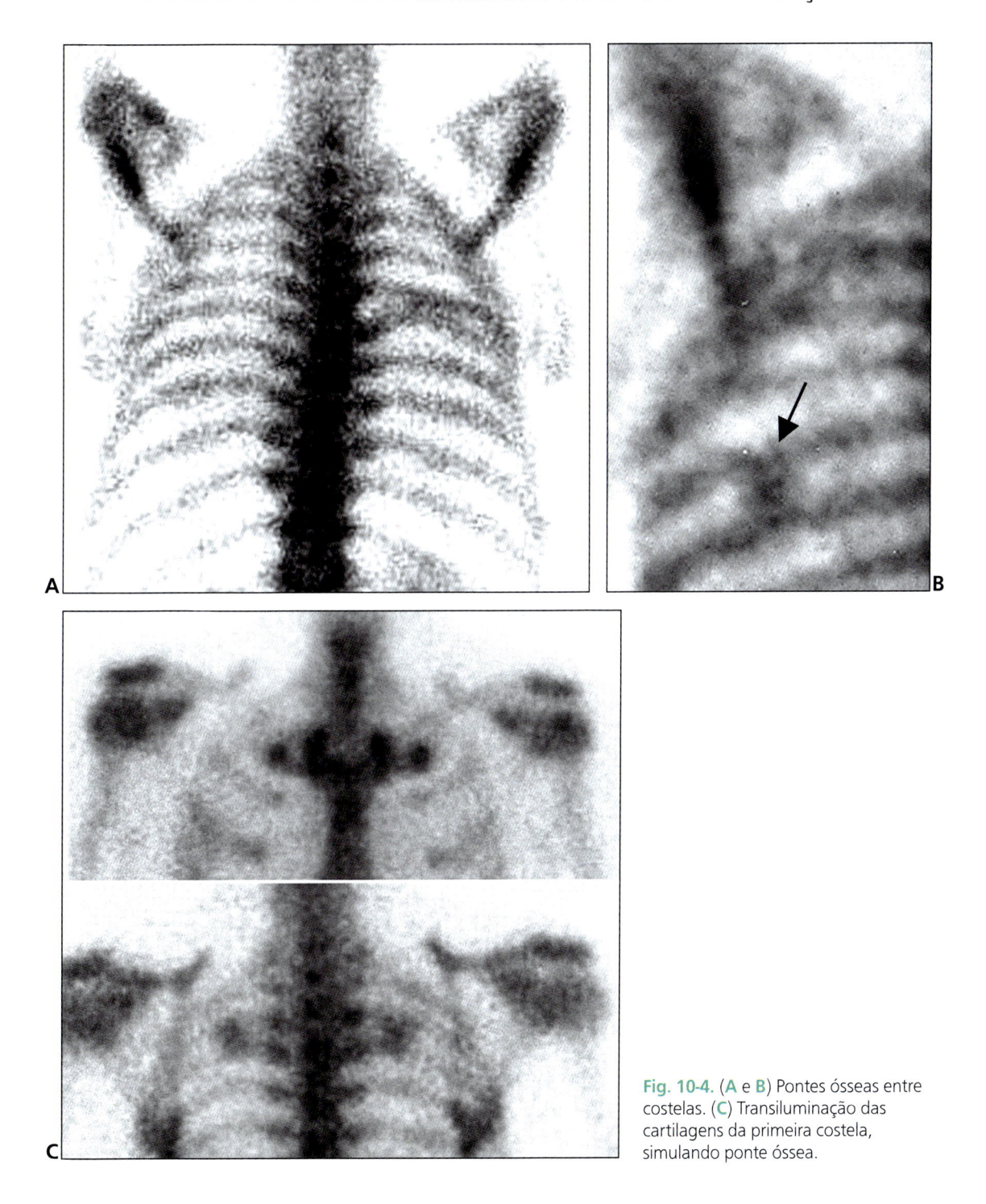

CINTILOGRAFIA DO TÓRAX EM PROJEÇÃO POSTERIOR 57

Fig. 10-4. (A e B) Pontes ósseas entre costelas. (C) Transiluminação das cartilagens da primeira costela, simulando ponte óssea.

CORPOS VERTEBRAIS DORSAIS

As imagens de varredura de corpo inteiro em projeção posterior e as imagens localizadas da coluna dorsal são adquiridas com o paciente em decúbito dorsal. A Figura 10-5 mostra que a cifose dorsal fisiológica impõe variação da distância entre colimador e coluna dorsal. Assim, o terço médio da coluna é o segmento mais próximo da câmera com o paciente nessa posição.

O primeiro efeito da curvatura observável na imagem cintilográfica da coluna dorsal é a superposição dos corpos vertebrais, impedindo a visualização das placas vertebrais. Na Figura 10-6, os corpos dorsais só estão individualizados a partir de DVIII.

Um segundo efeito da cifose é o fato de que os processos espinhosos dorsais tendem a ser identificáveis somente em D I, D II ou D III onde aparecem como focos mais radioativos na linha média da coluna (Fig. 10-7).

Quando a cifose dorsal é acentuada, a radioatividade do terço médio da coluna dorsal é maior que a radioatividade do terço superior e no terço inferior do segmento, os limites entre corpos vertebrais não são identificáveis (Fig. 10-8). Nestes casos aparece a imagem da costela dominante (Fig. 10-3).

Nas cintilografias em projeção posterior da coluna dorsal de pessoas delgadas, e com elevada concentração de radiofármaco no manúbrio e suas articulações com clavículas e costelas, a transiluminação pode tornar um corpo vertebral dorsal (em geral na projeção da quinta vértebra) aparentemente, mais radioativo que os demais (Fig. 10-9). O fato é fisiológico, mas não pode ser interpretado como lesão vertebral. A distinção desse efeito com uma lesão vertebral se faz com cintilografias adicionais em perfil ou oblíquas ou com tomografia radioisotópica – SPECT.

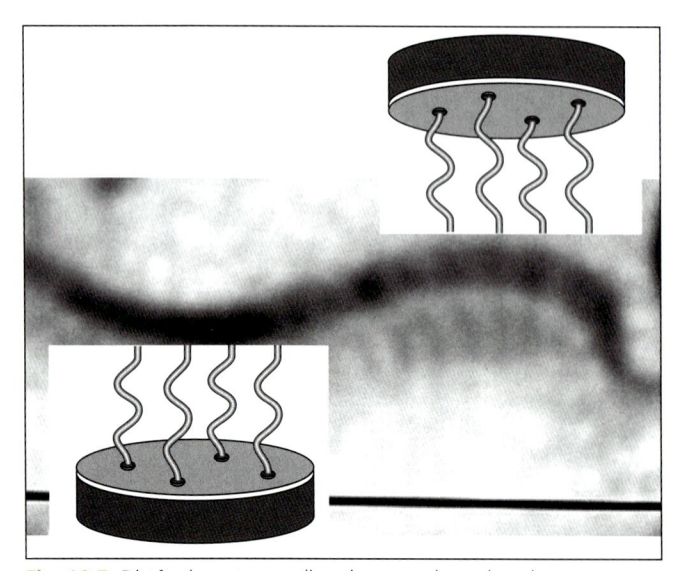

Fig. 10-5. Distância entre o colimador e a coluna dorsal, e entre o colimador e a coluna lombar.

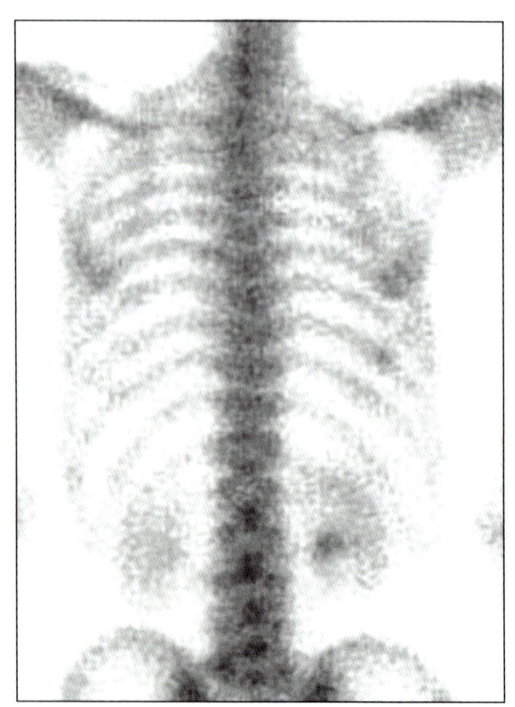

Fig. 10-6. Coluna dorsal em projeção posterior com cifose normal.

CINTILOGRAFIA DO TÓRAX EM PROJEÇÃO POSTERIOR 59

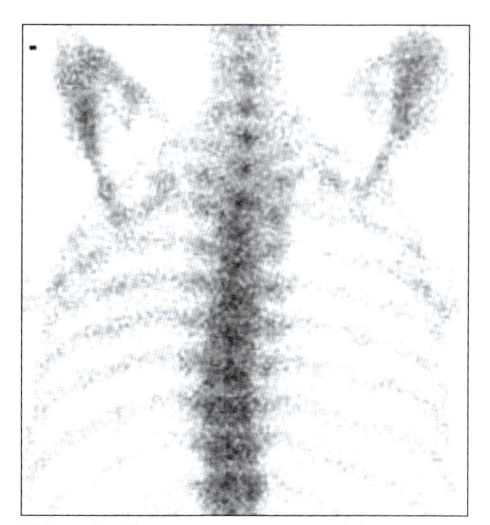

Fig. 10-7. Efeitos da cifose nos processos espinhosos.

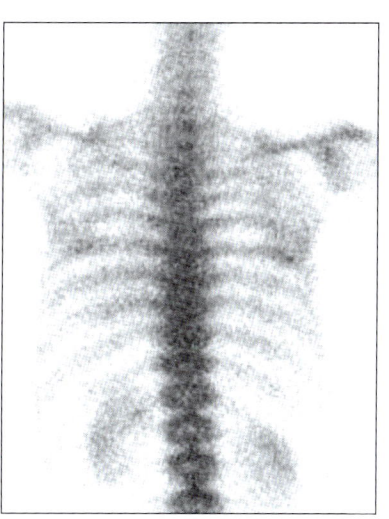

Fig. 10-8. A cifose acentuada superpõe os corpos vertebrais e aumenta a radioatividade no terço médio da coluna dorsal. Este efeito foi descrito por este autor como "sinal do mata-borrão". Notar a imagem da costela dominante.

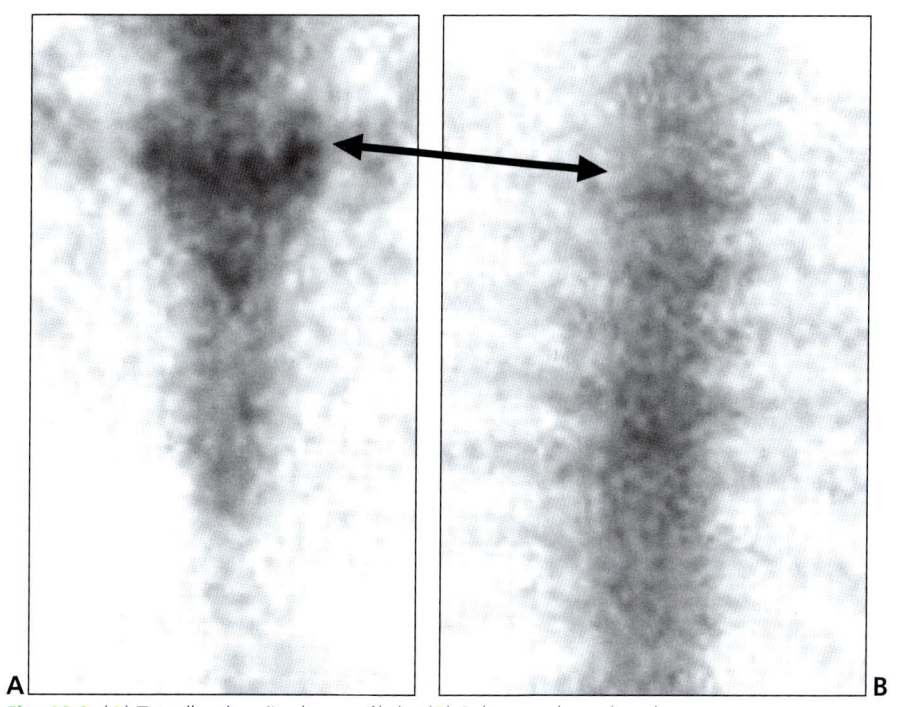

Fig. 10-9. (A) Transiluminação do manúbrio. (B) Sobre a coluna dorsal.

PROCESSOS TRANSVERSOS DORSAIS

De cada lado das vértebras dorsais há uma faixa de radioatividade mais intensa causada pela soma da captação do radiofármaco nos processos transversos das vértebras dorsais articuladas com as costelas. Esta faixa apresenta um gradiente de decréscimo da radioatividade em direção caudal.

O tamanho dos processos transversos vertebrais cresce de D I para D III e a partir daí decresce em direção craniocaudal, atingindo o valor mínimo em D XII (Fig. 10-10).

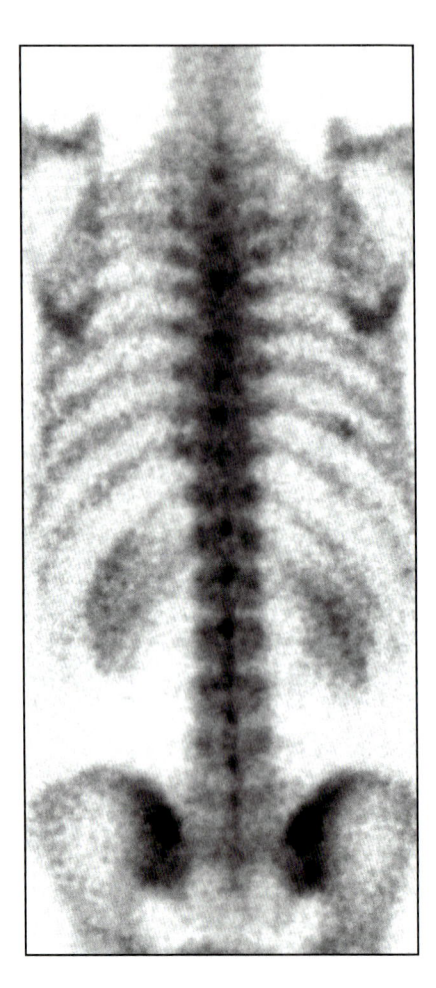

Fig. 10-10. Coluna dorsolombar em projeção posterior.

CINTILOGRAFIA DO TÓRAX EM PROJEÇÃO POSTERIOR

ARTICULAÇÕES SINOVIAIS NA COLUNA DORSAL

Na coluna existem articulações não sinoviais (as articulações dos corpos vertebrais, que são diartroses típicas) e articulações sinoviais e entre elas estão as articulações costotransversas, costovertebrais e interapofisárias.

As articulações costovertebrais e as articulações costotransversas são identificáveis nas cintilografias da coluna dorsal quando sofrem lesões, por exemplo, nos casos de espondilite anquilosante ou de fraturas ou luxações por traumatismo torácico. Nesses casos as articulações costotransversas lesadas produzem focos de hipercaptação em situações paravertebrais, enquanto as articulações costovertebrais lesadas produzem focos de hipercaptação situados juntos aos contornos laterais de dois corpos vertebrais contíguos (Fig. 10-11).

As articulações interapofisárias dorsais e lombares, quando são identificáveis nas cintilografias, projetam-se sobre os corpos vertebrais, e isto acontece muitas vezes de modo simétrico (Fig. 10-12).

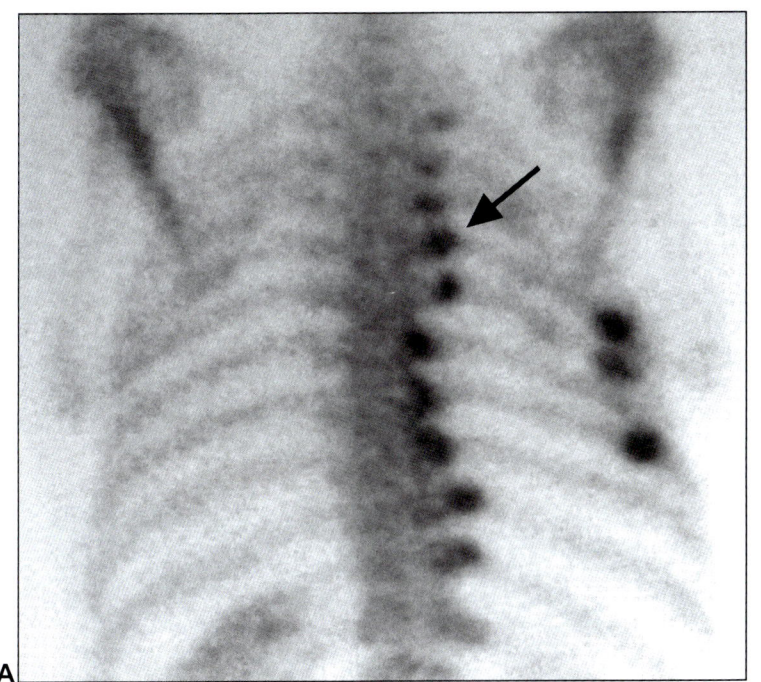

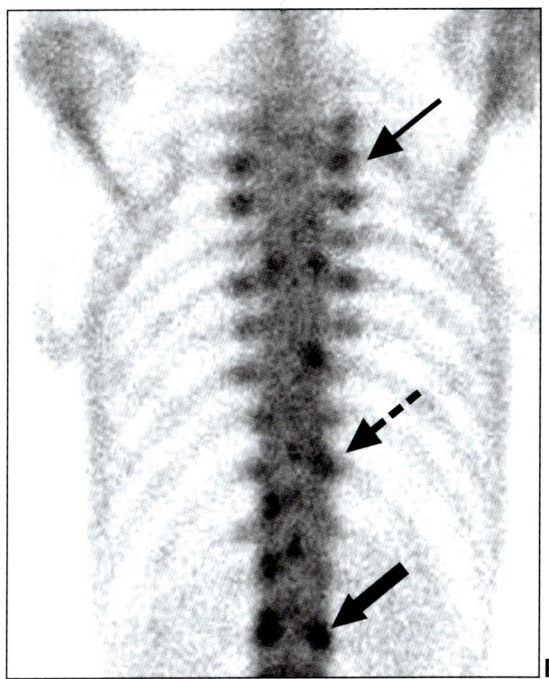

Fig. 10-11. (A) Paciente com traumatismo de tórax. (B) Paciente com espondilite anquilosante com "sinal da centopeia". As setas finas assinalam articulações costotransversas. As setas tracejadas assinalam articulações costovertebrais. A seta larga mostra articulações interapofisárias.

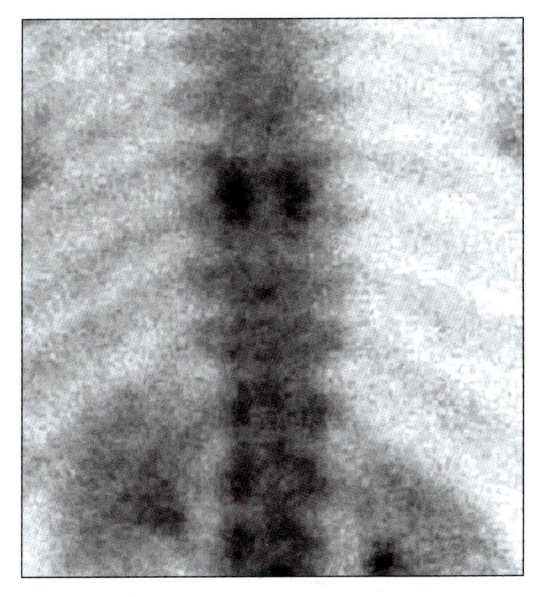

Fig. 10-12. Cintilografia demonstrando a projeção simétrica das articulações apofisárias da coluna dorsal.

CAPÍTULO 11

COLUNA LOMBAR E CINTURA PÉLVICA

EM PROJEÇÃO ANTERIOR

A Figura 11-1 mostra a distância entre a coluna e o colimador nas imagens nas cintilografias de varredura de corpo inteiro ou imagens localizadas na projeção anterior do abdome.

Na imagem de varredura em projeção anterior observa-se que as imagens das vértebras dorsais estão apenas esboçadas e que os corpos vertebrais lombares começam a entrar em foco a partir de L I. Dependendo do grau de lordose do paciente, a vértebra mais em foco pode ser L III ou de L IV. L V sai do foco e o sacro não é visível. Os espaços intervertebrais aparecem como faixas de fotopenia entre os corpos vertebrais, e sua visibilidade também depende da distância do colimador (Fig. 11-2).

A distribuição do radiotraçador nos corpos vertebrais lombares é uniforme, mas as placas vertebrais se destacam nas vértebras que estão mais em foco, aparecendo como faixas delgadas de maior captação do radiofármaco. Geralmente não são visíveis os processos transversos lombares nem os elementos posteriores das vértebras.

Na projeção anterior da bacia (Fig. 11-2A, B), as estruturas com maior radioatividade são as espinhas ilíacas anteriores (superiores e inferiores) em razão da espessura aliada à posição ortogonal de cada uma em relação à câmera de cintilação. A intensidade da radioatividade é mínima nas asas dos ilíacos, ou fossas ilíacas decorrente da espessura óssea reduzida nesse local. As cristas ilíacas e as eminências iliopúbicas têm grau intermediário de radioatividade.

A radioatividade nas articulações sacrilíacas é baixa e difusa. Não são identificados detalhes estruturais dessas articulações.

Muitas vezes é preciso esvaziar a bexiga para examinar a sínfise púbica (Figs. 11-3 e 11-4). O espaço articular dessa articulação aparece como faixa vertical de fotopenia, cujos limites ósseos são nítidos, regulares e moderadamente radioativos em relação às estruturas ósseas vizinhas. Ísquio e púbis têm radioatividade moderada e uniforme e não mostram detalhes estruturais, salvo em alguns raros casos em que persiste uma faixa de moderado aumento da radioatividade no túber isquiático.

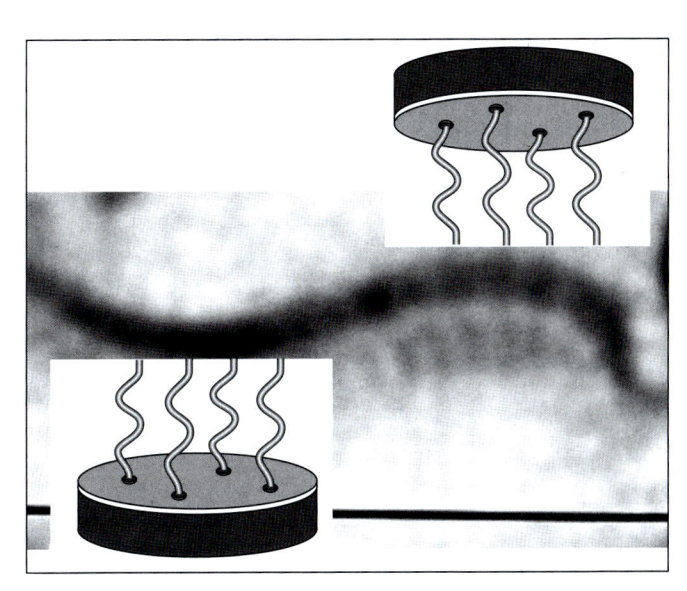

Fig. 11-1. Variação da distância do colimador à coluna dorsal e lombar nas projeções anterior e posterior.

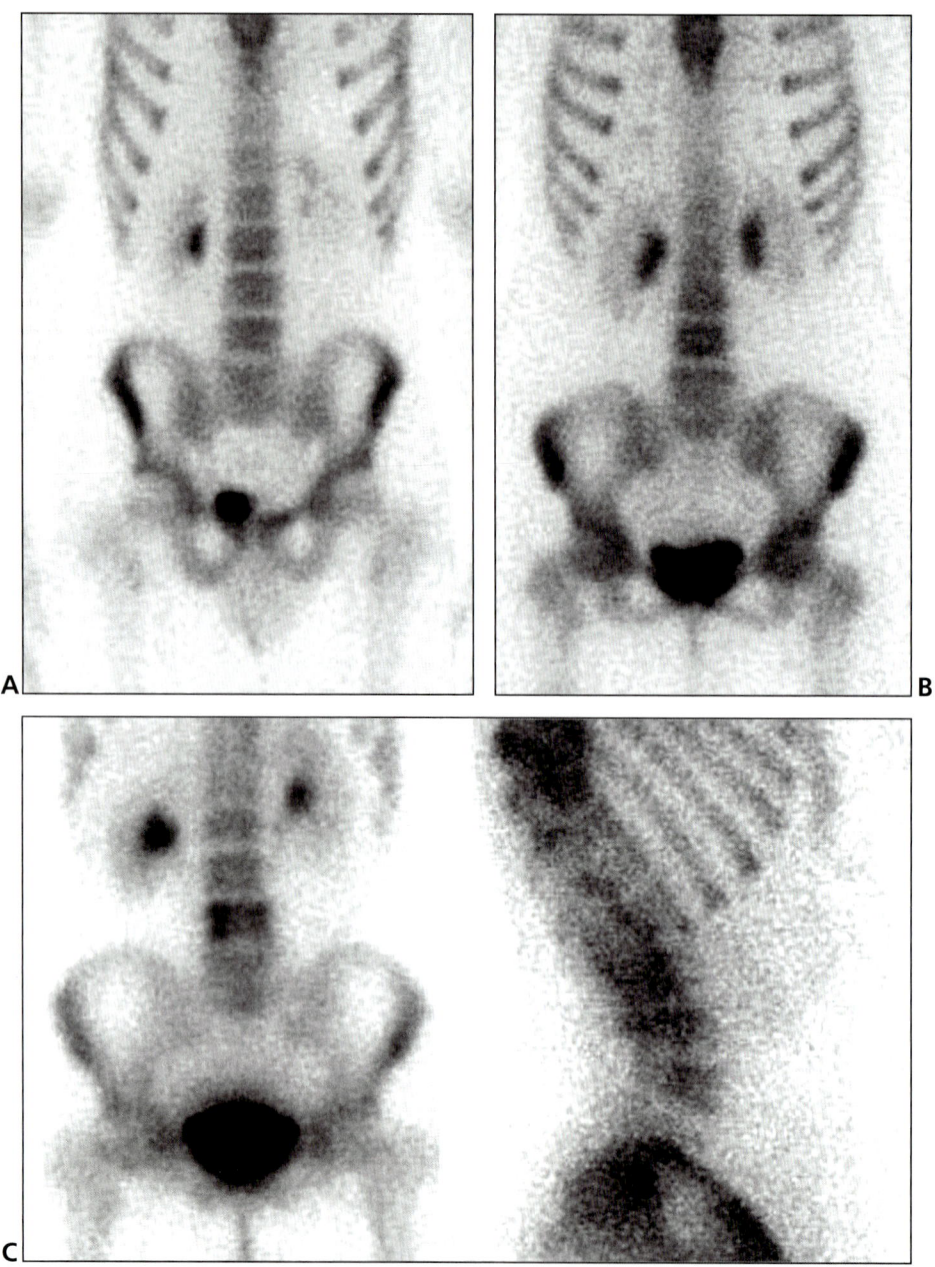

Fig. 11-2. (**A** e **B**) Exemplos do efeito da distância do colimador na coluna em projeção anterior; há gradiente de crescimento da radioatividade nos corpos vertebrais no sentido dorsolombar até o terço médio da coluna lombar e, a seguir, a radioatividade decresce e o sacro fica fora de foco. (**C**) Isto é mais evidente com o aumento da lordose.

COLUNA LOMBAR E CINTURA PÉLVICA

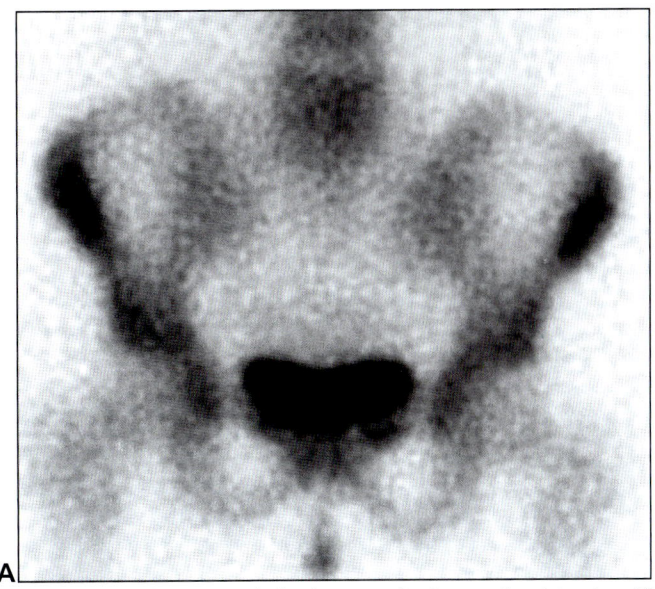

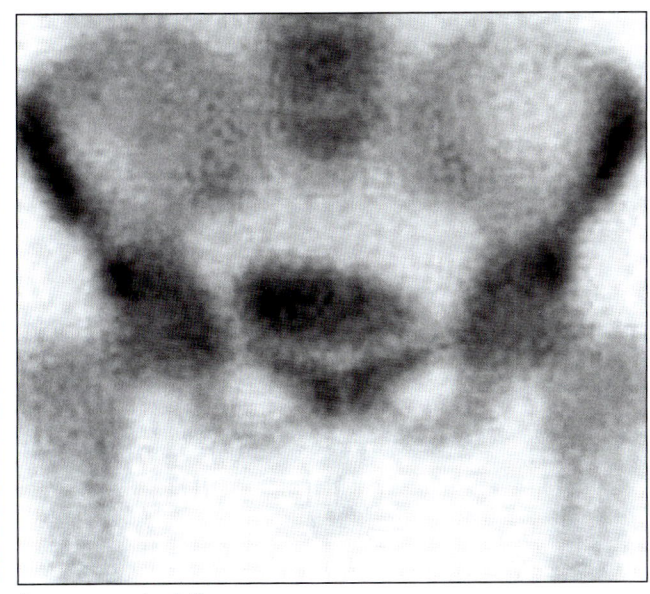

Fig. 11-3. (A e B) Imagens da bacia em projeção anterior. A bexiga dificulta o exame da sínfise.

Quando não é possível o esvaziamento vesical, o sacro e a sínfise púbica são examinados com imagens em perfil, oblíquas, ou cintilografias tardias, que são aquelas adquiridas 24 horas após a injeção do radiofármaco.

Outra forma de desfazer a superposição da bexiga com a sínfise púbica é a aquisição de cintilografias em projeção inferoposterior ou projeção perineal da bacia, estando o paciente sentado sobre a câmara de cintilação (Fig. 11-4).

As cabeças, os colos femorais e os trocânteres mostram distribuição uniforme e simétrica do radiotraçador. Os ossos subcondrais dos acetábulos são discretamente radioativos, havendo discreto aumento simétrico da radioatividade nos lábios dos acetábulos (Fig. 11-5).

Uma variante da normalidade nos ossos ilíacos, que é detectável pela cintilografia, é a orelha pélvica que se mostra como estrutura óssea similar a uma exostose localizada na região das espinhas ilíacas (Fig. 11-6).

Outra variante da normalidade é o osso supranumerário acetabular, que será descrito mais adiante neste trabalho.

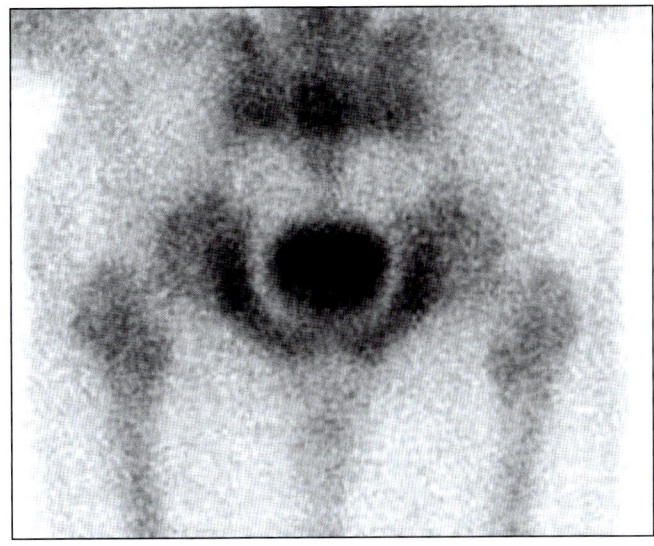

Fig. 11-4. Bacia em projeção perineal.

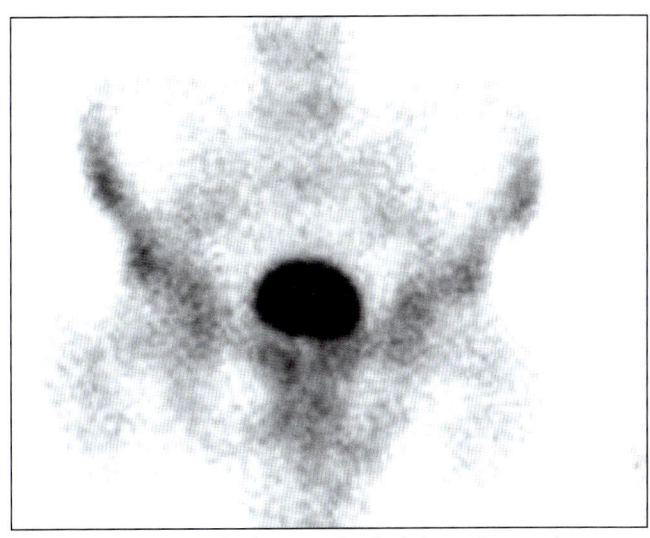

Fig. 11-5. Demonstração da captação simétrica e discreta do radiofármaco nos lábios dos acetábulos.

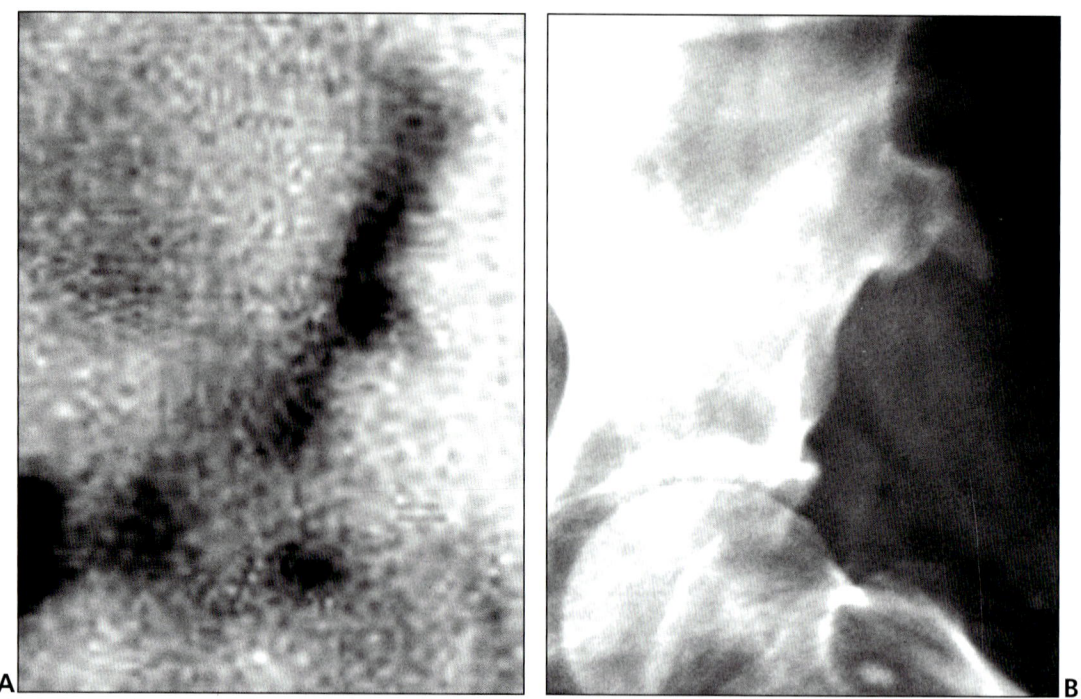

Fig. 11-6. Orelha pélvica. (A) Cintilográfica. (B) Radiográfica.

EM PROJEÇÃO POSTERIOR

Na projeção posterior da coluna lombar (Fig. 11-7), a cintilografia mostra as placas superiores e inferiores dos corpos vertebrais e os processos espinhosos. Os últimos formam uma linha vertical de maior radioatividade no centro da coluna. Os processos transversos lombares geralmente produzem imagens virtuais, que se tornam reais em casos de aumento da osteogênese, por exemplo, em anomalias, fraturas, artrites ou neoplasias. Uma anomalia frequente dos processos transversos é a sacralização de L V (Fig. 11-8).

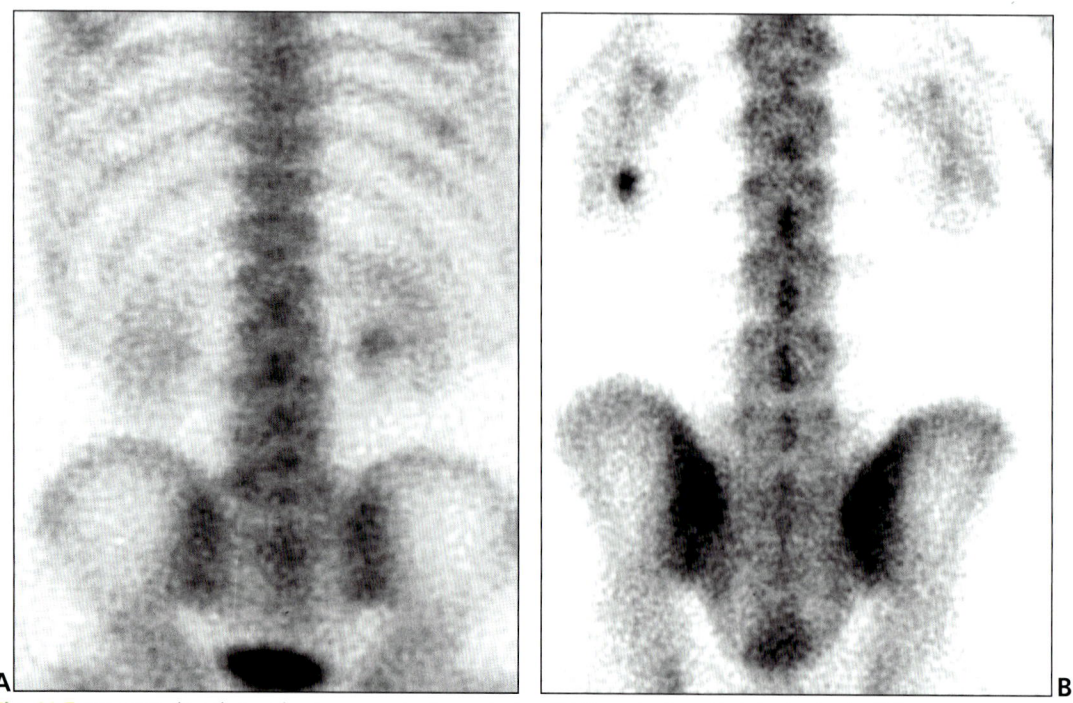

Fig. 11-7. Imagem da coluna e bacia em projeção posterior. (A) O paciente está deitado de decúbito com as pernas estendidas. (B) O paciente está deitado em decúbito com as pernas flexionadas, posição que retifica a lordose lombar e reduz ou elimina a superposição dos corpos vertebrais.

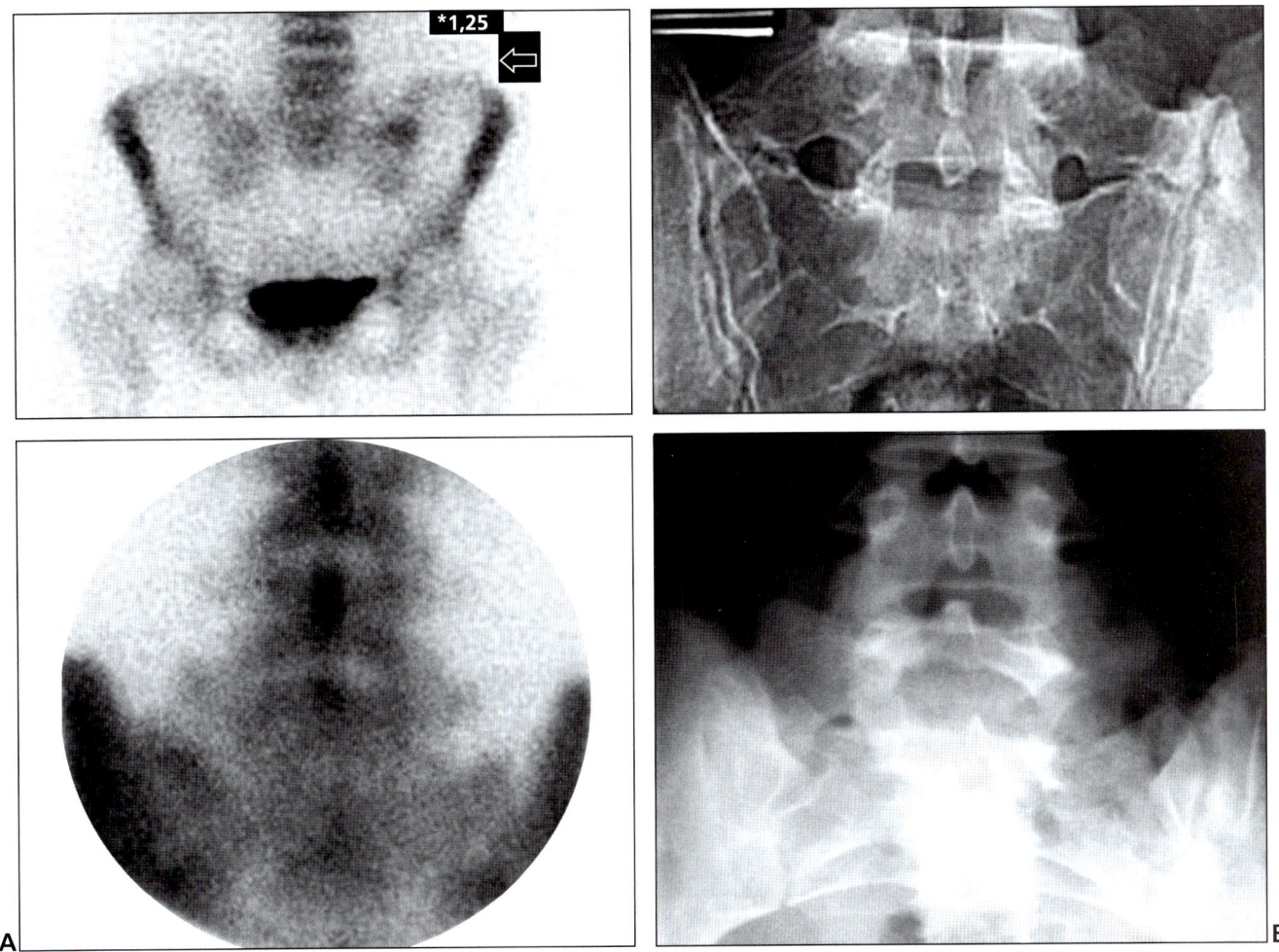

Fig. 11-8. (**A** e **B**) Cintilografias e radiografias de dois casos de sacralização de LV (mega-apófise à esquerda, no caso acima, e à direita, no caso abaixo) com sinais de artrite das respectivas neoarticulações das mega-apófises transversas.

Os espaços intervertebrais podem ser avaliados nas cintilografias em projeção posterior. Isto se consegue com cintilografias da região lombar em projeção posterior, adquiridas com o paciente com os joelhos flexionados ao máximo, e, assim, a retificação da lordose lombar melhora a delimitação dos espaços intervertebrais.

Em pessoas obesas a blindagem da esteatopígia[1] reduz o grau de radioatividade nas últimas vértebras lombares, simulando um efeito similar ao provocado pela radioterapia. Para o observador desavisado, a esteatopígia pode dar a impressão de que L I, L II e L III são mais radioativas que L IV e L V (Fig. 11-9) ou que toda coluna lombar tem menor radioatividade que a dorsal. Isto significa que o número de vértebras blindadas depende da massa de gordura (Fig. 11-10).

O promontório apresenta-se de duas maneiras, dependendo da inclinação do sacro. Quando a lordose lombar não é acentuada, e a base do sacro é horizontal, a primeira vértebra sacra tem radioatividade igual à da quinta vértebra lombar. Quando a lordose lombassacra é mais acentuada, a imagem cintilográfica da base do sacro é uma área arredondada de maior radioatividade que as estruturas vizinhas (Fig. 11-11). Neste último caso, a radioatividade no promontório pode ser confundida com aumento da osteogênese nas placas vertebrais de L V e S I.

As articulações apofisárias lombares produzem imagens virtuais, mas, quando estão lesadas, aparecem como imagens focais, simétricas e hipercaptantes do radiofármaco projetadas sobre os corpos vertebrais (Fig. 11-12).

A crista do sacro pode ser vista na linha média como uma faixa vertical mais radioativa, cujos limites são imprecisos. Entre a crista e os contornos laterais do osso, onde a radioatividade é menor, é possível se ver os forames do sacro no esqueleto (Fig. 11-11A).

---

[1] Ver efeito da esteatopígia no Capítulo 15 – ÓTICA CINTILOGRÁFICA.

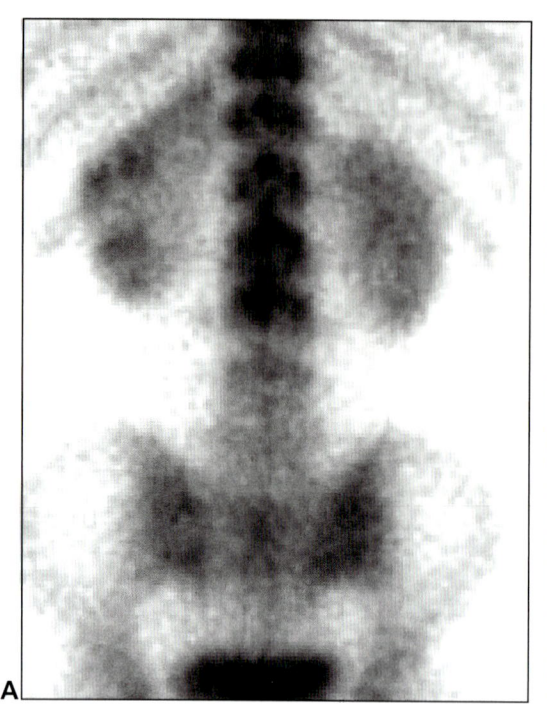

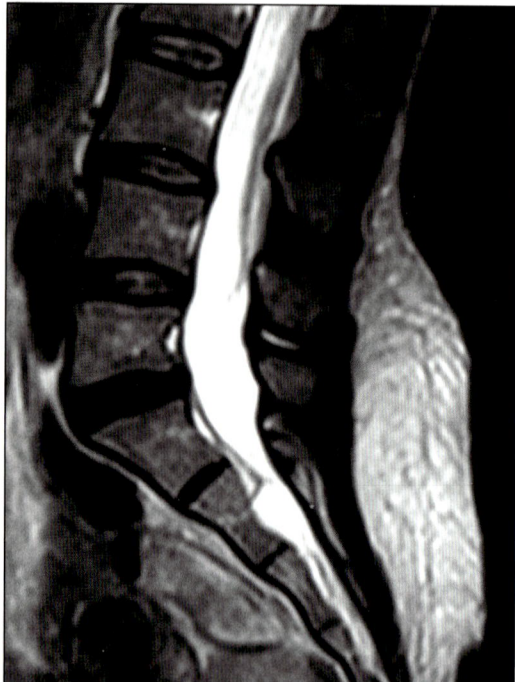

Fig. 11-9. Cintilografia em projeção posterior da coluna lombar (**A**) com fotopenia na projeção de LIV e LV causada pela esteatopígia, simulando efeito secundário da radioterapia. (**B**) Corte tomográfico demonstrando a esteatopígia.

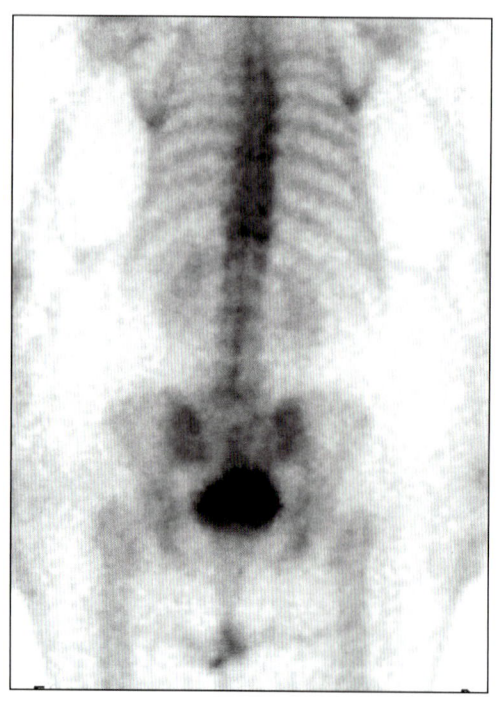

Fig. 11-10. Blindagem da esteatopígia sobre toda coluna lombar.

COLUNA LOMBAR E CINTURA PÉLVICA 69

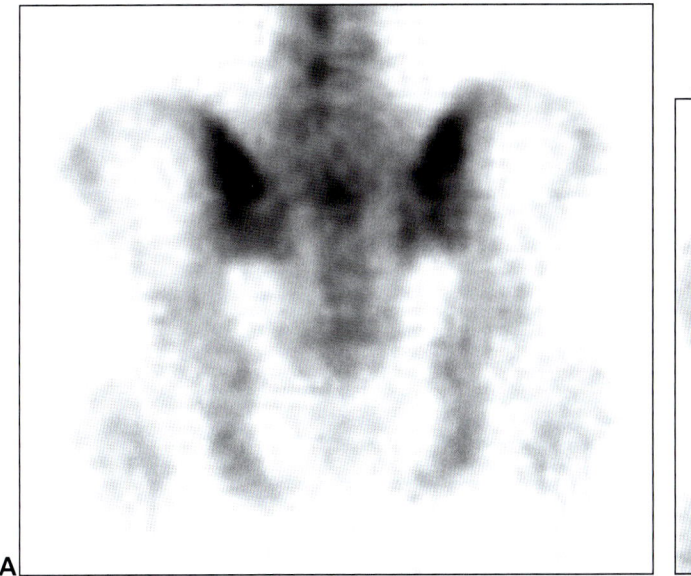

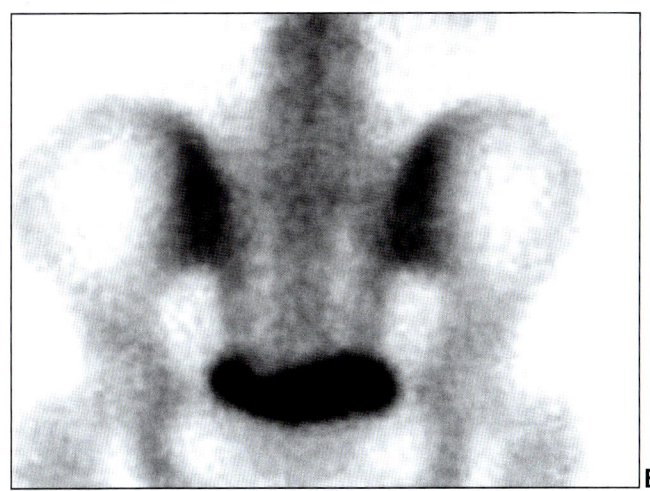

Fig. 11-11. Exemplos dos diferentes graus de captação no promontório. (**A**) Não há aumento da captação e são bem visíveis os buracos da crista mediana do sacro. (**B**) Aumento moderado e difuso.

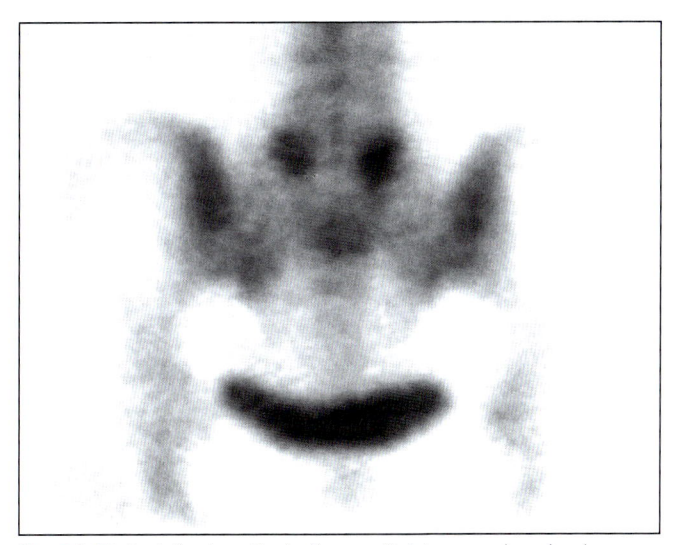

Fig. 11-12. Posição de articulações apofisárias na coluna lombar.

As articulações sacroilíacas (como será explicado no Capítulo 15 – Ótica Cintilográfica) são os locais de maior radioatividade no esqueleto. Nas cintilografias de esqueleto normal, é possível, com frequência, a identificação dos dois compartimentos das articulações sacroilíacas. O compartimento superior da articulação (ou compartimento ligamentar) aparece separado do inferior (compartimento sinovial) por uma faixa delgada de fotopenia, oblíqua ou horizontal (Fig. 11-13). O compartimento superior é maior e mais radioativo que o inferior.

Como os dois compartimentos são articulações com estruturas distintas (o superior é uma articulação ligamentar, e o inferior é uma articulação sinovial), eles estão sujeitos a processos patológicos próprios de cada tipo de articulação. Os limites dos compartimentos podem ser vistos com mais clareza em casos de patologias articulares (Fig. 11-14).

O grau de fixação do radiotraçador nas articulações sacroilíacas é avaliado por quantificações relativas, medindo-se a radioatividade em áreas de interesse delimitada em cada articulação e comparando as medidas à radioatividade de uma área de referência selecionada no sacro.

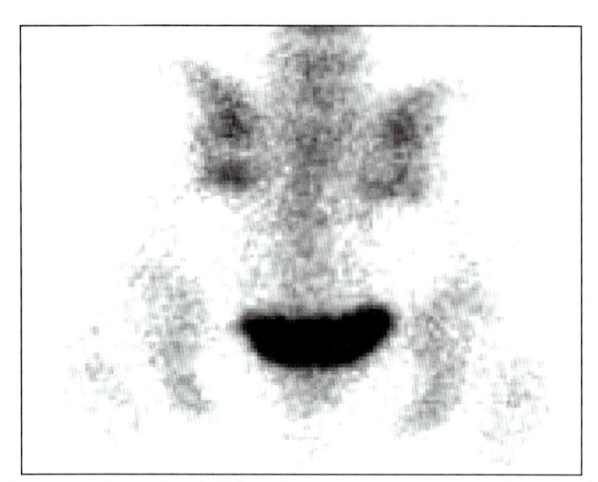

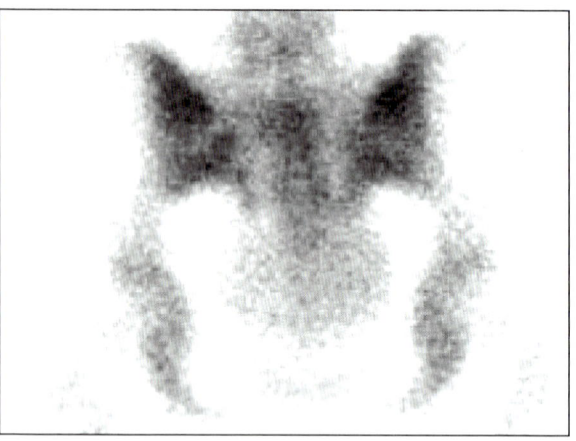

Fig. 11-13. Exemplos de linhas de separação dos compartimentos de articulações sacroilíacas.

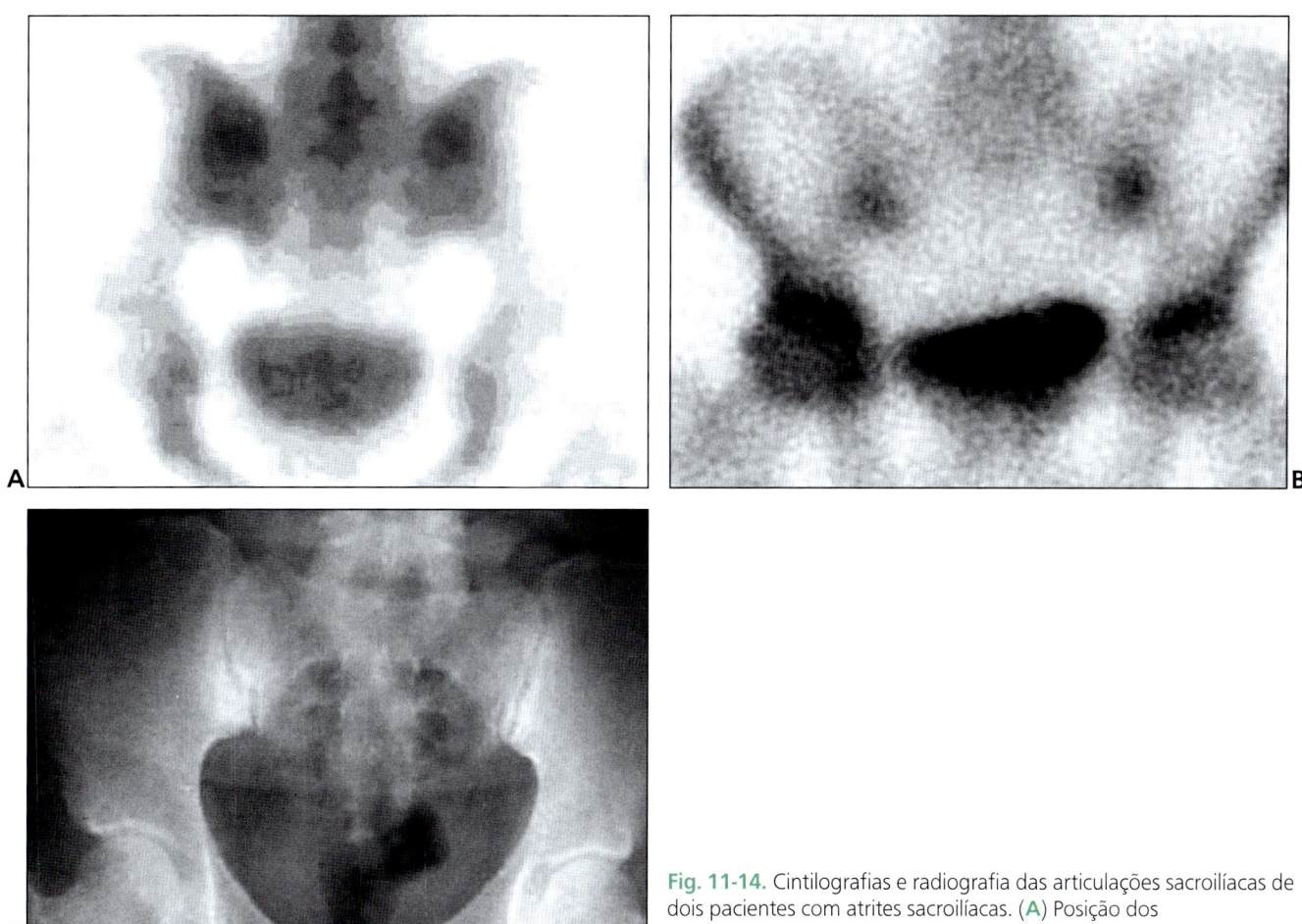

Fig. 11-14. Cintilografias e radiografia das articulações sacroilíacas de dois pacientes com atrites sacroilíacas. (**A**) Posição dos compartimentos ligamentares. (**B** e **C**) Compartimentos sinoviais.

CAPÍTULO 12

ANATOMIA DOS MEMBROS

MEMBROS EM PROJEÇÕES ANTERIOR E POSTERIOR

Nas cintilografias de varredura do corpo inteiro em projeções anterior e posterior, o grau de radioatividade dos ossos dos membros é menor do que o grau de radioatividade nas costelas, tomadas como termo de comparação (Fig. 12-1). A captação do radiofármaco é maior nas epífises dos ossos longos em razão da maior massa óssea e, assim, as articulações (ombros, cotovelos, punhos, quadris, joelhos, tornozelos e tarsos, metatarsos e dedos) têm maior radioatividade do que as respectivas diáfises. Os pontos de maior radioatividade nos ossos dos membros estão nas tuberosidades tibiais que aparecem como faixas verticais de discreto aumento da captação do radiofármaco nas faces anteriores das tíbias. As patelas projetam-se sobre os côndilos laterais dos fêmures, com baixa radioatividade e com limites imprecisos. Estruturas, como tubérculos apófises, ossos sesamoides, ossos supranumerários e outros, quando normais, produzem imagens virtuais.

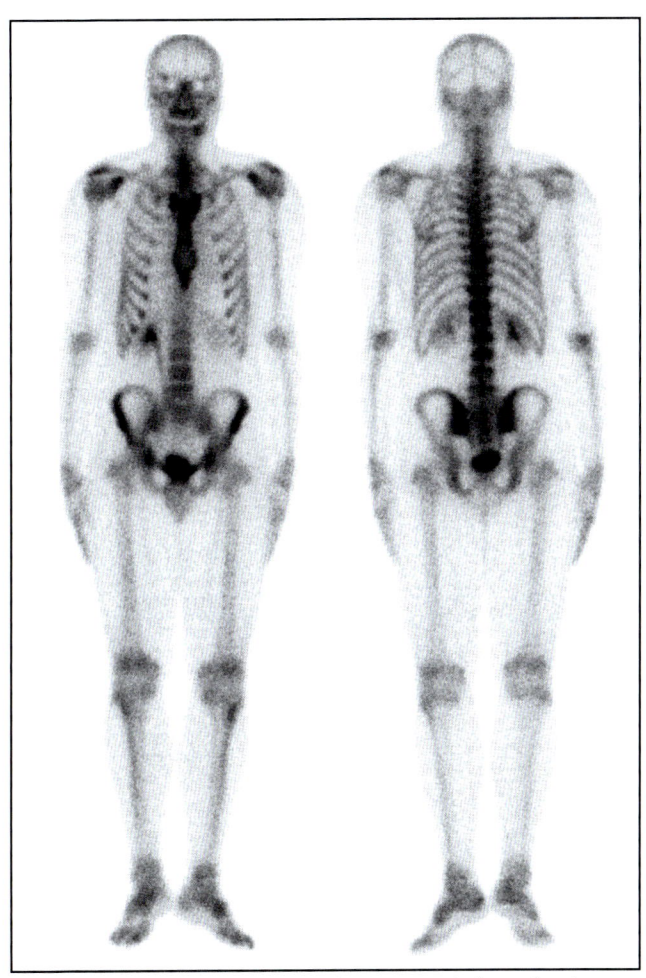

Fig. 12-1. Membros superiores e inferiores nas cintilografias de varredura de corpo inteiro em projeções anterior e posterior.

74 CAPÍTULO 12

Há estruturas que somente são identificáveis quando são locais, onde há aumento anormal da osteogênese. A seguir estão relacionados alguns exemplos.

A Figura 12-2A mostra as posições da articulação radioulnar superior e a Figura 12-2B mostra a posição da articulação radioulnar inferior.

A Figura 12-3 mostra as posições da articulação tibiofibular superior.

A Figura 12-4 mostra a posição do tubérculo maior da cabeça umeral.

A Figura 12-5 mostra, nas faces laterais das corticais, nos terços médios das diáfises dos úmeros, o aumento da captação nas inserções dos músculos deltoides.

A Figura 12-6 mostra a posição da projeção do tubérculo medial do calcâneo e da inserção do tendão do calcâneo.

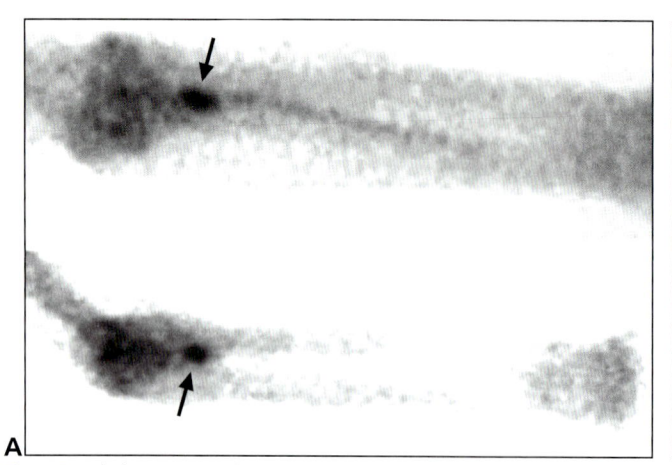

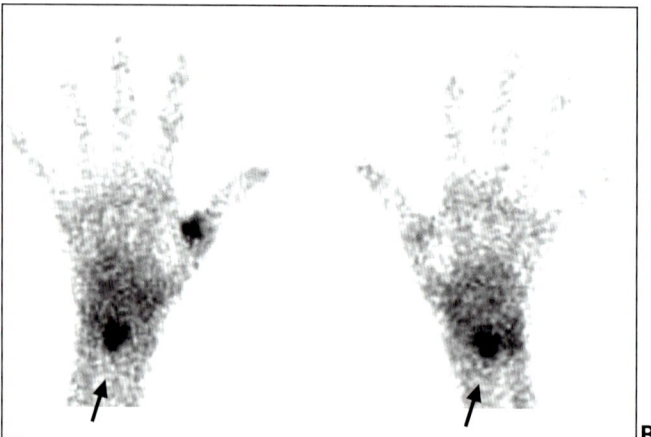

Fig. 12-2. (**A**) Aumento da radioatividade na articulação radioulnar superior. (**B**) Aumentos da radioatividade nas duas articulações radioulnares inferiores.

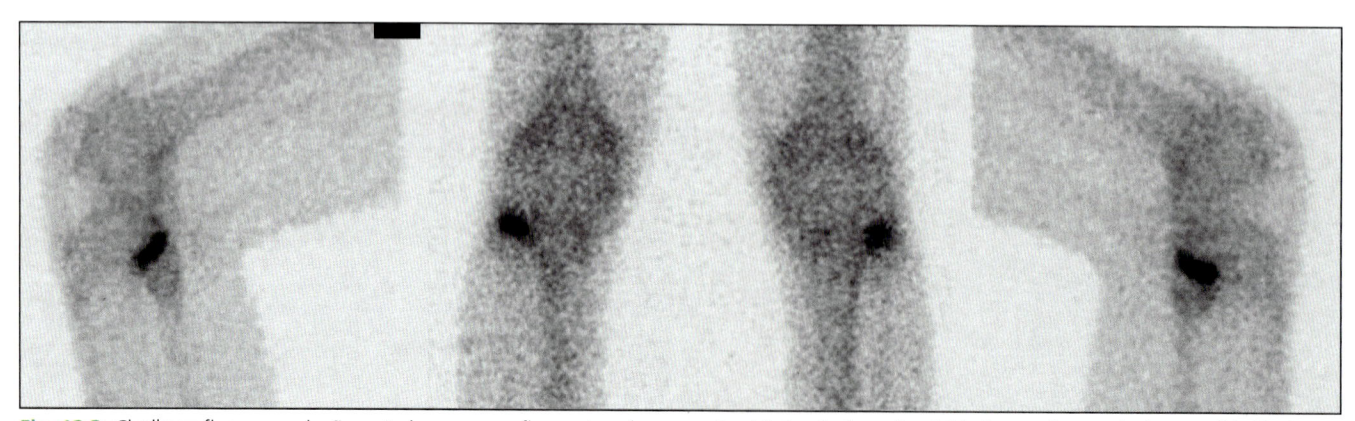

Fig. 12-3. Cintilografias em projeção anterior e em perfis mostrando aumentos bilaterais da radioatividade nas duas articulações tibiofibulares superiores.

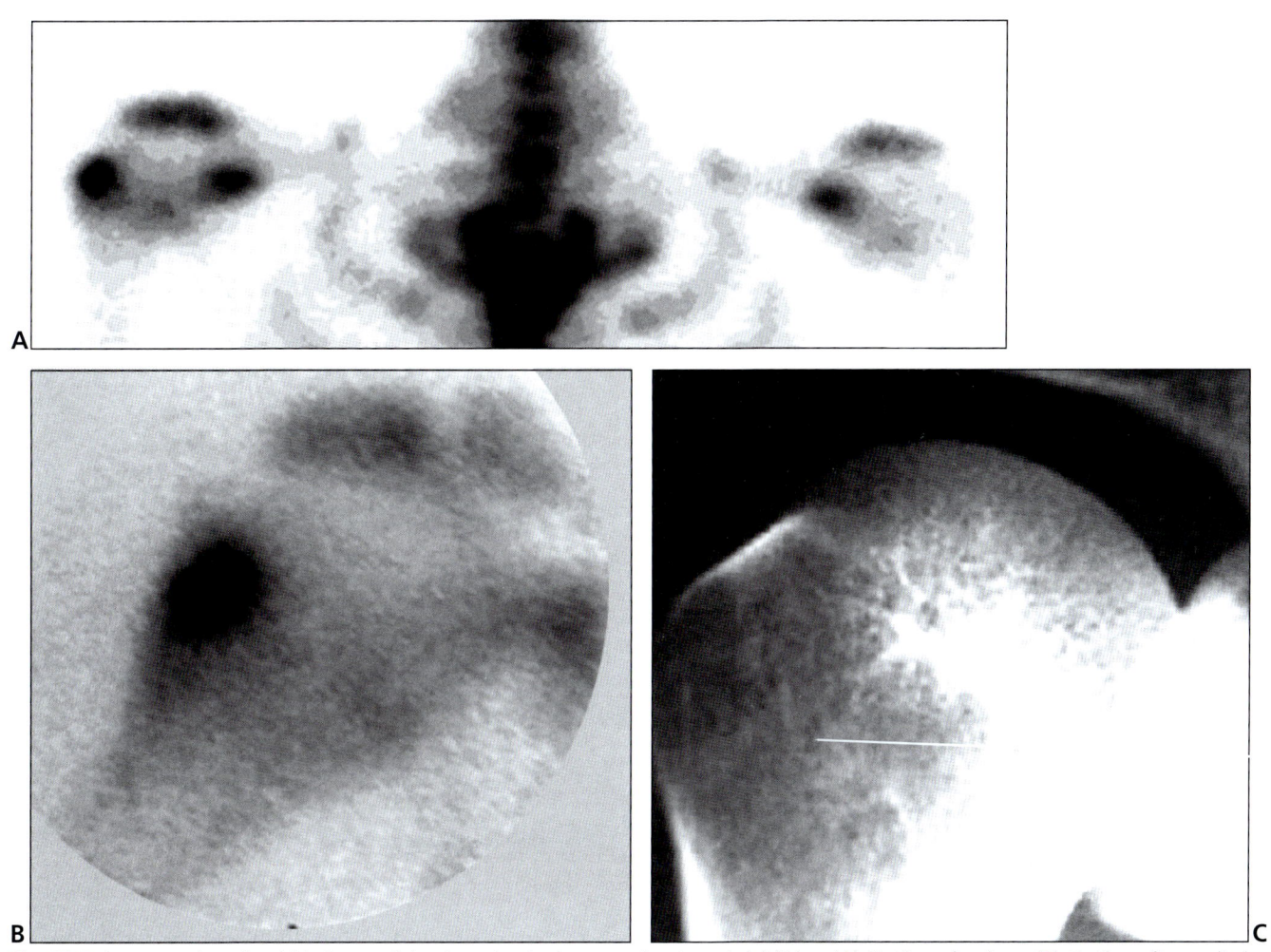

Fig. 12-4. Aumento da radioatividade no tubérculo maior do úmero na bursite subdeltóidea. (**A**) Cintilografia plana. (**B**) Cintilografia ampliada com técnica de colimador pinhole. (**C**) Radiografia do ombro direito. As duas primeiras mostram o foco de hipercaptação do radiofármaco, e a terceira demonstra a osteoesclerose produzida pela bursite.

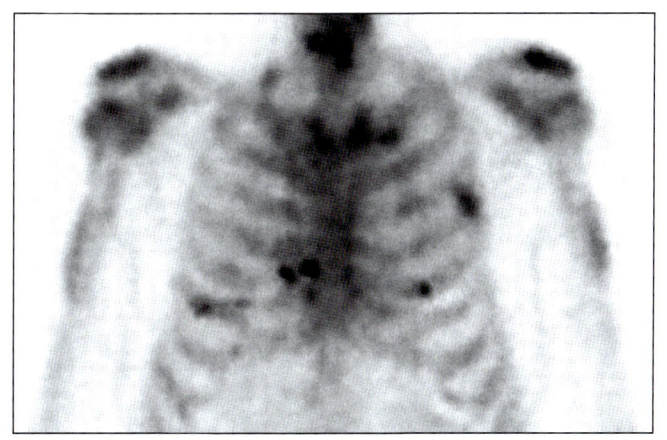

Fig. 12-5. Inserções dos músculos deltoides nas faces laterais dos terços médios das diáfises umerais.

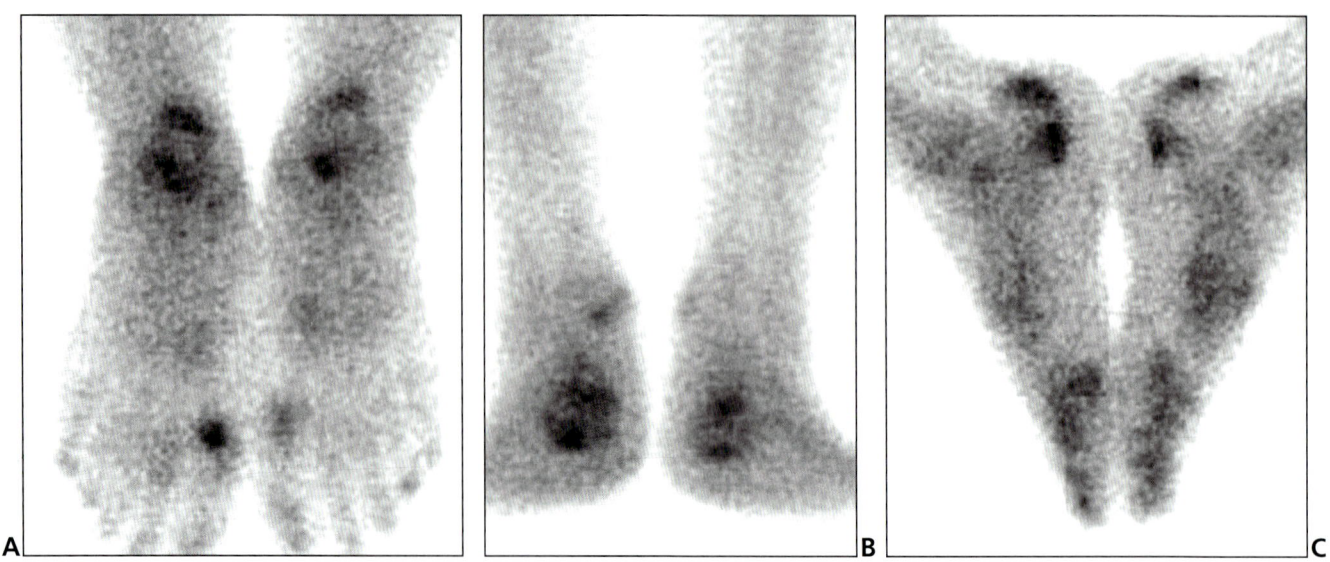

Fig. 12-6. (A-C) Posições do tubérculo medial do calcâneo e da inserção do tendão do calcâneo. Paciente com fascite plantar, sesamoidite, tendinite bilateral e possível bursite retrocalcânea no pé direito.

Alguns ossos supranumerários, quando lesados, tornam-se hipercaptantes, como é o caso do osso supratalar (Fig. 12-7).

A síndrome do osso navicular acessório (Fig. 12-8) pode ser causada por existência de osso navicular acessório, por entesopatia ou por necrose navicular.

Aumentos da captação do radiofármaco no lábio do acetábulo em geral indicam osteoartrite, porém, pode ocorrer quando existe o osso acessório do acetábulo (Fig. 12-9).

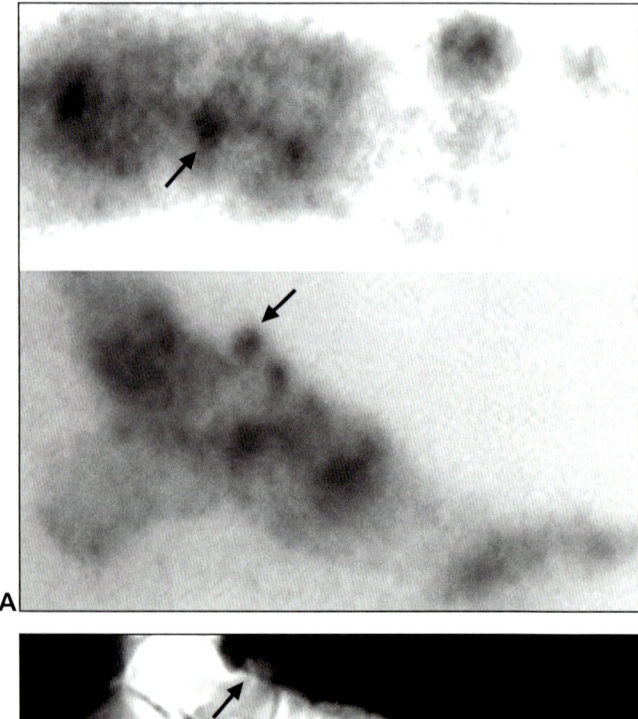

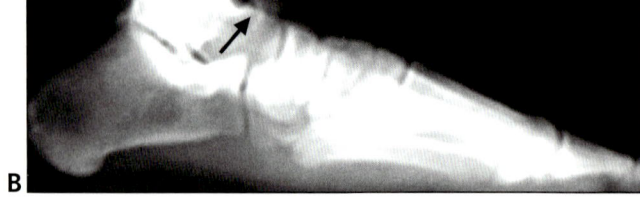

Fig. 12-7. Hipercaptação do radiofármaco no osso supratalar. (**A**) No perfil, o osso se projeta na face dorsal do pé, e na projeção plantar está na linha média do tarso. (**B**) A radiografia em perfil do pé mostra a posição do osso no dorso do tarso.

ANATOMIA DOS MEMBROS **77**

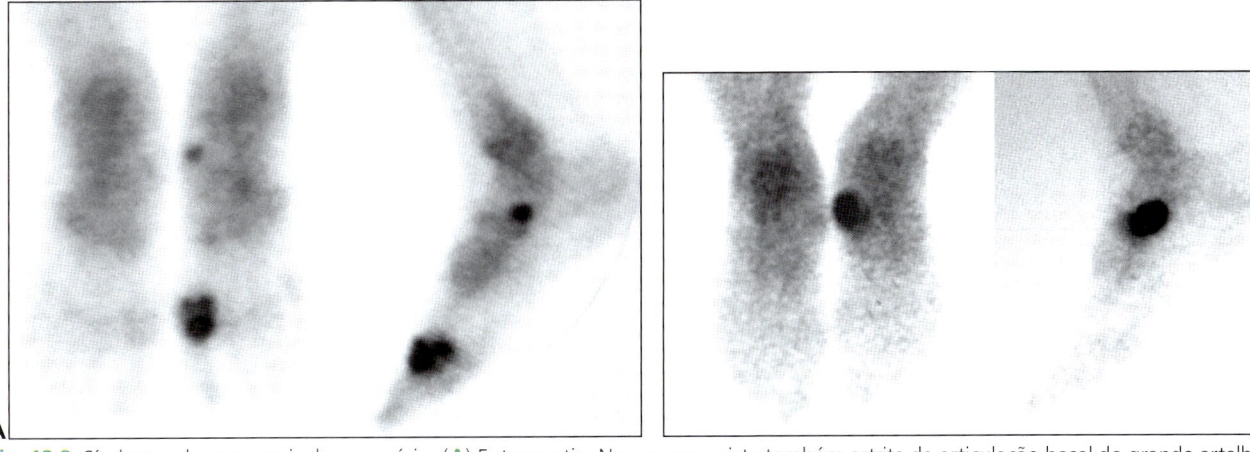

Fig. 12-8. Síndrome do osso navicular acessório. (**A**) Entesopatia. Nesse caso existe também artrite da articulação basal do grande artelho do pé esquerdo. (**B**) Osteonecrose.

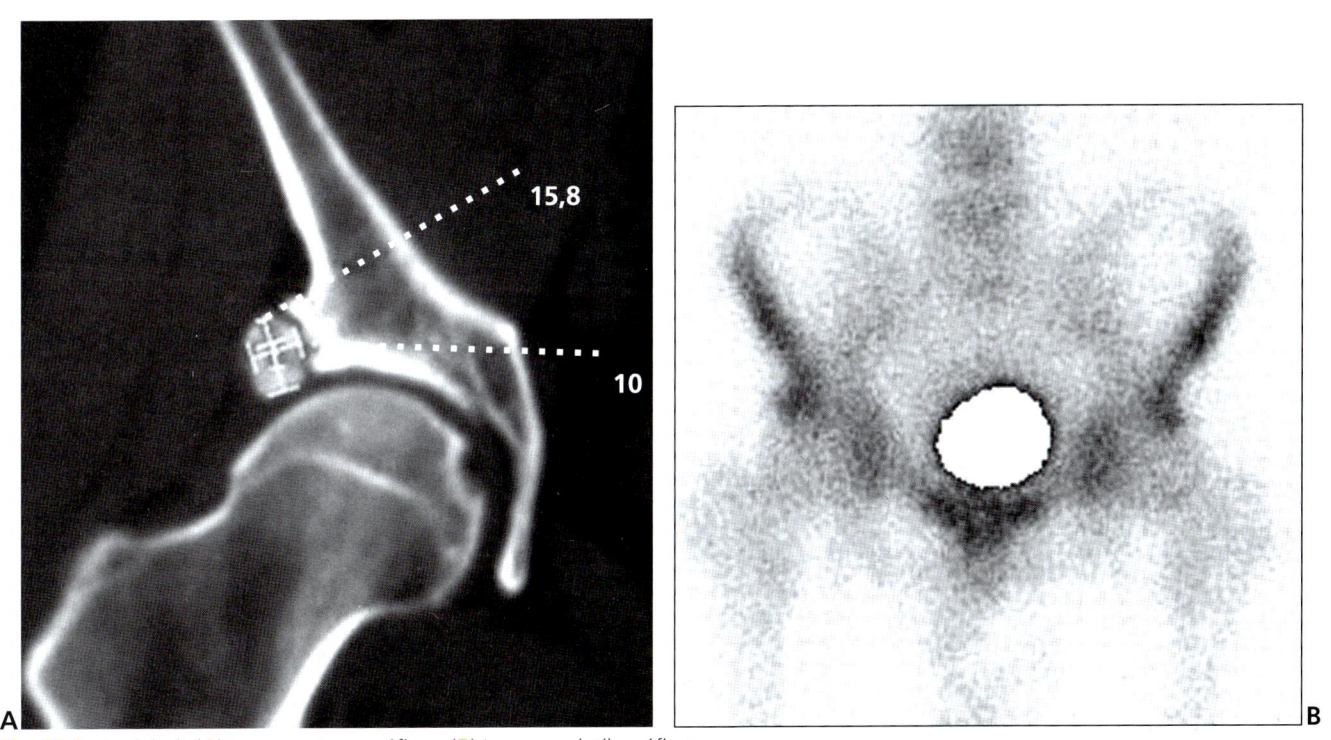

Fig. 12-9. *Acetabuli*. (**A**) Imagens tomográficas. (**B**) Imagens cintilográficas.

Outro osso supranumerário identificável por cintilografia é o osso estiloide (Fig. 12-10).

A fabela, mesmo quando é normal, pode ser vista no oco poplíteo, porque seu tamanho contrasta com as partes moles (Fig. 12-11).

Na Figura 1-2 do Capítulo 1, consta o sinal de *thigh splint* caracterizado pelo aumento linear 5 da radioatividade na inserção do músculo adutor no fêmur esquerdo.

Existem variantes da normalidade que não têm significado clínico e podem ser detectadas nas cintilografias. Uma delas é o defeito cortical posterior do fêmur, que costuma produzir, na face posterior dos côndilos femorais, um foco arredondado hipercaptante. Ele pode ocorrer tanto no côndilo medial, como no côndilo lateral, e pode ser uni ou bilateral (Fig. 12-12A). Outro é a imagem da invaginação da cápsula femoral no colo (Fig. 12-12B).

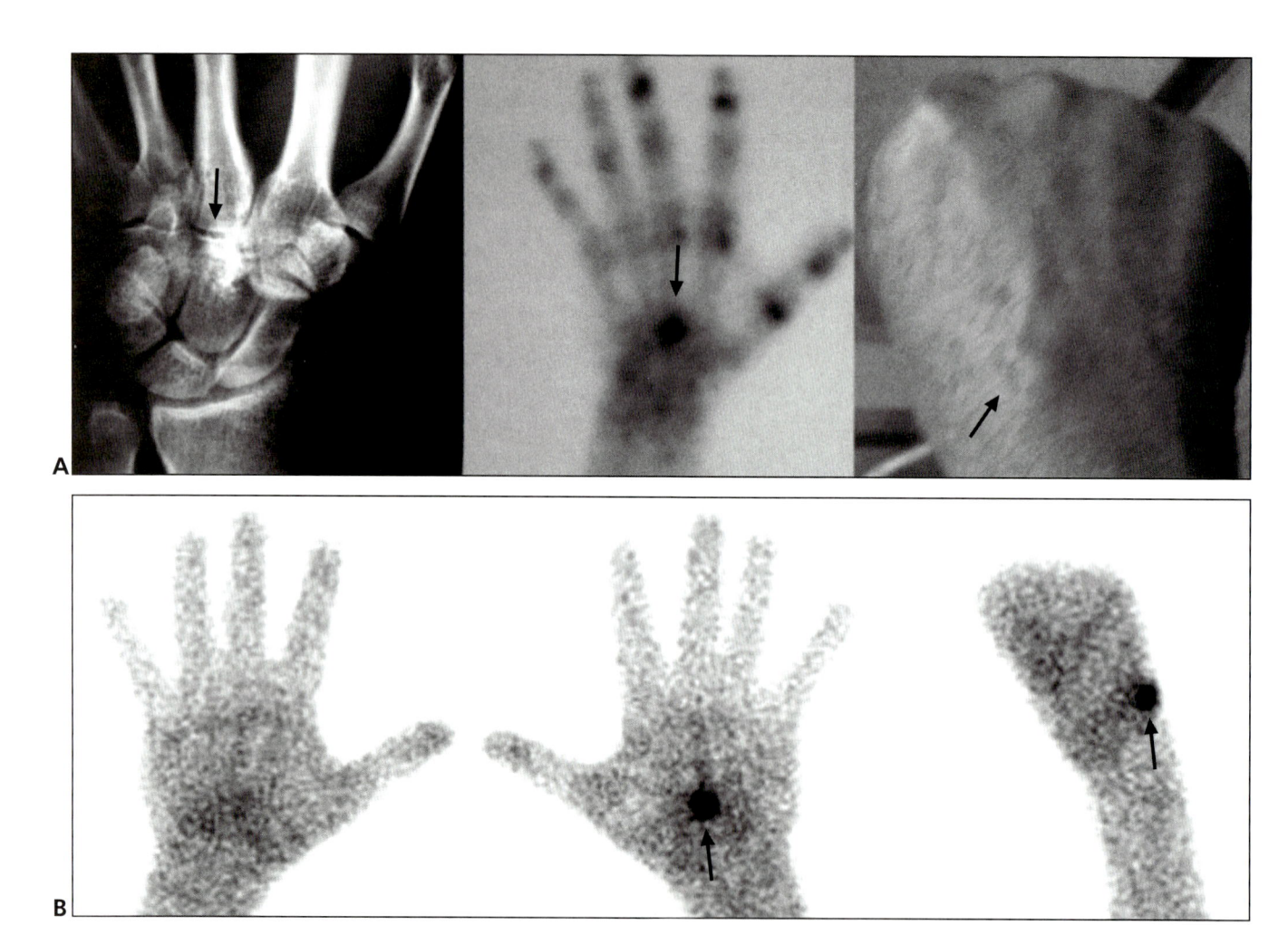

Fig. 12-10. (**A** e **B**) Dois casos de captação no osso estiloide. Nas imagens acima o caso foi publicado pelo autor e documentado com radiografia, fotografia e cintilografia de um caso de osso estiloide.

ANATOMIA DOS MEMBROS

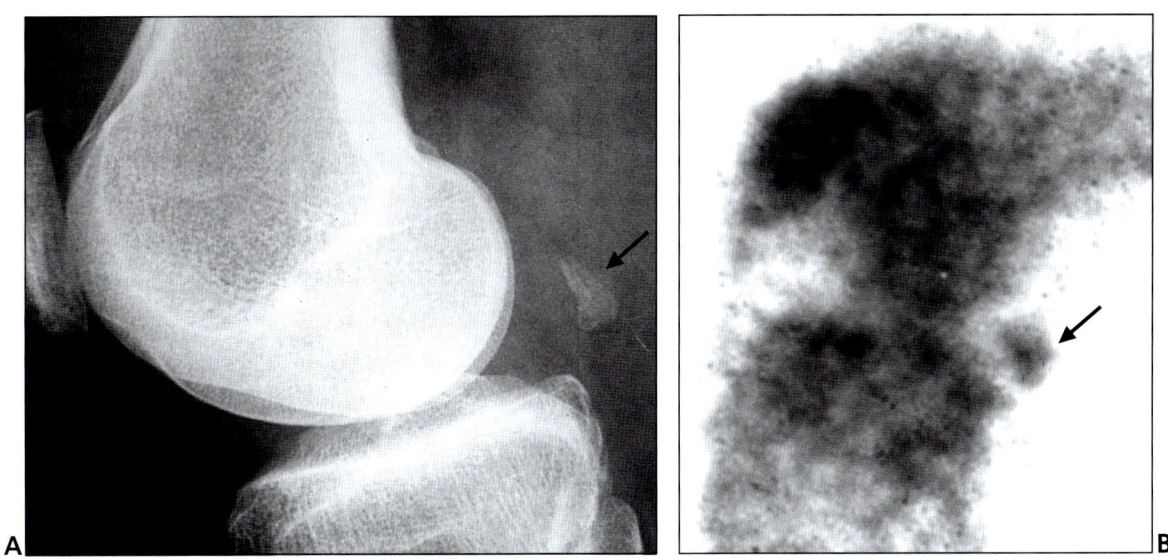

Fig. 12-11. (A e B) Radiografia e cintilografia do joelho mostrando a fabela.

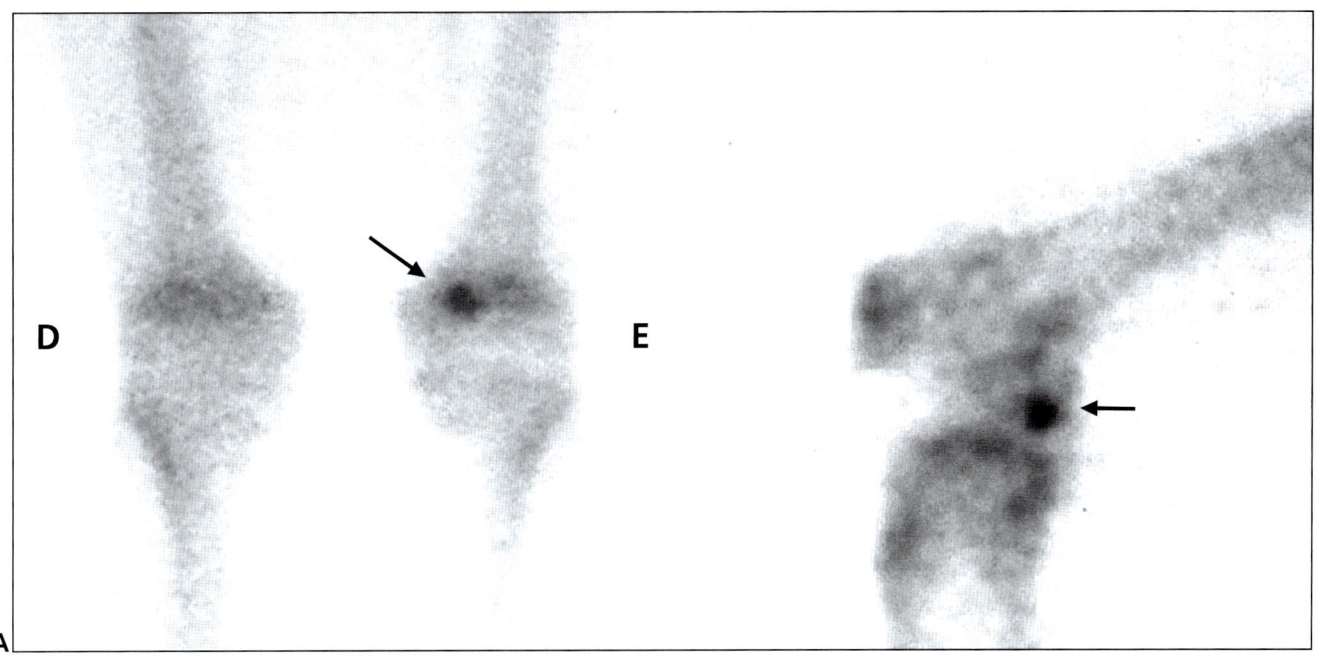

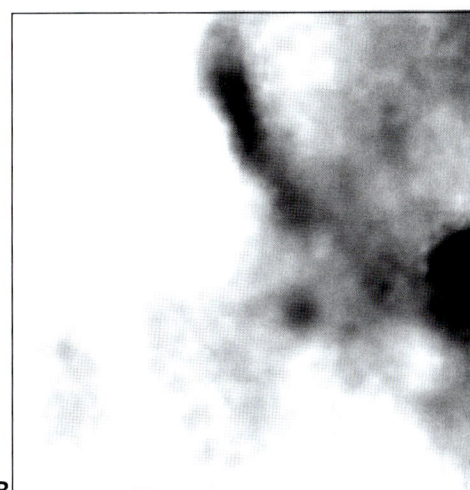

Fig. 12-12. (A) Defeito cortical do fêmur esquerdo produzindo foco de hipercaptação do côndilo medial em situação posterior. (B) Captação em invaginação da cápsula articular no colo femoral.

A segunda variante anatômica são os forames das artérias nutridoras dos ossos longos. A imagem desse canal pode aparecer, ocasionalmente, como pontos focais ou lineares na cortical das diáfises dos ossos longos e pode ser uni ou bilateral (Figs. 12-13 e 12-14).

A osteoartrite, a sesamoidite, as fraturas por traumatismo agudo, as fraturas por estresse e a necrose tornam os sesamoides dos grandes artelhos captantes do radiofármaco. Na projeção plantar dos pés, as imagens dos sesamoides projetam-se superpostas às articulações basais dos grandes artelhos e por isso é necessária a cintilografia em perfil do pé para mostrar a posição plantar do osso e facilitar o diagnóstico diferencial entre osteoartrite da articulação do grande artelho e sesamoidite (Fig. 12-15).

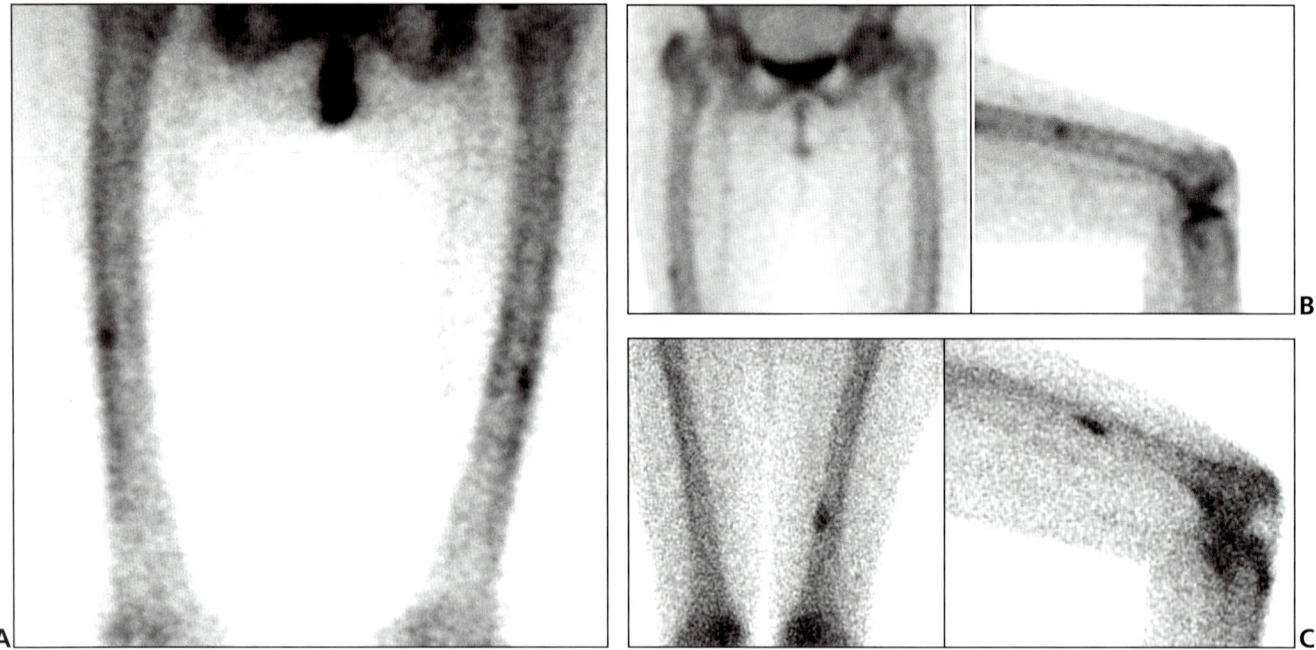

Fig. 12-13. Dois casos de forames da artéria nutridora do fêmur. (A) Bilaterais. (B e C) Unilateral.

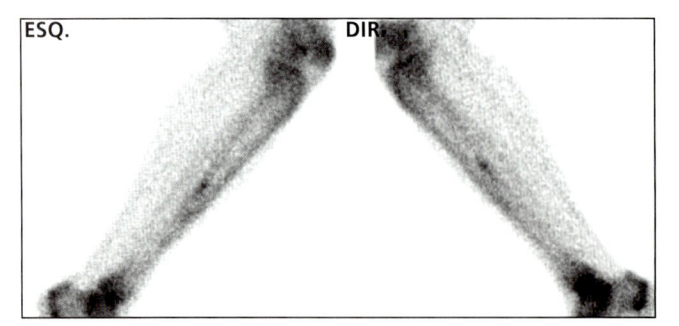

Fig. 12-14. Forames bilaterais e simétricos de artérias nutridoras das tíbias.

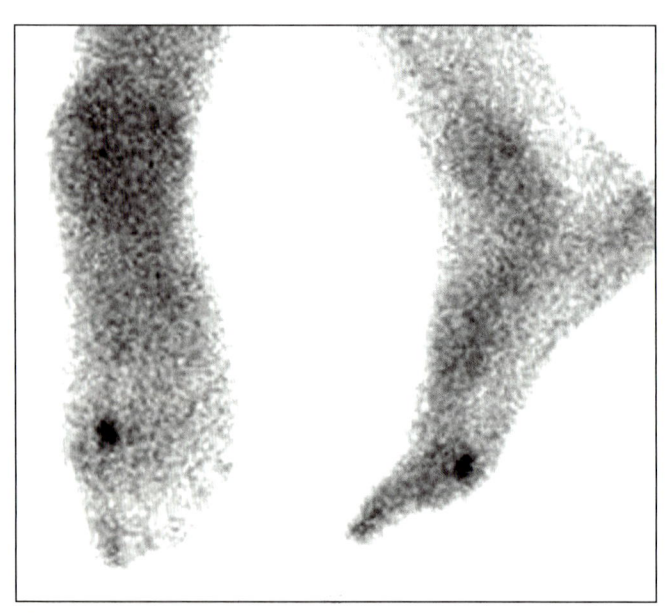

Fig. 12-15. Imagem do sesamoide lateral em um caso de fratura de estresse de uma bailarina de balé. As duas projeções mostram a posição lateral e a localização plantar do osso em relação à articulação do grande artelho.

CAPÍTULO 13

ANATOMIA DO ESQUELETO EM MODELAÇÃO

ESQUELETO EM CRESCIMENTO OU EM MODELAÇÃO

O esqueleto em crescimento caracteriza-se pela presença de intensa captação do radiofármaco nas cartilagens de conjugação e nos centros de ossificação das apófises no esqueleto em crescimento.

Nas descrições da anatomia cintilográficas do esqueleto é lugar comum assinalar-se que o esqueleto da criança difere do esqueleto do adulto pela existência das cartilagens de crescimento nos ossos longos. Isto é apenas uma distinção parcial porque no esqueleto das crianças há outros locais com núcleos de ossificação, como as cristas ilíacas, o calcâneo, os grandes trocânteres e outros. Além disso há locais com fotopenia normal porque neles a ossificação só começa meses depois do nascimento e que eventualmente podem ser confundidos com áreas de fotopenia causadas por isquemia, infecção, tumor ou outra afecção, como as que constam do Quadro 13-1.

Os centros de ossificação localizados nas fises dos ossos longos, nas extremidades distais das costelas e nas cissuras cranianas e o periósteo dos ossos são os locais mais evidentes da modelação do esqueleto. Na primeira infância a avidez normal dessas estruturas pelo radiofármaco pode ser tão intensa que a eliminação renal do radiotraçador se torna mínima ou nula, simulando supercintilografias (ver Fig. 19-7).

Nos recém-nascidos e no lactente o processo de remodelação é intenso nos ossos da cabeça e por isso há grande concentração do radiofármaco, principalmente, nos ossos da face e da base do crânio, enquanto as fontanelas aparecem como áreas de fotopenia (Fig. 13-1C). Nessa faixa etária, as cartilagens de crescimento dos ossos longos têm formas arredondadas e captam intensamente o radiofármaco (Fig. 13-1A, B).

À medida que avança a idade, diminui a radioatividade na base do crânio e nos ossos da face, e as cartilagens de crescimento dos ossos longos progressivamente se achatam e assumem a forma de faixas, que progressivamente, se convertem em linhas de maior radioatividade, cuja espessura diminui até desaparecer, quando o crescimento se completa (Fig. 13.2).

Durante a modelação, as cartilagens de crescimento caracterizam-se por apresentarem distribuição uniforme do radiofármaco e por ter contornos nítidos e lisos. Assim, qualquer irregularidade na forma, na estrutura e nos contornos de uma placa é sinal de doenças, como infecção, neoplasias e osteocondroses.

Os úmeros, rádio, ulnas, fêmures, tíbias e fíbulas têm cartilagens de crescimento nas epífises proximais e epífises distais. Os metacarpianos e metatarsianos e as falanges têm cartilagens de crescimento somente em uma das epífises.

É importante salientar que as cartilagens de crescimento dos primeiros metacarpianos e dos primeiros metatarsianos estão situadas nas epífises proximais, enquanto, nos demais metacarpianos e metatarsianos, as cartilagens de crescimento estão nas epífises distais. Assinala-se também o fato de que em todas as falanges, tanto nas mãos como nos pés, as cartilagens de crescimento estão nas epífises proximais (Fig. 13-3). Essas localizações são importantes no diagnóstico das osteocondroses.

Quadro 13-1 Tempo de aparecimento do centro de ossificação de ossos após o nascimento

Osso	Tempo de ossificação	Observação
Cabeça femoral	2 a 7 meses	
Patela	Entre 2 a 6 anos	
Osso navicular	1 a 3,5 anos em meninas	3 a 5 anos em meninos
Sincondrose isquiopúbica	Entre 4 e 12 anos	Antes da ossificação aparece como uma falha, a ossificação pode ser unilateral, especialmente ao redor dos 8 anos
Tuberosidade tibial	7 a 9 anos	

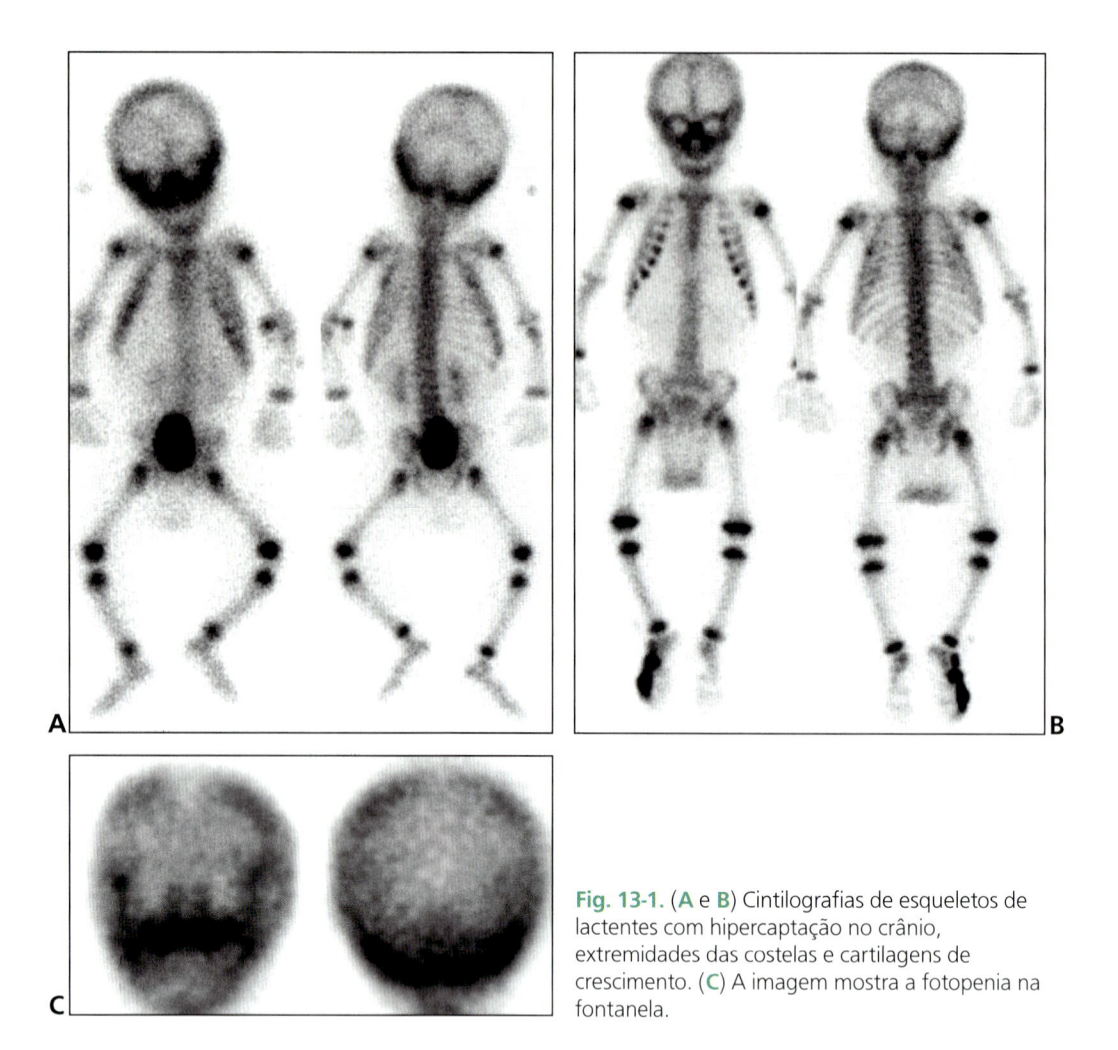

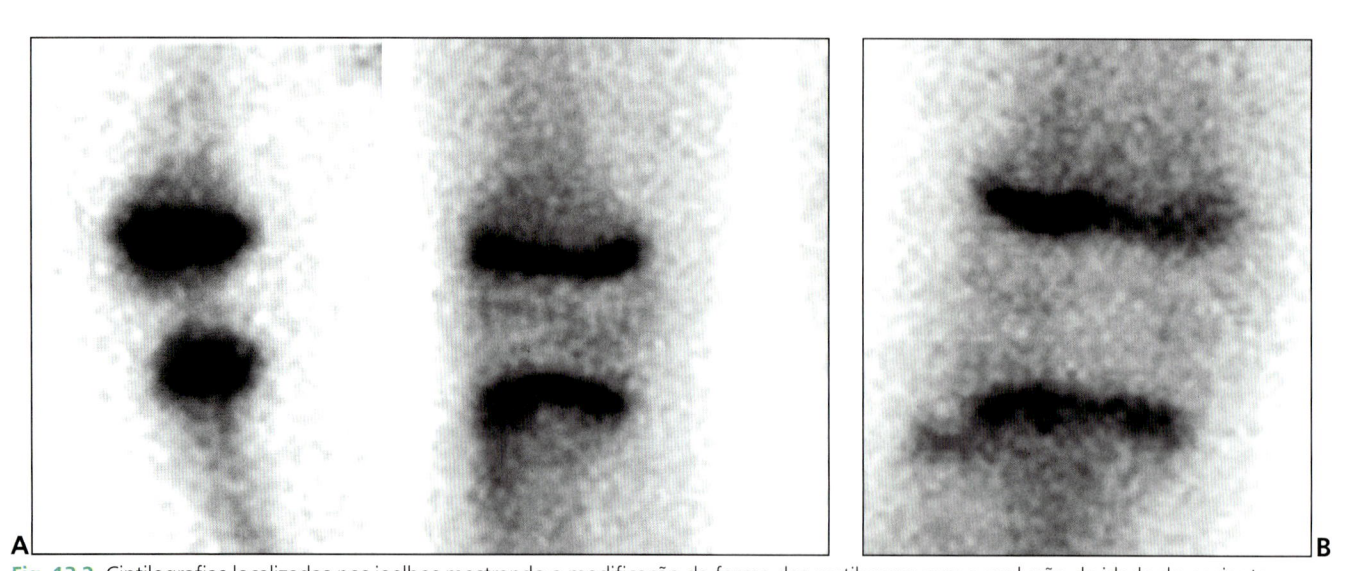

Fig. 13-1. (**A** e **B**) Cintilografias de esqueletos de lactentes com hipercaptação no crânio, extremidades das costelas e cartilagens de crescimento. (**C**) A imagem mostra a fotopenia na fontanela.

Fig. 13-2. Cintilografias localizadas nos joelhos mostrando a modificação da forma das cartilagens com a evolução da idade do paciente. (**A**) Paciente com 9 meses de idade. (**B**) Paciente com 6 anos de idade.

ANATOMIA DO ESQUELETO EM MODELAÇÃO

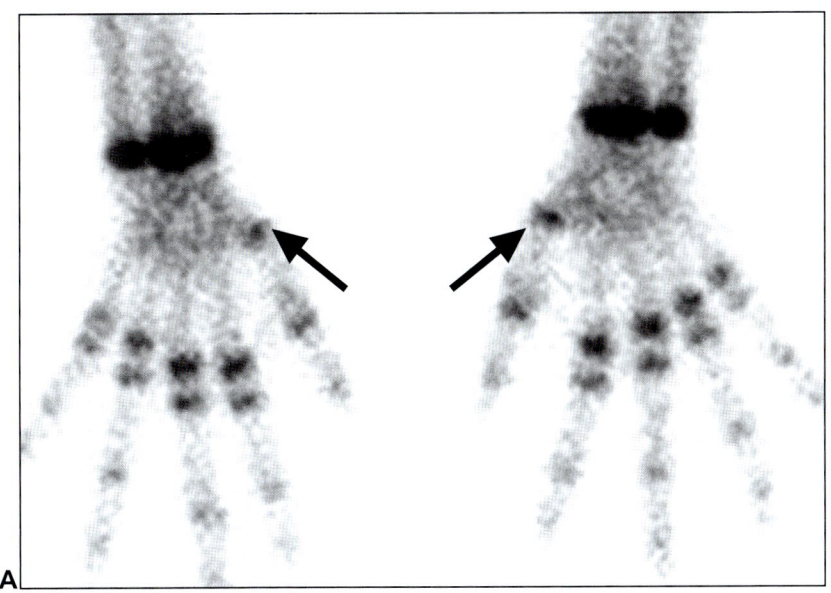

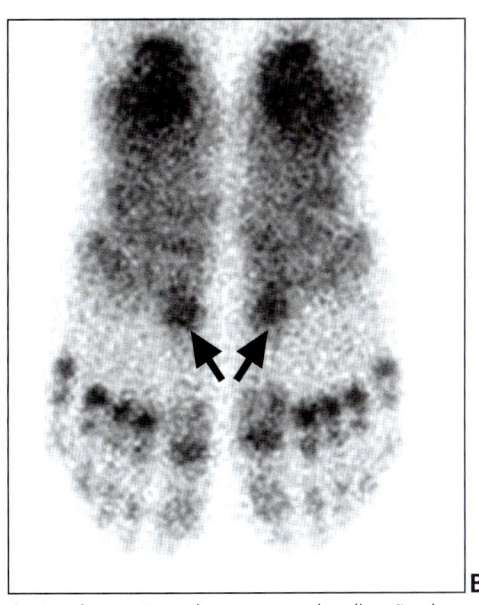

Fig. 13-3. (A) Cintilografias das mãos em projeção palmar. (B) Cintilografias dos pés em projeção plantar. Para demonstrar a localização de cartilagens de crescimento nos ossos dos carpos, tarsos, dedos e artelhos. As setas assinalam a projeção das cartilagens de crescimento nos primeiros metacarpianos e metatarsianos.

As cintilografias planas e as cintilografias ampliadas com técnica de colimador pinhole são imprescindíveis para a avaliação do estado das cartilagens de crescimento, mas têm valor quando, na aquisição das imagens, as cartilagens estiverem em posição perpendicular à sonda de cintilação (Fig.13-4).

No esqueleto normal, as cartilagens de crescimento de ossos pares são simétricas tanto na forma como no grau de radioatividade, mas merece destaque o fato de que a intensidade da radioatividade não é a mesma em todas as cartilagens de crescimento de um membro em determinado momento dado. Nos membros superiores, as cartilagens de crescimento junto aos cotovelos são menos radioativas que as cartilagens que estão junto aos ombros e aos punhos. No membro inferior, a disposição é inversa – a maior radioatividade está nas cartilagens junto aos joelhos, enquanto as cartilagens menos radioativas estão junto aos quadris e tornozelos (Fig. 13-5).

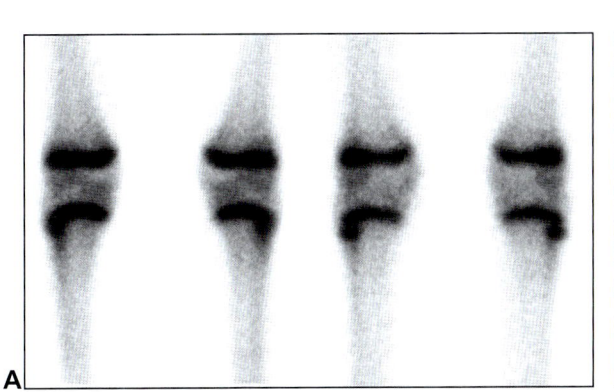

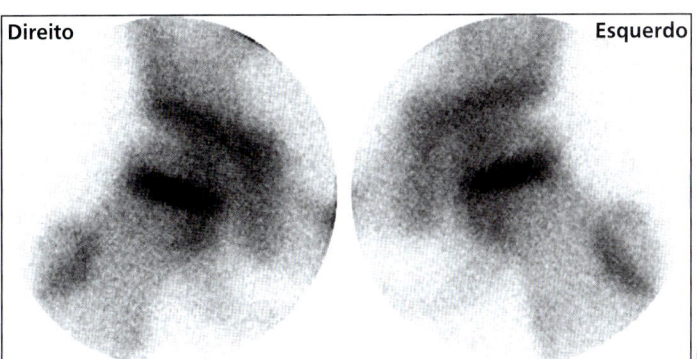

Fig. 13-4. (A) Cintilografia plana dos joelhos em projeções anterior e posterior. (B) Cintilografias são imagens ampliadas com técnica de colimador pinhole das articulações coxofemorais.

Além das cartilagens dos ossos longos, as cintilografias demonstram outras cartilagens e alguns núcleos de ossificação. Neste trabalho três delas estão destacadas porque são importantes no diagnóstico. É o caso das cartilagens de crescimento das cristas ilíacas, cujo fechamento indica o fim do crescimento do esqueleto; a cartilagem do grande trocânter, cujo fechamento é índice de mau prognóstico nos casos de epifisiólise da cabeça femoral (Fig. 13-6) e a cartilagem do calcâneo que pode ser sede de osteocondrose ou doença de Sever (Fig. 13-7).

As cartilagens de crescimento e os núcleos de ossificação normais também têm estruturas cintilográficas regulares e contornos lisos e que são características mais bem avaliadas com cintilografias planas localizadas ou com cintilografias ampliadas com técnica de colimador pinhole.

As imagens seguintes mostram a distribuição do traçador nas cartilagens de crescimento nas cintilografias do *pool* sanguíneo de um adolescente (Fig. 13-8). A Figura 13-9 compara imagens do esqueleto em várias fases do crescimento.

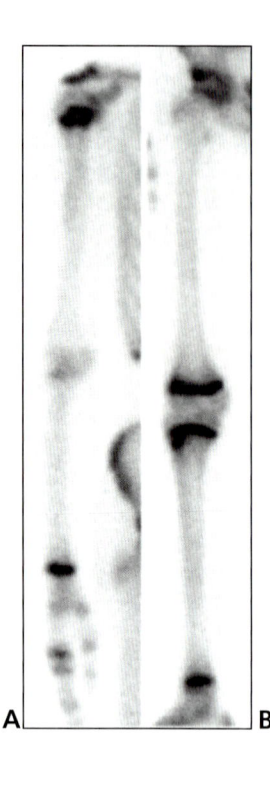

Fig. 13-5. (**A**) Comparação do grau de radioatividade das cartilagens do membro superior. (**B**) E do membro inferior. Na primeira, as cartilagens menos radioativas estão junto ao cotovelo; na segunda, a maior radioatividade está nas cartilagens junto aos joelhos.

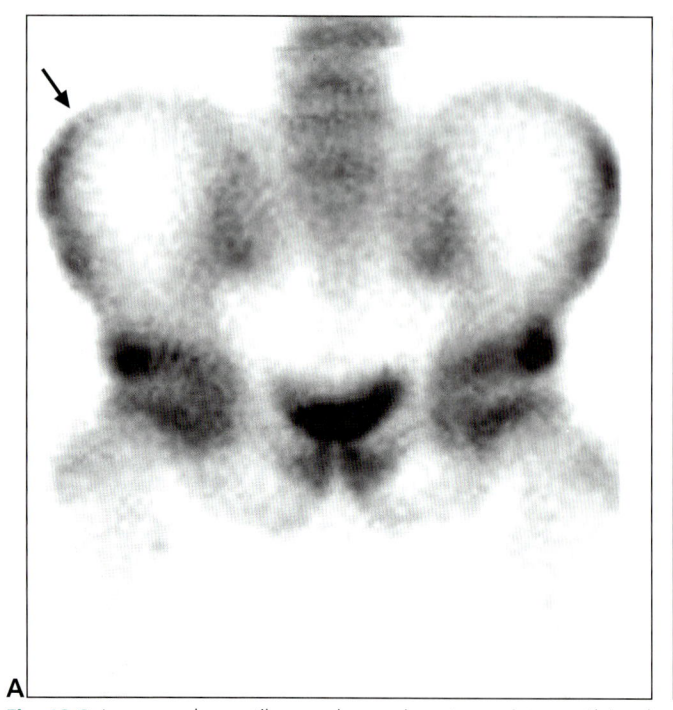

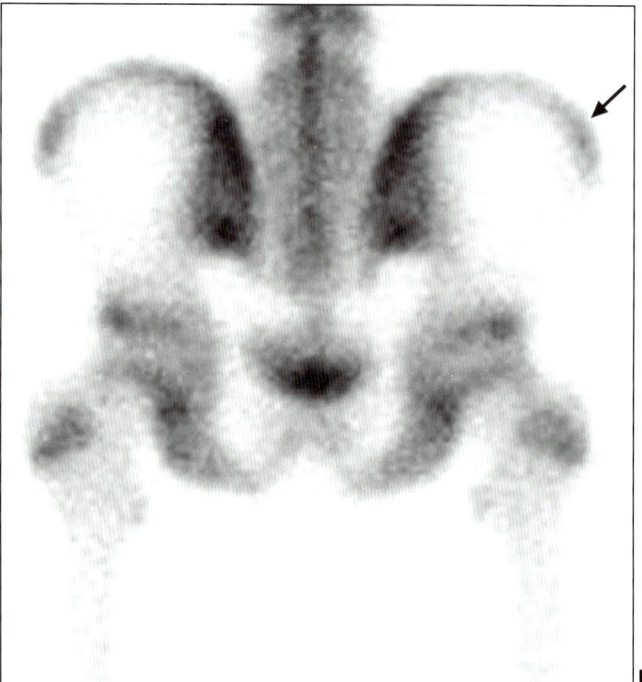

Fig. 13-6. Imagens das cartilagens de crescimento na cintura pélvica de crianças. (**A**) Na projeção anterior nota-se a cartilagem de crescimento das cristas ilíacas e das cabeças femorais e dos grandes trocânteres. (**B**) Na projeção posterior é mais evidente a captação nas cartilagens de crescimento das cristas ilíacas e a radioatividade intensa e difusa nas articulações sacroilíacas.

ANATOMIA DO ESQUELETO EM MODELAÇÃO 85

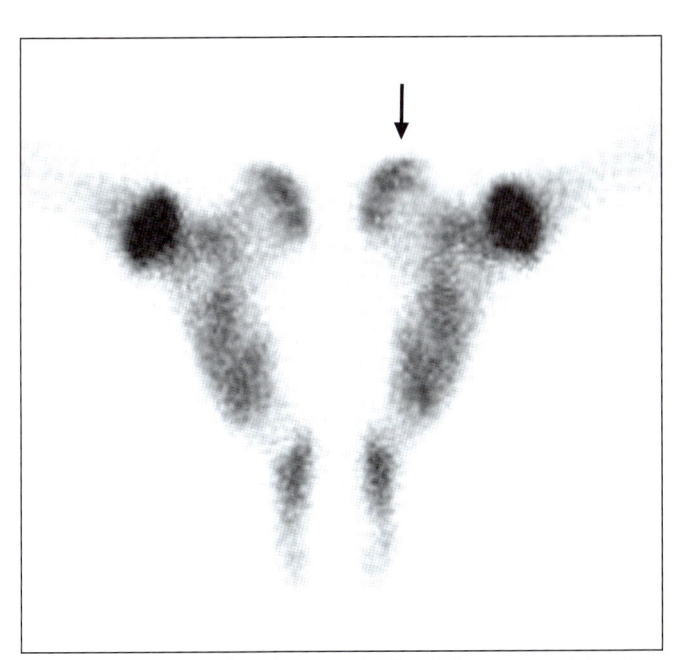

Fig. 13-7. A imagem dos pés em projeções oblíquas que evidencia as posições das cartilagens de crescimento dos calcâneos.

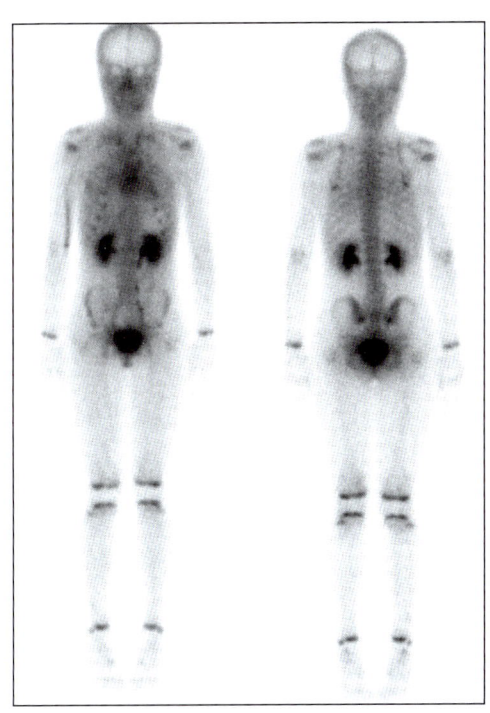

Fig. 13-8. Imagem na fase vascular de equilíbrio com distribuição do radiofármaco em placas vertebrais de um adolescente.

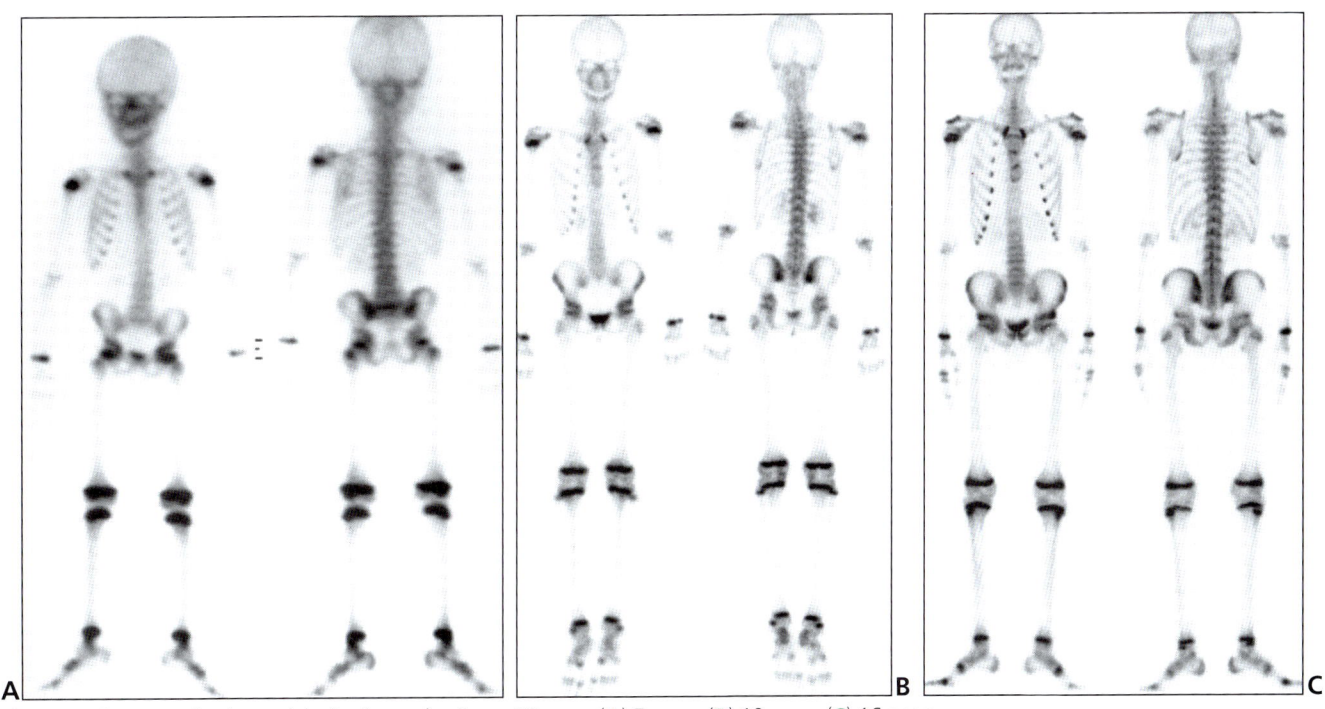

Fig. 13-9. Comparação da modelação óssea dos 5 aos 16 anos. (A) 5 anos. (B) 10 anos. (C) 16 anos.

CAPÍTULO 14

INDICAÇÕES DA CINTILOGRAFIA ÓSSEA COM ^{99m}Tc MDP

O exame cintilográfico do esqueleto não se limita a mostrar as alterações ósseas oncológicas, mas também informa sobre outras patologias ósseas e lesões das articulações, das cápsulas articulares, sinoviais das bursas, músculos, enteses e aparelho urinário e outros.

A compilação feita por este autor mostra a amplitude e a importância da cintilografia como método auxiliar de diagnóstico para várias especialidades.

PRINCIPAIS INDICAÇÕES

Indicações Genéricas
- Exame de triagem e de estadiamento.
- Localização espacial das lesões ósseas pelo SPECT.
- Determinação dos locais de biópsia.
- Facilidades técnicas e econômicas para avaliação de todo esqueleto.
- Determinação da distribuição da doença em pacientes com neoplasia.
- Controle de evolução do tratamento de doenças ósseas com etidronato (EHDP).
- Avaliação das lesões musculares causadas por choque elétrico e lesões pelo congelamento.
- Diagnóstico da amiloidose.

Indicações em Oncologia
- Diagnóstico, avaliação e estadiamento dos tumores ósseos primários.
- Diagnóstico diferencial entre tumores benignos e malignos.
- Identificação de metástases (estadiamento) de tumores malignos não ósseos.
- Identificação de metástases (estadiamento) de tumores ósseos malignos.
- Avaliação e acompanhamento da resposta terapêutica (radioterapia, quimioterapia e terapia hormonal) dos tumores ósseos e das metástases de tumores não ósseos.
- Avaliação pré-operatória da quimioterapia e radioterapia em tumores ósseos malignos.

Indicações em Ortopedia e Traumatologia
- Diagnóstico das lesões traumáticas não identificadas aos raios X.
- Avaliação de pacientes politraumatizados.
- Determinação da viabilidade do osso.
- Determinação da viabilidade dos enxertos ósseos.
- Diagnóstico e controle evolutivo das necroses ósseas.
- Avaliação da dor produzida por próteses totais.
- Diagnóstico das entesopatias.
- Diagnóstico das lesões produzidas pelos esportes e por exercícios continuados.
- Estadiamento das miosites ossificantes.
- Diagnóstico, avaliação da extensão e acompanhamento da recuperação na rabdomiólise.
- Avaliação da progressão da maturação e estabilização das calcificações hetetotópicas e miosites ossificantes.
- Acompanhamento do tratamento da polimiosite.
- Retirada cirúrgica de tumores com gama *probe*.

Indicações em Infectologia
- Diagnósticos das infecções ósseas – (osteítes, osteomielites e discites).
- Diagnóstico diferencial entre osteomielite e celulite.

Indicações em Reumatologia
- Diagnóstico das doenças articulares e osteoarticulares.
- Documento de referência para pacientes com doenças degenerativas do esqueleto.
- Determinação da distribuição da doença em pacientes com artrites.

Indicações em Clínica
- Diagnóstico da dor óssea de etiologia desconhecida.
- Diagnóstico da dor óssea com radiografia normal.
- Avaliação dos casos de aumento da fosfate alcalina de origem desconhecida.
- Identificação das calcificações extraósseas.

- Diagnóstico diferencial entre as doenças do esqueleto e as doenças das partes moles pelo SPECT.
- Diagnóstico das doenças ósseas benignas, quando outros métodos foram negativos.
- Avaliação das doenças metabólicas do esqueleto.
- Avaliação das doenças vasculares dos ossos.
- Avaliação da repercussão óssea da síndrome simpático-reflexa.
- Avaliação das complicações osteoarticulares da diabetes.

Indicações em Pediatria
- Diagnóstico da osteomielite aguda, subaguda e crônica.
- Diagnóstico diferencial entre osteomielite e celulite.
- Diagnóstico das artrites asséptica e séptica.
- Diagnóstico dos tumores benignos.
- Diagnóstico de lesões semelhantes a tumores, como a histiocitose.
- Diagnóstico e estadiamento dos tumores ósseos malignos.
- Diagnóstico da dor articular e da claudicação em criança.
- Diagnóstico da osteonecrose na doença de Legg-Perthes.
- Diagnóstico da osteonecrose na anemia de células falciformes.
- Diagnóstico de lesões não demonstradas no exame radiológico.
- Diagnóstico das fraturas de estresse.
- Diagnóstico da criança politraumatizada e da criança surrada.
- Diagnóstico das complicações das fraturas.
- Diagnóstico de patologia óssea causadora de dor.
- Diagnóstico da claudicação ou dor nas costas.
- Diagnóstico da febre de origem desconhecida.
- Diagnóstico de doença metabólica.

Indicações em Medicina Legal
- Diagnóstico de maus-tratos físicos em crianças.
- Determinação do tempo de fraturas.

Indicações em Otorrinolaringologia
- Diagnóstico da otite externa maligna.
- Diagnóstico das osteomielites secundárias às sinusites.
- Avaliação da invasão óssea por carcinomas nasofaríngeos.

Indicações em Odontologia
- Avaliação da atividade na placa de crescimento do colo mandibular na mordida cruzada.
- Avaliação da atividade na placa de crescimento do colo mandibular na hiperplasia do côndilo da mandíbula.
- Verificação do crescimento facial.
- Aplicabilidade de aparelhos ortopédicos.
- Acompanhamento de osteointegração de implantes.
- Diagnóstico de infecções.
- Verificação da eficácia de tratamentos ortodônticos.

CAPÍTULO 15

ÓTICA CINTILOGRÁFICA

A expressão "*ótica cintilográfica*" é aqui usada para designar as bases físicas da formação da imagem cintilográfica. Ela fundamenta-se em conceitos, efeitos, princípios, tipos de imagens e escalas.

Conceitos são definições dos termos utilizados na ótica cintilográfica. Serão estudados os seguintes conceitos:

- O conceito de fotopenia e hiperfotonia.
- O conceito de projeção.
- O conceito da dimensão espacial da imagem.
- O conceito de tamanho da imagem.

Os efeitos são os resultados de fatores físico e biofísico e biológicos que influem na qualidade das imagens. Serão estudados os seguintes:

- Efeitos da distância objeto colimador.
- O efeito da massa óssea.
- O efeito da projeção ortogonal.
- O efeito da superposição.
- O efeito da transiluminação.
- O efeito da blindagem.

CONCEITOS
Frio e Quente – Fotopenia e Hiperfotonia

Em qualquer cintilografia, inclusive nas do esqueleto, a distribuição do radiofármaco no corpo causa imagens que expressam a maior ou menor retenção local do radiotraçador.

Na terminologia atual, uma área onde há aumento da captação é chamada de "*área quente*", e um local com redução da captação é chamado de "*área fria*". Os termos "quente" e "frio" são usados no sentido figurado porque não correspondem à realidade biofísica, uma vez que o grau de acúmulo do traçador não se relaciona com variações locais de temperatura.

Sob o ponto de vista físico, os locais onde há captação de radioisótopos são fontes de luz e, nesse caso, são fontes emissoras de fótons. Assim uma "*área quente*" na realidade é uma área "*luminosa*", isto é, tecnicamente "*hiperfotônica*" e deveria ser chamada de "*área brilhante*". Ao contrário, uma "*área fria*" é uma área tecnicamente "*hipofotônica*" onde não há emissão ou são emitidos poucos fótons, portanto é uma "*área escura*".

A "*escuridão*", isto é, ausência ou a redução da captação do traçador é universalmente chamada de "*fotopenia*", palavra composta do antepositivo grego "*phôs*" ou "*photós*" que significa "*luz*" e o pospositivo grego "*penia*" que significa "*pobreza*".

Os aumentos da captação, embora sejam os achados mais comuns nas cintilografias do esqueleto, ainda não mereceram um nome grego. Essa deficiência pode ser corrigida, e por oposição à "fotopenia", no lugar de "*áreas quentes*", ou "*brilhantes*", ou "*hiperfotônica*" poderiam receber o nome de "*áreas fotoplutônica*", neologismo composto dos antepositivos grego "*phôs*" ou "*photós*" que significa "*luz*" e o pospositivo grego "*ploutôs*" que significa "*riqueza*".

ESCALA DE CINZA E ESCALA DE CORES

Nas cintilografias em "preto e branco" em filmes ou em papel, as imagens são registradas por meio de uma "*escala de cinza*". Nos documentos em negativo (cujo fundo é branco), as cintilografias apresentam uma escala que vai da ausência de impressão (nas áreas sem radioatividade) para o cinza (nas áreas de pouca radioatividade) e chega ao preto (nas áreas mais radioativas). Nas cintilografias em positivo (fundo negro), a escala tem sentido oposto, e o negro indica áreas sem radioatividade, o cinza corresponde às áreas de pouca radioatividade, e o branco indica áreas de grande radioatividade (Fig. 15-1).

As imagens cintilográficas coloridas utilizam a "*escala de cores*" cujo gradiente passa do vermelho (área de alta radioatividade) para o verde e o amarelo, (áreas de radioatividade intermediária) para o azul (áreas respectivamente de baixa ou de ausência de radioatividade), O vermelho expressa as zonas mais radioativas, porque é a cor que em nossa cultura representa sinal de perigo (Fig. 15-1 e Quadro 15-1).

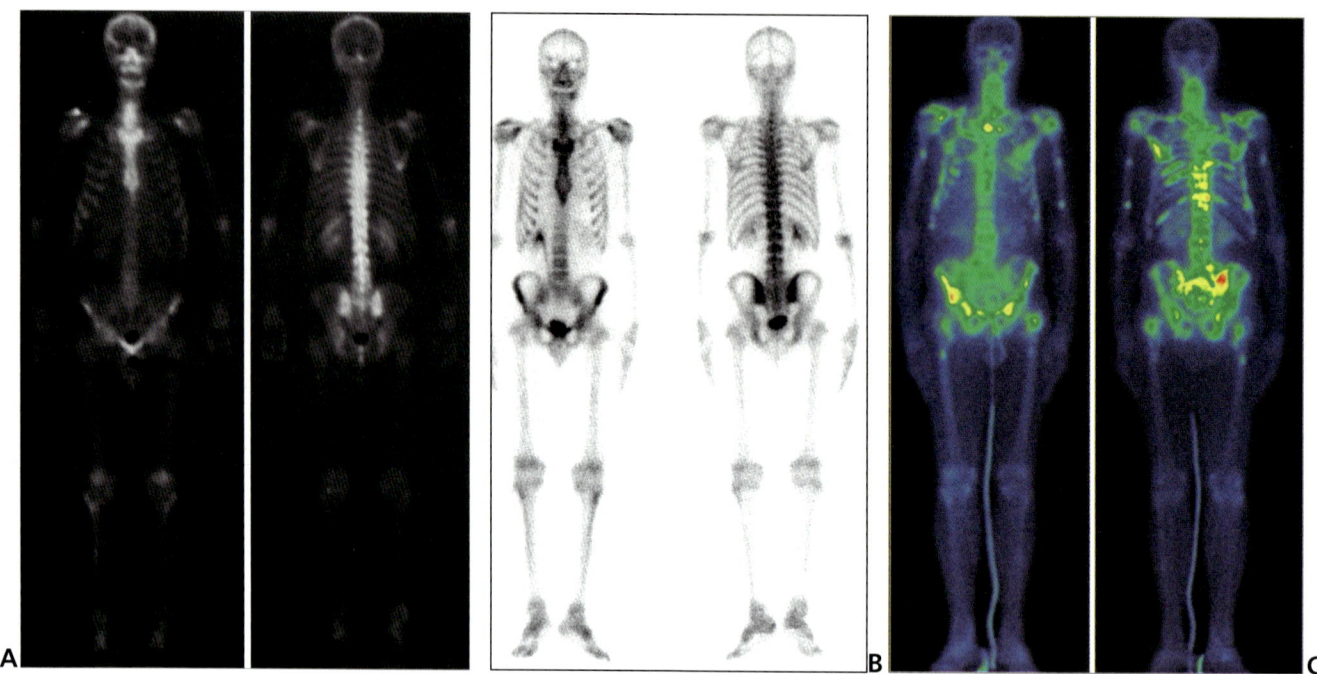

Fig. 15-1. (**A**) Imagem em positivo do esqueleto. (**B**) Imagem em negativo do esqueleto. (**C**) Imagem colorida em positivo do esqueleto.

Quadro 15-1	Modalidade de registro em escala de cinza e de cores	
Modalidade de registro	Radioatividade mínima	Radioatividade máxima
Imagem negativa:	Cinza	Preto
Imagem positiva:	Preto	Cinza
Imagem colorida:	Azul	Vermelho

CONCEITO DE PROJEÇÃO

A Radiologia e a Medicina Nuclear utilizam radiações de natureza e de fontes distintas para a formação de imagens.

A imagem radiológica forma-se por *transmissão de raios X* originários de *uma só fonte* que está *situada fora do corpo* do paciente. As imagens, na radiologia, fundamentam-se na atenuação do feixe radiante. Nesse caso, a radiação atravessa o corpo do paciente, antes de chegar ou *"incidir"* no filme ou écran. É por isso que, na radiologia, a trajetória da radiação chama-se *incidência* (Fig. 15-2A).

Ao contrário, a cintilográfica é o resultado da *múltiplas fontes de radiação*, localizadas *internamente* no corpo do paciente, e o contraste independe da atenuação e relaciona-se diretamente com o número dos feixes radiantes. Na cintilografia, a radiação origina-se dentro do corpo do paciente e o atravessa para chegar à câmera de cintilação, portanto, projeta-se do paciente para a câmera, logo o termo correto para tal trajetória é a palavra *projeção* (Fig. 15-2B).

As projeções cintilográficas são descritas mencionando-se a face do corpo *por onde sai a radiação* ou pela posição da câmera em relação ao corpo do paciente. As projeções rotineiras são:

- *Projeção anterior*: câmera situada na frente do paciente ou radiação emergindo da face anterior do corpo do paciente.
- *Em projeção posterior*: câmera situada nas costas do paciente ou radiação emergindo da face posterior do corpo do paciente.
- *Em perfil esquerdo*: câmera situada no lado esquerdo da cabeça ou tronco do paciente ou radiação emergindo da face esquerda da cabeça ou do tronco do paciente.
- *Perfil direito*: câmera situada no lado direito da cabeça ou do tronco do paciente ou a radiação emergindo da face direita da cabeça ou do tronco do paciente.
- *Oblíqua anterior direita*: câmera situada na face anterior da cabeça ou do tronco com o paciente em posição oblíqua direita, e a radiação emergindo da cabeça ou tronco do paciente em posição oblíqua anterior direita.
- *Oblíqua posterior direita*: câmera situada na face posterior da cabeça ou do tronco com o paciente em posição oblíqua direita ou radiação emergindo da cabeça ou do tronco do paciente em posição oblíqua posterior direita.
- *Oblíqua anterior esquerda*: câmera situada na face anterior da cabeça ou do tronco com o paciente em posição oblíqua esquerda ou radiação emergindo da cabeça ou tronco do paciente em posição oblíqua anterior esquerda.
- *Oblíqua posterior esquerda*: câmera situada na face posterior da cabeça ou do tronco com o paciente em posição oblíqua esquerda ou radiação emergindo da cabeça ou tronco do paciente em posição oblíqua posterior esquerda.

ÓTICA CINTILOGRÁFICA

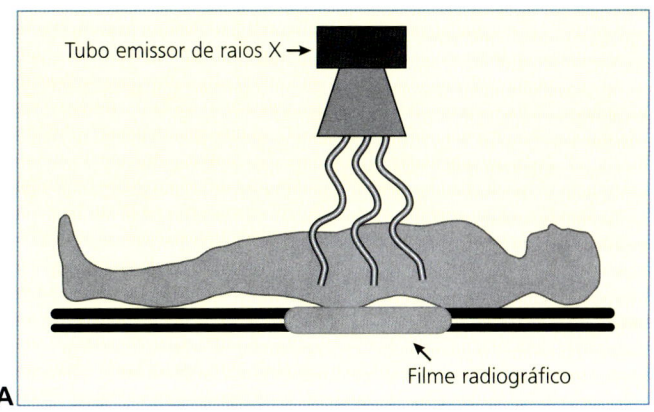

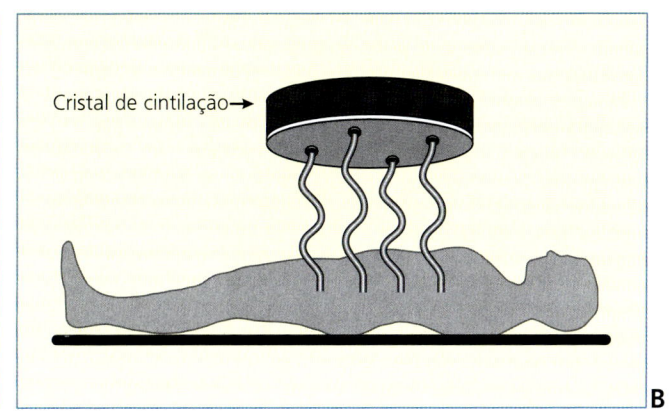

Fig. 15-2. Trajeto da radiação na formação das imagens. (**A**) Na radiografia. (**B**) Na cintilografia.

- *Perfil medial:* câmera situada na face medial de um membro ou radiação, emergindo da face medial de um membro.
- *Perfil lateral:* câmera situada na face lateral de um membro ou radiação, emergindo da face lateral de um membro.
- *Projeções especiais:* vértice de crânio, câmera no vértice do crânio, projeção perineal com o paciente sentado sobre a câmera, projeção palmar ou palmas das mãos sobre a câmera e projeção plantar ou pés em projeção plantar ou sola dos pés sobre a câmera.

CONCEITO DE DIMENSÃO ESPACIAL DA IMAGEM

Entende-se por dimensão espacial da imagem sua representação no espaço, e por esse conceito as cintilografias classificam-se em planas e tridimensionais.

Cintilografias Planas

As cintilografias do fluxo sanguíneo, do *pool* sanguíneo, as imagens estáticas localizadas (tanto as adquiridas com colimadores multicanais como as adquiridas com colimador pinhole) e as cintilografias de varredura do corpo inteiro são imagens planas, embora muitos, equivocadamente, as chamem de imagens planares. Tal equívoco ocorreu quando houve a versão equivocada para o português da palavra inglesa "planar". Trata-se de um *falso-cognato*, erro que confunde som com o sentido das palavras. A expressão em inglês "planar scintigraphy" significa cintilografia achatada (bidimensional). Em português, a palavra planar não qualifica a dimensão espacial da imagem porque significa "voar em voo planado ou voar planando" e não se ajusta à linguagem científica exigida na Medicina Nuclear. É por isso que preferimos chamar as cintilografias bidimensionais de *cintilografias planas* porque têm somente duas dimensões espaciais.

Cintilografias Tridimensionais

As imagens tridimensionais representam o objeto no espaço e, na Medicina Nuclear, compreendem as tomografias radioisotópicas (SPECT), os cortes e as reconstruções tridimensionais ou volumétricas (Fig. 15-3).

CONCEITO DO TAMANHO DAS IMAGENS

O tamanho da imagem refere-se às suas dimensões geométricas. A correlação entre a dimensão do objeto e o tamanho da imagem classifica-as como miniaturas eletrônicas, ampliações eletrônicas e ampliações óticas.

O tamanho das cintilografias depende dos colimadores utilizados. Os colimadores multicanais geram imagens em miniaturas, e o colimador pinhole (monocanal) gera imagens do mesmo tamanho, oticamente ampliadas ou menores que o objeto.

Ampliações Eletrônicas

As cintilografias obtidas com colimadores multicanais (tanto as planas como as imagens tomográficas) são *miniaturas eletrônicas* e, assim, a imagem do esqueleto completo de adulto pode ser contida num só registro. Essas imagens podem ser ampliadas (de 2 até 4 vezes) por meio do computador, mas esse

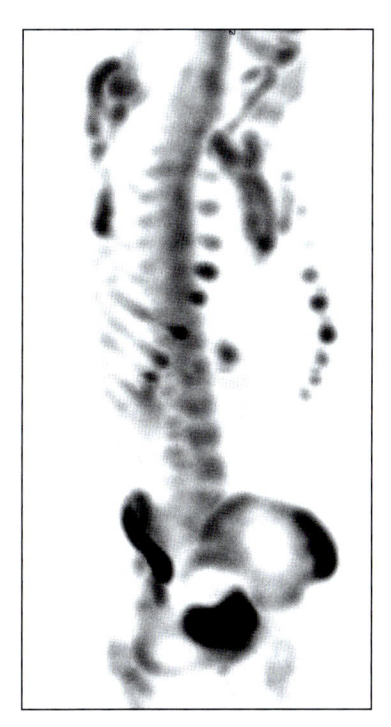

Fig. 15-3. Cintilografia em 3D do tronco.

tipo de ampliação é limitado, porque a nitidez diminui na razão inversa da ampliação.

Ampliações Óticas

A segunda forma de aquisição de imagens ampliadas consiste em transformar a sonda em uma câmera estenopeica mediante o uso de um colimador pinhole (monocanal). A palavra estenopeica vem do grego (stenós – estreito e opsis –olho). Uma câmera estenopeica é uma câmera fotográfica sem lente em que a luz atravessa um pequeno orifício (pinhole ou buraco da agulha em inglês) (Fig. 15-4).

As cintilografias obtidas com colimador pinhole obedecem aos princípios físicos das "câmeras escuras" e podem gerar ampliações ópticas.

As imagens obtidas com colimador pinhole assemelham-se à imagem radiológica e têm três características: a primeira é que são imagens invertidas do objeto (a inversão pode ser desfeita eletronicamente). A segunda característica é que as imagens podem ser obtidas com a mesma dimensão do alvo, e a terceira é que têm grande nitidez, sensibilidade e riqueza de detalhes. Tudo isso aproxima a imagem com pinhole da imagem radiológica convencional como demonstra a Figura 15-5.

A terceira característica é o fato de que o tamanho da imagem é função de dois parâmetros: um é a distância do orifício do colimador ao cristal da câmera (distância D na Fig. 15-6), e o outro é distância do orifício do colimador ao objeto (distância D_1 e distância D_2 na Fig. 15-6). Quando as duas distâncias são iguais ($D = D_2$) tanto a imagem como o objeto têm o mesmo tamanho; quando a distância entre o orifício do colimador e o objeto for menor que a distância entre o orifício e o cristal ($D > D)_1$ a imagem é ampliada (ampliação ótica).

Quando se conhece a distância entre o orifício do colimador e o cristal e a distância entre o orifício do colimador e o objeto-alvo, o tamanho real do objeto pode ser medido por meio de um cálculo geométrico com base na triangulação (Fig. 15-6).

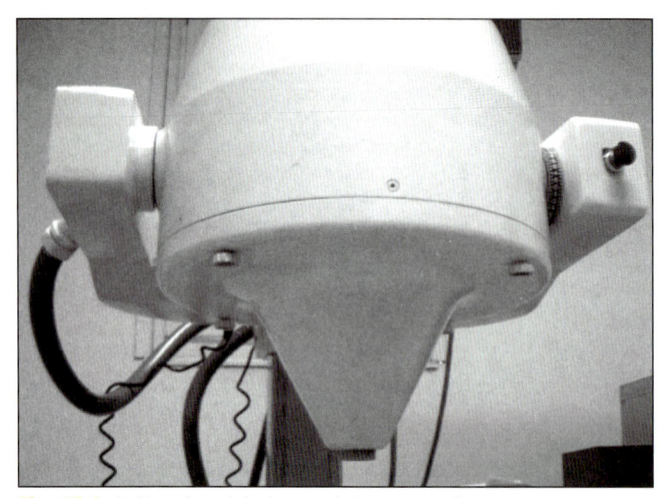

Fig. 15-4. Colimador pinhole acoplado a uma câmera gama.

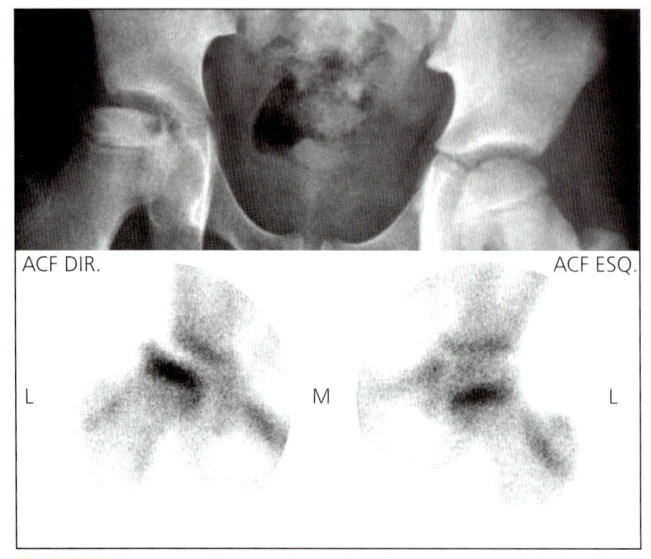

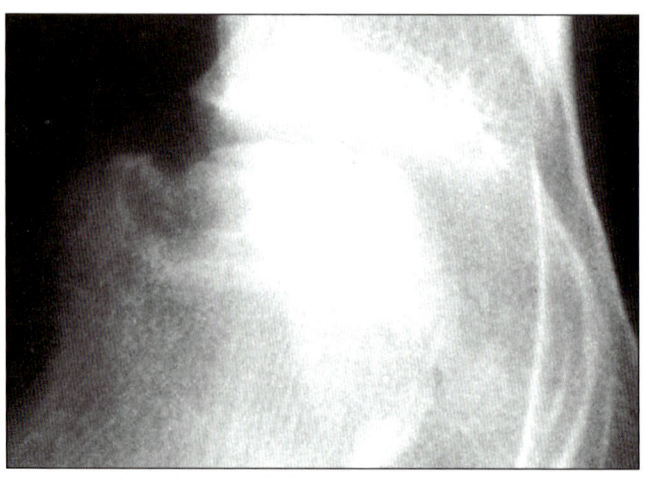

Fig. 15-5. Comparação entre tamanho das imagens e detalhes fornecidos pela radiografia e pela cintilografia com colimador pinhole (paciente com doença de Legg-Perthes). A riqueza de detalhes é tal que a coluna de revascularização é visível na radiografia e na cintilografia.

ÓTICA CINTILOGRÁFICA

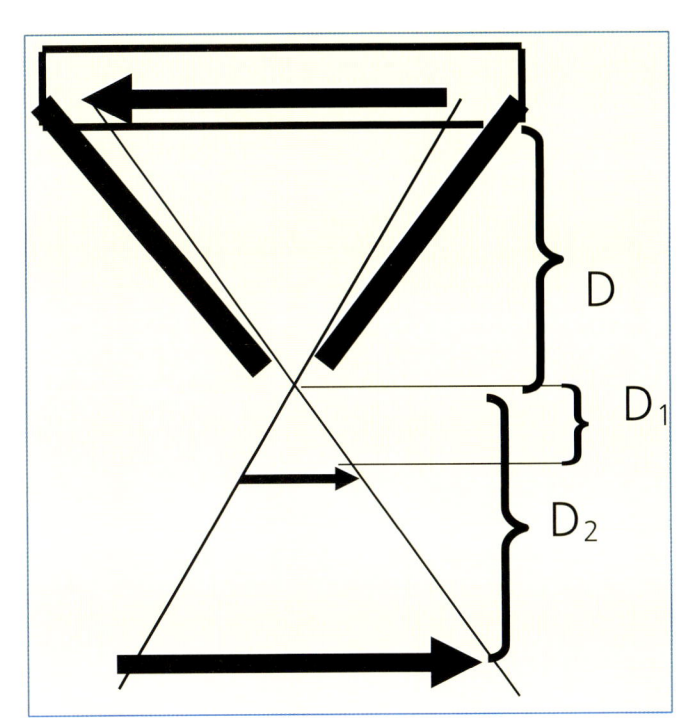

Fig. 15-6. Variações do tamanho da imagem no colimador pinhole.

registram as estruturas que lhe são próximas e, à medida que os objetos dele se afastam, as imagens gradualmente se tornam menos visíveis, e as distantes não são registradas.

Um exemplo prático desse efeito está registrado na cintilografia da Figura 15-7. Na tomada da imagem acidentalmente, a câmera foi afastada da mesa de exame sem interrupção do movimento de varredura. Vê-se o momento do afastamento limitado por uma linha reta a partir da qual a radioatividade dos ossos na metade inferior do tórax é menor que na metade superior.

A cintilografia óssea do tórax de adulto em projeção anterior registra o esterno e os arcos anteriores das costelas, enquanto na projeção posterior essas estruturas desaparecem, e a imagem mostra a coluna dorsal e os arcos posteriores das costelas (Fig. 15-8).

Em crianças ou em adultos muito delgados com reduzido diâmetro anteroposterior do tórax, o efeito da colimação não é tão evidente e pode existir superposição das estruturas torácicas.

O afastamento gradual do objeto ao colimador faz com que a radioatividade relativa dessas estruturas decresça à medida que elas se afastam do colimador. Isto explica porque, na projeção anterior do tórax, as imagens das costelas aparecem com um gradiente de crescimento em direção craniocaudal. A lordose fisiológica explica porque, na projeção anterior da coluna lombar, L III e L IV, parecem mais radioativas do que as demais vértebras (Fig. 15-9).

EFEITOS

Efeito da Distância do Objeto ao Colimador Multicanal

A visibilidade de determinada estrutura depende do princípio físico de que a intensidade da radiação é inversamente proporcional ao quadrado da distância. Os colimadores multicanais

Efeito da Massa Óssea

O grau de radioatividade do osso depende da espessura da respectiva massa óssea, por exemplo, as costelas são menos visíveis que as vértebras. Quando, no mesmo osso existem locais de maior espessura, ali há aumento da densidade cintilográfica da imagem, por exemplo, a espessura do processo espinhoso se soma à do corpo vertebral e faz o centro da vértebra ser mais visível do que suas bordas.

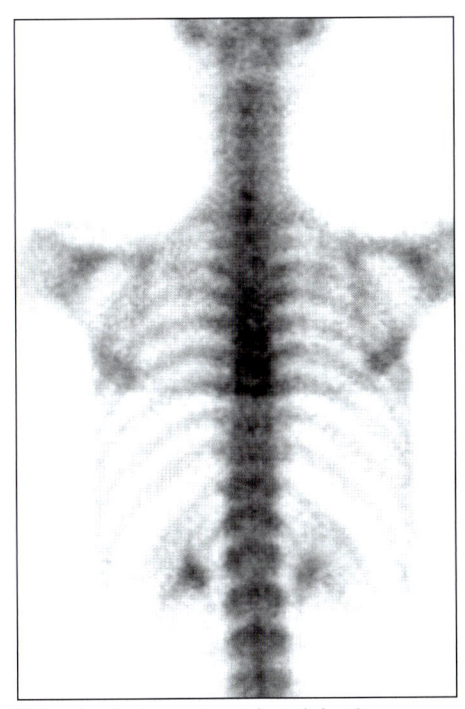

Fig. 15-7. Efeito do afastamento acidental da câmera na aquisição das imagens.

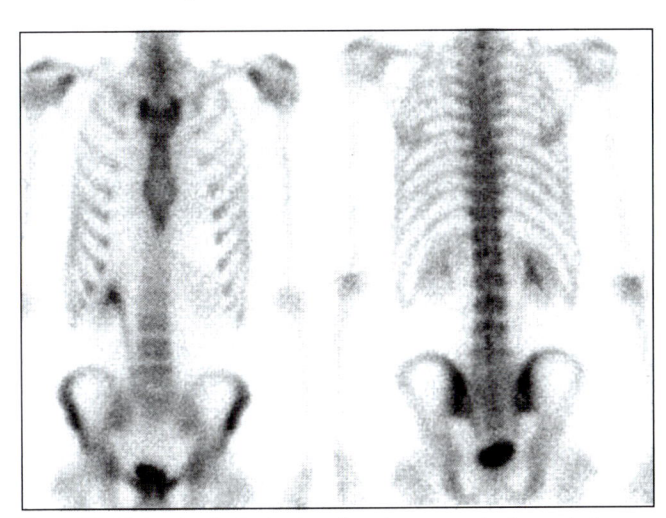

Fig. 15-8. Efeito da distância do colimador em projeções anterior e posterior do tronco.

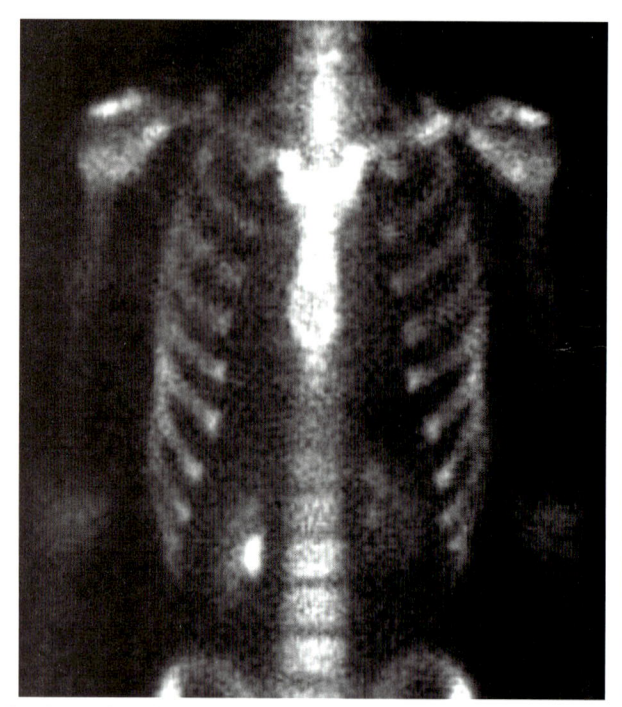

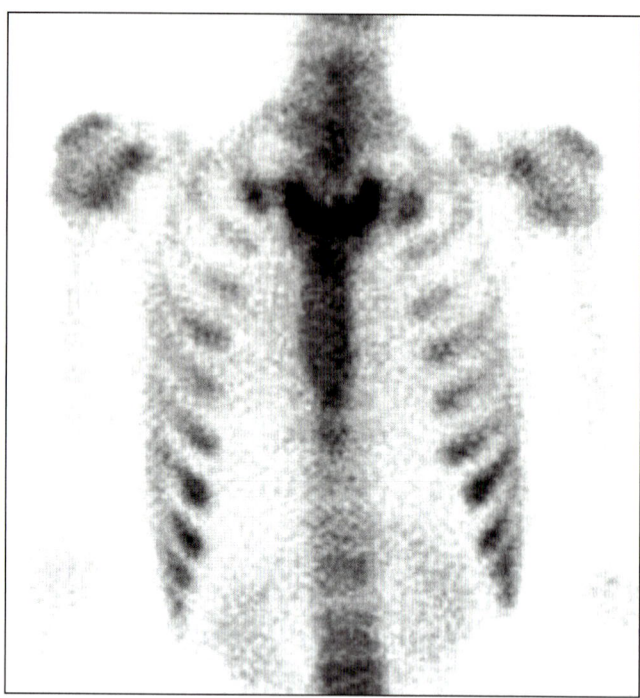

Fig. 15-9. Efeito focal mostrando mais nítidas as vértebras LIII e LIV na projeção anterior.

Os locais de maior radioatividade no esqueleto normal são as articulações sacroilíacas. Alguns consideram o grau de radioatividade dessas articulações como resultado de uma maior atividade osteogênica local que seria, segundo eles, estimulada pelo fato de que essas articulações suportam o peso do tronco somado com o peso da cintura escapular e dos membros superiores. Na realidade, não existe aumento da remodelação óssea nas articulações sacroilíacas que seja estimulado pelo peso porque, se isso fosse verdade, os locais de maior radioatividade seria a quinta vértebra lombar e a primeira vértebra sacra que suportam 100% da carga, enquanto cabe a cada articulação sacroilíaca apenas 50%. A explicação para a maior intensidade da captação do radiotraçador nas articulações sacroilíacas é o fato de que elas são estruturas de osso esponjoso (rico em trabéculas) e são mais espessas que o sacro e as asas dos ilíacos (Fig. 15-10).

Efeito da Projeção Ortogonal

Quando o eixo de uma estrutura óssea é perpendicular (ortogonal) à superfície do cristal da câmera, sua imagem é mais radioativa que as estruturas vizinhas Os exemplos típicos ocorrem com o processo coracoide, com o processo espinhoso, com as espinhas ilíacas anteriores e com a arcada dentária superior. O efeito oposto acontece, quando o maior eixo do osso é paralelo à superfície do cristal da câmera de cintilação e explica porque a asa do ilíaco é pouco visível nas cintilografias (Fig. 15-11).

Efeito da Superposição

A superposição de dois ossos vizinhos tem o mesmo efeito da massa óssea, produzindo imagem com aparente aumento da radioatividade. A superposição ocorre, por exemplo, na coluna dorsal, onde a cifose aproxima os corpos vertebrais e torna o terço médio da coluna dorsal cifótica mais radioativo que seu terço superior e o inferior (Fig. 15-12).

A Figura 15-13 mostra o efeito da proximidade do colimador, o efeito da massa óssea e o efeito da projeção ortogo-

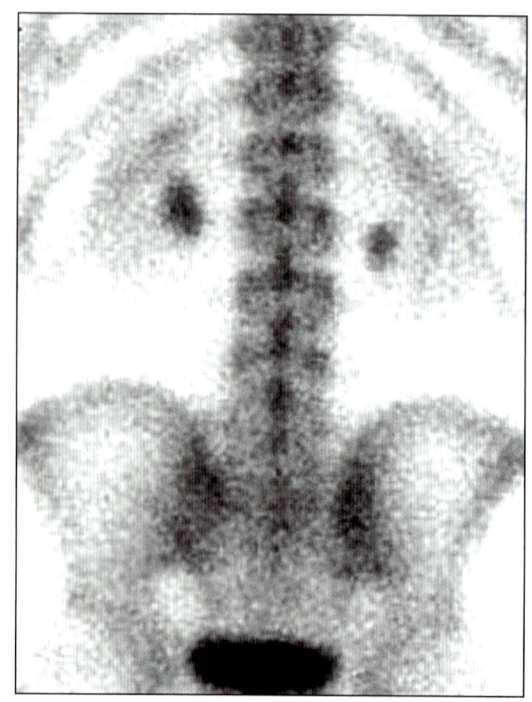

Fig. 15-10. Efeito da massa óssea: os processos espinhosos são mais radioativos que os corpos vertebrais por sua posição perpendicular à câmera de cintilação.

ÓTICA CINTILOGRÁFICA   95

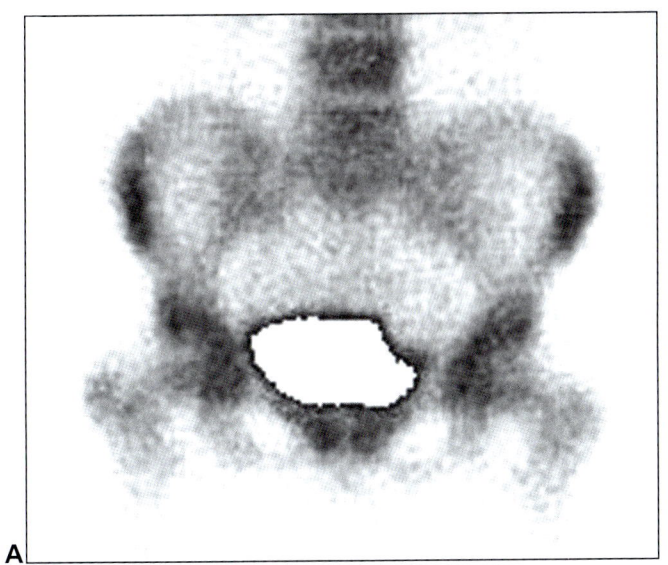

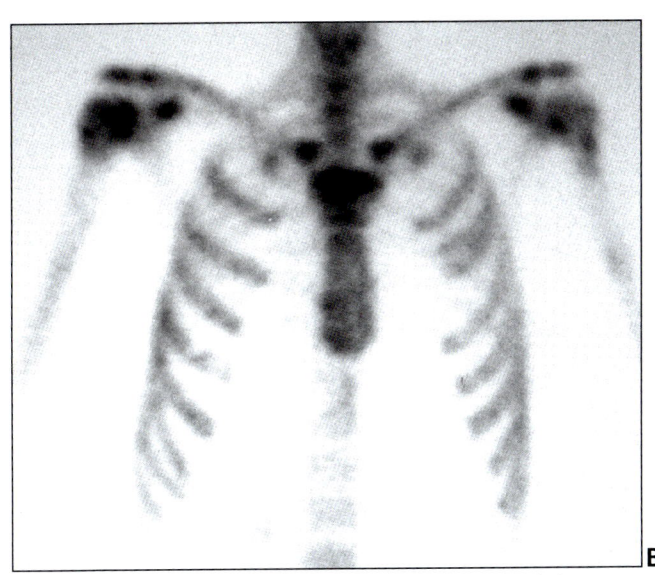

Fig. 15-11. Efeito da projeção ortogonal. (A) A maior radioatividade está nas espinhas ilíacas (em posição perpendicular à câmera) do que na asa do ilíaco (paralelas á câmera). (B) A maior captação ocorre nos processos coracoides que têm orientação perpendicular à câmera.

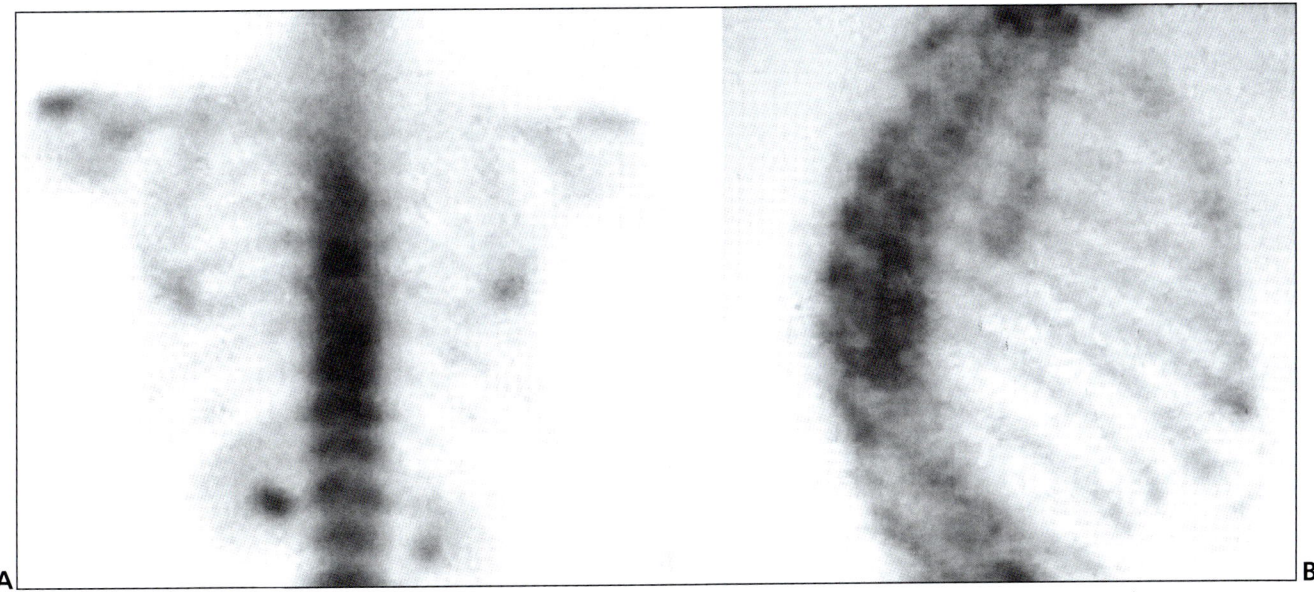

Fig. 15-12. (A e B) Coluna dorsal em projeções posterior e em perfil. A cifose acentuada determina superposição das vértebras e aparente aumento da radioatividade no terço médio da coluna dorsal na projeção posterior.

nal sobre o grau de radioatividade das estruturas na reconstrução tridimensional de uma tomografia óssea.

Efeito da Transiluminação

A transiluminação difere da superposição porque a primeira ocorre em ossos situados em planos diferentes, e a segunda em ossos vizinhos. Usaremos a palavra transiluminação como versão para o português do termo inglês "shine through" que designa a superposição da radioatividade de duas estruturas ósseas situadas em planos diferentes. Por definição, a transiluminação só pode ocorrer entre ossos do crânio, entre ossos do crânio e da face, entre ossos da face e da coluna cervical, entre ossos do tórax e ossos da cintura escapular, entre arcos posteriores a arcos anteriores das costelas e entre o esterno e a coluna dorsal.

Um exemplo frequente de transiluminação que pode gerar equívocos é visto na cintilografia posterior do tórax normal em que a imagem do manúbrio e as imagens das articulações esternoclaviculares simulam lesões em vértebras no terço superior

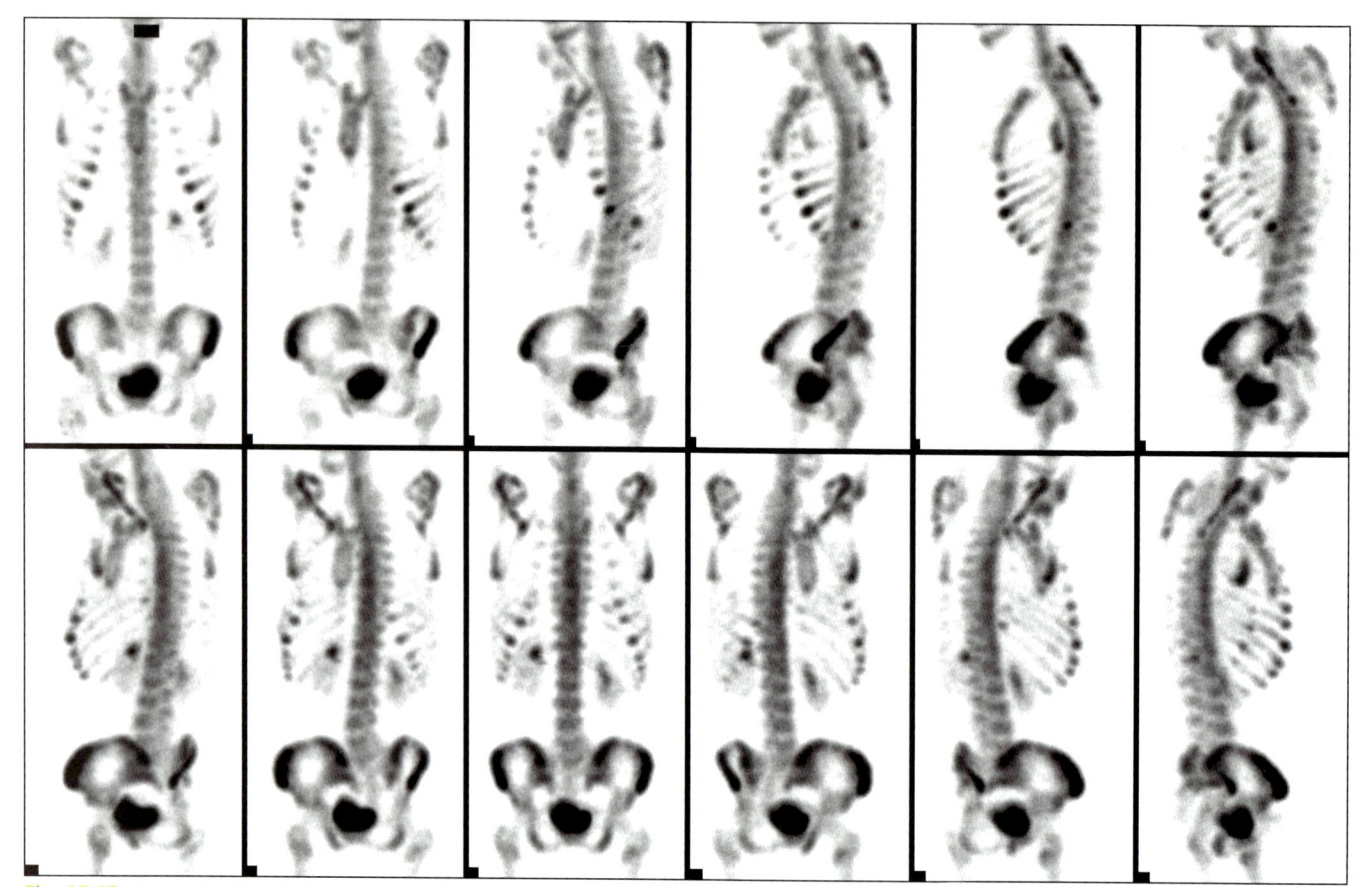

Fig. 15-13. Reconstrução 3 D do tronco. Conforme a posição dos cortes as imagens salientam a variação da intensidade da radioatividade nas estruturas causada pelos efeitos somados da massa óssea, da distância do colimador e da projeção perpendicular da estrutura à câmera de cintilação.

da coluna dorsal (ver Fig. 10-9). Outras vezes a transiluminação pode simular lesões em ossos são (Fig. 15-14).

Efeito da Blindagem

O termo blindagem aqui utilizado refere-se à superposição ao esqueleto de estruturas, órgãos ou dos objetos captantes ou não captantes do radiofármaco situados em tecidos ou órgãos internos ou localizados na superfície do corpo. A blindagem e a transiluminação não são fenômenos idênticos. A blindagem consiste na superposição de uma estrutura não óssea sobre os ossos, enquanto a transiluminação é produzida pela superposição das imagens de um osso sobre outros ossos. Nos dois casos pode haver obscurecimento e não visualização de um ou mais ossos.

Neste trabalho, os tipos de blindagem serão classificados da várias maneiras (Fig. 15-15).

Radioatividade das Blindagens

Um dos critérios classifica as blindagens como positivas e blindagens negativas. As blindagens positivas são causadas pela superposição ao esqueleto de estruturas radioativas extra-osseas, como é o caso da blindagem, causada pelas mamas,

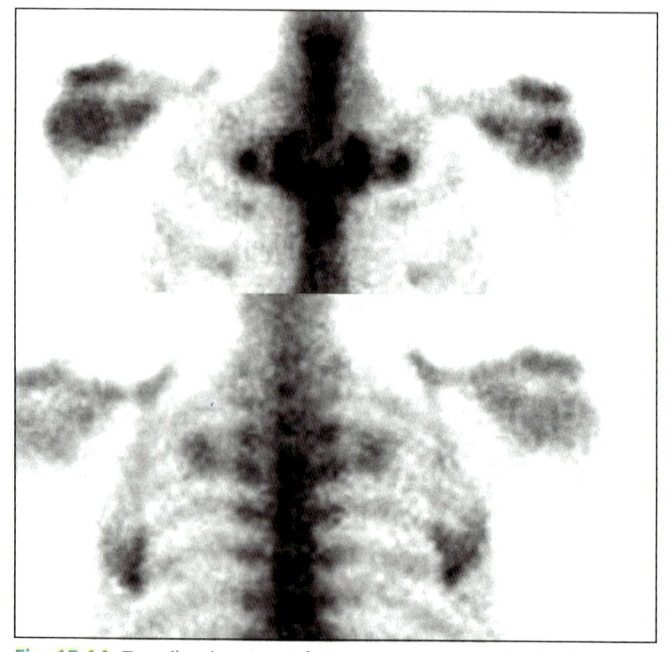

Fig. 15-14. Transiluminação. A forte captaçao nas articulações costocondrais das primeiras costelas, visiveis na projeção anterior, produz aparentes "pontes" entre os arcos costais posteriores de cada lado do tórax na projeção das respectivas terceiras e quartas costelas.

ÓTICA CINTILOGRÁFICA

BLINDAGENS
- Segundo o grau de radioatividade
  - Positivas ou radioativas
  - Negativas ou não radioativas
- Segundo a posição
  - Internas
  - Externas
- Segundo a natureza
  - Fisiológicas
  - Patológicas
  - Artefatos

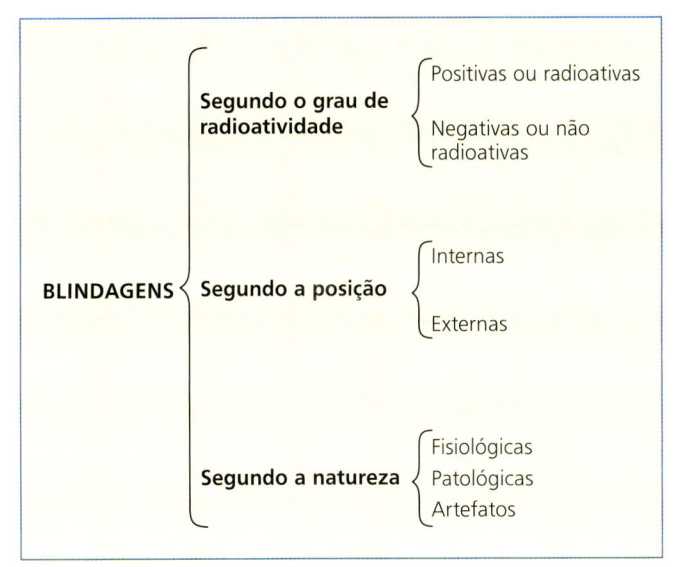

Fig. 15-15. Classificação das blindagens.

As blindagens negativas são os resultados da superposição ao esqueleto de estruturas não radioativas. Um exemplo de blindagem negativa é a esteatopígia causada, nas imagens em projeção posterior da coluna lombar, pela gordura nas nádegas que atenua a radioatividade da quarta e quinta vértebras lombares (Fig. 15-17). Também produzem blindagens negativas grandes cistos, cujo conteúdo líquido impede a passagem da radiação, ou o estômago cheio de alimentos que produz o mesmo efeito na cintilografias realizadas após refeições (Fig. 15-18).

Próteses metálicas, marca-passos e projéteis, sulfato de bário no tubo digestório são outras causas de blindagens negativas.

Localização das Blindagens

A segunda forma de classificar as blindagens leva em conta a localização das estruturas que as provocam e, assim, verifica-se que as blindagens têm origens em órgão e objetos internos ou externos ao corpo A bexiga, os rins ectópicos, os ureteres cheios de urina servem de exemplos de blindagens internas. São exemplos de blindagens externas as mamas radioativas projetadas sobre as costelas nas cintilografias de tórax em projeção anterior, as dobras da pele superpostas ao esqueleto, as contaminações na pele e outras.

quando elas captam o radiofármaco (Fig. 15-16A) e pela bexiga cheia de urina radioativa sobre os ossos da bacia na projeção anterior do esqueleto (Fig. 15-16B).

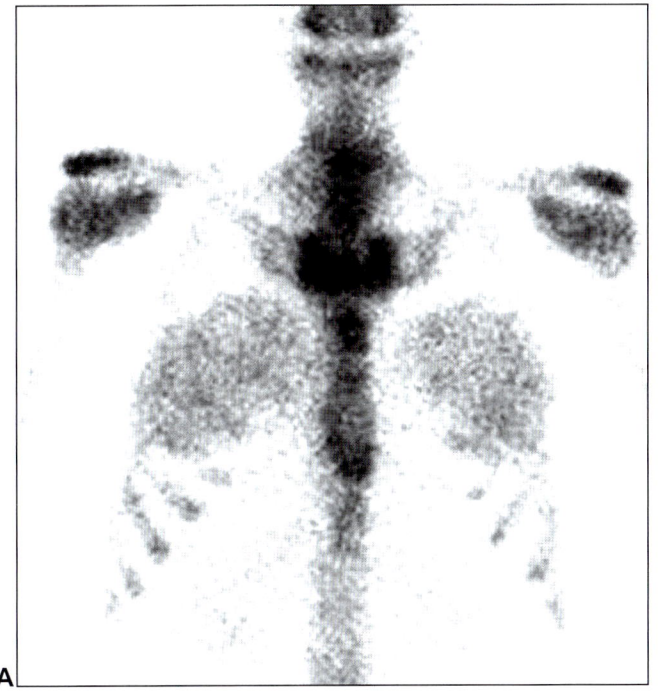

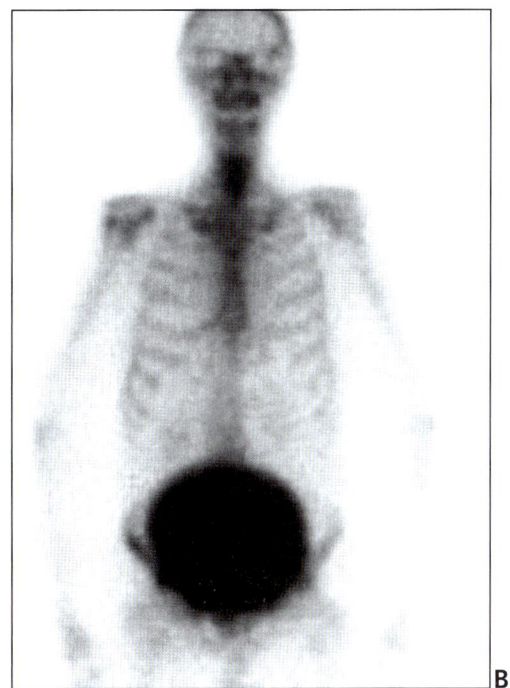

Fig. 15-16. (A e B) Exemplos de blindagens positivas.

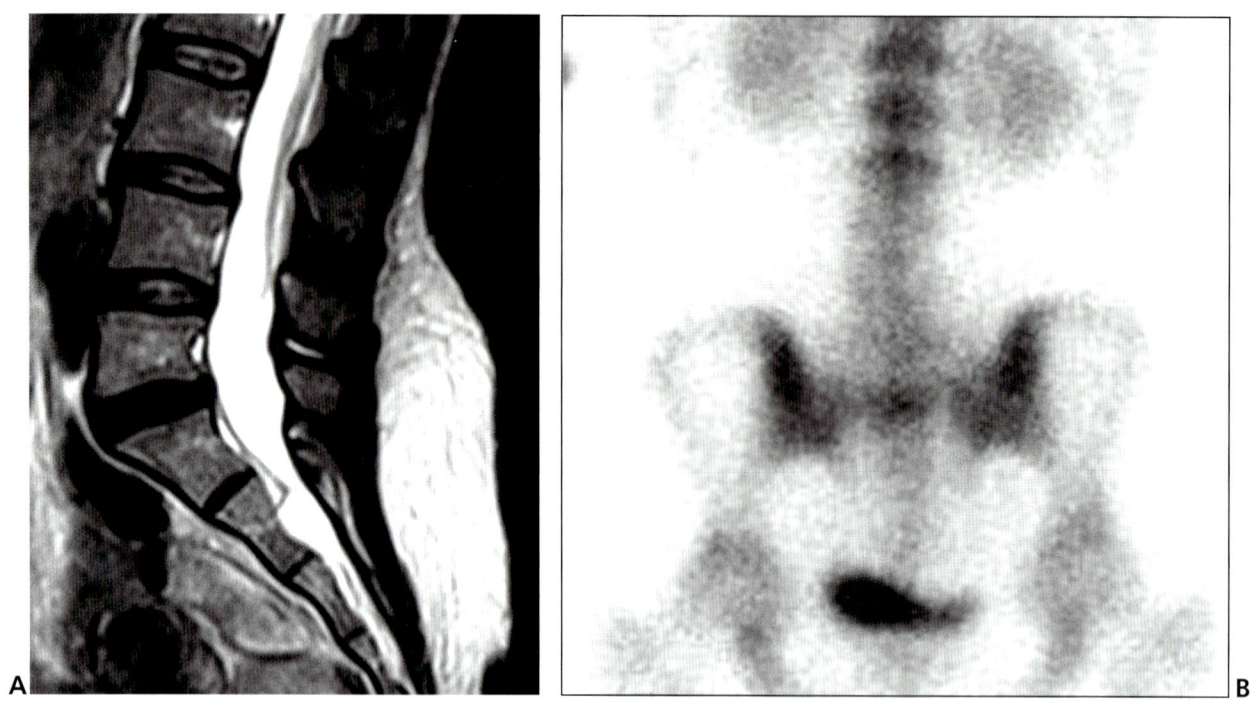

Fig. 15-17. Exemplo de blindagem negativa na esteatopígia. (**A**) A gordura nas nádegas, demonstrada no corte tomográfico. (**B**) Determina, a blindagem negativa nas vértebras lombares, simulando efeito de radioterapia sobre a coluna.

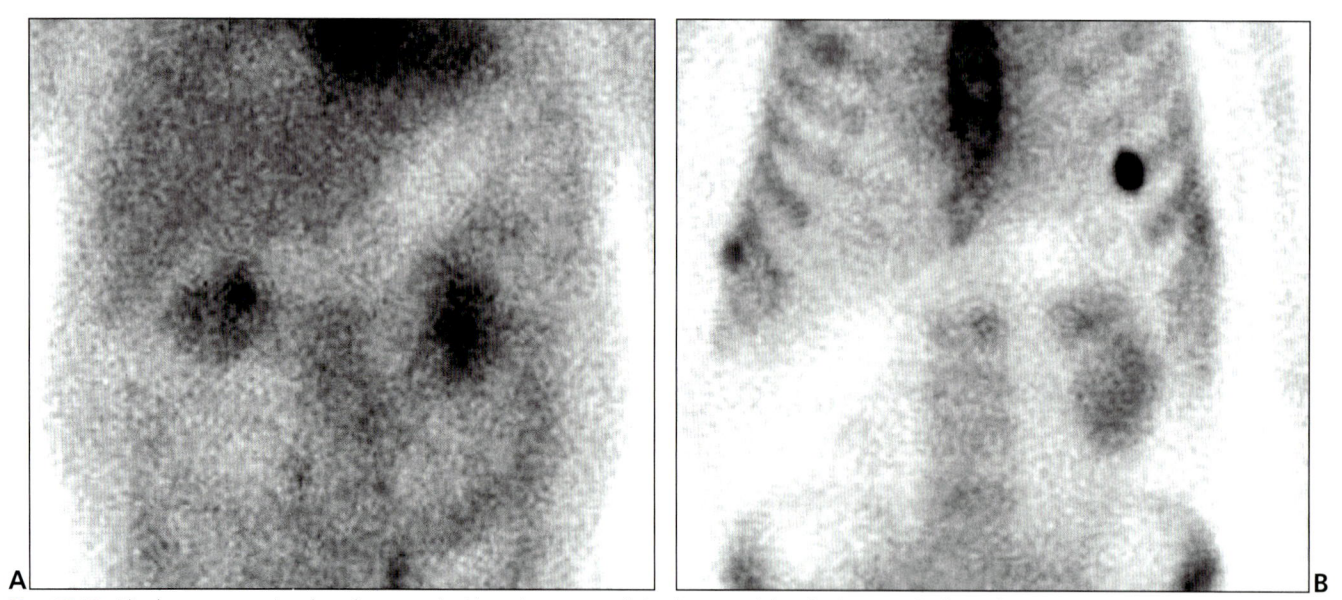

Fig. 15-18. Blindagem negativa da coluna produzida pela superposição do conteúdo gástrico em cintilografia em projeção anterior do abdome realizada depois de uma refeição. (**A**) A imagem foi adquirida na fase do *pool* sanguíneo. (**B**) A imagem foi adquirida na fase óssea.

Natureza das Blindagens

A terceira forma de classificar as blindagens as reúne em três grupos – as blindagens fisiológicas, as blindagens patológicas e os artefatos.

Novamente a bexiga, os rins, ureteres e as mamas, quando radioativos, servem como exemplo de blindagens fisiológicas. As blindagens patológicas ocorrem quando o radiofármaco é captado em calcificações, microcalcificações (localizadas ou metastáticas como na Fig. 15-19), em ossificações heterotópicas, em tumores, em cicatrizes cutâneas, captação do radiofármaco em locais de injeções intramusculares, em pleuris, ascite ou derrames articulares e outras.

Os artefatos são superposições ao esqueleto de estruturas que têm múltiplas causas. Há artefatos de origem técnica, como o extravasamento do radiotraçador no local da injeção, a retenção do radiofármaco em sondas e cateteres, a contaminação da pele e roupa com radiofármaco, a marcação inadequada do radiofármaco na mucosa gástrica e na tireoide, causado pela retenção de ^{99m}Tc livre e outros[1]. Há artefatos provocados pelo paciente, como é o caso de contaminação com urina radioativa na pele ou da roupa. Há artefatos de origem iatrogênica como são os marca-passos e as próteses em articulações e o bário no tubo digestório (Fig. 15-22). Há artefatos usados pelos pacientes como são os casos de próteses improvisadas em mamas, os botões, as fivelas, as medalhas e outros objetos, muitos deles surpreendentes. A contaminação pode ocorrer em locais estranhos, até mesmo nos cabelos (Figs. 15-20 a 15-26)

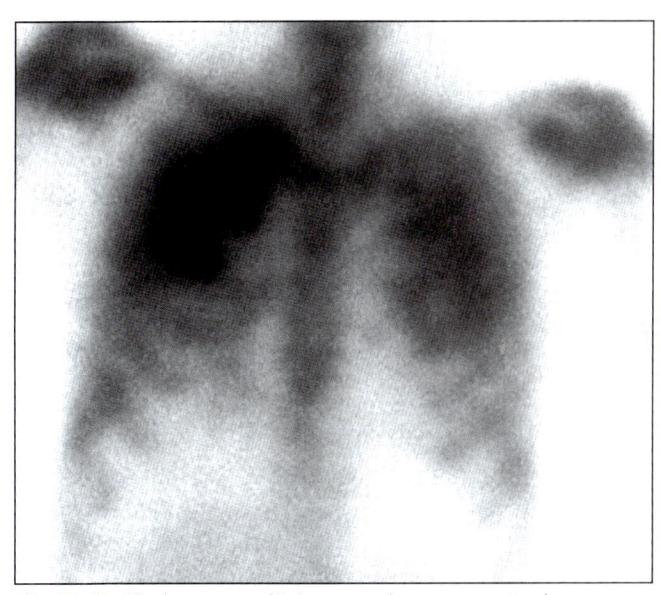

Fig. 15-19. Blindagem patológica causada por captação do radiofármaco em calcificações pulmonares difusas.

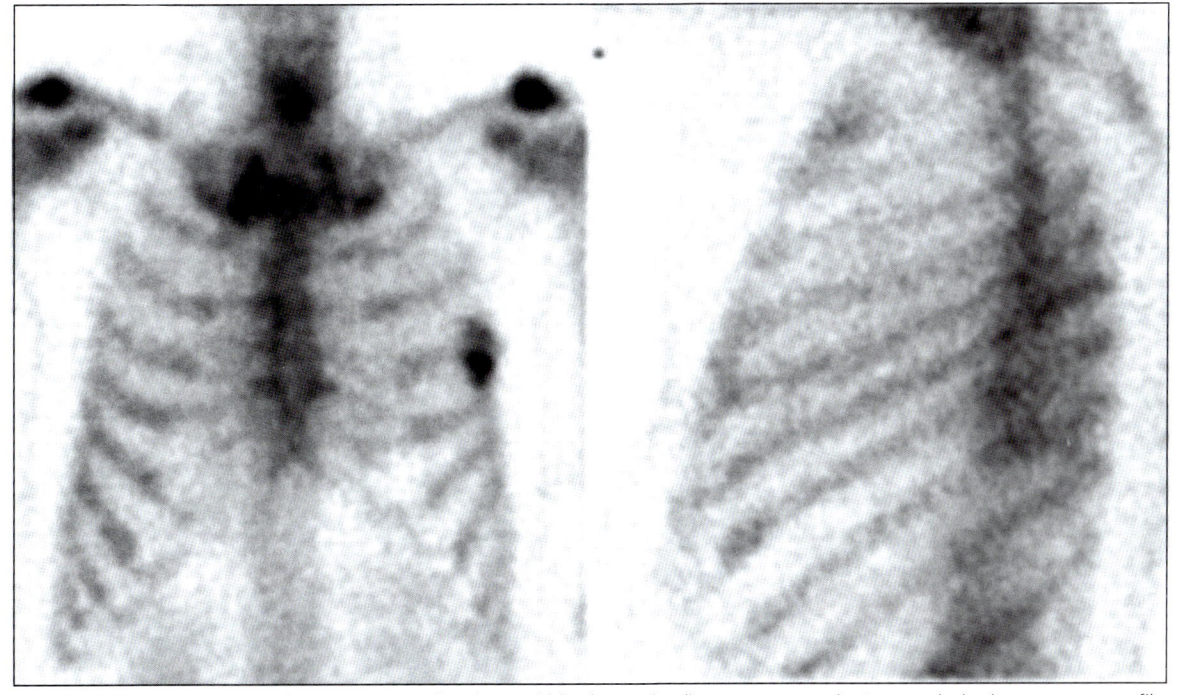

Fig. 15-20. Lenço contaminado com urina radioativa no bolo da camisa (imagem em projeção anterior) e imagem em perfil esquerdo depois da retirada da roupa

---

[1] Além da marcação inadequada do complexo ^{99m}Tc – MDP, a injeção de preparado com mais de 4 horas depois da preparação leva ao aparecimento de tecnécio livre no estômago e tireoide.

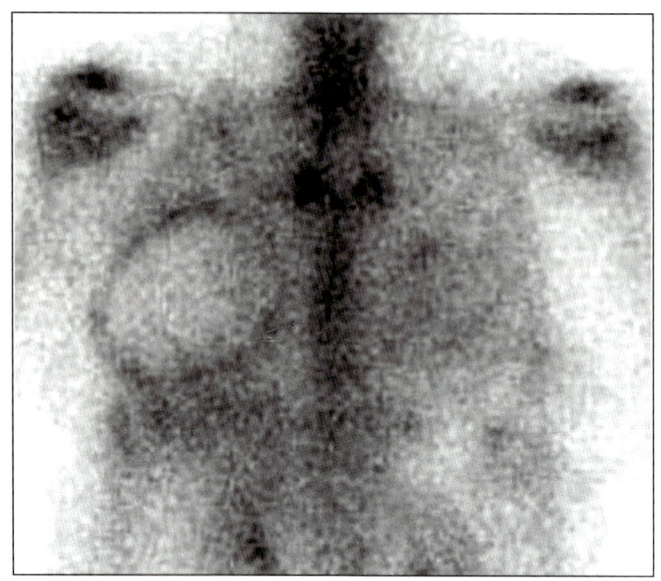

Fig. 15-21. Prótese de silicone na mama direita.

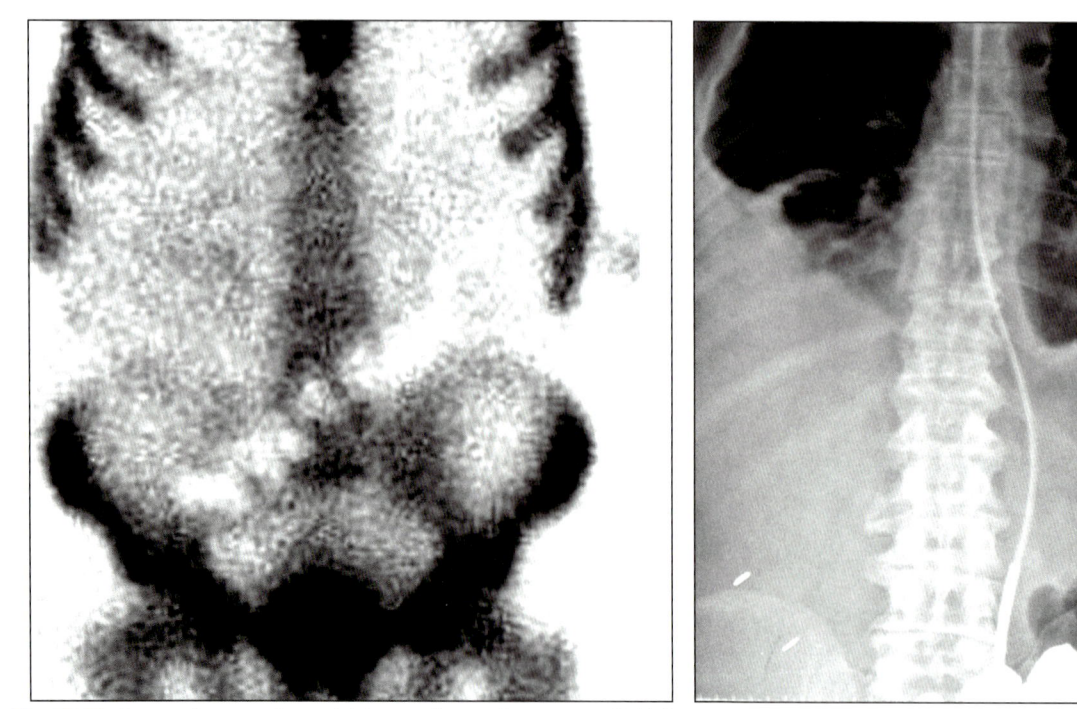

Fig. 15-22. Fotopenia causada por bário no cólon após exame radiológico.

ÓTICA CINTILOGRÁFICA 101

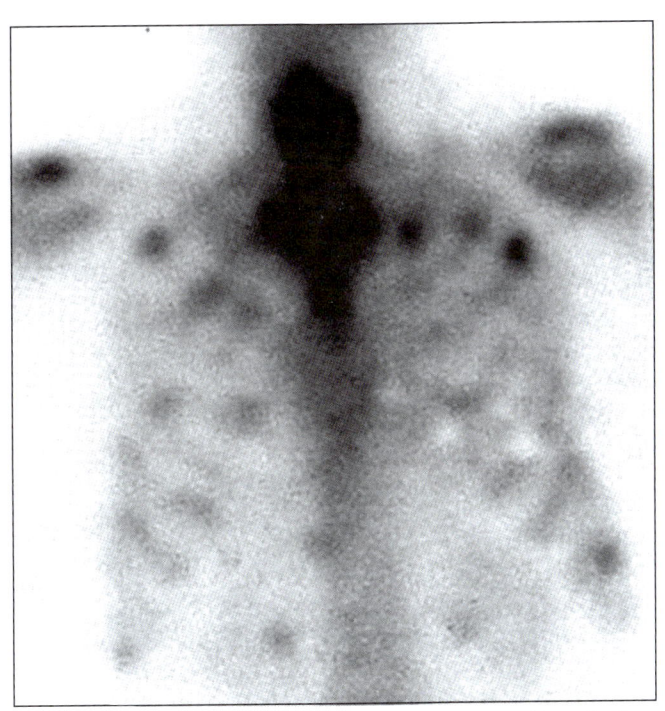

Fig. 15-23. Improvisação de prótese na mama com enchimento do sutiã com chumaços de algodão e com bolas de gude para aumentar-lhe o peso.

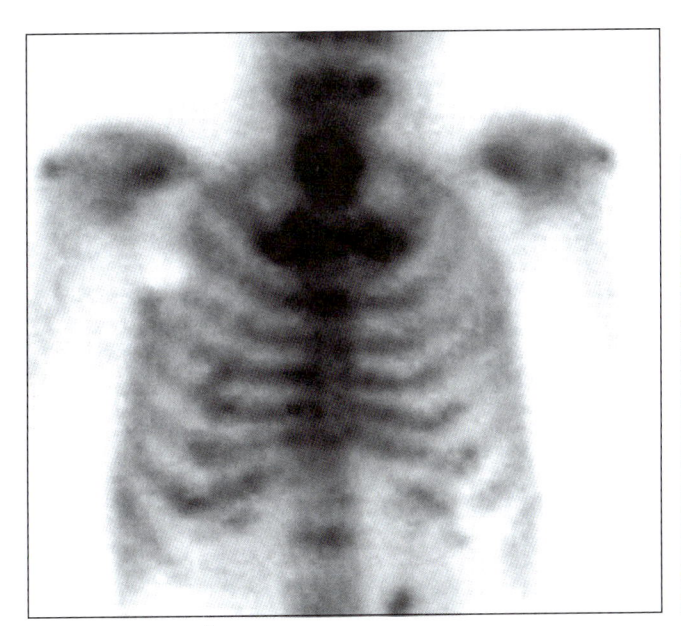

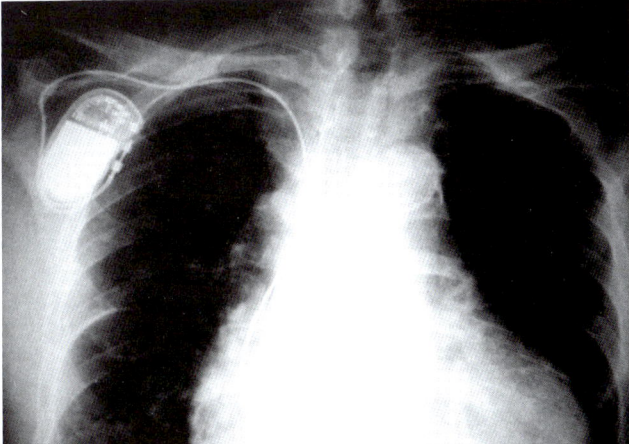

Fig. 15-24. Imagem de marca-passo.

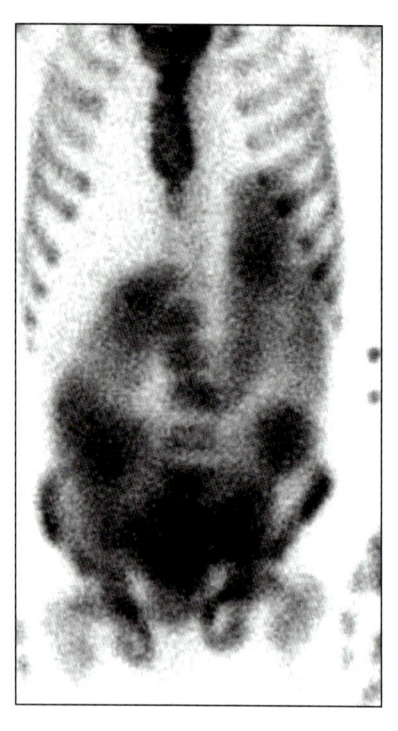

Fig. 15-25. Fístula da bexiga para ceco com enchimento do cólon com urina radioativa.

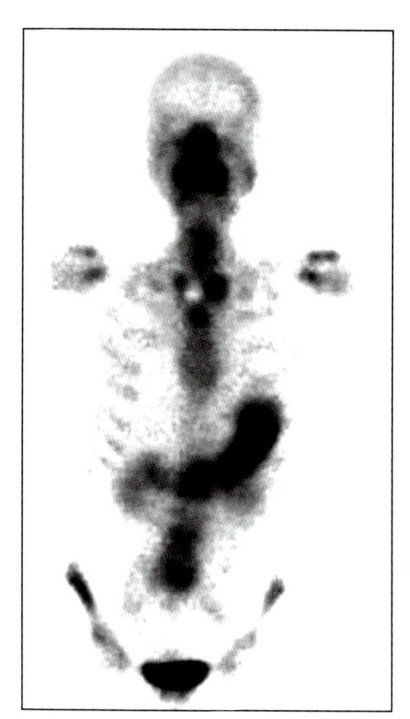

Fig. 15-26. Tecnécio livre acumulado nas parótidas, boca, tireoide e estômago. Imagem fotopênica causada por medalha sobre o manúbrio.

LOCALIZAÇÃO DA IMAGEM POR MEIO DA COINCIDÊNCIA ORTOGONAL

É possível localizar um objeto dentro ou fora de outro por meio do princípio da coincidência ortogonal, e isto se faz com a aquisição de duas cintilografias ortogonais (adquiridas em projeções de 90 graus entre ela), como são as projeções de frente e de perfil.

Na Figura 15-27 o círculo representa uma caixa do esqueleto (o crânio, por exemplo), e os pequenos círculos representam dois objetos, cujas imagens estão projetadas em dois anteparos ortogonais, onde se vê:

- O objeto A não está dentro do crânio, porque só em uma das projeções sua imagem não está dentro do círculo.
- O objeto B está dentro do crânio, porque nas duas projeções sua imagem se projeta dentro do círculo.

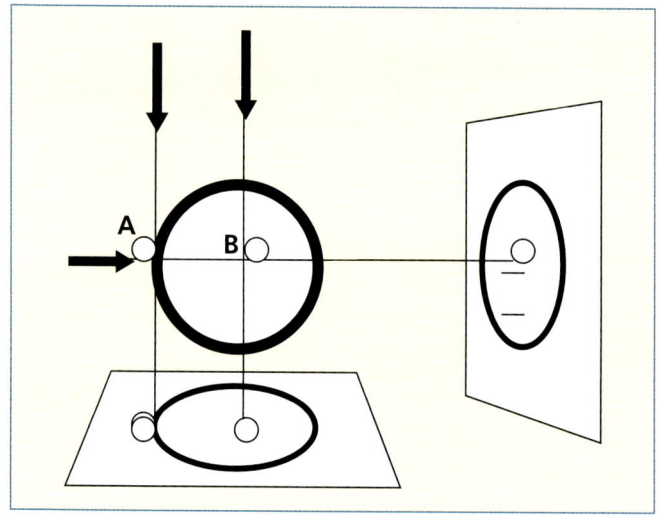

Fig. 15-27. Localização por meio do princípio da coincidência em projeções ortogonais.

Nas duas imagens superiores da Figura 15-28 há coincidência entre a cavidade craniana e a lesão. Trata-se da captação do radiofármaco em uma massa calcificada intracraniana. Nas duas inferiores só em uma delas há coincidência entre a imagem e a cavidade craniana: trata-se de imagens uma massa calcificada fora da cabeça como demonstra as reconstruções radiológicas tomográficas.

ÓTICA CINTILOGRÁFICA

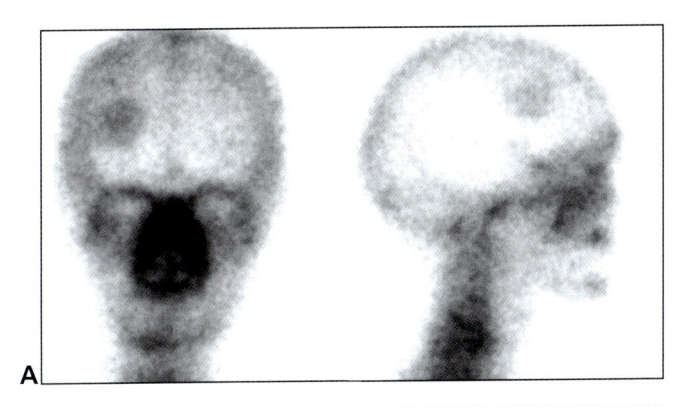

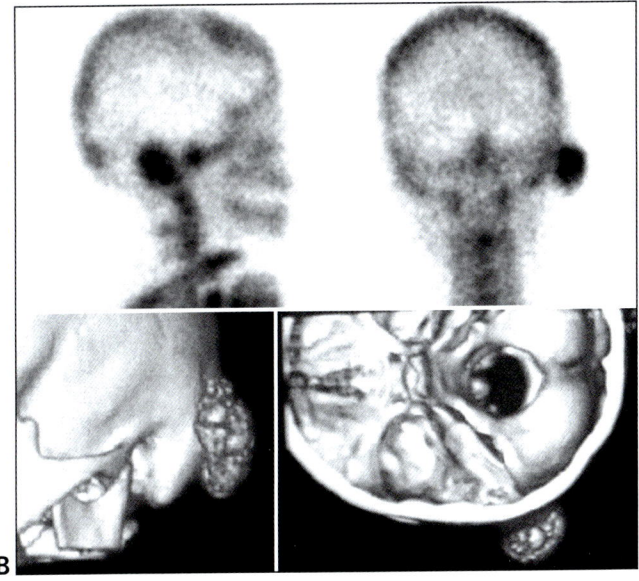

Fig. 15-28. Demonstração do princípio da coincidência espacial. (**A**) Lesão intracraniana. (**B**) Lesão extracraniana.

AVALIAÇÃO DA PROFUNDIDADE PELA COMPARAÇÃO DA IMAGEM EM PROJEÇÃO ANTERIOR COM A IMAGEM EM PROJEÇÃO POSTERIOR

A Figura 15-29 mostra tecnécio livre na tireoide, na boca e no estômago. O grau de radioatividade nessas estruturas é maior na projeção anterior indicando que as três estruturas estão em situação anterior.

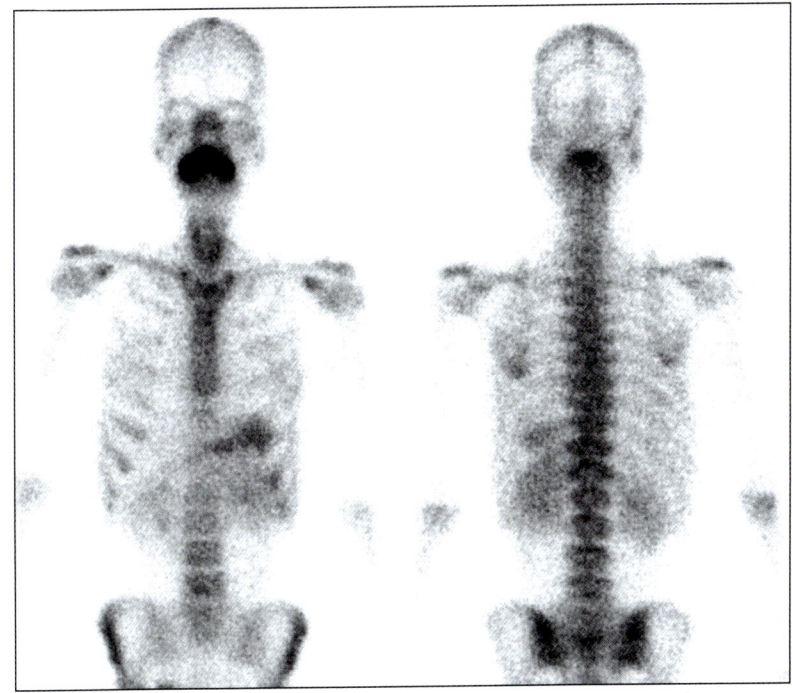

Fig. 15-29. Tecnécio livre acumulado na boca e no estômago e na tireoide.

CAPÍTULO 16

FUNDAMENTOS DA INTERPRETAÇÃO

A patologia osteoarticular é composta por milhares de afecções, o que faz da interpretação de todos os tipos de suas imagens, entre elas as cintilografias, uma tarefa complexa e desafiadora que exige do especialista, como condições, além do conhecimento profundo da patológica osteoarticular, a adoção de princípios e métodos de específicos para o diagnóstico por meio das cintilografias do esqueleto.

Condições: são condições indispensáveis, para quem interpreta os exames cintilográficos do esqueleto, o conhecimento de física, o domínio dos equipamentos, da biofísica, da anatomia convencional e da anatomia cintilográfica do esqueleto, da fisiologia óssea, da bioquímica da incorporação dos radiofármacos nos tecidos ósseos e, principalmente, o conhecimento de patologia osteoarticular e da clínica com ela relacionada.

Os princípios: definimos como princípios os fundamentos básicos que levam a identificar as informações contidas nas imagens. Esses princípios (Fig. 16-5) são os seguintes:

- Princípio da biodistribuição.
- Princípio fisiológico.
- Princípio da simetria.
- Princípio da regularidade.

Princípio da biodistribuição: para cada procedimento cintilográfico há um critério próprio de interpretação que está condicionado a vários fatores, sendo o principal o processo biofísico ou bioquímico de fixação do radiofármaco no tecido, órgão ou sistema-alvo. Por exemplo, a interpretação da cintilografia pulmonar perfusional e da cintilografia pulmonar inalatória, embora tenham como alvo o mesmo órgão, não seguem os mesmos fundamentos: na primeira, a interpretação tem por base a hemodinâmica e, na segunda, a base é a ventilação, ou seja, a aerodinâmica.

O exame cintilográfico do esqueleto é feito com diversos tipos de radiofármaco, entre eles os fosfonatos, os coloides, os antibióticos, os anticorpos monoclonais marcados com ^{99m}Tc e o citrato marcado com ^{67}Ga. Cada um desses radiofármacos tem mecanismo peculiar de captação que dá origem a critérios próprios de interpretação dos respectivos exames.

Até no caso da cintilografia óssea, visando ao mesmo alvo e utilizando o mesmo quelato, marcado com tecnécio, há dois critérios de interpretação em função da biodistribuição do radiotraçador. Assim as cintilografias, realizadas logo após e até 10 minutos depois da injeção do radiotraçador, registram o enchimento vascular, e para essas imagens, o critério de interpretação tem por base a hemodinâmica.

As cintilografias realizadas duas a três horas depois da injeção registram a captação do radiofármaco pelo esqueleto por quimissorção nos cristais de hidroxiapatita, e a interpretação das imagens passa a ter por base o metabolismo ósseo.

Princípio fisiológico: no esqueleto normal, a captação do radiofármaco modifica-se com a idade do paciente. No esqueleto em crescimento, a radioatividade é maior nas placas de crescimento, nos núcleos de ossificação das apófises, nas suturas cranianas e nas articulações condrocostais e, no adulto, esse locais não se destacam como mais radioativos (Fig. 16-1).

Princípio da simetria: segundo esse princípio, o grau de radioatividade é o mesmo nos ossos pares e também é igual nas estruturas simétricas dos ossos, como mostra a Figura 16-2.

Princípio da regularidade: entende-se por esse princípio que a distribuição do radiofármaco no osso é uniforme e, sendo assim, a radioatividade torna-se proporcional à espessura de cada osso ou à estrutura de cada um deles. Assim, os processos espinhosos das vértebras aparecem com maior radioatividade que os corpos vertebrais (Fig. 16-3).

Como o grau de radioatividade de determinada estrutura é proporcional à espessura da massa óssea, as estruturas que têm posição perpendicular à sonda de cintilação se projetam como sendo mais radioativas. É o caso, por exemplo, dos processos coracoides (Fig. 16-4A) e das espinhas ilíacas (Fig. 16-4B) e das articulações sacroilíacas na projeção posterior do esqueleto (Fig. 16-4C).

106 CAPÍTULO 16

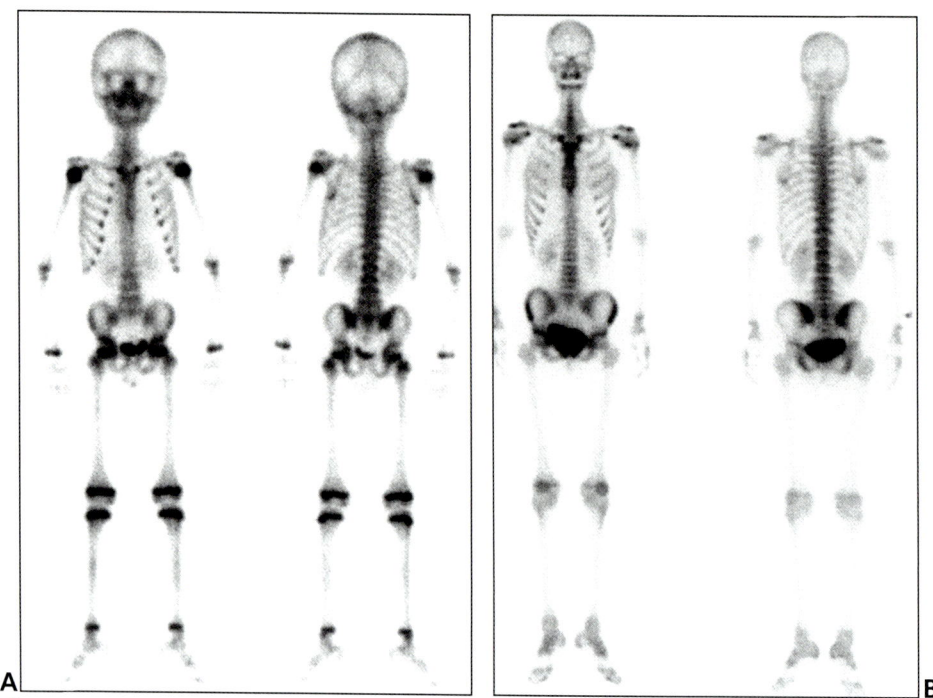

Fig. 16-1. (A) Esqueleto de criança. (B) Esqueleto de adulto.

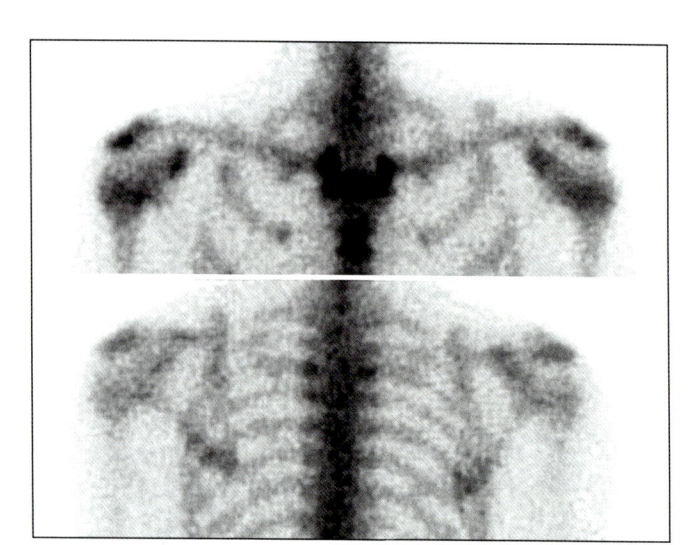

Fig. 16-2. Cintura escapular em projeções anterior e posterior.

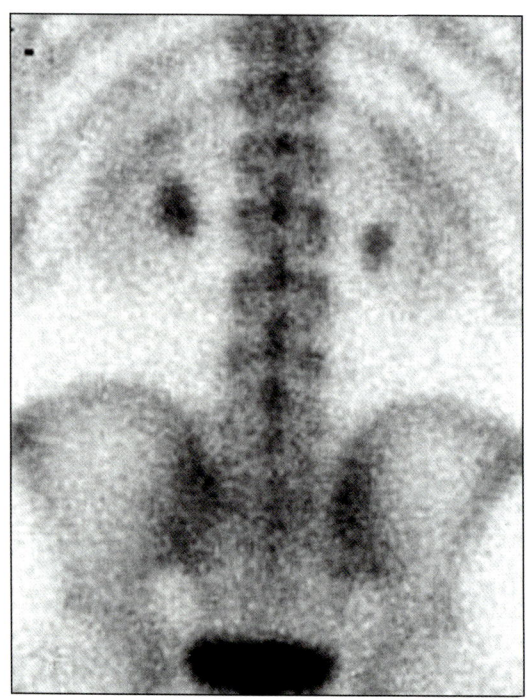

Fig. 16-3. Distribuição do radiotraçador, segundo as variações morfológicas dos ossos.

FUNDAMENTOS DA INTERPRETAÇÃO

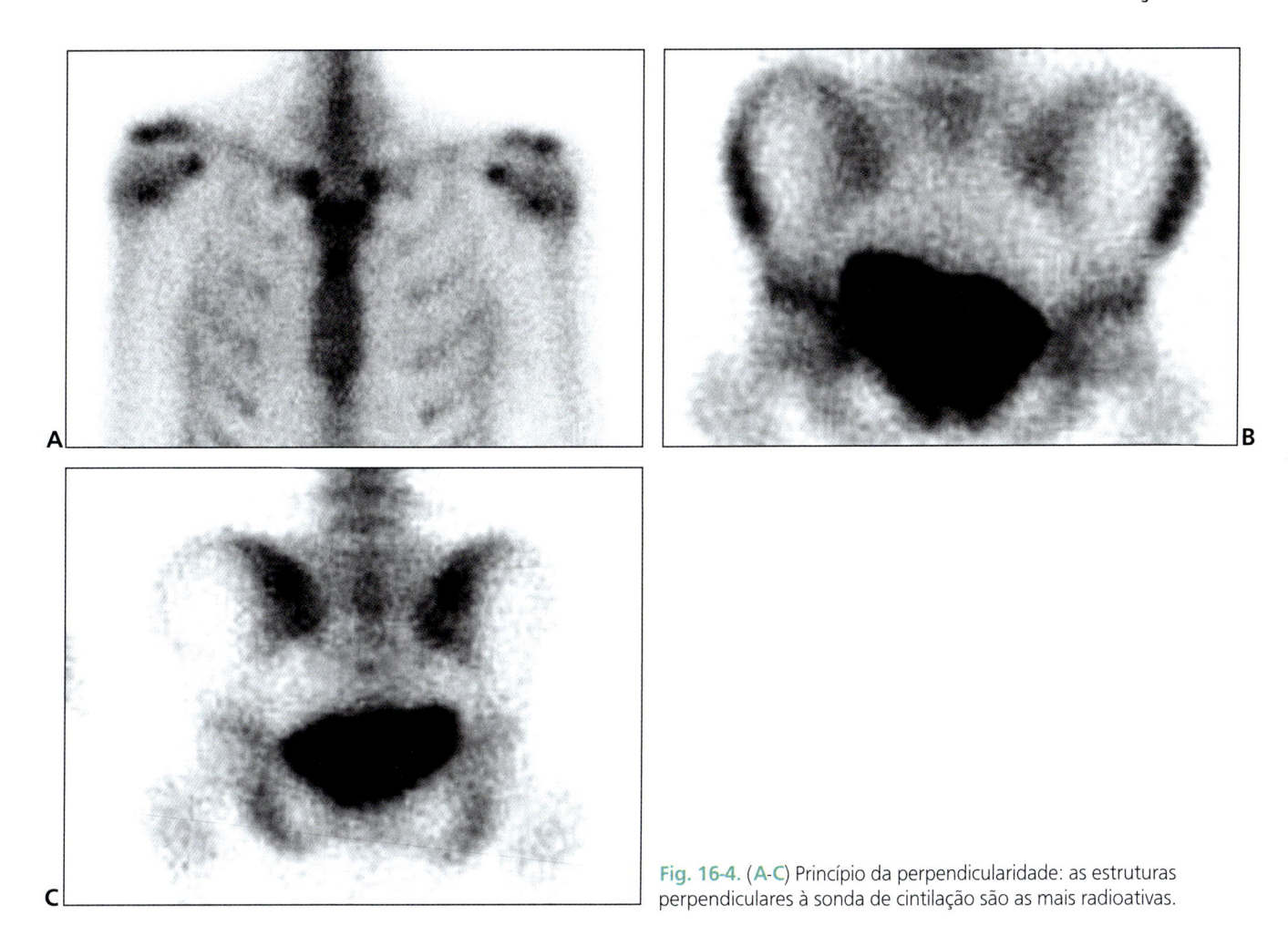

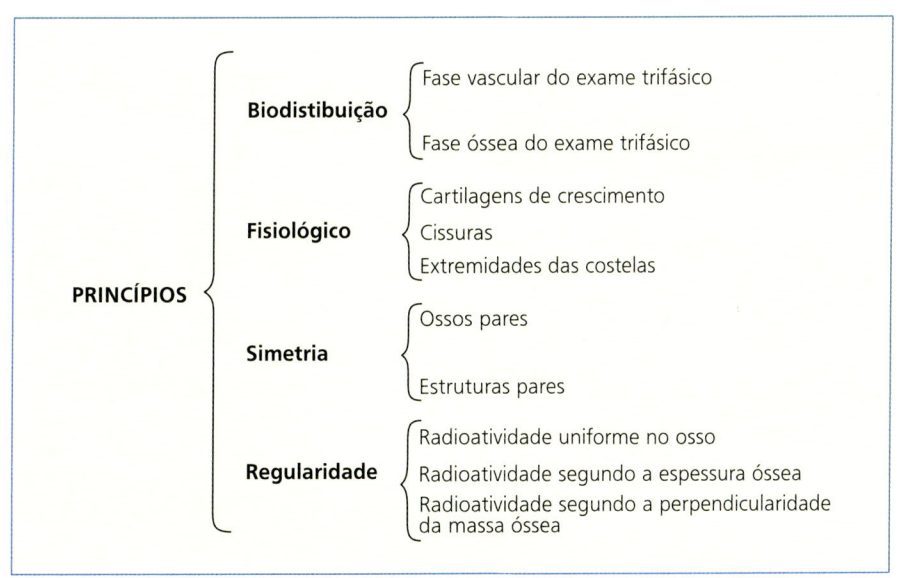

Fig. 16-4. (A-C) Princípio da perpendicularidade: as estruturas perpendiculares à sonda de cintilação são as mais radioativas.

PRINCÍPIOS	**Biodistribuição**	Fase vascular do exame trifásico
		Fase óssea do exame trifásico
	Fisiológico	Cartilagens de crescimento
		Cissuras
		Extremidades das costelas
	Simetria	Ossos pares
		Estruturas pares
	Regularidade	Radioatividade uniforme no osso
		Radioatividade segundo a espessura óssea
		Radioatividade segundo a perpendicularidade da massa óssea

Fig. 16-5. Princípios da distribuição do radiotraçador.

MÉTODOS

A interpretação das imagens nas cintilografias do esqueleto fundamenta-se na comparação da radioatividade na área do osso lesado (denominada área de interesse) a outra área óssea, considerada sã (denominada área de referência). Essas comparações são realizadas por dois métodos:

- Pelo método objetivo, mediante a realização de medidas que levem à expressão numérica da radioatividade nas lesões. As medidas necessárias são realizadas por meio da instrumentação na(s) área(s) de interesse e na(s) área(s) de referência.
- Pelo método subjetivo realizada pelo médico mediante sua impressão visual na(s) área(s) de interesse e na(s) área(s) de referência (Fig. 16-6).

Método Objetivo

O método objetivo nas cintilografias estáticas: os equipamentos atuais medem a radioatividade nas lesões osteoarticulares, e tal processo de medida é chamado de quantificação.

Nesse caso é preciso considerar:

- A quantificação absoluta.
- A quantificação relativa.

A quantificação absoluta não é usada rotineiramente na interpretação das cintilografias porque o acúmulo do traçador no esqueleto é influenciado por um conjunto de variáveis biológicas (o metabolismo ósseo normal ou patológico, a idade do paciente, o estado de hidratação e outros) e variáveis físicas e técnicas, como a dosagem do radiofármaco injetado, técnica de aquisição das imagens e outras. Essas variáveis não são as mesmas em todos os pacientes e, para um mesmo paciente, mudam a cada momento ou a cada novo exame. Esse conjunto de fatores adversos invalida o uso da quantificação absoluta e, por isso, usa-se em seu lugar a quantificação relativa, realizada por duas técnicas:

1. **Medida comparativa:** que consiste no confronto da radioatividade de duas estruturas simétricas (ossos ou articulações pares).
2. **Medida relativa:** que consiste no confronto do grau de radioatividade de dois locais diferentes do esqueleto, um que é a área suspeita de anormalidade (a área de interesse), e o outro que é a área considerada normal (a área de referência). Essa técnica pode ser aplicada tanto para medir a radioatividade de áreas num mesmo exame, como para comparar as mesmas áreas em exames seriados. Também é usada para comparar a radioatividade em áreas selecionadas em exames realizados com isótopos diferentes.

Na medida relativa selecionam-se, com auxílio do computador da câmera gama, a região de interesse e a área de referência (preferencialmente ambas com dimensões iguais), e o equipamento mede a contagem em cada uma delas.

Quando as duas áreas têm a mesma dimensão, o resultado pode ser um índice obtido pelo quociente:

$$\frac{\text{Contagem na área de interesse}}{\text{Contagem na área de referência}}$$

Quando as áreas forem diferentes deve-se obter um fator de correção mediante os seguintes cálculos:

$$\text{Quociente A} = \frac{\text{Contagem na área de interesse}}{\text{Dimensão da área}}$$

e

$$\text{Quociente B} = \frac{\text{Contagem na área de referência}}{\text{Dimensão da área}}$$

e, nesse caso, a relação entre as duas áreas é obtida pela fórmula:

$$\frac{\text{Quociente A}}{\text{Quociente B}}$$

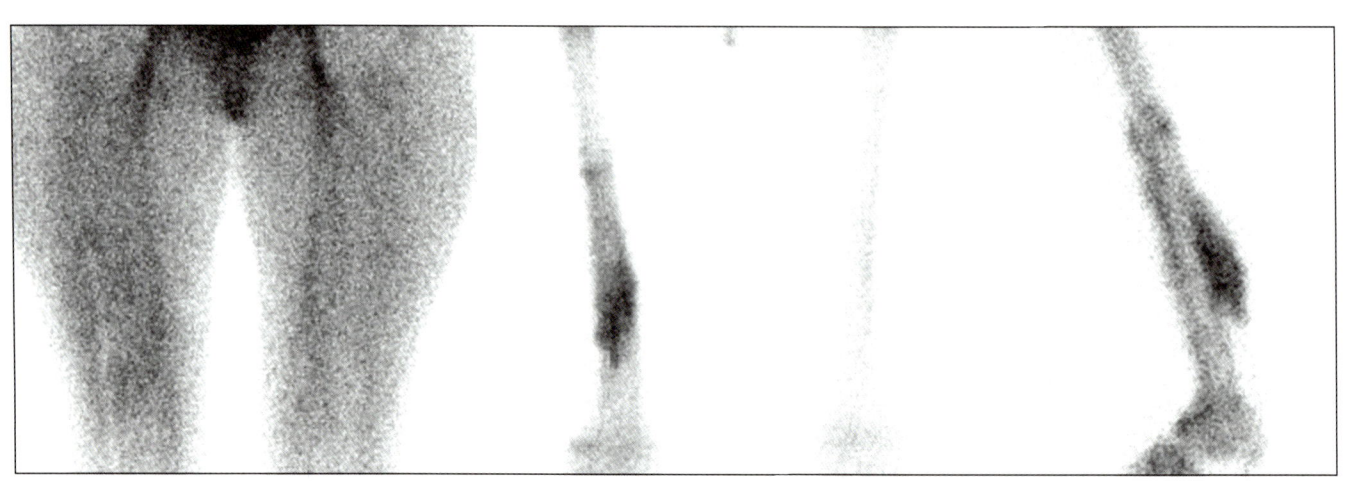

Fig. 16-6. Calcificação madura: captação discreta na fase do equilíbrio e captação intensa na fase óssea.

FUNDAMENTOS DA INTERPRETAÇÃO

PONTOS DE REFERÊNCIA				
Blindagem metálica		Radioatividade em costelas	Radioatividade em processo coracoide	Radioatividade na bexiga
GRAU zero = ausente	GRAU I = tênue	Grau II = moderada	Grau III = acentuada	Grau IV = intensa

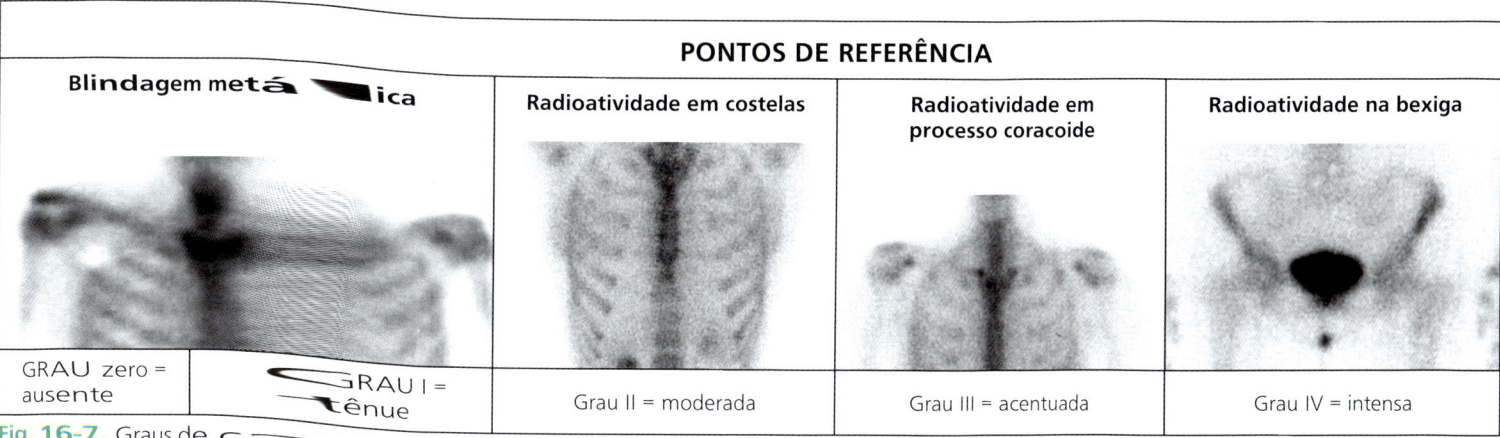

Fig. 16-7. Graus de captação.

As medidas relativas servem de indicadores, como, por exemplo, no diagnóstico de sacroileíte, na determinação do grau de maturação dos côndilos mandibulares, no grau de maturação de calcificações heterotópicas e em outros casos. Tais medidas servem para avaliar a evolução de lesões, por exemplo, certas neoplasias evoluem aumentando da relação lesão/osso, enquanto nas fraturas em consolidação ocorre o inverso.

Método Subjetivo de Medida Qualitativa, Escala do Grau de Captação do Radiotraçador e Terminologia

Classifica-se como método subjetivo a avaliação pelo examinador da intensidade da radiação emitida por um osso ou lesão óssea. Os laudos de Medicina Nuclear costumam qualificar o grau de captação das lesões com adjetivos, como "*intenso*" "*médio*", "*discreto*" e outros termos. O significado de tais palavras varia entre os observadores, dependendo de critérios pessoais e também muda, segundo as circunstâncias do momento, para o mesmo examinador.

A ciência não admite termos vagos ou com duplo sentido. Foi por isso que, ao estudar a variação da temperatura, a física substituiu as expressões: "*gelado*", "*frio*", "*morno*" e "*quente*" pela objetividade da escala termométrica. Seguindo esse exemplo, propomos classificar a intensidade da radioatividade das estruturas normais e das lesões ósseas por meio de uma escala fundamentada em parâmetros fixos. Nessa escala a captação da bexiga cheia de urina radioativa representa o extremo superior, ou o brilho máximo ou o grau 100. No outro extremo da escala, o grau zero é dado pela ausência total de captação, por exemplo, a imagem fotopênica de um marca-passo. Entre os extremos, os outros pontos de referência são: a captação dos últimos arcos costais e a captação do processo coracoide. Com essa escala, a radioatividade em uma lesão ou estrutura óssea é dividida em cinco graus:

1. **Captação grau zero, ausente ou nula:** quando não existe radioatividade ou sua intensidade for menor que a captação nas últimas costelas.

2. **Captação grau I ou captação tênue:** quando a intensidade da radioatividade for intermediária entre a captação da última costela e a captação do processo coracoide.

3. **Captação grau II ou captação moderada:** quando a intensidade da radioatividade for igual à intensidade do processo coracoide.

4. **Captação grau III ou captação acentuada:** quando a intensidade da captação for intermediária entre a do processo coracoide e a bexiga.

5. **Captação grau IV ou captação intensa:** quando a intensidade da captação for igual à da bexiga.

Ou esquematicamente (Figs. 16-7 e 16-8):

A Figura 16-8 representa um "escalímetro" graduado nos parâmetros propostos.

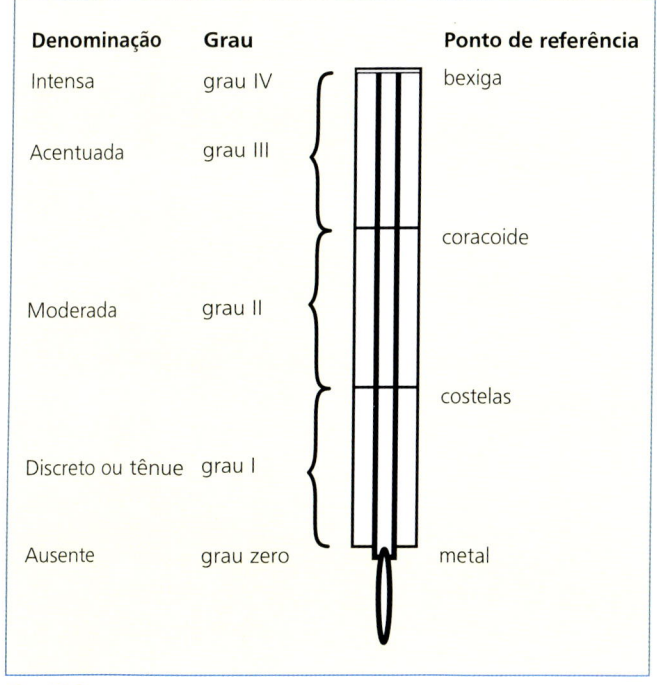

Denominação	Grau	Ponto de referência
Intensa	grau IV	bexiga
Acentuada	grau III	
		coracoide
Moderada	grau II	
		costelas
Discreto ou tênue	grau I	
Ausente	grau zero	metal

Fig. 16-8. Graus de captação.

FUNDAMENTOS DA INTERPRETAÇÃO 107

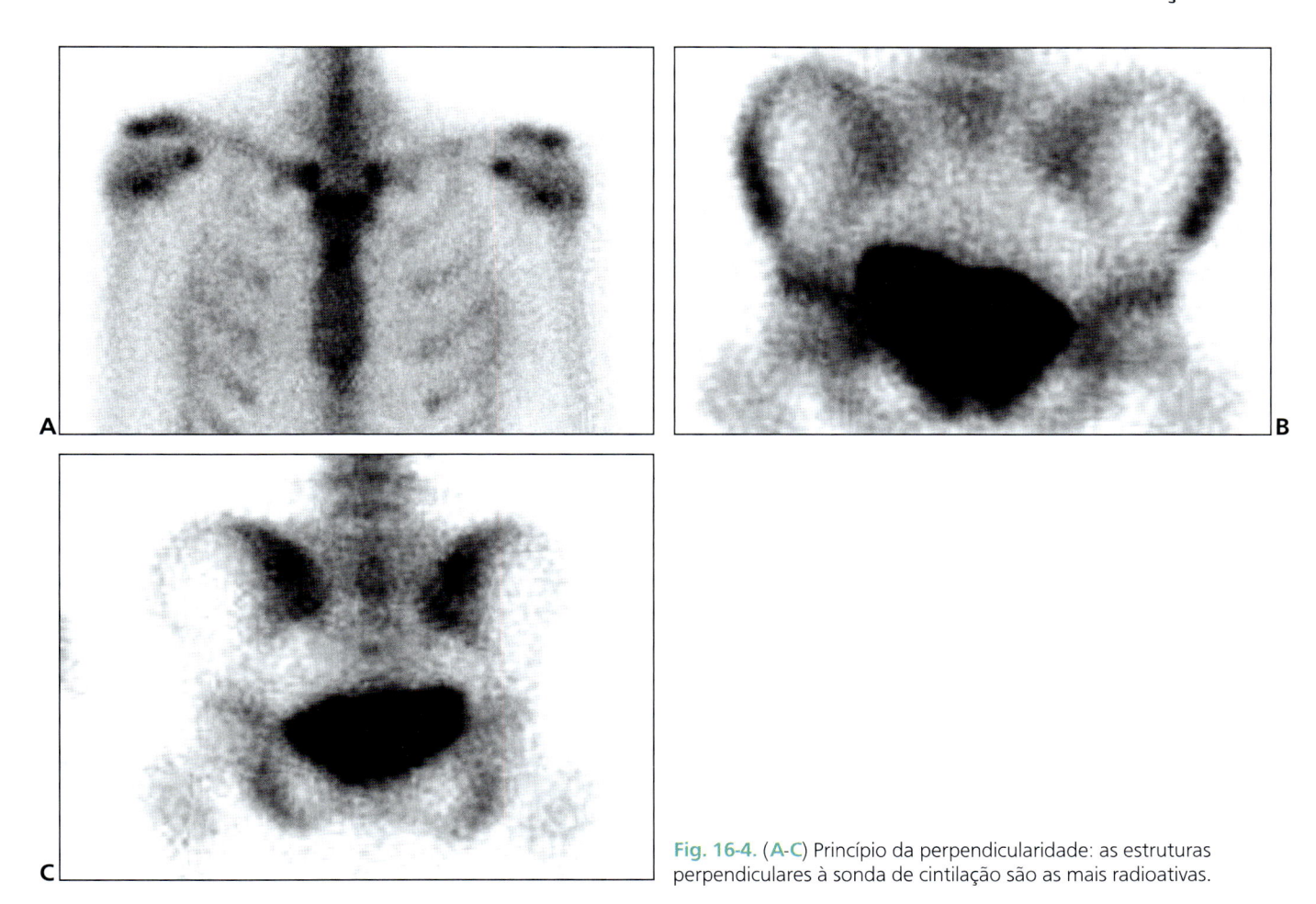

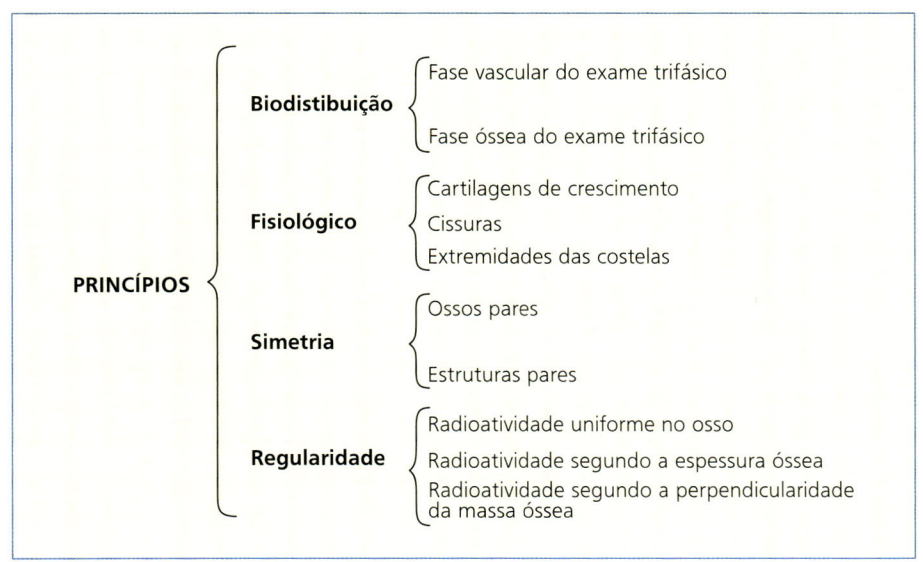

Fig. 16-4. (A-C) Princípio da perpendicularidade: as estruturas perpendiculares à sonda de cintilação são as mais radioativas.

PRINCÍPIOS	**Biodistibuição**	Fase vascular do exame trifásico
		Fase óssea do exame trifásico
	Fisiológico	Cartilagens de crescimento
		Cissuras
		Extremidades das costelas
	Simetria	Ossos pares
		Estruturas pares
	Regularidade	Radioatividade uniforme no osso
		Radioatividade segundo a espessura óssea
		Radioatividade segundo a perpendicularidade da massa óssea

Fig. 16-5. Princípios da distribuição do radiotraçador.

MÉTODOS

A interpretação das imagens nas cintilografias do esqueleto fundamenta-se na comparação da radioatividade na área do osso lesado (denominada área de interesse) a outra área óssea, considerada sã (denominada área de referência). Essas comparações são realizadas por dois métodos:

- Pelo método objetivo, mediante a realização de medidas que levem à expressão numérica da radioatividade nas lesões. As medidas necessárias são realizadas por meio da instrumentação na(s) área(s) de interesse e na(s) área(s) de referência.
- Pelo método subjetivo realizada pelo médico mediante sua impressão visual na(s) área(s) de interesse e na(s) área(s) de referência (Fig. 16-6).

Método Objetivo

O método objetivo nas cintilografias estáticas: os equipamentos atuais medem a radioatividade nas lesões osteoarticulares, e tal processo de medida é chamado de quantificação.

Nesse caso é preciso considerar:

- A quantificação absoluta.
- A quantificação relativa.

A quantificação absoluta não é usada rotineiramente na interpretação das cintilografias porque o acúmulo do traçador no esqueleto é influenciado por um conjunto de variáveis biológicas (o metabolismo ósseo normal ou patológico, a idade do paciente, o estado de hidratação e outros) e variáveis físicas e técnicas, como a dosagem do radiofármaco injetado, técnica de aquisição das imagens e outras. Essas variáveis não são as mesmas em todos os pacientes e, para um mesmo paciente, mudam a cada momento ou a cada novo exame. Esse conjunto de fatores adversos invalida o uso da quantificação absoluta e, por isso, usa-se em seu lugar a quantificação relativa, realizada por duas técnicas:

1. **Medida comparativa:** que consiste no confronto da radioatividade de duas estruturas simétricas (ossos ou articulações pares).
2. **Medida relativa:** que consiste no confronto do grau de radioatividade de dois locais diferentes do esqueleto, um que é a área suspeita de anormalidade (a área de interesse), e o outro que é a área considerada normal (a área de referência). Essa técnica pode ser aplicada tanto para medir a radioatividade de áreas num mesmo exame, como para comparar as mesmas áreas em exames seriados. Também é usada para comparar a radioatividade em áreas selecionadas em exames realizados com isótopos diferentes.

Na medida relativa selecionam-se, com auxílio do computador da câmera gama, a região de interesse e a área de referência (preferencialmente ambas com dimensões iguais), e o equipamento mede a contagem em cada uma delas.

Quando as duas áreas têm a mesma dimensão, o resultado pode ser um índice obtido pelo quociente:

$$\frac{\text{Contagem na área de interesse}}{\text{Contagem na área de referência}}$$

Quando as áreas forem diferentes deve-se obter um fator de correção mediante os seguintes cálculos:

$$\text{Quociente A} = \frac{\text{Contagem na área de interesse}}{\text{Dimensão da área}}$$

e

$$\text{Quociente B} = \frac{\text{Contagem na área de referência}}{\text{Dimensão da área}}$$

e, nesse caso, a relação entre as duas áreas é obtida pela fórmula:

$$\frac{\text{Quociente A}}{\text{Quociente B}}$$

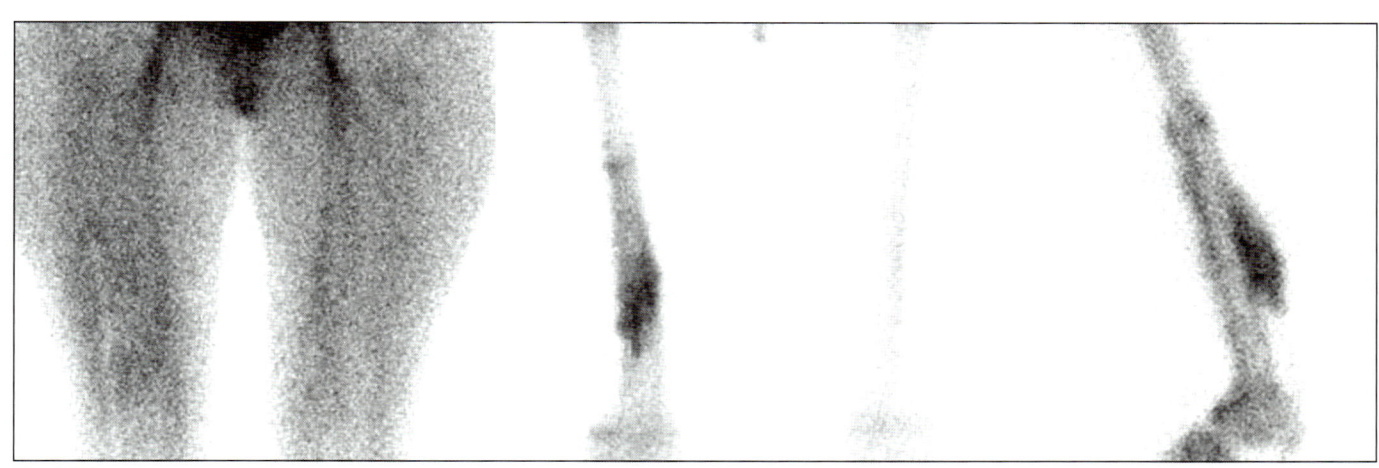

Fig. 16-6. Calcificação madura: captação discreta na fase do equilíbrio e captação intensa na fase óssea.

FUNDAMENTOS DA INTERPRETAÇÃO

PONTOS DE REFERÊNCIA			
Blindagem metálica	Radioatividade em costelas	Radioatividade em processo coracoide	Radioatividade na bexiga
GRAU zero = ausente / GRAU I = tênue	Grau II = moderada	Grau III = acentuada	Grau IV = intensa

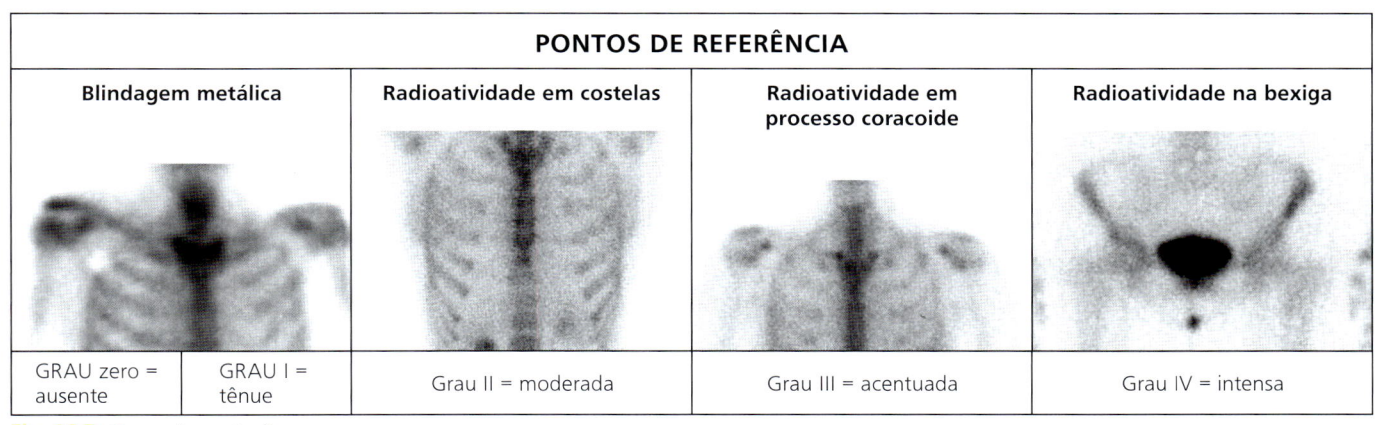

Fig. 16-7. Graus de captação.

As medidas relativas servem de indicadores, como, por exemplo, no diagnóstico de sacrileíte, na determinação do grau de maturação dos côndilos mandibulares, no grau de maturação de calcificações heterotópicas e em outros casos. Tais medidas servem para avaliar a evolução de lesões, por exemplo, certas neoplasias evoluem aumentando da relação lesão/osso, enquanto nas fraturas em consolidação ocorre o inverso.

Método Subjetivo de Medida Qualitativa, Escala do Grau de Captação do Radiotraçador e Terminologia

Classifica-se como método subjetivo a avaliação pelo examinador da intensidade da radiação emitida por um osso ou lesão óssea. Os laudos de Medicina Nuclear costumam qualificar o grau de captação das lesões com adjetivos, como *"intenso" "médio", "discreto"* e outros termos. O significado de tais palavras varia entre os observadores, dependendo de critérios pessoais e também muda, segundo as circunstâncias do momento, para o mesmo examinador.

A ciência não admite termos vagos ou com duplo sentido. Foi por isso que, ao estudar a variação da temperatura, a física substituiu as expressões: *"gelado", "frio", "morno" e "quente"* pela objetividade da escala termométrica. Seguindo esse exemplo, propomos classificar a intensidade da radioatividade das estruturas normais e das lesões ósseas por meio de uma escala fundamentada em parâmetros fixos. Nessa escala a captação da bexiga cheia de urina radioativa representa o extremo superior, ou o brilho máximo ou o grau 100. No outro extremo da escala, o grau zero é dado pela ausência total de captação, por exemplo, a imagem fotopênica de um marca-passo. Entre os extremos, os outros pontos de referência são: a captação dos últimos arcos costais e a captação do processo coracoide. Com essa escala, a radioatividade em uma lesão ou estrutura óssea é dividida em cinco graus:

1. **Captação grau zero, ausente ou nula:** quando não existe radioatividade ou sua intensidade for menor que a captação nas últimas costelas.

2. **Captação grau I ou captação tênue:** quando a intensidade da radioatividade for intermediária entre a captação da última costela e a captação do processo coracoide.

3, **Captação grau II ou captação moderada:** quando a intensidade da radioatividade for igual à intensidade do processo coracoide.

4. **Captação grau III ou captação acentuada:** quando a intensidade da captação for intermediária entre a do processo coracoide e a bexiga.

5. **Captação grau IV ou captação intensa:** quando a intensidade da captação for igual à da bexiga.

Ou esquematicamente (Figs. 16-7 e 16-8):

A Figura 16-8 representa um "escalímetro" graduado nos parâmetros propostos.

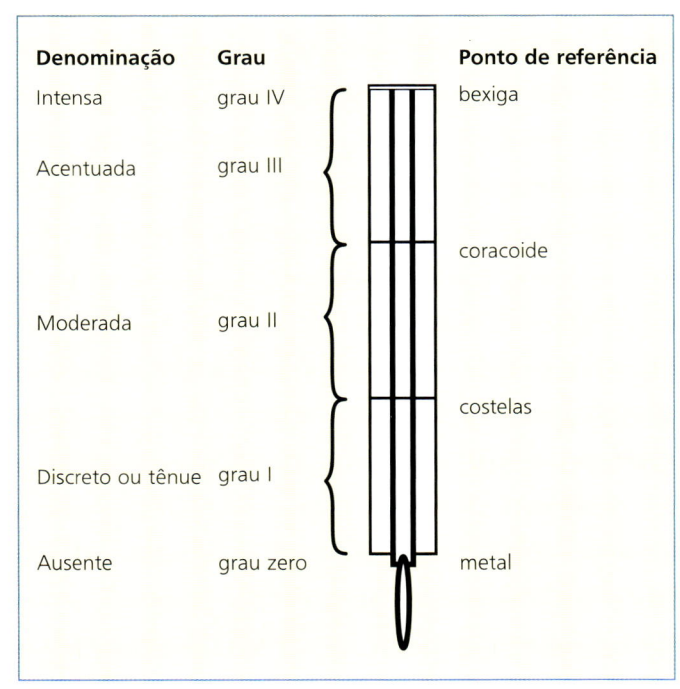

Denominação	Grau	Ponto de referência
Intensa	grau IV	bexiga
Acentuada	grau III	coracoide
Moderada	grau II	costelas
Discreto ou tênue	grau I	
Ausente	grau zero	metal

Fig. 16-8. Graus de captação.

CAPÍTULO 17

INTERPRETAÇÃO DA FASE ÓSSEA

VER é identificar as alterações cintilográficas
ENXERGAR é dar-lhes sentido interpretativo.

Em todos os ramos de medicina por imagem, a interpretação começou pelo processo iconográfico, isto é, fundamentada na comparação de uma determinada imagem considerada anormal a outra imagem assemelhada, disponível em um atlas. Depois, com a experiência e a pesquisa especializadas, a interpretação evoluiu para o raciocínio clínico lógico e específico da especialidade. Este é o estágio atual da interpretação dos exames cintilográficos do esqueleto.

As doenças dos ossos e das articulações contam-se aos milhares. O leigo, frente a uma cintilografia, limita-se a *ver*. Cabe ao especialista *"enxergar"*, ou seja, identificar e reunir as informações óbvias, subliminares ou ocultas contidas nas imagens e com elas fornecer ao médico assistente o diagnóstico ou, pelo menos, as probabilidades diagnósticas de cada caso.

RASTREAR LESÕES

A interpretação dos exames cintilográficos talvez comece pelo verbo rastrear, palavra cujo sentido, sob o ponto de vista médico, é *o conjunto de exames e testes (como as cintilografias ósseas) que se faz numa população aparentemente sadia*[1] (neste caso, o esqueleto) *para descobrir doenças latentes ou em estágio precoce*. Rastrear é, portanto, o ponto de partida da interpretação dos exames cintilográficos do esqueleto e compreende uma série de detalhes para avaliar as lesões, como:

- Contagem.
- Classificação.
- Medida.
- Distribuição.
- Localização nas divisões do esqueleto.
- Localização em ossos.
- Localização em articulações.
- Localização histológica.
- Avaliação da extensão.

- Avaliação das características intrínsecas da lesão.
- Identificação de padrões.
- Identificação de sinais específicos.
- Ajuste ao quadro clínico.

Os itens da relação anterior não se constituem numa receita passo a passo, porque cada detalhe pode ser avaliado na sequência à vontade do examinador. A relação serve apenas de orientação para o principiante, considerando-se que o especialista executa o rastreamento de modo automático. A relação anterior mostra que o exame cintilográfico do esqueleto tem grande número de informações para fornecer e não se limita a descobrir "áreas quentes" ou "áreas frias" como pensa o leigo e que, para isso, basta saber identificá-las.

CONTAGEM DE LESÕES

As cintilografias de corpo inteiro mostram as lesões sintomáticas e assintomáticas. A identificação do número de lesões é fundamental no diagnóstico de doenças que afetam mais de um local no esqueleto, como as metástases malignas, a doença de Paget, os politraumatismos, as doenças articulares e outras (Fig. 17-1). É importante também para identificar lesões múltiplas em doenças em que o acometimento multifocal não é a regra, como na osteomielite de crianças ou de pessoas imunodeprimidas.

A denominação convencional do número de lesões consta no Quadro 17-1.

As lesões monostóticas são menos específicas que os quadros cintilográficos pauci ou poliostótico porque, muitas vezes, o conjunto de lesões forma um quadro cintilográfico padrão.

Além do diagnóstico, a determinação do número de lesões é um dos critérios para o estadiamento de neoplasias, o acompanhamento de sua evolução e para avaliação das respostas à quimioterapia ou hormonoterapia. Verificar o número de lesões também é importante em casos benignos, como na investigação de politraumatismos em acidentados, no diagnóstico das intercorrências da osteoporose e da osteomalacia, na investigação de crianças espancadas, na pesquisa de focos infecciosos múltiplos e outras.

---

[1]Segundo o dicionário Houaiss.

112 CAPÍTULO 17

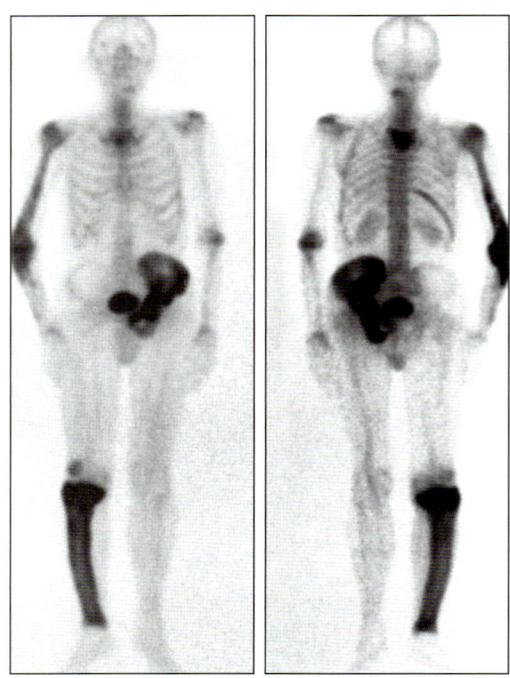

Fig. 17-1. Doença de Paget poliostótica.

Quadro 17-1 Nomenclatura do número de lesões

Número de lesões	Denominação óssea	Denominação articular
Lesão única	Monostótica	Monoarticular
Até 4 lesões	Oligostótica Pauciostótica	Oligoarticular Pauciarticular
Mais de 4 lesões	Poliostótica Multiostótica	Poliarticular Multiarticular

CLASSIFICAÇÃO DAS LESÕES PELO GRAU DE RADIOATIVIDADE

Há quatro alternativas na apresentação das lesões ósseas quando se considera seu grau de radioatividade. São elas:

- Lesão com captação normal.
- Lesão com captação aumentada.
- Lesão com redução ou ausência de captação.
- Lesão mista com zonas de captação aumentada e de captação diminuída.

Quando entre a lesão e o osso não existe contraste, o resultado do exame é falso-negativo. Isto acontece em lesões, onde a remodelação tornou-se idêntica na área lesada e no osso sadio. É o caso dos osteófitos "maduros" da coluna que, embora visíveis nas radiografias, não são cintilograficamente identificados.

A segunda forma de apresentação da lesão é, entre todas, a mais comum, e consiste no aumento local da remodelação e, consequentemente, da captação do radiofármaco – habitualmente chamada de "área quente", que preferimos chamar de "área brilhante", ou "área hiperfotônica". A maior frequência desse tipo de imagem deve-se à tendência da reação osteogênica de recomposição das lesões produzidas por traumatismos, infecções, neoplasias benignas e malignas, doenças metabólicas, doenças degenerativas e outras afecções do esqueleto (Fig. 17-2A-C).

A terceira forma de apresentação das lesões, entre todas, é a de menor frequência e consiste em área, onde a captação está ausente ou uniformemente reduzida – chamada habitualmente de "área fria" ou "área fotopênica", e que preferimos denominar de "área escura" ou "área de fotopenia" (Fig. 17-2D).

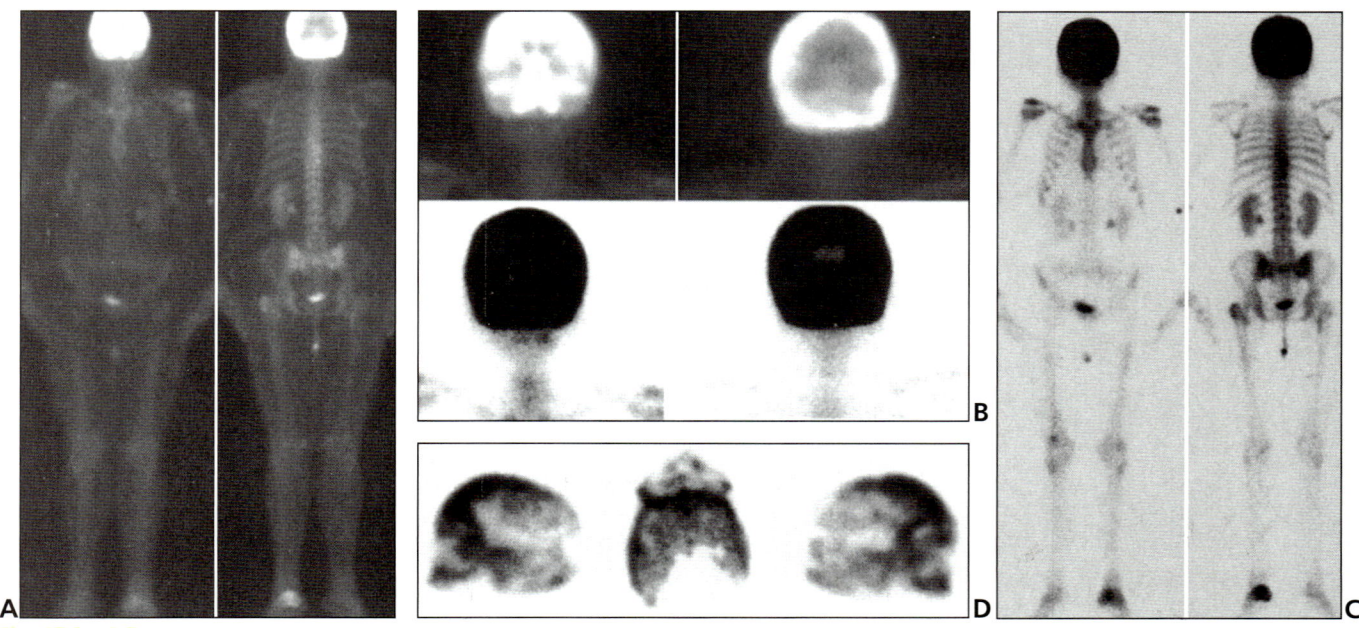

Fig. 17-2. (A-D) Aumento da captação no crânio na região frontoparietal do crânio e fotopenia na região occipital (osteoporose circunscrita de doença de Paget) e aumento da captação no astrágalo com a mesma etiologia (doença oligostótica).

A quarta forma de apresentação das lesões ósseas é a lesão mista, cuja característica é a alternância de áreas hipercaptantes com áreas fotopênicas (Fig. 17-2D).

MEDIR A RADIOATIVIDADE

A **intensidade** da captação em determinada lesão é definida pelo grau relativo de sua radioatividade em relação ao osso sadio.

As lesões com alto grau e captação do radiotraçador ocorrem quando a remodelação é intensa, por exemplo, em metástases de tumores não ósseos, nas neoplasias ósseas primárias e metastáticas, em tumores ósseos benignos, como o osteoma osteoide, na doença de Paget, em displasias, em fraturas recentes (traumáticas ou por estresse) e outras.

Lesões focais múltiplas com baixa radioatividade, especialmente em costelas de pacientes com osteomalacia, ocorrem nas pseudofraturas, isto é, nas zonas de Looser (Fig. 17-3).

Nos casos de lesões múltiplas detectadas num mesmo exame, é importante a comparação da intensidade de radioatividade entre elas. Por exemplo, no caso de fraturas vertebrais múltiplas, causadas por insuficiência, é possível determinar-se a "*idade relativa*" das fraturas, considerando-se que as mais brilhantes são de ocorrências mais recentes (Fig. 17-4).

Nos exames cintilográficos sequenciais, o decréscimo da captação em geral significa a evolução para a cura. Faz exceção o chamado "fenômeno da explosão" (*flare phenomenon*) que pode ser visto quando se comparam cintilografias adquiridas antes, durante ou logo depois da quimioterapia ou da hormonoterapia. O fenômeno da explosão caracteriza-se pelo aumento da captação do radiofármaco nas metástases durante ou depois do tratamento, refletindo a atividade osteoblástica no processo de cura. Além da hipercaptação pode existir aumento no número de metástases identificáveis na cintilografia, porque aquelas que não eram visíveis antes da terapia tornam-se captantes em razão da atividade de reparação. O fenômeno da explosão, em geral, ocorre e persiste entre 3 e 6 meses depois do tratamento, e nesse intervalo de tempo, a possibilidade de sua ocorrência deve ser considerada para não ser confundido com agravamento do quadro cintilográfico.

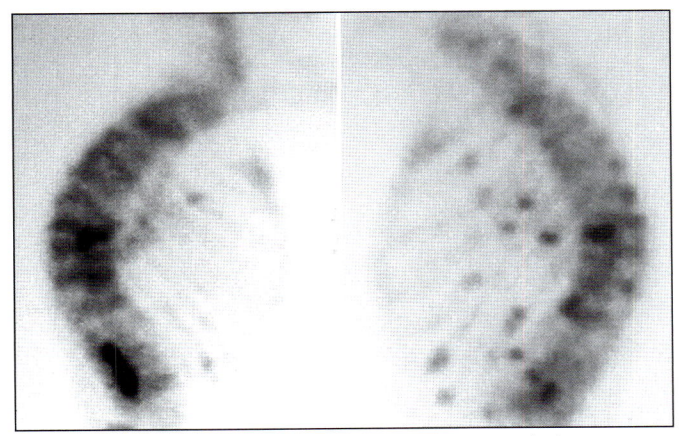

Fig. 17-3. Zonas de Looser em paciente com osteomalacia.

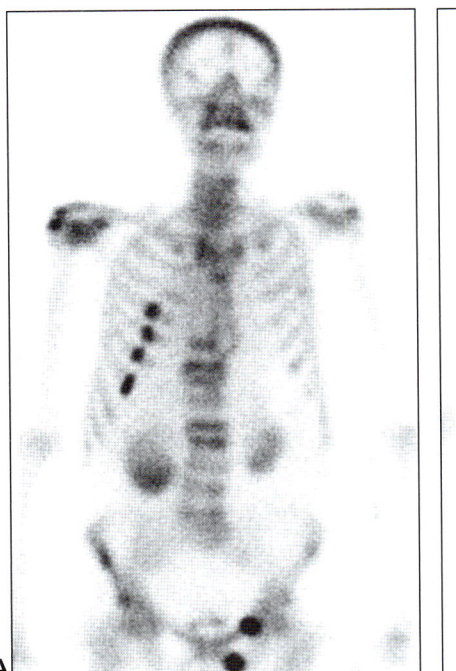

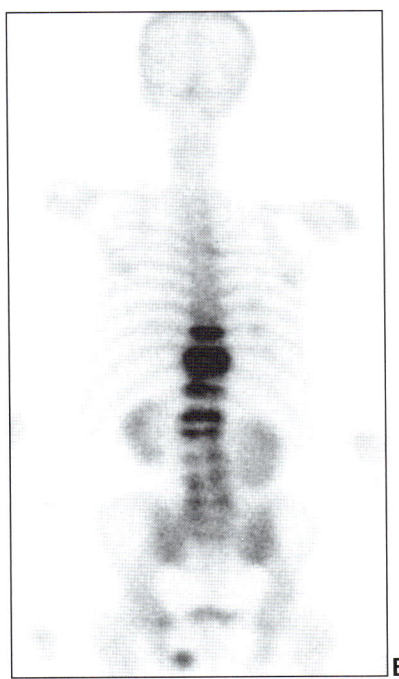

Fig. 17-4. (**A**) Fraturas de costelas em um mesmo evento, com o mesmo grau de captação do radiofármaco. (**A** e **B**) Diferentes graus de captação em fraturas vertebrais por insuficiência ocorridas em épocas diferentes.

DISTRIBUIÇÃO

A maioria das lesões múltiplas benignas ou malignas, tanto as primitivas como as metastáticas, tende a distribuir-se de modo aleatório no esqueleto. A distribuição ordenada de focos de hipercaptação é índice de benignidade. É o que acontece no caso dos focos de hipercaptação nas fraturas de costelas causadas por traumas torácicos e que se apresentam dispostas em linha.

A distribuição, além de ordenada, pode ser simétrica. As fraturas bilaterais e simétricas dos arcos anteriores do gradil costal são causadas por choques na face anterior do tórax, como do motorista sem cinto de segurança contra o volante nos acidentes de automóvel ou no caso de fraturas causadas por massagens cardíacas (Fig. 17-5).

Também têm disposição simétrica as fraturas no terço superior do sacro que costumam ser bilaterais. Outras patologias benignas em que a simetria é a regra são a hiperostose do frontal (Fig. 17-6) e a simetria dos aumentos da osteogênese nas articulações condrocostais de natureza metabólica ou aquelas causadas pelo raquitismo (Fig. 17-7).

Uma forma peculiar de distribuição ordenada são as fraturas do anel pélvico local onde elas costumam ser duplas, uma situada no arco posterior do anel (na região sacrococcígea) e outra no arco anterior (na região isquiopúbica). Fato idêntico ocorre nos anéis que contornam os orifícios obturados, onde as fraturas também costumam ser duplas, uma no arco superior do anel e outra no arco inferior do anel, como veremos mais adiante.[2]

Nos casos como a osteodistrofia pulmonar hipertrófica, formam-se linhas hipercaptantes nos ossos longos simétricos (Fig. 17-8).

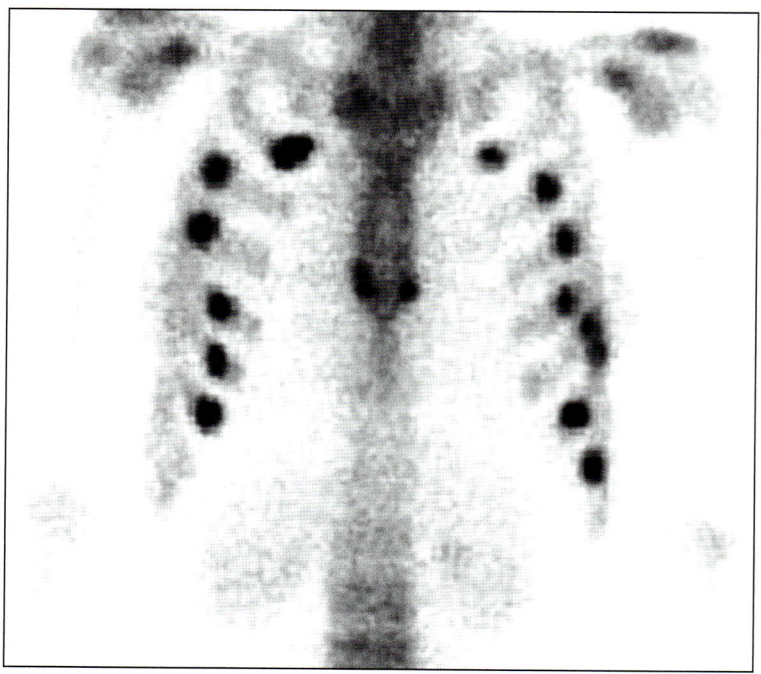

Fig. 17-5. Distribuição ordenada e simétrica de fraturas de costelas depois de massagem cardíaca.

---

[2]Ver Capítulo 19 – PADRÕES DE DISTRIBUIÇÃO.

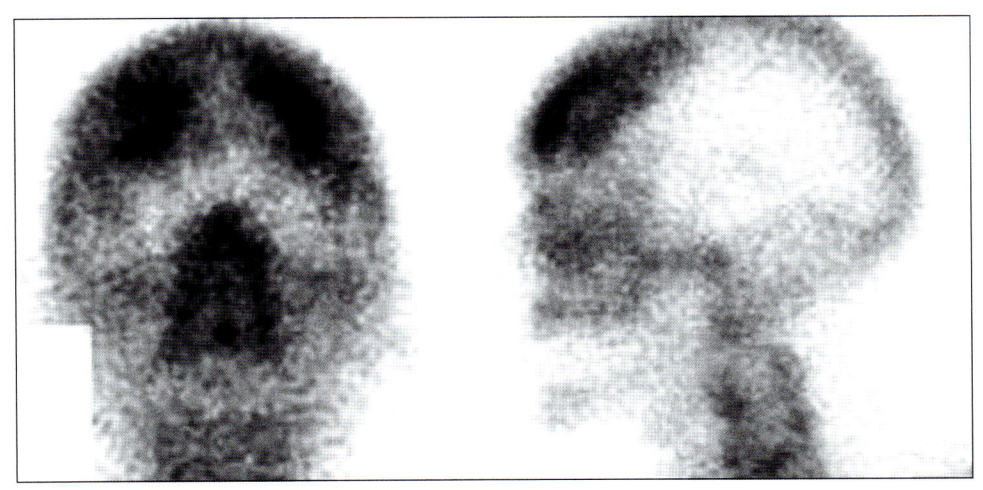

Fig. 17-6. Hiperostose frontal.

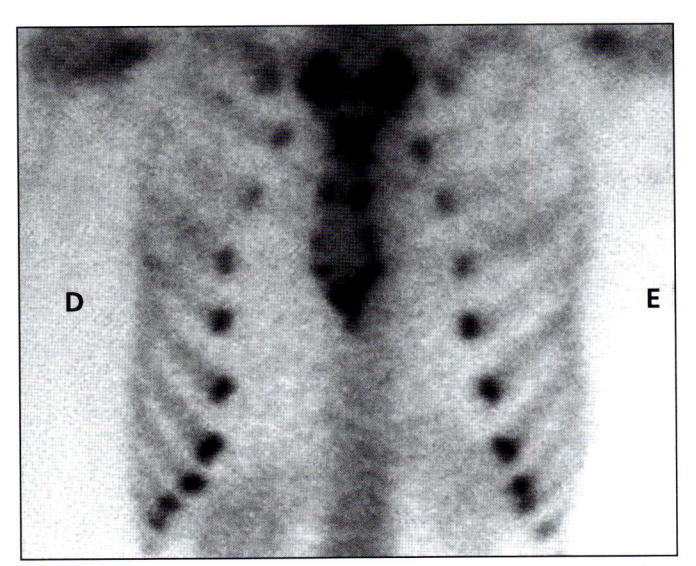

Fig. 17-7. Captação em articulações condrocostais e no esterno de adulto em doença metabólica.

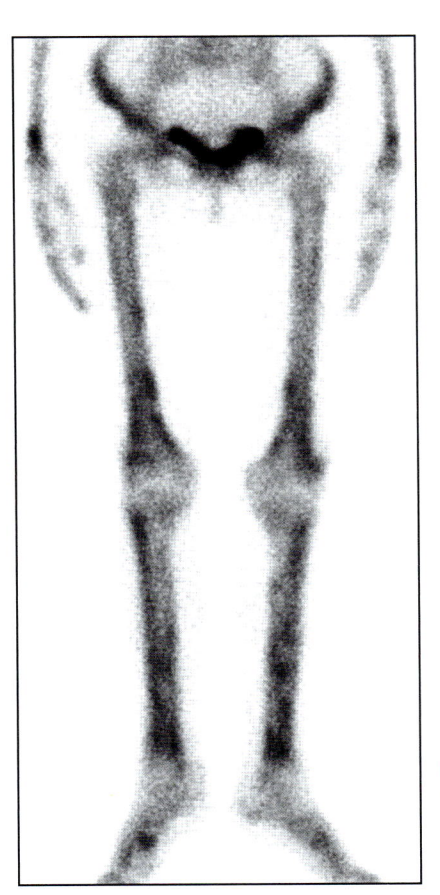

Fig. 17-8. Comprometimento simétrico dos ossos longos na osteodistrofia pulmonar hipertrófica.

LOCALIZAÇÕES

Localização nas Divisões do Esqueleto

As metástases de carcinomas da próstata e da mama predominam no esqueleto hematopoiético e são menos frequentes nas extremidades. As metástases de outras neoplasias malignas, como as dos tumores pulmonares, além do esqueleto central, são frequentes no esqueleto apendicular.

As alterações metabólicas se refletem como aumento difuso da captação do radiofármaco em todo o esqueleto, predominando no crânio, face e nos ossos longos.

As lesões articulares degenerativas, como regra geral, comprometem articulações nos esqueletos central e apendicular. Porém, as lesões articulares inflamatórias, embora comprometam o esqueleto central, aparecem com maior frequência no esqueleto apendicular.

Localização em Osso ou em Articulação

A patologia óssea é distinta da patologia articular, assim, é imprescindível determinar se uma lesão está apenas no osso ou se faz parte da articulação.

Localização no Osso

Estrutura Macroscópica

Nas cintilografias, é possível a identificação das lesões localizadas no periósteo (*shin splint* osteopatia pulmonar hipertrófica), na cortical (fraturas agudas, fratura de estresse, osteíte), no osso esponjoso (metástases, infecção, fratura por estresse), na cavidade medular dos ossos longos (encondromas, infartos ósseos), no osso subcondral (artrite, osteocondrite dissecante, osteonecrose) ou nos locais de inserções musculares e ligamentares não cobertos pelo periósteo (entesopatias). O Quadro 17-2 relaciona o posicionamento possível de identificar, pela cintilografia, alguns exemplos de patologia mais comuns de cada estrutura.

Posição na Estrutura Anatômica

As imagens podem comprometer epífises, apófises, diáfises, placas de crescimento e estruturas anatômicas, como o colo femoral, partes das vértebras, ou estruturas complexas, como paredes dos seios da face, articulações dos dentes, inserções dos tendões e músculos ou locais dos ossos em relação a outras estruturas, como por exemplo, as bursas.

Epífises

As epífises, especialmente as cabeças dos fêmures, podem apresentar fotopenia difusa nos casos de necrose e podem ser sede de hipercaptação difusa como no quadril doloroso da criança (sinovite transitória), nas osteocondroses e na osteoporose migratória da cabeça femoral e outras (Fig. 17-9).

Uma forma de apresentação das lesões epifisárias é a imagem mista. Este é o modo como se apresentam, na fase de revascularização, os casos de ostenecroses da cabeça femoral do adulto, da tróclea do astrágalo e em outras (Fig. 17-10).

Placas de Crescimento

Em razão da riqueza de circulação local, a osteomielite e os tumores malignos tendem a se localizar junto à face diafisária das placas de crescimento. No exame das placas, é preciso atenção na avaliação dos contornos, especialmente, da face metafisária da placa, em que, quando normais, os limites são lisos e regulares e, quando lesados, mostram aumento local difuso da radioatividade com perda de nitidez da face metafisária da placa (Figs. 17-11 e 17-12).

Quadro 17-2 Distribuição de lesões frequentes nas diversas estruturas ósseas

Estrutura	Patologias mais frequentes
Osso esponjoso	Metástases, infecção, fratura por estresse, osteomas
Cortical	Fraturas agudas, fratura por estresse, osteíte, osteomas
Cavidade medular	Encondromas, tumores benignos, infartos
Periósteo	*Shin splint*, osteopatia pulmonar hipertrófica
Osso subcondral	Artrite, osteocondrite dissecante, osteonecrose
Osso não coberto de periósteo	Entesopatias

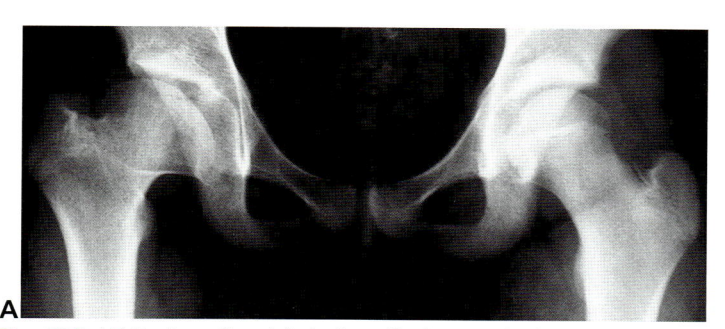

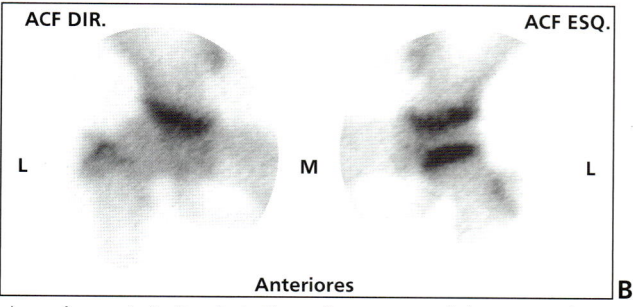

Fig. 17-9. (**A**) Radiografia e (**B**) cintilografia de sequela de deslizamento da cabeça femoral direita. A cintilografia mostra a deformação do colo e da cabeça femoral e o aumento da captação do radiofármaco no acetábulo também deformado.

INTERPRETAÇÃO DA FASE ÓSSEA 117

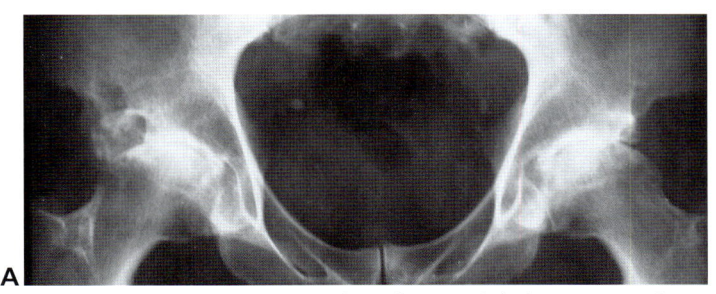

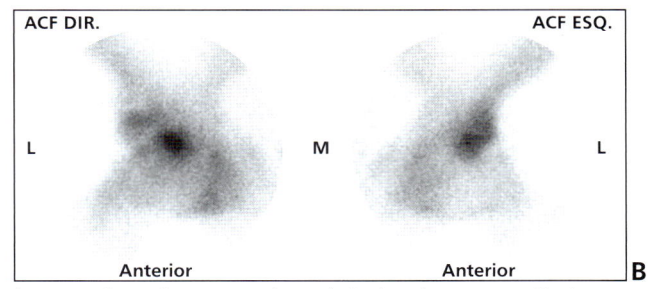

Fig. 17-10. (**A**) Radiografia. (**B**) Cintilografia com pinhole. Imagem mista: esclerose e cistos dos ossos subcondrais da cabeça e acetábulo.

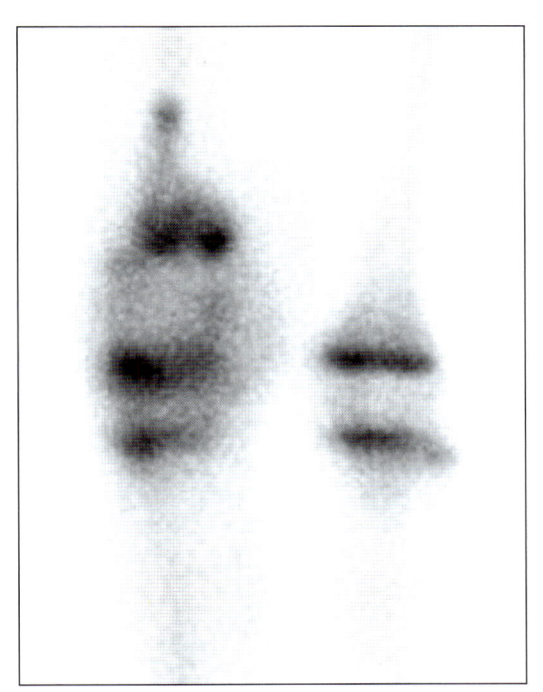

Fig. 17-11. Perda de limites na placa de crescimento do fêmur direito, área de fotopenia limitada por intensa reação osteogênica e metástases-satélite na diáfise em um caso de sarcoma.

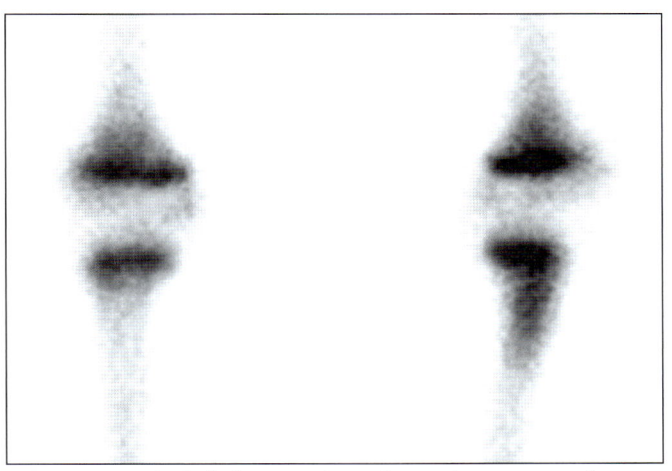

Fig. 17-12. Perda de limites nas placas de crescimento causadas por metástases por tumor neuroendócrino.

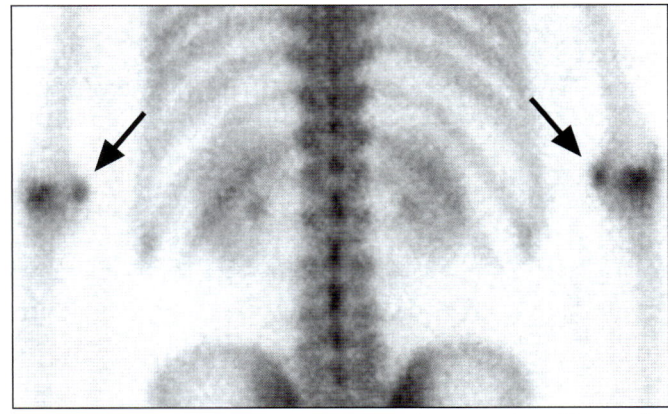

Fig. 17-13. Focos de hipercaptação causados por epicondilite medial bilateral.

Apófises, Tuberosidades, Tubérculos, Inserções Musculares, Ligamentares e Bursas

As apófises podem sediar entesopatias (Fig. 17-13), necrose asséptica nos núcleos de ossificação do tipo osteocondrose como na doença de Osgood-Schlatter da tuberosidade tibial e outros.

Podem também mostrar oclusão precoce do núcleo de ossificação como ocorre no grande trocânter do fêmur nos casos de deslizamento da cabeça femoral.

Como as apófises são locais de inserção de músculos, elas estão sujeitas às avulsões causadas por traumatismo. Esses locais, além de inserções musculares, são locais de inserções ligamentares. É por isso que certas tendinites manifestam-se por hiperemias focais na fase vascular e aumentos focais da captação na fase óssea. Por exemplo, a entesopatia na base da patela ocorre na inserção do quadríceps (Fig. 17-14). A tendinite no ápice da patela (joelho do saltador) caracteriza-se por aumento focal da radioatividade na inserção do tendão e por um foco de reação osteogênica no local (Fig. 17-15). Pode existir captação no tendão quando ele estiver calcificado como na Figura 17-16.

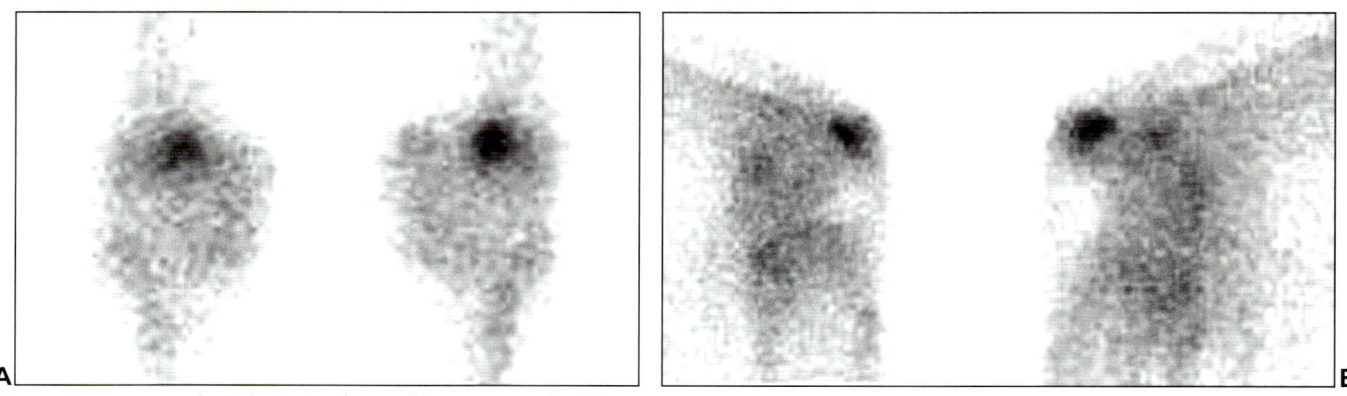

Fig. 17-14. Entesopatia na inserção do quadríceps na patela. (A) Projeção anterior. (B) Perfis dos joelhos.

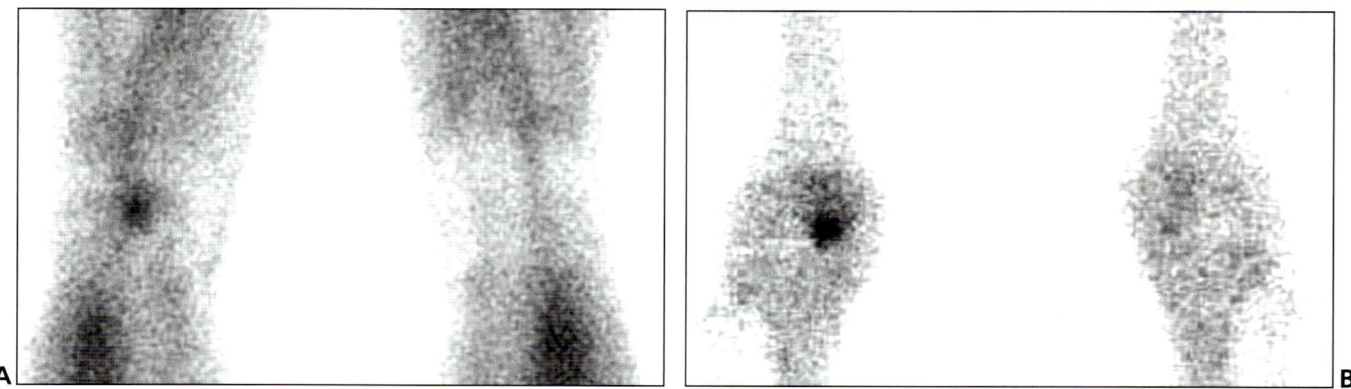

Fig. 17-15. (A e B) Tendinite do ápice da patela com foco de hiperemia nas imagens de equilíbrio e foco de aumento da radioatividade na fase óssea.

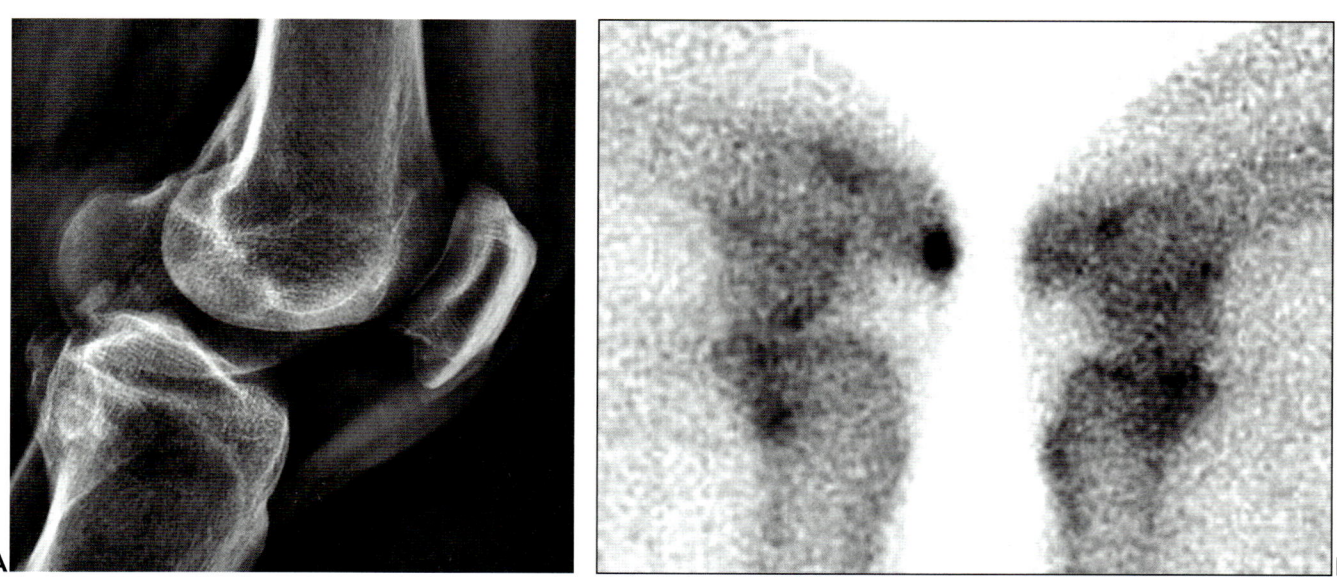

Fig. 17-16. (A e B) Tendinite e captação no tendão calcificado.

INTERPRETAÇÃO DA FASE ÓSSEA 119

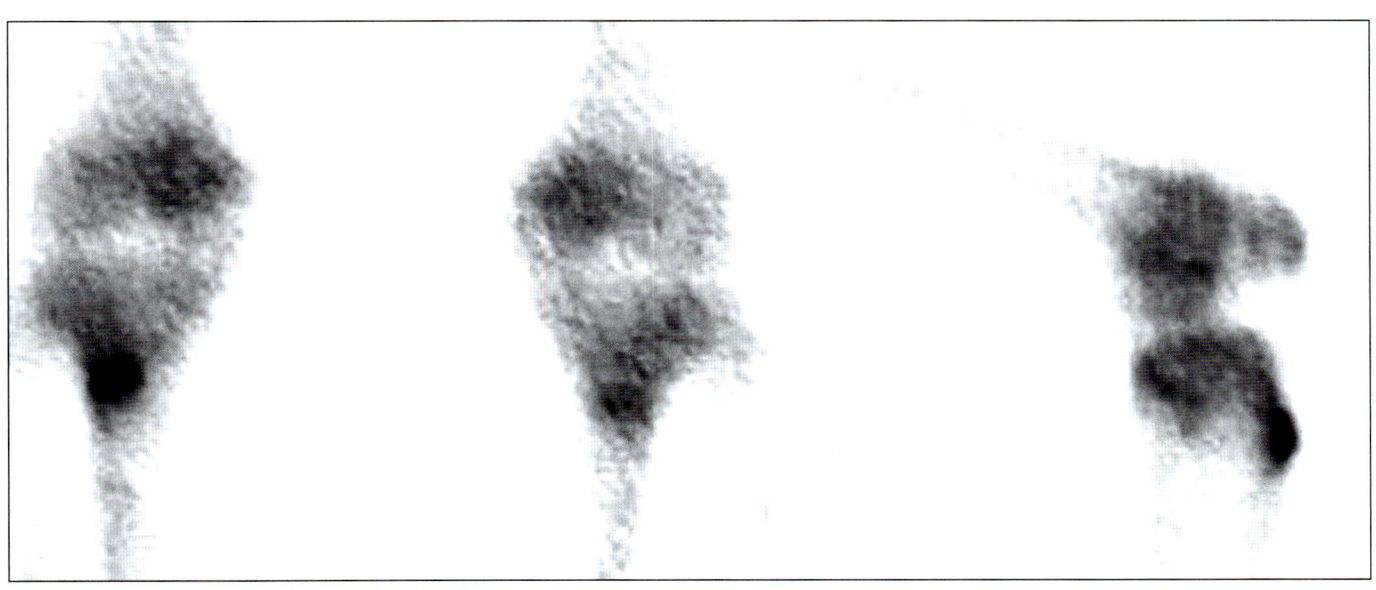

Fig. 17-17. Entesopatia na tuberosidade tibial direita.

A tendinite pode determinar aumento da captação na tuberosidade tibial, como na Figura 17-17, mas essa lesão não pode ser confundida com necrose da tuberosidade ou doença de Osgood-Schlatter em jovens.

A fascite plantar manifesta-se por aumento focal da captação do radiofármaco no tubérculo medial do calcâneo que, na imagem em perfil do pé projeta-se na face plantar do osso e na projeção plantar, projeta-se como um foco hipercaptante sobre a imagem do osso, tendendo para a face medial (Fig. 17-18A). Na cintilografia na fase vascular de equilíbrio é possível observar-se a hiperemia na face plantar (Fig. 17-18B).

O aumento da radioatividade na inserção do tendão do calcâneo indica tendinite (Fig. 17-19).

O aumento da captação no osso navicular constitui a "síndrome do navicular" e corresponde à entesopatia no osso navicular ou no caso do osso navicular acessório (Fig. 17-20).

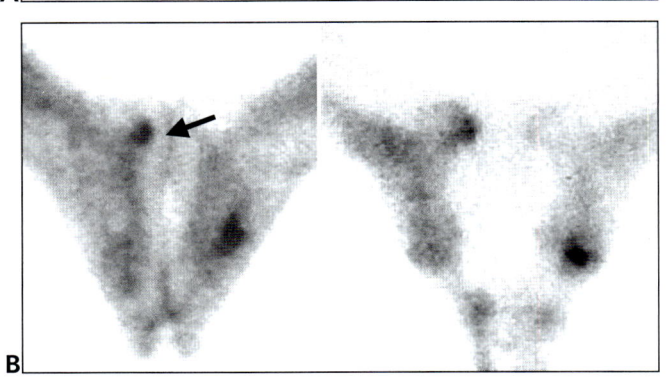

Fig. 17-18. Dois casos de fascite plantar. (A) Posição do tubérculo medial do calcâneo nas projeções plantar e em perfil do pé. (B) Observa-se a hiperemia na face plantar na fase vascular do exame.

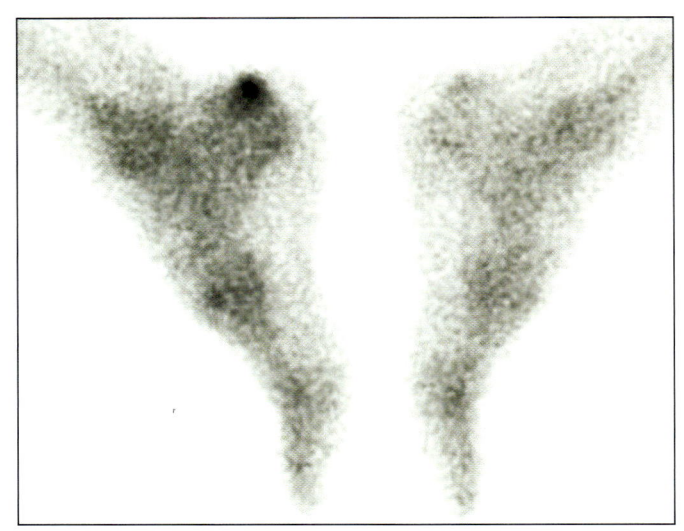

Fig. 17-19. Tendinite do tendão do calcâneo.

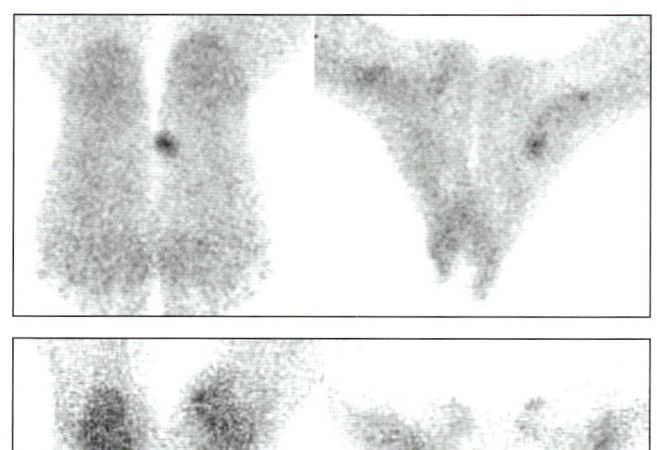

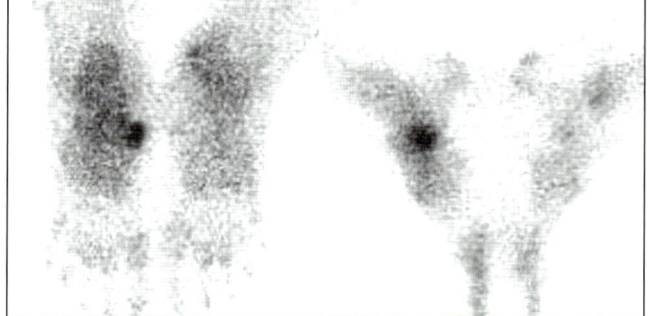

Fig. 17-20. Dois casos de síndromes do navicular.

Diáfises

A diáfise é sede de inúmeras formas de alterações na captação, além dos casos de tumores benignos e malignos. Há aumentos difusos da radioatividade em um osso inteiro ou parte dele provocados por hemorragia subperiosteal, osteomielite, fratura por estresse e fraturas traumáticas, lesões de membranas interósseas e de ligamentos, doença de Paget e outros.

Há aumentos fusiformes da osteogênese nas corticais produzidos por fraturas por estresse e por osteítes. O canal medular pode apresentar áreas fotopênicas, produzidas por infarto ósseo ou área de captação irregular, indicando infartos ósseos calcificados ou osteocondromas. Aumentos lineares nas corticais tibiais são sinais de *shin splint* e, nos ossos longos, especialmente de modo simétrico nos ossos dos membros inferiores, eles acontecem nos casos de osteoartropatia pulmonar hipertrófica e outros. Alguns exemplos de captação linear nas corticais de ossos longos estão nas Figuras 17-21 a 17-26.

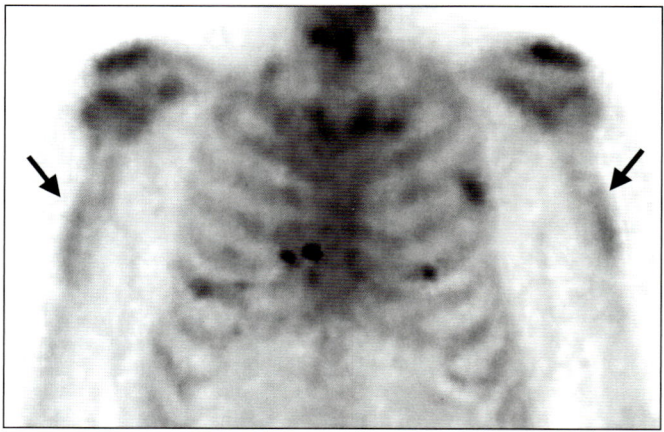

Fig. 17-21. Inserções dos músculos deltoides nos úmeros. Paciente com metástases em costelas

Outras Estruturas

A cintilografia identifica alterações da captação do traçador em outras estruturas do esqueleto, por exemplo, mostra focos de hipercaptação nas alveolites (Fig. 17-27); aumentos da captação em casos de mastoidite (Fig. 17-28), aumento da captação no conduto auditivo no caso de otite externa maligna (Fig. 17-29), aumentos lineares ou difusos na parede dos seios da face produzidos por sinusites (Fig. 17-28) e outros casos.

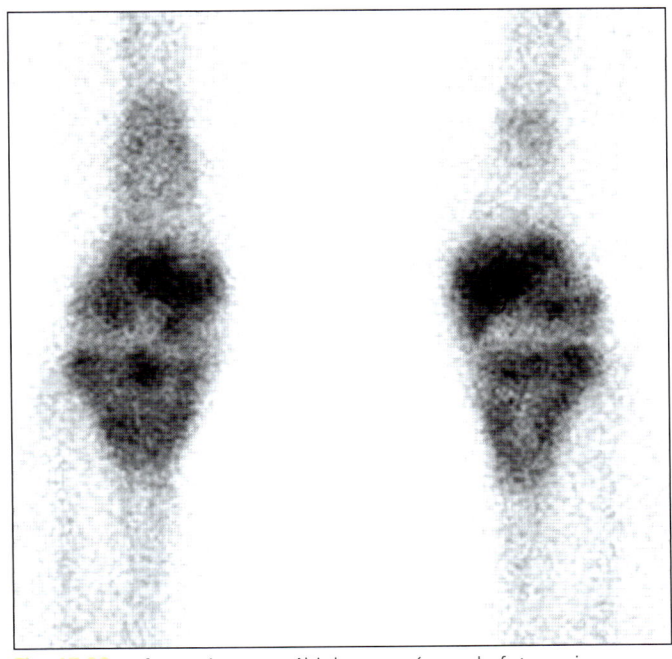

Fig. 17-22. Infartos ósseos múltiplos com áreas de fotopenias. Paciente em tratamento prolongado com corticosteroides.

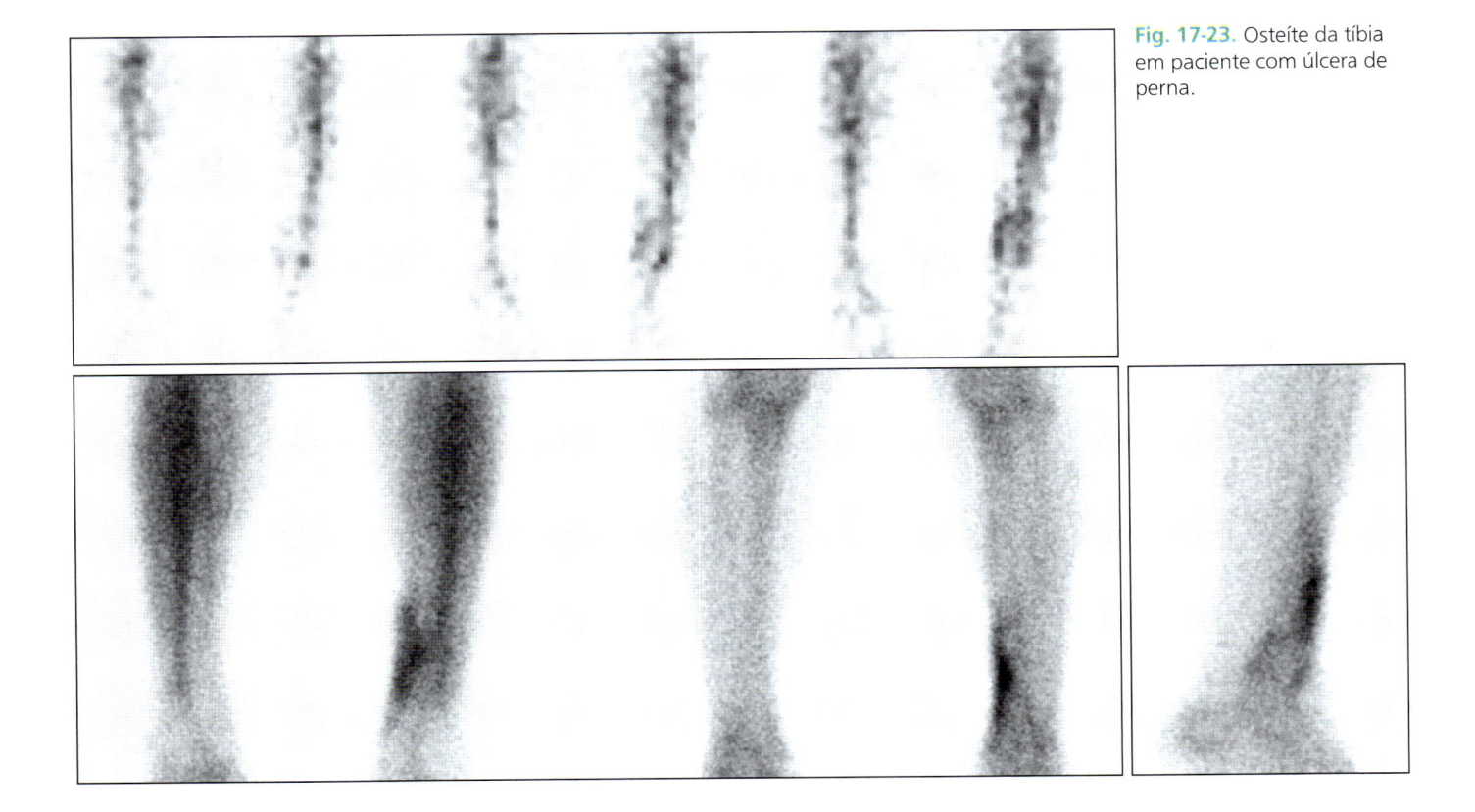

Fig. 17-23. Osteíte da tíbia em paciente com úlcera de perna.

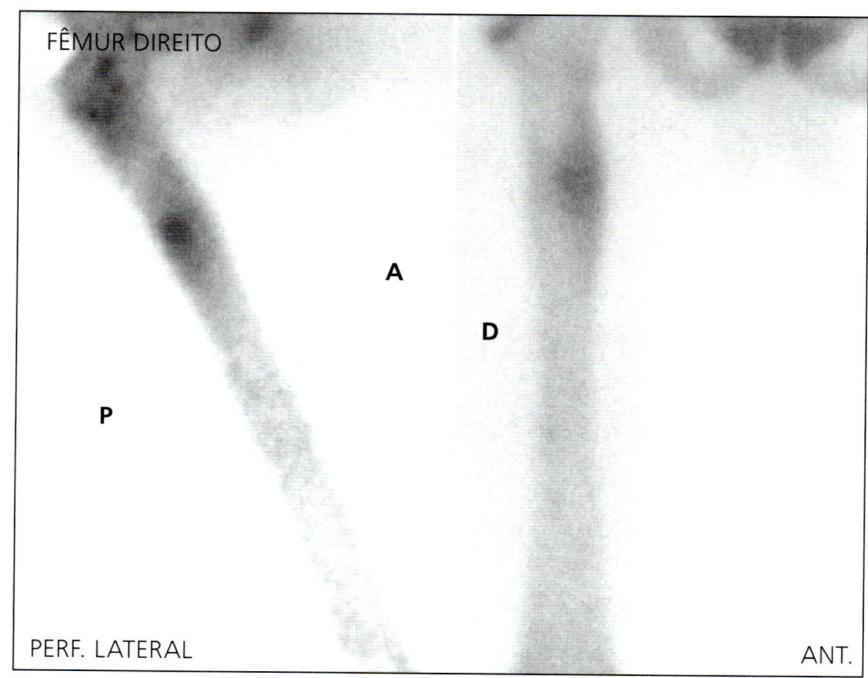

Fig. 17-24. Osteoma osteoide na diáfise femoral.

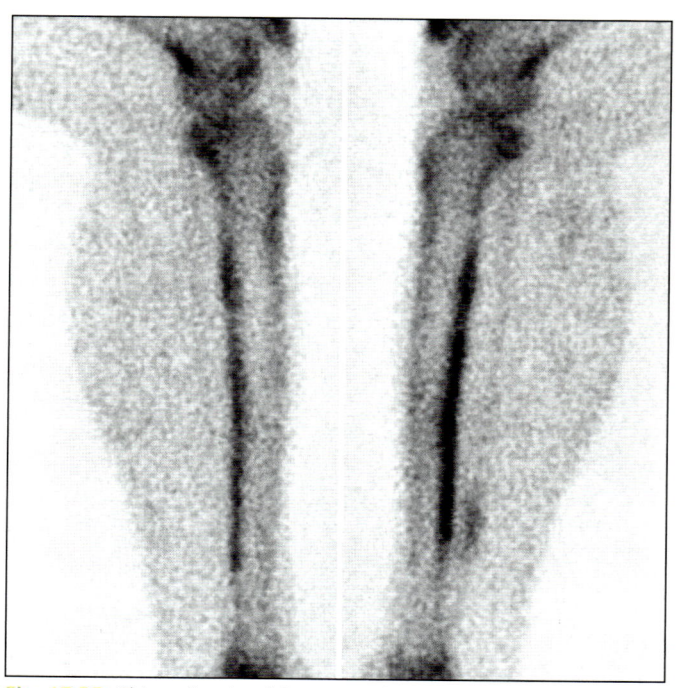

Fig. 17-25. *Shin splint* das tíbias em paciente praticante de corridas.

Partes Moles Vizinhas

Processos malignos de partes moles que se desenvolvem junto aos ossos podem induzir reações osteogênicas ou causar osteólises. Isto é comum em tumores pulmonares contíguos às costelas (Fig. 17-31A), coluna (Fig. 17-31B) ou na invasão do esterno por implantes secundários na cadeia ganglionar da mamária interna (Fig. 17-32) ou em casos benignos (Figs. 17-33 a 17-36).

Lesões benignas contíguas aos ossos também produzem áreas de reações osteogênicas nas fases ósseas, como são exemplos as bursites e as tendinites (Figs. 17-28 a 17-36).

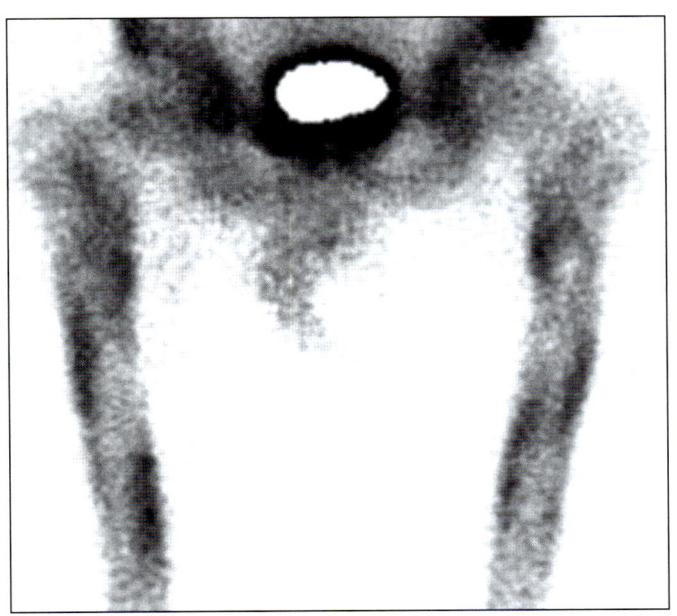

Fig. 17-26. Imagens lineares nas superfícies corticais de diáfises em paciente com osteodistrofia hipertrófica decorrente de neoplasia pulmonar.

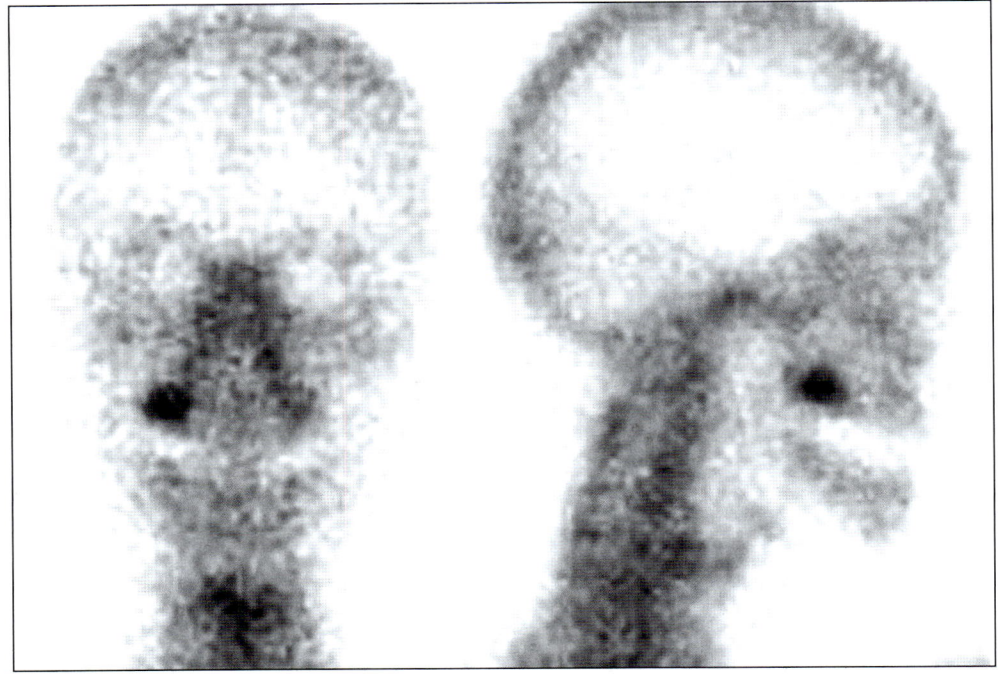

Fig. 17-27. Focos dentários na projeção dos molares superiores.

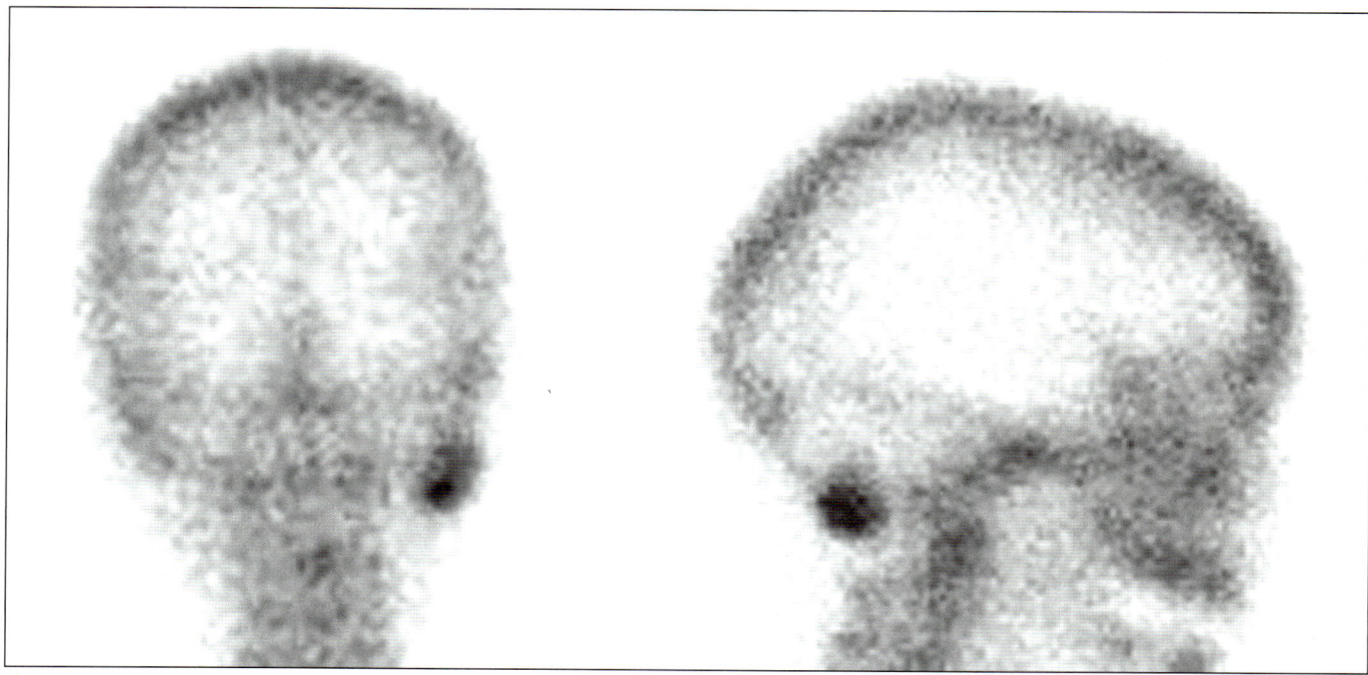

Fig. 17-28. Mastoidite: aumento da captação do radiofármaco limitado à mastoide.

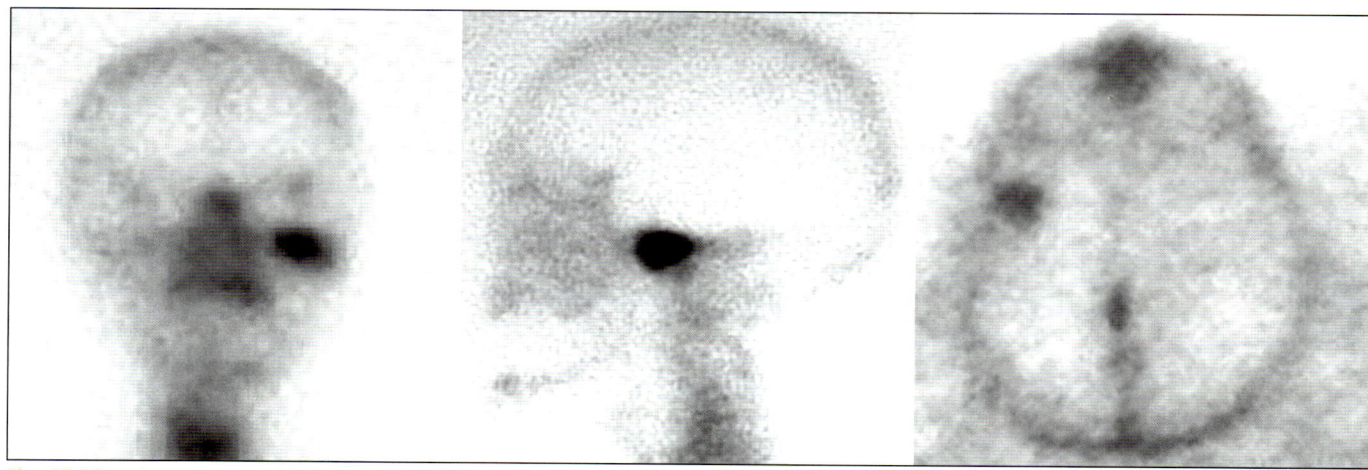

Fig. 17-29. Otite externa maligna: captação do traçador no orifício auditivo com extensão para o rochedo.

INTERPRETAÇÃO DA FASE ÓSSEA 125

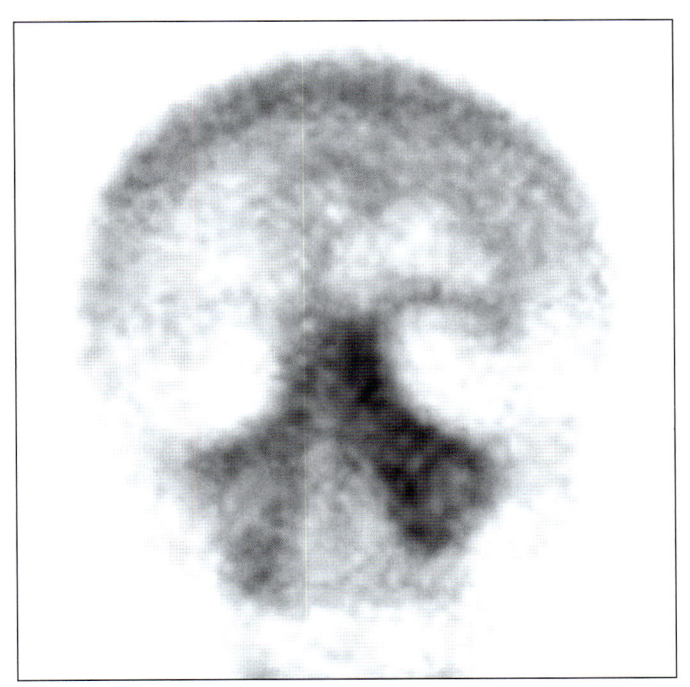

Fig. 17-30. Diferentes graus de captação em pansinusite.

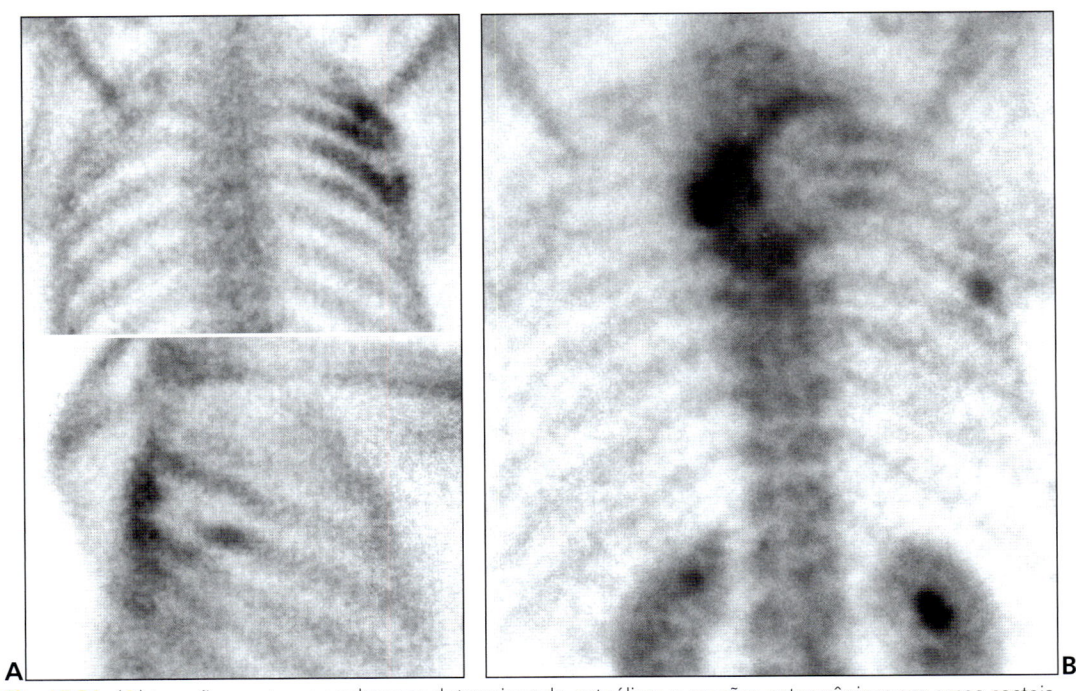

Fig. 17-31. (A) Invasão por tumor pulmonar determinando osteólises e reações osteogênicas em arcos costais.
(B) Invasão por tumor pulmonar determinando osteólises e reação osteogênica em costelas e vértebras.

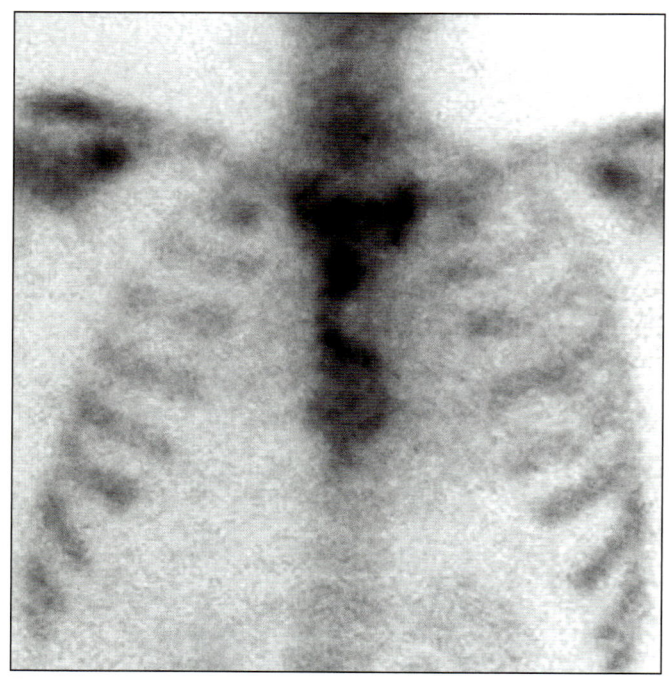

Fig. 17-32. Osteólise na invasão difusa do esterno por metástase.

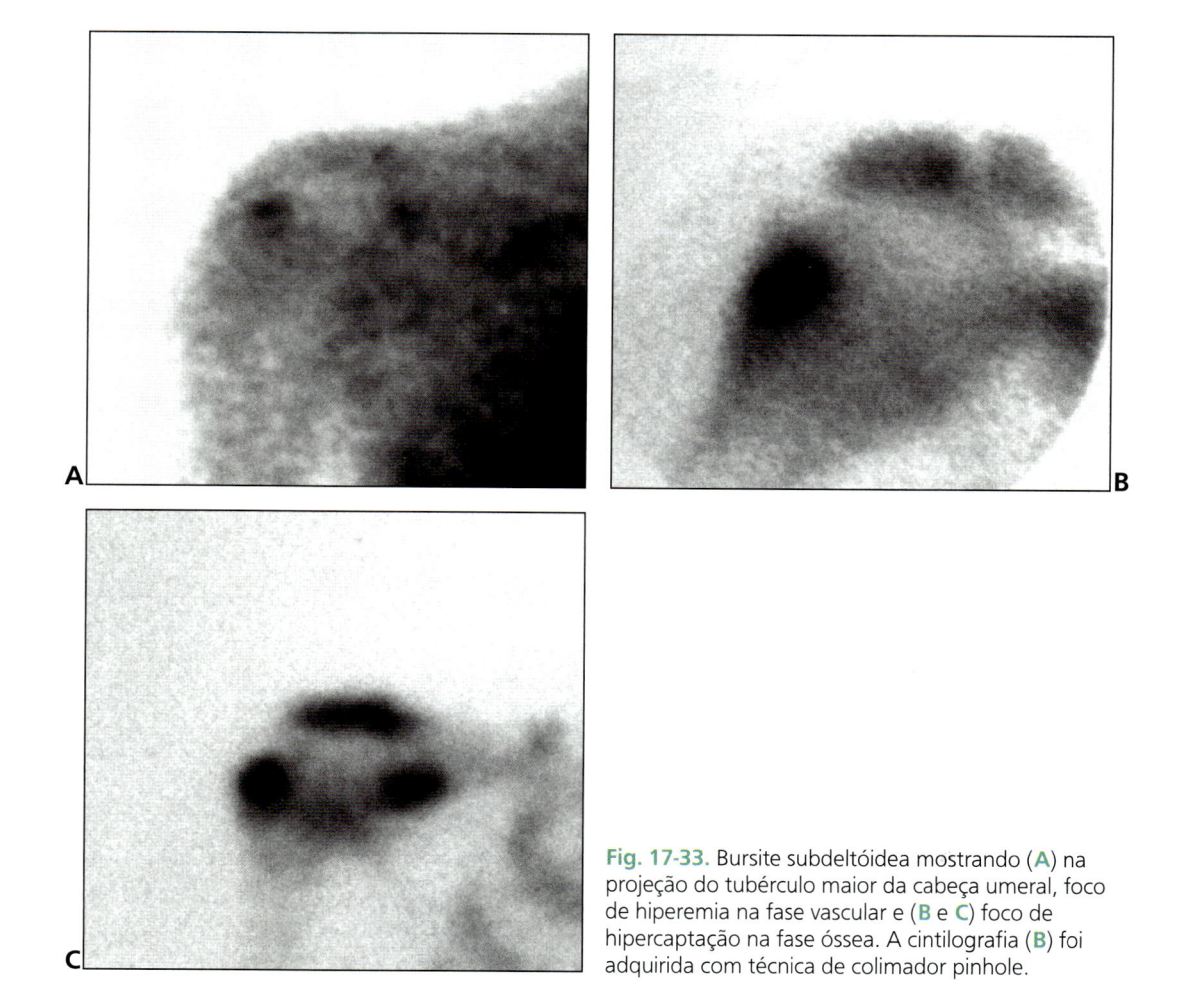

Fig. 17-33. Bursite subdeltóidea mostrando (A) na projeção do tubérculo maior da cabeça umeral, foco de hiperemia na fase vascular e (B e C) foco de hipercaptação na fase óssea. A cintilografia (B) foi adquirida com técnica de colimador pinhole.

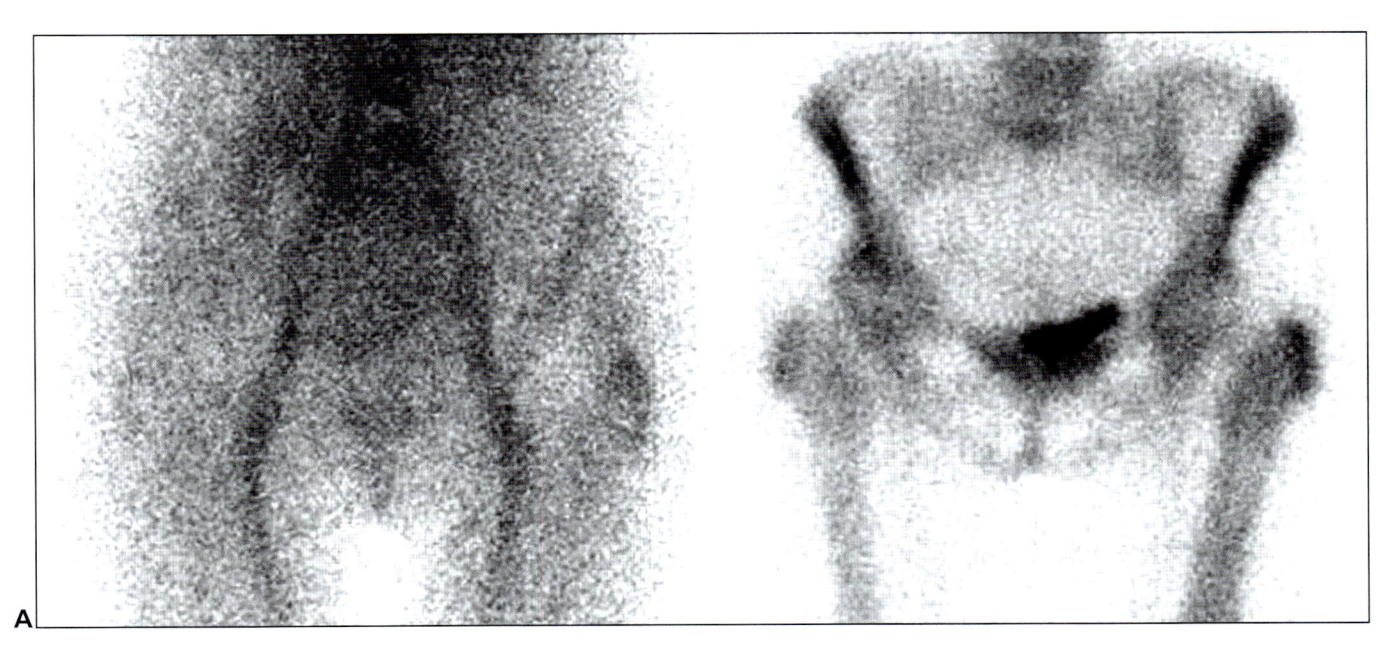

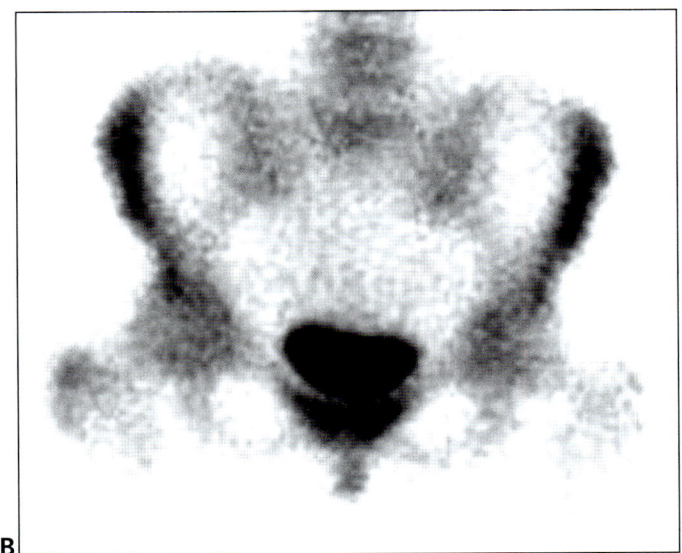

Fig. 17-34. Bursite trocantérica bilateral (na projeção da bursa do músculo subglúteo máximo) mais acentuada no lado esquerdo. (**A**) Há hiperemia e aumento da captação na face lateral dos grandes trocânteres. (**B**) Bursite está na projeção da bursa do músculo piriforme com captação no ângulo do grande trocânter direito.

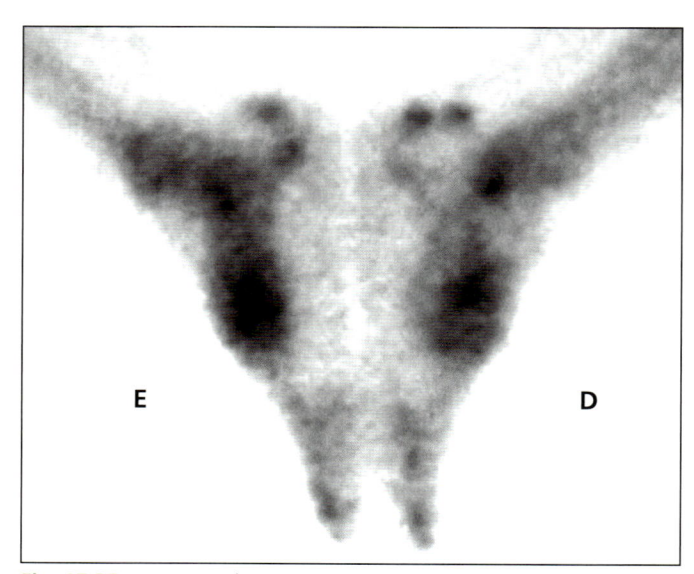

Fig. 17-35. Aumento da captação na inserção do tendão do calcâneo nos pés por tendinites. No pé esquerdo, o foco de captação acima da tendinite indica bursite retrocalcaneana.

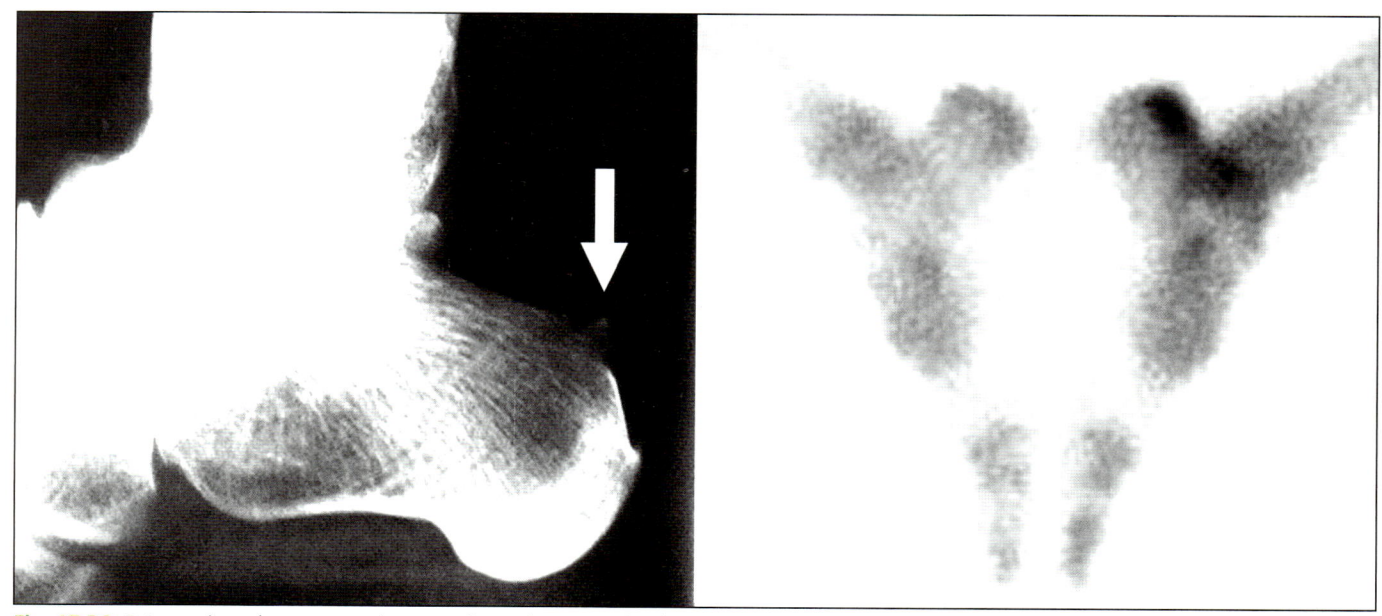

Fig. 17-36. Extensa área de aumento da captação na face superior do calcâneo indicando bursite. A radiografia correspondente mostra osteólise e osteoporose na projeção da bursa.

CAPÍTULO 18

SINAIS INTRÍNSECOS NAS LESÕES ÓSSEAS

As lesões ósseas devem ser avaliadas por suas características intrínsecas, como:

- Extensão.
- Limites.
- Contenção.
- Estrutura.
- Forma.
- Intensidade.

Também tem importância determinar as seguintes relações estruturais:

- Posição na anatomia óssea.
- Posição na articulação.
- Distribuição no esqueleto.

EXTENSÃO DA LESÃO NO OSSO

Chamaremos de lesão focal aquela de pequenas dimensões com limites razoavelmente precisos (Fig. 18-1).

Uma segunda apresentação é a lesão com área mais extensa e com limites identificáveis (Fig. 18-2).

A terceira forma de apresentação é a imagem difusa que, ao contrário das demais, é extensa, não tem forma definida, e seus limites são imprecisos, e assim a transição entre a lesão e o osso normal se faz por um gradiente decrescente de contraste (Fig. 18-3).

Segundo a extensão, as lesões difusas podem ser classificadas como parciais ou totais.

A lesão é parcial quando ocupa uma parte limitada do osso, como, por exemplo, na necrose da cabeça femoral ou na osteoporose migratória no côndilo do joelho e outras (Fig. 18-3).

A lesão difusa total ocupa todo o osso, como na doença de Paget ou nos casos de displasias fibrosas (Fig. 18-4).

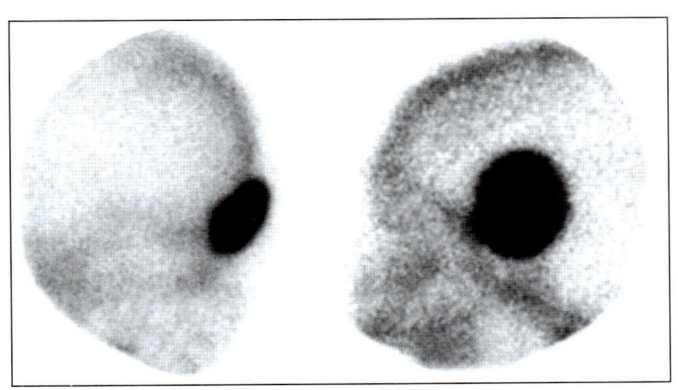

Fig. 18-2. Exemplo de área com limites precisos (displasia óssea).

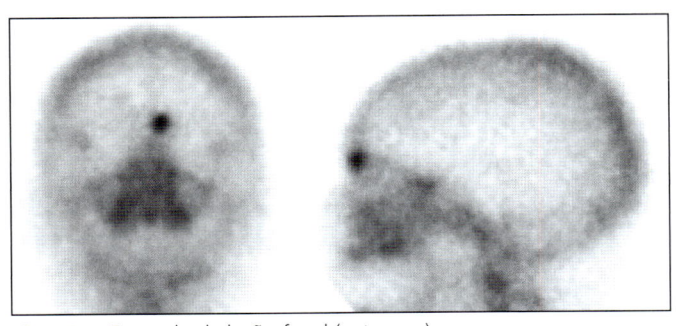

Fig. 18-1. Exemplo de lesão focal (osteoma).

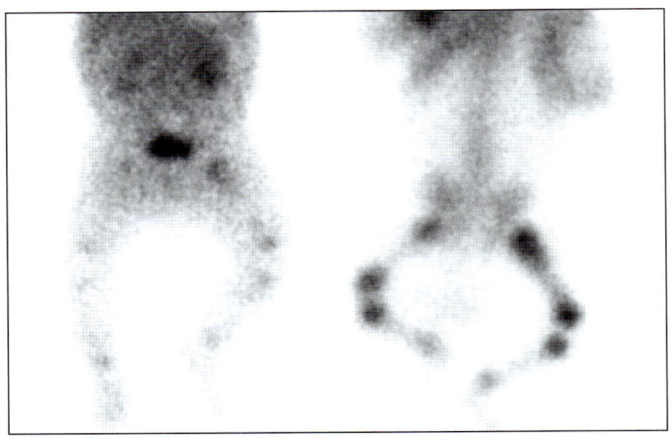

Fig. 18-3. Exemplos de lesões difusas: osteomielite do fêmur esquerdo na fase vascular e na fase óssea.

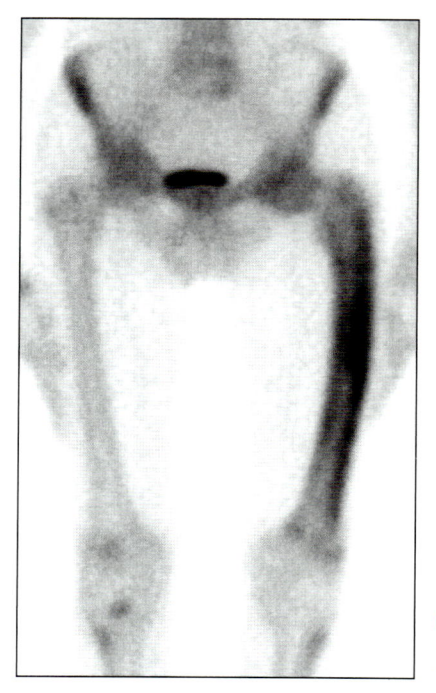

Fig. 18-4. Exemplo de lesão difusa ocupando toda a diáfise.

Fig. 18-5. Lesão com limites imprecisos (fratura femoral de estresse por compressão).

LIMITES DA LESÃO

A transição de sua imagem para o osso sadio é nítida, quando há passagem brusca de uma área hipercaptante ou de uma área fotopênica para o osso com captação normal (Figs. 18-1 e 18-2).

Os limites são imprecisos, quando a transição entre o osso doente e osso sadio é gradual e imprecisa. As lesões vasculares que comprometem parte de um osso, como a osteoporose regional e o edema medular ou, ainda, lesões infiltrativas, como na osteomielite, produzem lesões de limites imprecisos (Fig. 18-5).

A **contensão da lesão:** "*contidas*" são as lesões que se mantêm dentro dos limites do osso, como acontece na maioria das lesões benignas. As lesões contidas podem apresentar-se "*expandidas*" (Fig. 18-2). Nesse caso, elas "insuflam" o osso, como, por exemplo, nos calos ósseos ou na doença de Paget, mas o fazem sem romper com os limites ósseos.

As lesões se apresentam "*invasivas*" quando ultrapassam os limites do osso e infiltram os tecidos moles vizinhos. Esta é uma característica das neoplasias malignas agressivas (Fig. 18-6).

As lesões podem ser classificadas como "*reacionais*", quando afecções de partes moles determinam reações de remodelação nas superfícies dos ossos. Entre elas estão reações nas superfícies ósseas, causadas por bursites contíguas, e, nos casos de tumores malignos do tórax, as reações por eles causadas por contiguidade nas vértebras, costela e esterno (Fig. 18-7).

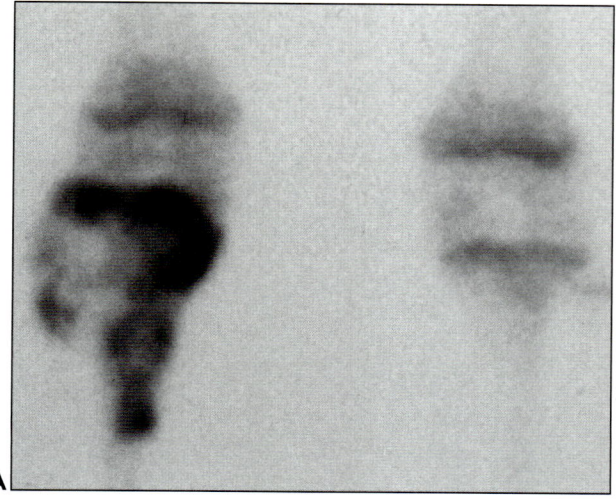

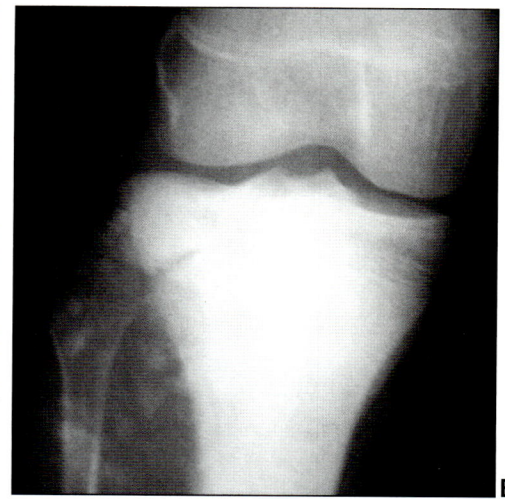

Fig. 18-6. Lesão óssea invasora de partes moles (osteossarcoma). (**A**) Cintilografia. (**B**) Radiografia.

SINAIS INTRÍNSECOS NAS LESÕES ÓSSEAS 131

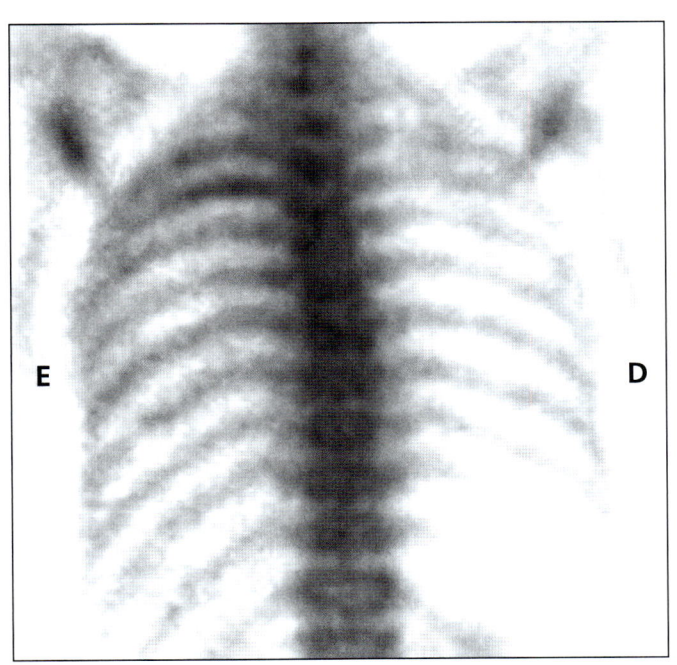

Fig. 18-7. Lesão reacional em costelas de paciente com tumor de Pancoast.

Nas lesões fotopênicas puras, a área de fotopenia não está cercada ou limitada por reação osteogênica de remodelação. Elas instalam-se por dois mecanismos: o primeiro é a ausência de oferta do radiofármaco, e o segundo são as osteólises causadas por lesões agressivas que impedem a remodelação.

As áreas fotopênicas puras causadas pela ausência de oferta têm origem na obstrução de vasos por embolias, trombose, compressões vasculares extrínsecas e outras (Quadro 23-1). São imagens fotopênicas que assumem a forma da extremidade de um osso ou comprometem todo o osso e ocorrem nos locais do osso, onde a circulação é terminal ou não há circulação colateral.

No caso da fotopenia de causa vascular, as lesões são produzidas por falta de oferta do radiofármaco de causa desconhecida (como no caso da necrose asséptica da cabeça femoral no caso da doença de Legg-Perthes) ou por obstruções da circulação. Nesses casos a área fotopênica localiza-se numa epífise. Isto acontece em crianças nos casos de compressão da vascularização da cabeça femoral por aumento da pressão intra-articular (nas sinovites infectadas) (Quadro 18-1).

Os locais mais frequentes de osteonecrose, inclusive as espontâneas, são: a cabeça femoral, a cabeça umeral, a cabeça do tálus, os côndilos femorais, o escafoide, o platô medial tibial, o navicular, outros ossos do tarso, a patela, o corpo vertebral, o semilunar e outros ossos do carpo, o côndilo da mandíbula, a região glenóidea da escápula, processo odontoide do áxis, cabeças dos metacarpianos e metatarsianos e outros ossos.

Em crianças, o exemplo de fotopenia pura está na doença de Legg-Perthes em fase inicial, como na Figura 18-8.

ESTRUTURA DA LESÃO

As lesões ósseas apresentam-se nas cintilografias, como:

- Lesões fotopênicas uniformes.
- Lesões hipercaptantes uniformes.
- Lesões hipercaptantes com dupla densidade.
- Lesões mistas.

Quadro 18-1	Causas mais frequentes de áreas fotopênicas por falta de oferta
Doenças sistêmicas	Hipercorticoidealismo – doença de Cushing Doenças hematológicas – anemia falciforme e outras hemoglobinopatias Doenças do colágeno (dos pequenos vasos) – endocardite bacteriana subaguda Hiperuricemia Gota Coagulação vascular disseminada
Iatrogênicas	(Hipercorticoidealismo exógeno) Terapia com corticoide Irradiação Quimioterapia
Disbarismo	Doença da descompressão de mergulhadores e trabalhadores em ambiente hiperbárico
Traumática	Interrupção da circulação por fratura, luxação ou epifisiólise
Obstrução vascular	Por êmbolo, aglutinação de hemácias e compressão de artérias nos casos de sinovite e hemorragia articular na hemofilia
Idiopática (espontânea ou primária)	De causa desconhecida e que ocorre nos adulto e na doença de Legg-Perthes em crianças

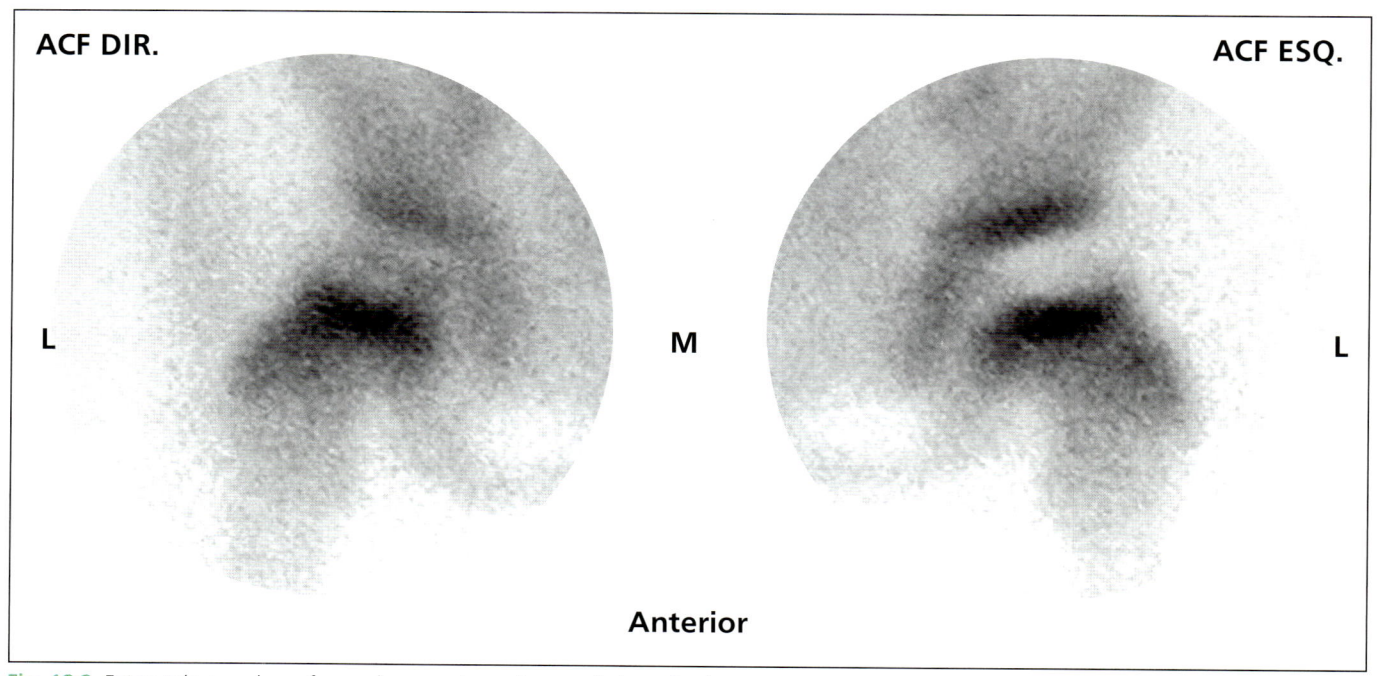

Fig. 18-8. Fotopenia na cabeça femoral esquerda na doença de Legg-Perthes.

Outra causa de fotopenia no quadril de crianças são as infecções articulares agudas (Fig. 18-9), quando a coleção de líquido sob pressão comprime as artérias nutridoras da cabeça femoral e que discutiremos mais adiante.

No adulto, há a fotopenia de toda a cabeça femoral nos infartos ósseos recentes, na cabeça femoral, quando fraturas do colo interrompem a vascularização (Fig. 18-10), nas embolias por descompressão (no disbarismo), nos pacientes submetidos a uso continuado de corticosteroides, nas tromboses nos pés diabéticos, nos casos de necrose por congelamento dos dedos das mãos e pés (frostbite), nas complicações dos transplantes de órgãos, no lúpus sistêmico, na anemia falciforme, na doença de Gaucher, em lesões osteolíticas agressivas onde não existe reação osteogênica e outras.

As imagens hipercaptantes uniformes expressam lesões com remodelação intensa como em certas displasias, na doença de Paget, em displasias, em neoplasias e em outras patologias (Fig. 18-11).

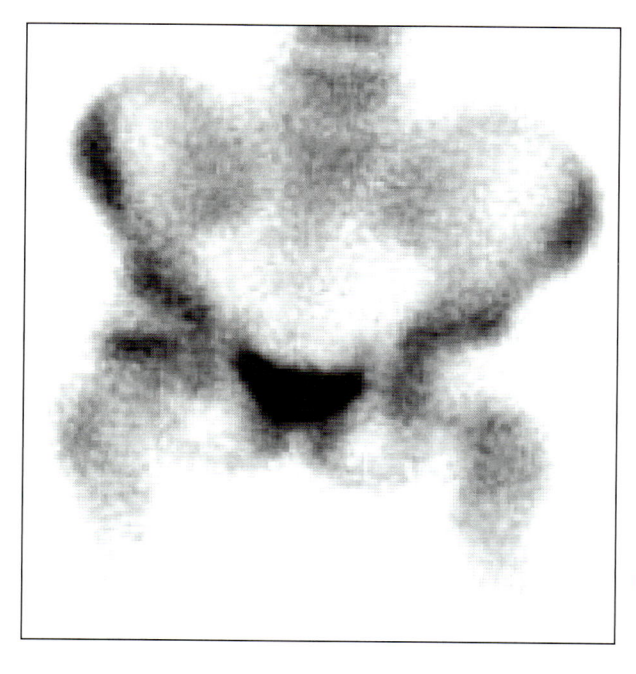

Fig. 18-9. Fotopenia e aumento das dimensões do espaço articular em artrite infectada aguda do quadril.

SINAIS INTRÍNSECOS NAS LESÕES ÓSSEAS 133

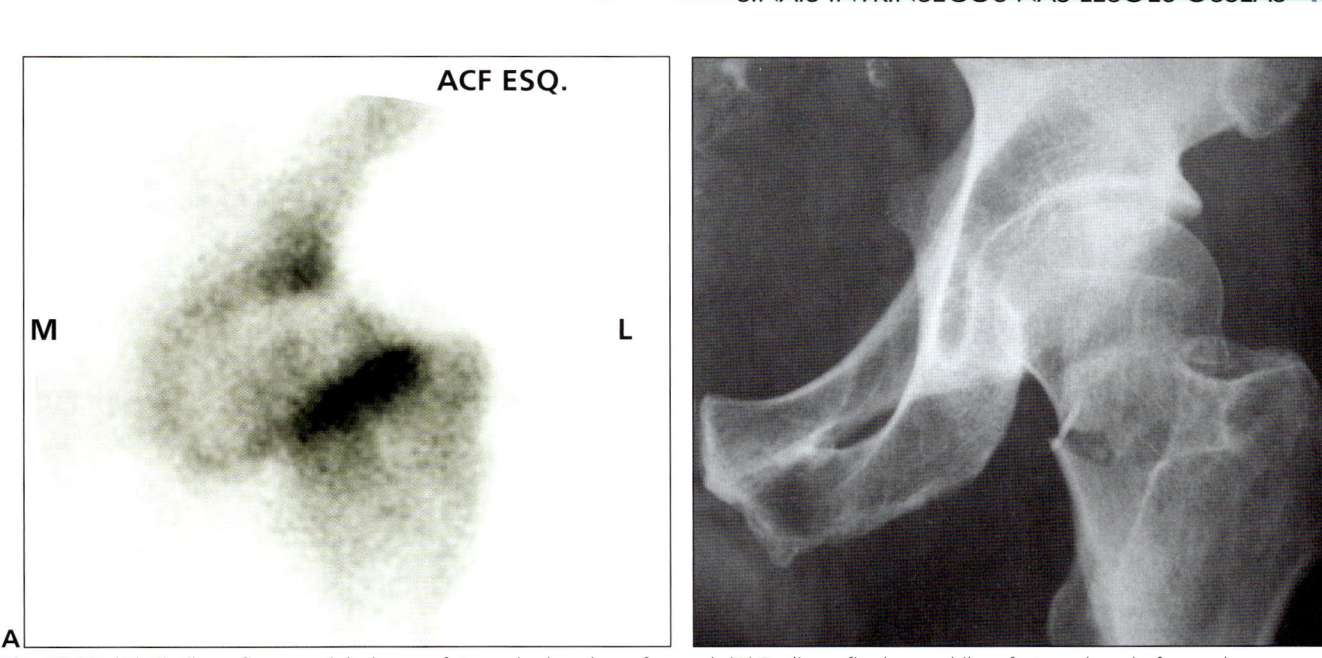

Fig. 18-10. (A) Cintilografia com pinhole com fotopenia da cabeça femoral. (B) Radiografia do quadril na fratura do colo femoral.

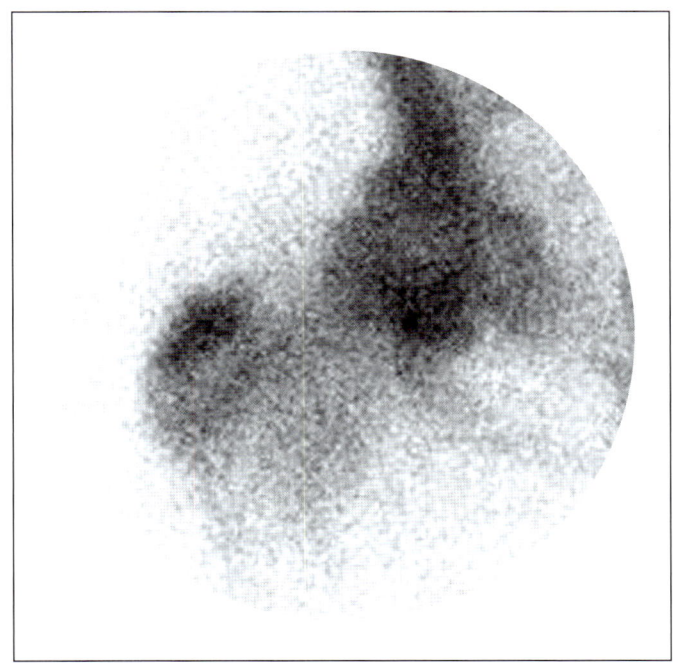

Fig. 18-11. Remodelação determinando aumento difuso da radioatividade na cabeça femoral direita. Bursite trocantérica direita. Imagens com pinhole.

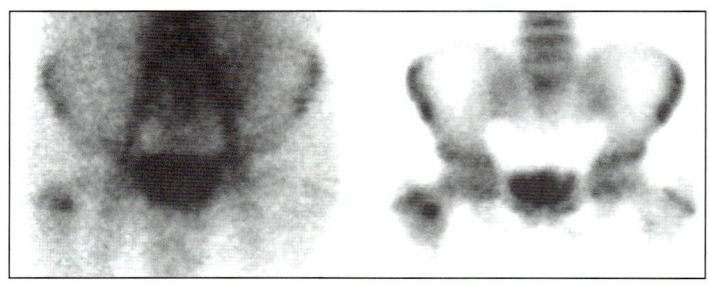

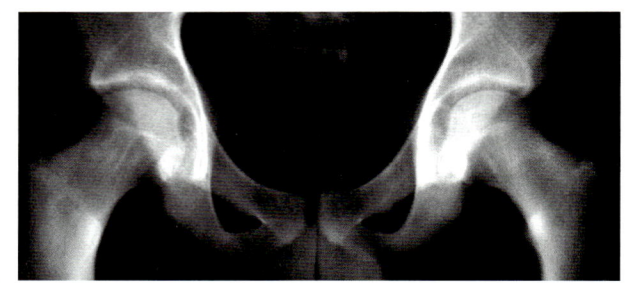

Fig. 18-12. A imagem superior direita é cintilografia na fase vascular do equilíbrio e mostra foco de hiperemia na linha intertrocanteriana do fêmur direito. A imagem superior esquerda é a cintilografia na fase óssea mostrando o sinal da dupla densidade. A radiografia mostra pequena osteólise na linha intertrocanteriana, circundada por osteoesclerose num caso de osteoma osteoide.

As imagens de hipercaptação com dupla densidade são compostas de um foco hipercaptante que se destaca dentro de uma área também de aumento da radioatividade, porém de menor intensidade. O exemplo típico do sinal da dupla densidade é produzido pelo osteoma osteoide em que o *nidus* aparece mais radioativo no centro da reação osteogênica circunvizinha (Fig. 18-12). Traços de fraturas recentes frequentemente produzem imagens de dupla densidade em que o foco de hipercaptação expressa o traço de fratura que se destaca dentro de uma área difusa de hipercaptação de menor intensidade, causada pelo edema ósseo adjacente.

As imagens mistas compõem-se da alternância de área de fotopenia com áreas de hipercaptação e têm várias formas de apresentação (Fig. 18-13).

Além dessa imagem "*clássica*", são comuns as imagens em que há distribuição alternada e desordenada de áreas de fotopenias com áreas hipercaptantes. Este tipo de imagem acontece nas infecções, nas neoplasias primitivas ou metastáticas, em traumatismos, nas displasias ósseas, em doença metabólica, em áreas necrosadas na fase de revascularização, em locais de retirada de enxertos e muitas outras.

Outras formas de imagens mistas são as produzidas por sequelas da radioterapia. Nesse caso, a área de fotopenia uniforme em um grupo de ossos, por exemplo, em vértebras de um segmento da coluna. A característica principal da imagem é a fotopenia estar limitada por linhas retas repetindo, no(s) osso(s) fotopênico(s), os limites do campo de irradiação (Fig. 18-14). Uma complicação frequente nas áreas irradiadas é o aparecimento de fraturas por insuficiência (Fig. 18-15).

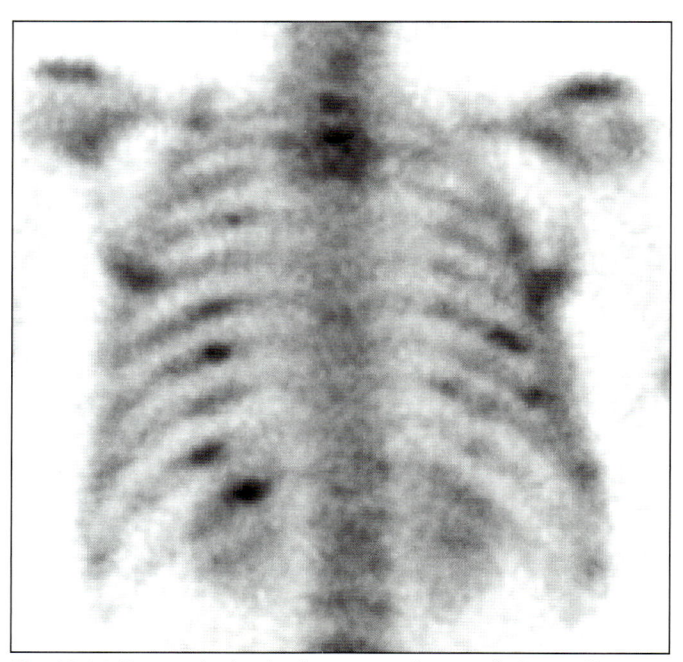

Fig. 18-14. Fotopenia de vértebras e costelas com limites retilíneos após irradiação de tumor pulmonar.

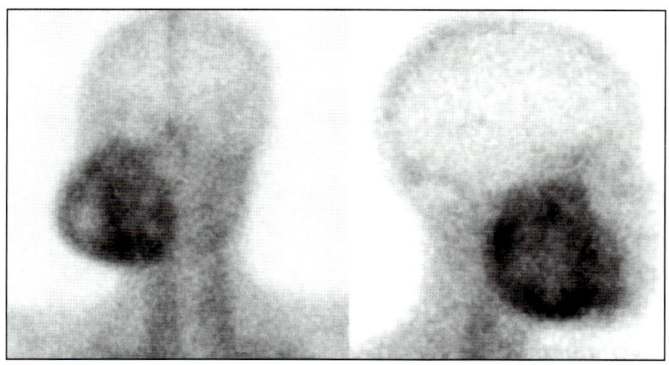

Fig. 18-13. Imagem mista alternando fotopenia e hipercaptação em um tumor na face.

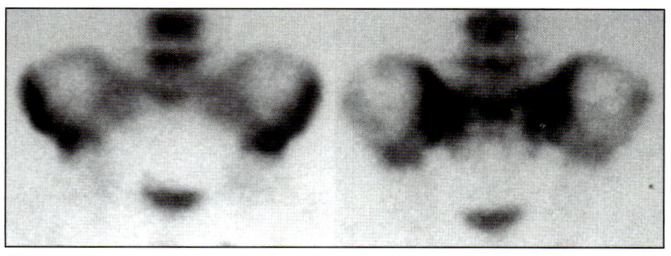

Fig. 18-15. Imagens em projeções anterior e posterior da bacia em que há acentuada fotopenia no sacro após radioterapia e fraturas do sacro por insuficiência (sinal do diabolô).

FORMA DA LESÃO

Entre as formas básicas das lesões ósseas cintilográficas estão:

- Linear.
- Em faixa.
- Nodular.
- Lobulada.
- Fusiforme.
- Em anel.
- Em rosca.
- Espiculada.
- Serpiginosa.
- Anatômica.
- Amorfa.

O acúmulo é linear, quando a lesão é delgada como um traço. Este tipo de lesão geralmente ocorre em estruturas laminares, como o periósteo. São exemplos de imagens lineares os acúmulos encontrados no *shin splint* e na osteoartropatia pulmonar hipertrófica. Na osteoartropatia pulmonar hipertrófica, a lesão acomete as superfícies corticais das diáfises dos ossos longos e forma o sinal da estrada de ferro. Este sinal pode existir também nos casos de insuficiência venosa crônica e na displasia fibrosa diafisária (Figs. 18-16 e 18-17).

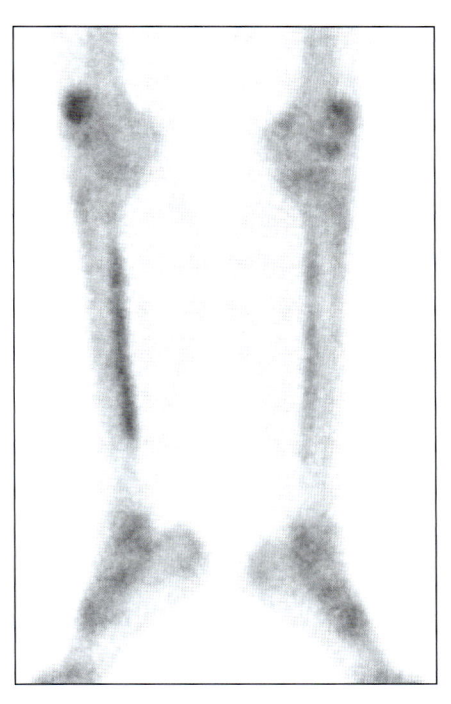

Fig. 18-16. Captação em forma de linhas nas diáfises tibiais num caso de *shin splint*.

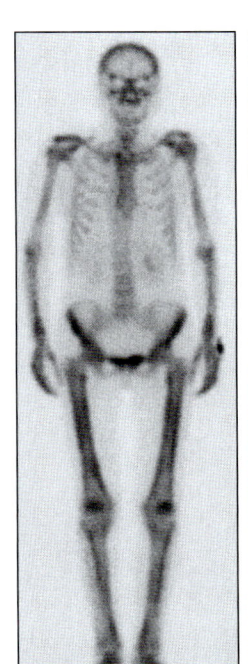

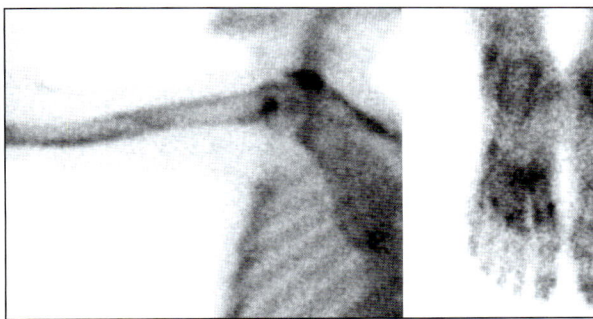

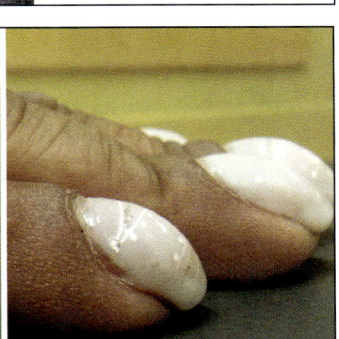

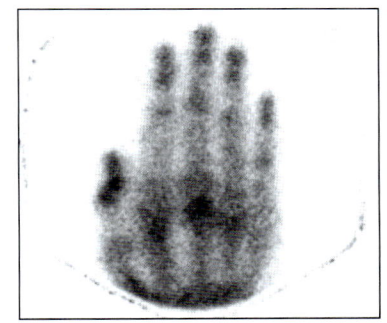

Fig. 18-17. Imagens ósseas na osteodistrofia pulmonar hipertrófica. Há linhas de hipercaptação nos periósteos nos ossos longos, nas mãos, punhos, calcâneos e ossos dos tarsos e aumento difuso da radioatividade nas falanges distais que se apresentam com a deformação em baqueta de tambor na fotografia.

As lesões em faixa correspondem ao acúmulo mais espesso do radiofármaco, como nos casos de fraturas (Fig. 18-18A), colapsos vertebrais (fratura vertebral na Figura 18-18B) ou no quadro conhecido como "ossos empacotados" que acontecem nas sinovites (Fig. 18-18C).

O acúmulo nodular tem forma arredondada e contornos lisos e é maior que o acúmulo focal. As lesões expansivas benignas ou malignas tendem à forma nodular. Essa forma também ocorre em lesões traumáticas, inflamatórias e degenerativas (Fig. 18-19).

As lesões lobuladas (Fig. 18-20) diferem das lesões nodulares pela ondulação dos contornos e ocorrem tanto em lesões benignas, como em tumores malignos. A Figura 18-20A corresponde à invasão do esterno por metástase em gânglio da cadeia da mamária interna, e a Figura 18-20B mostra captação intensa em metaplasia osteossarcomatosa no tumor mamário.

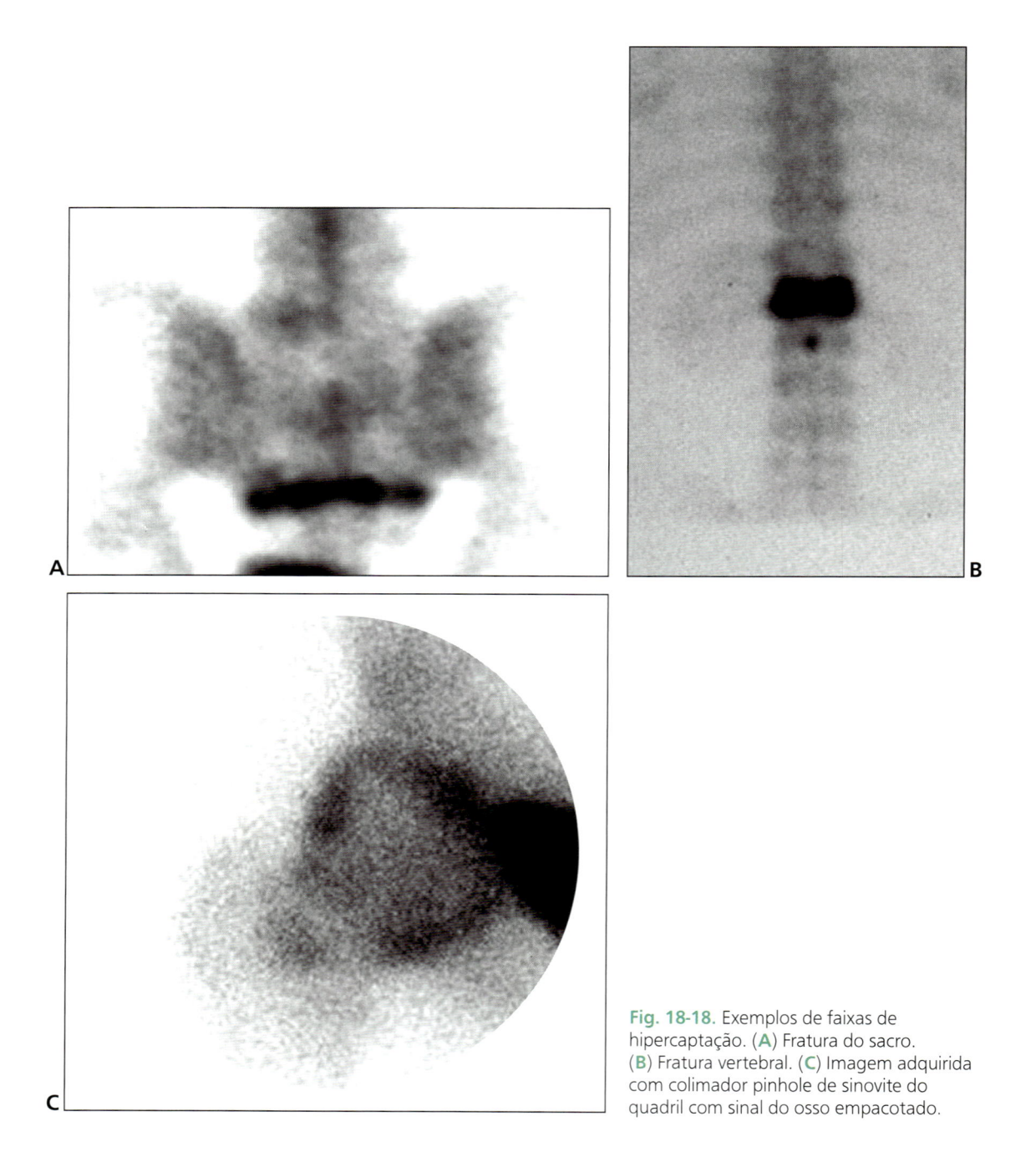

Fig. 18-18. Exemplos de faixas de hipercaptação. (**A**) Fratura do sacro. (**B**) Fratura vertebral. (**C**) Imagem adquirida com colimador pinhole de sinovite do quadril com sinal do osso empacotado.

SINAIS INTRÍNSECOS NAS LESÕES ÓSSEAS 137

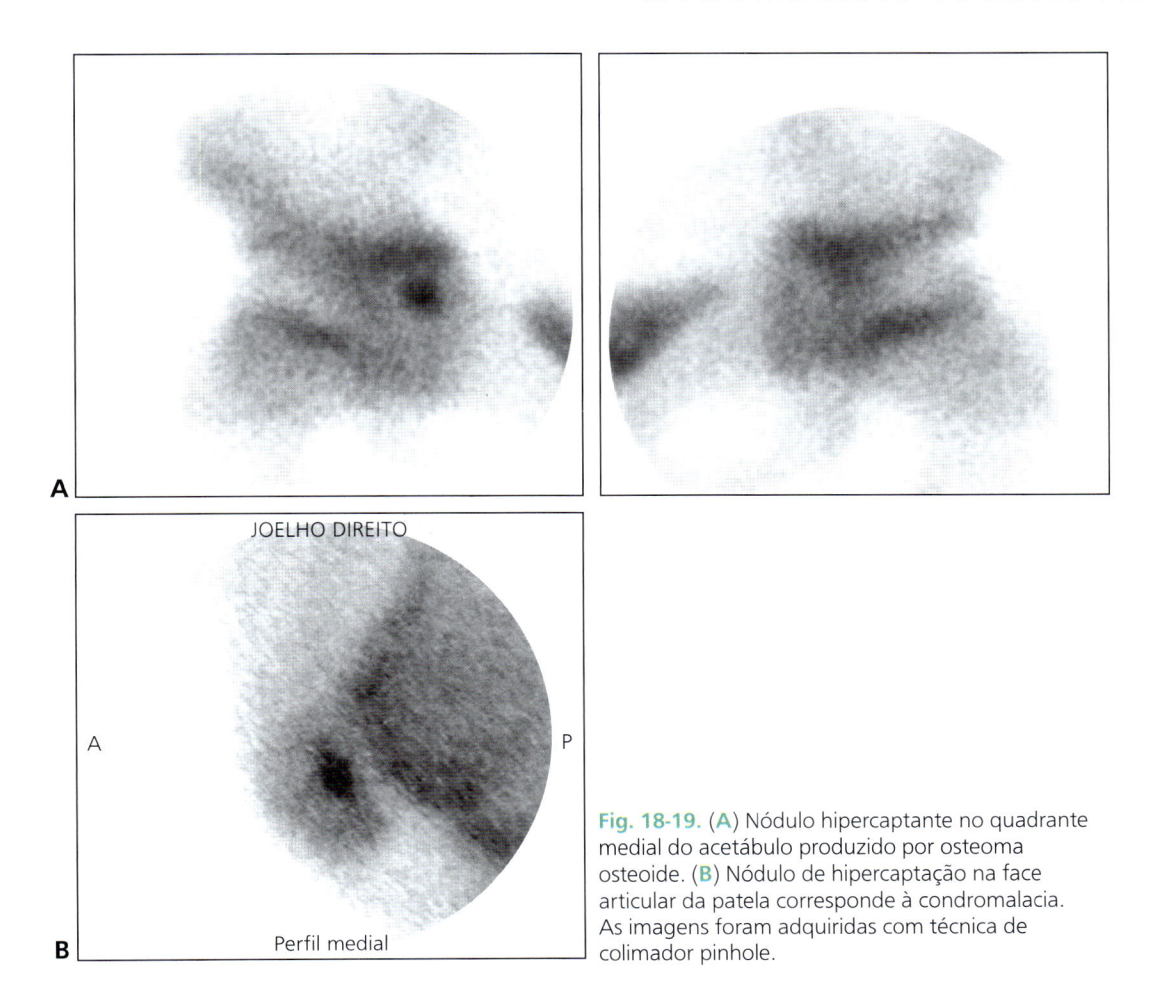

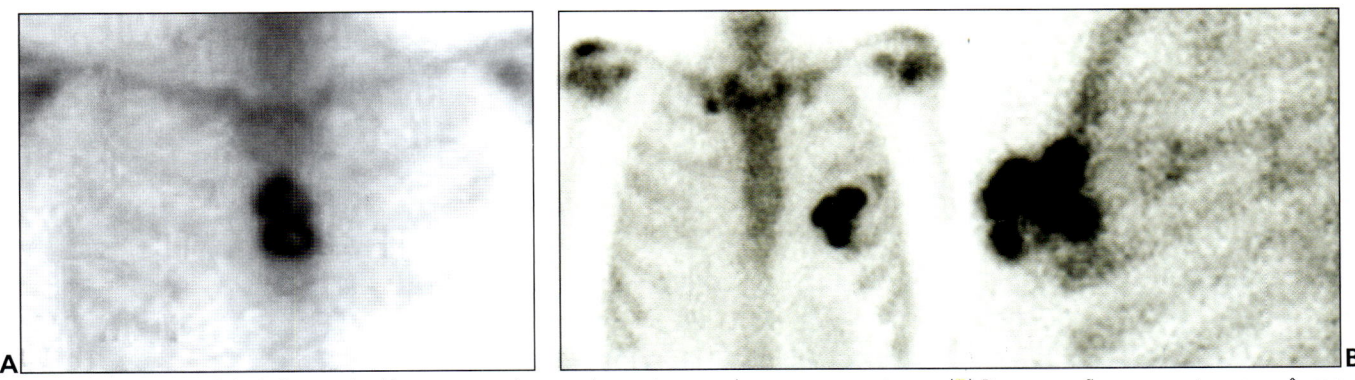

Fig. 18-19. (**A**) Nódulo hipercaptante no quadrante medial do acetábulo produzido por osteoma osteoide. (**B**) Nódulo de hipercaptação na face articular da patela corresponde à condromalacia. As imagens foram adquiridas com técnica de colimador pinhole.

Fig. 18-20. (**A**) Lesões lobuladas produzidas com metástases de carcinomas da mamas no esterno. (**B**) Degeneração sarcomatosa em câncer de mama.

A apresentação fusiforme é comum nas lesões das corticais ósseas onde há reação periosteal, como nos calos de fratura, especialmente nas fraturas por estresse, nos casos de osteíte e outros (Fig. 18-21).

As lesões em anel ocorrem nos ossos tubulares, quando a lesão está limitada e envolve todo o osso (Fig. 18-22).

A literatura destaca nesse grupo a imagem *"em rosca"* formada por um anel de maior radioatividade que circunda uma área central de fotopenia. Esse tipo de imagem ocorre em patologia em que a necrose ou a osteólise é envolvida por reação osteogênica de remodelação, como nas infecções ou nos casos de neoplasias. Nos casos de maior agressividade, o anel pode estar interrompido (Fig. 18-23).

As lesões espiculadas aparecem, por exemplo, nos infartos ósseos calcificados ou encondromas, assim como nas lesões serpíginosas (Fig. 18-24).

As lesões classificadas como anatômicas repetem a estrutura do osso. Podem assumir a forma completa do osso ou parte da estrutura óssea como um côndilo, ou uma apófise (Fig. 18-25).

Finalmente são amorfas as lesões que não se enquadrem nas categorias anteriores ou que assumem formas bizarras.

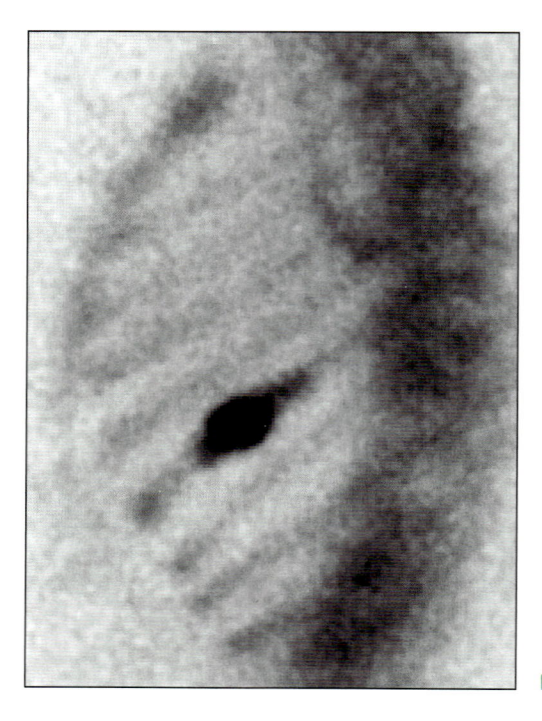

Fig. 18-21. Imagem fusiforme.

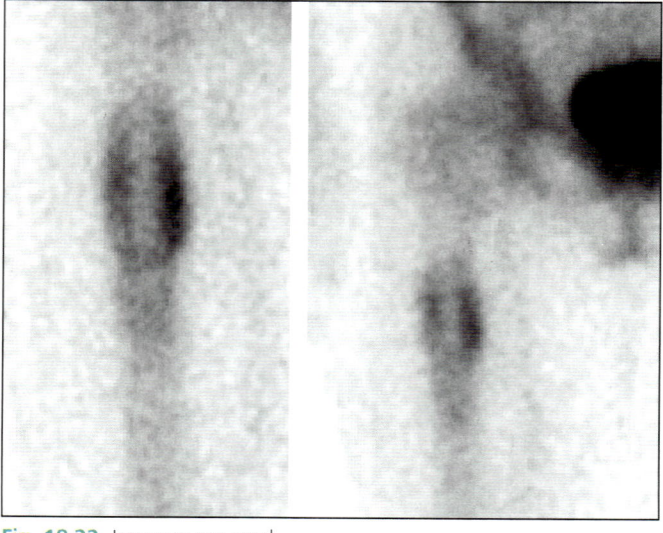

Fig. 18-22. Imagem em anel.

SINAIS INTRÍNSECOS NAS LESÕES ÓSSEAS 139

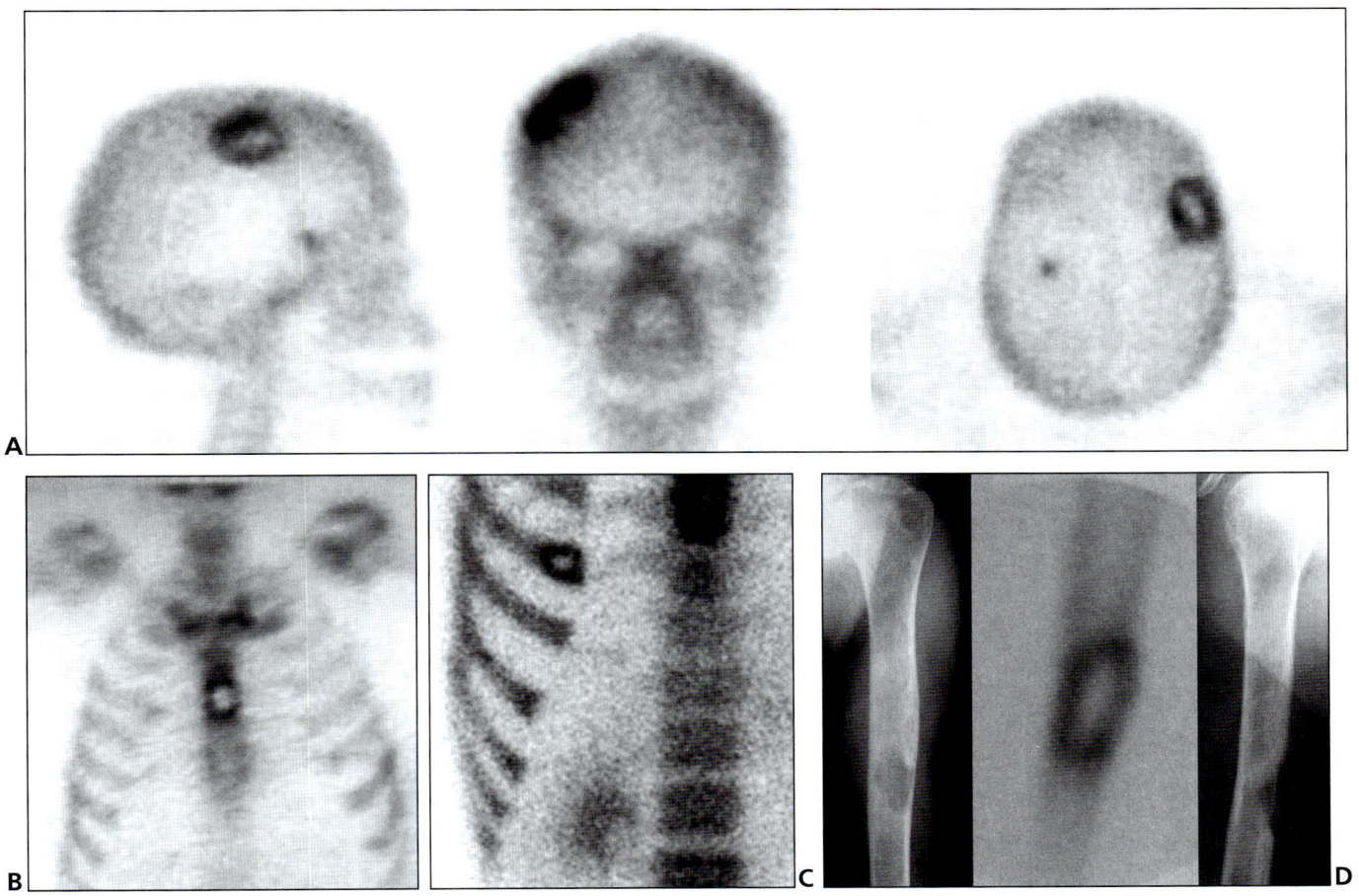

Fig. 18-23. Exemplos de imagem em rosca. (A) No crânio. (B) No esterno. (C) Em uma costela. (D) Na cintilografia e radiografia do úmero.

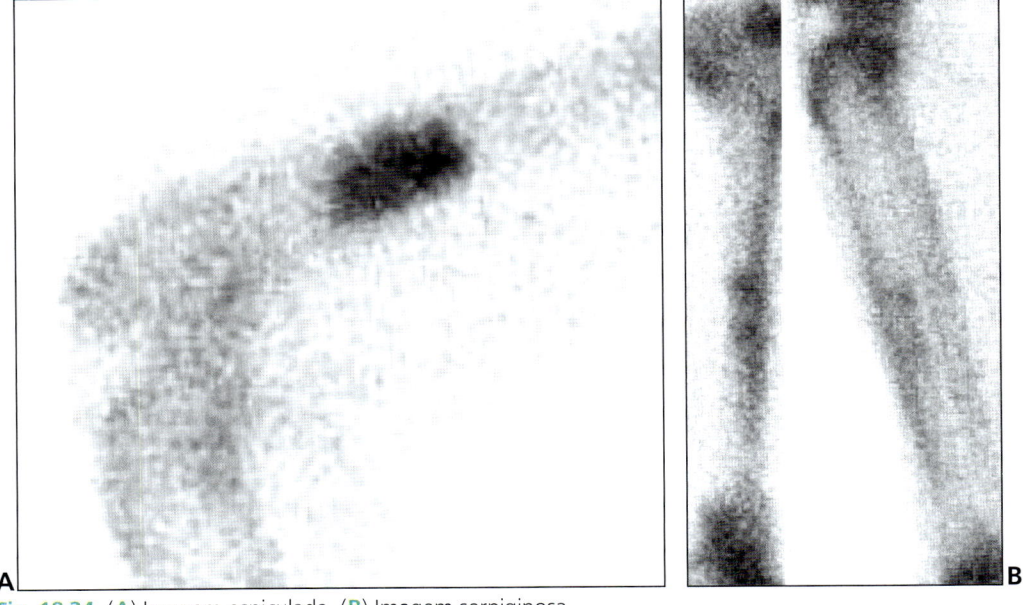

Fig. 18-24. (A) Imagem espiculada. (B) Imagem serpiginosa.

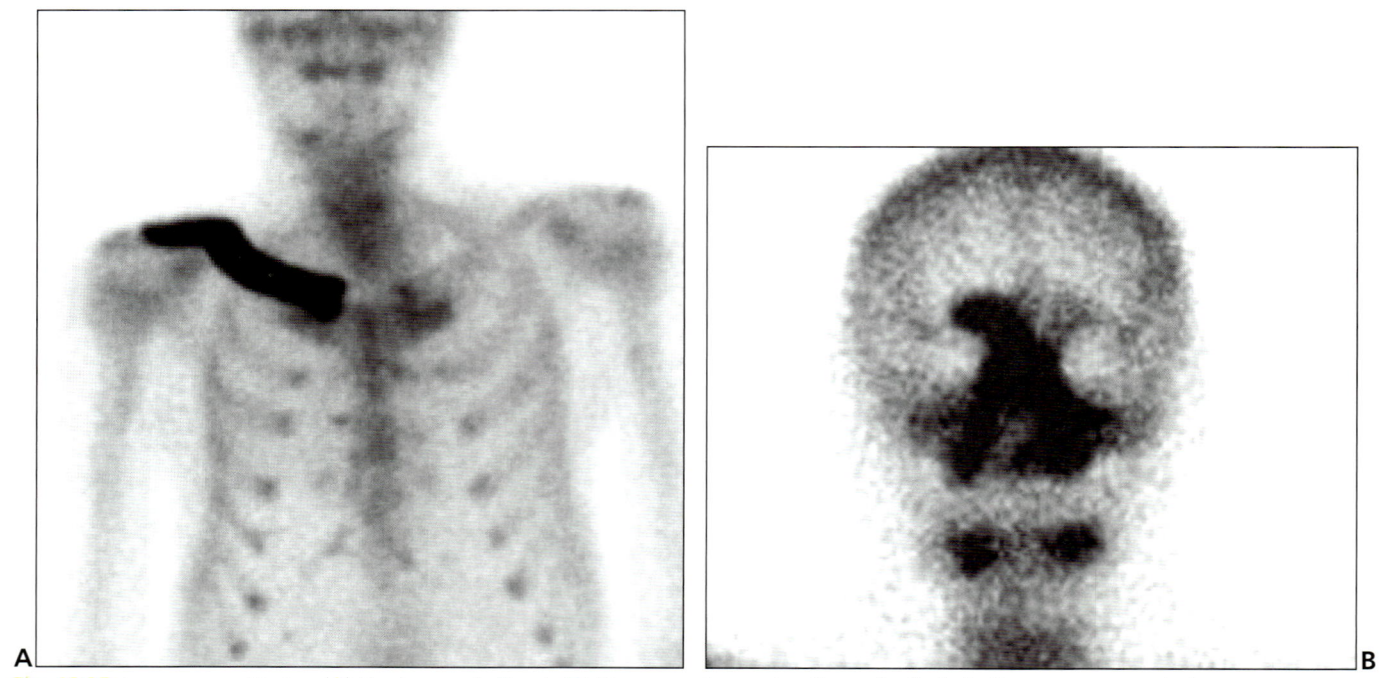

Fig. 18-25. Imagem anatômica. (A) Na doença de Paget. (B) Nos casos de pansinusite ou de displasia fibrose nos ossos da face.

CAPÍTULO 19

PADRÕES DE DISTRIBUIÇÃO

Poucas vezes uma só lesão do esqueleto, na cintilografia óssea, é patognomônica, porém um conjunto de lesões cria um padrão com maior valor diagnóstico e aumenta a especificidade do método. A literatura menciona como padrões dois tipos de supercintilografias, a metabólica e a neoplásica, porém, este trabalho propõe que sejam considerados também outros tipos de padrões, como os seguintes:

- Padrão supercintilográfico.
- Padrão subcintilográfico.
- Padrões de lesões em costelas.
- Padrão de fraturas (costelas, vértebras, bacia, politraumatismo).
- Padrão poliarticular.
- Padrão vascular.

PADRÃO SUPERCINTILOGRÁFICO

O aumento difuso da captação em todo o esqueleto é conhecido pelo termo *"supercintilografia"*, também denominada *"superscan"* ou *"beautiful scan"*. A palavra supercintilografia surgiu para designar o destaque da imagem do esqueleto em relação às partes moles nas cintilografias nos casos de metástases ósseas difusas dos cânceres de próstata e de mama.

A característica principal do padrão supercintilográfico é o grande acúmulo do traçador no esqueleto, de tal modo que os ossos têm contraste máximo em relação às partes moles. Os sinais secundários do padrão supercintilográfico são observados nos rins e bexiga, porque a grande avidez dos ossos pelo traçador reduz ao mínimo a excreção urinária do radiofármaco e, com isso, não se identificam imagens renais (produzindo o quadro chamado de rins evanescentes), e a quantidade de urina radioativa na bexiga está ausente ou é mínima.

A experiência acumulada mostrou que também algumas doenças benignas determinam acúmulo intenso do traçador no esqueleto até mesmo com a presença do sinal dos rins evanescentes, e, assim, apareceu um segundo tipo de supercintilografia.

As duas formas que passaram a ser reconhecidas têm, cada uma, peculiaridades que permitem o diagnóstico diferencial e agrupá-las em *"supercintilografias metastáticas"* e *"supercintilografias benignas"* e, ainda mais, levam à identificação de subtipos em cada um dos grupos.

Considerando a supercintilografia como um padrão de apresentação das lesões difusas do esqueleto, para determinar-lhes as causas é preciso analisar os seguintes caracteres:

- Extensão das lesões no esqueleto (no esqueleto hematopoiético ou em todo o esqueleto).
- Forma de distribuição do radiofármaco (uniforme ou granular).
- Presença do sinal do decapitado.
- Presença do sinal da touca ninja.
- Presença do sinal dos rins evanescentes.
- Presença do sinal dos membros evanescentes.
- Existência de metaplasias medulares.
- Distribuição linear das lesões.

O Quadro 19-1 esquematiza as causas mais frequentes de supercintilografias benignas e malignas.

Quadro 19-1 Causas das supercintilografias

Principais causas do supercintilografia	
Processos benignos	**Processos malignos**
Osteomalacia	Metástases de câncer de mama
Hipertireoidismo	Metástases de câncer de pulmão
Acromegalia	Metástases de câncer de células de transição
Hipervitaminose D	
Mastocitose	Metástase de câncer de cólon
Osteoartropatia pulmonar hipertrófica	Linfoma
	Metaplasia mieloide agnogênica (mielofibrose)
	Policitemia vera

SUPERCINTILOGRAFIA BENIGNA TÍPICA DE CAUSA METABÓLICA

Nas supercintilografias de causa metabólica (Fig. 19-1) na insuficiência renal e no hiperparatireoidismo, o aumento da captação ocorre de modo difuso e uniforme, tanto no esqueleto central como no esqueleto apendicular com destaque para o aumento intenso da captação nos ossos do crânio e face. Nesses ossos, ao contrário do sinal do decapitado, a radioatividade é intensa e uniforme, gerando o *"sinal da máscara do Zorro"*, o *"sinal da touca ninja"* e o *"sinal do Abraham Lincoln"*. Há destaque para a captação nas articulações condrocostais (formando o *"sinal do rosário"*) e aumento da captação nos ossos das cinturas escapular e pélvica e nos ossos longos.

O sinal dos rins evanescentes e a redução ou ausência de urina radioativa na bexiga integram o quadro cintilográfico deste tipo de cintilografia.

PADRÃO DE SUPERCINTILOGRAFIA POR OSTEODISTROFIA HIPERTRÓFICA

Neste tipo de supercintilografia (Fig. 19-2) destaca-se a captação do radiofármaco no esqueleto apendicular, mas a imagem difere da cintilografia metabólica, porque a captação do radiofármaco é normal nos ossos do crânio. Outro sinal que caracteriza essa cintilografia é que a forma de captação nos membros não é uniforme, como na cintilografia metabólica, porque assume a forma de linhas hipercaptantes situadas nas superfícies periósticas especialmente identificáveis nos ossos longos, enquanto os ossos curtos podem aparecer totalmente radioativos.

Uma característica dessas supercintilografias é a reversão rápida das imagens, uma vez removida a causa das lesões (Fig. 19-3).

Fig. 19-1. Padrão de supercintilografia metabólica.

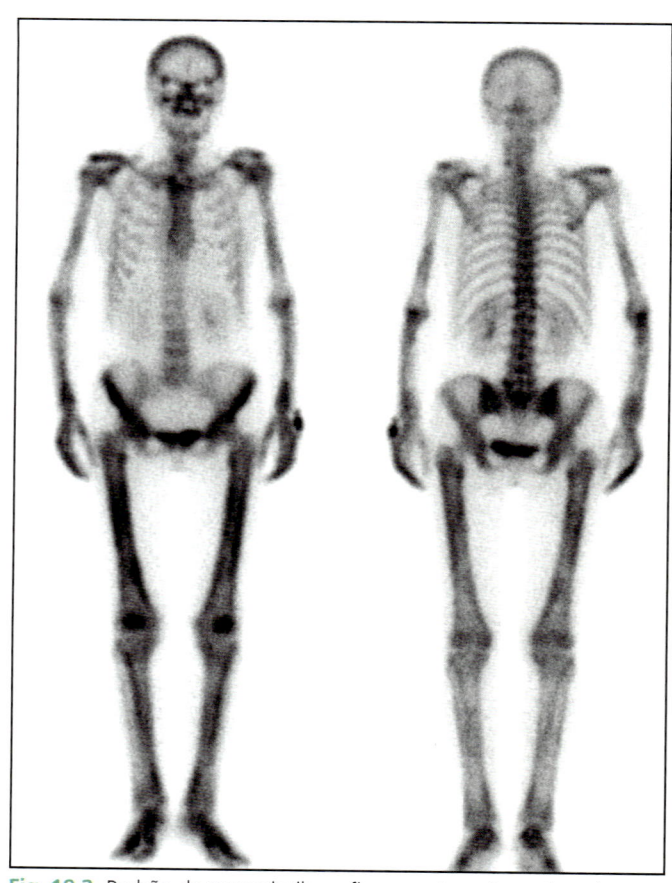

Fig. 19-2. Padrão de supercintilografia por osteoartropatia pulmonar hipertrófica.

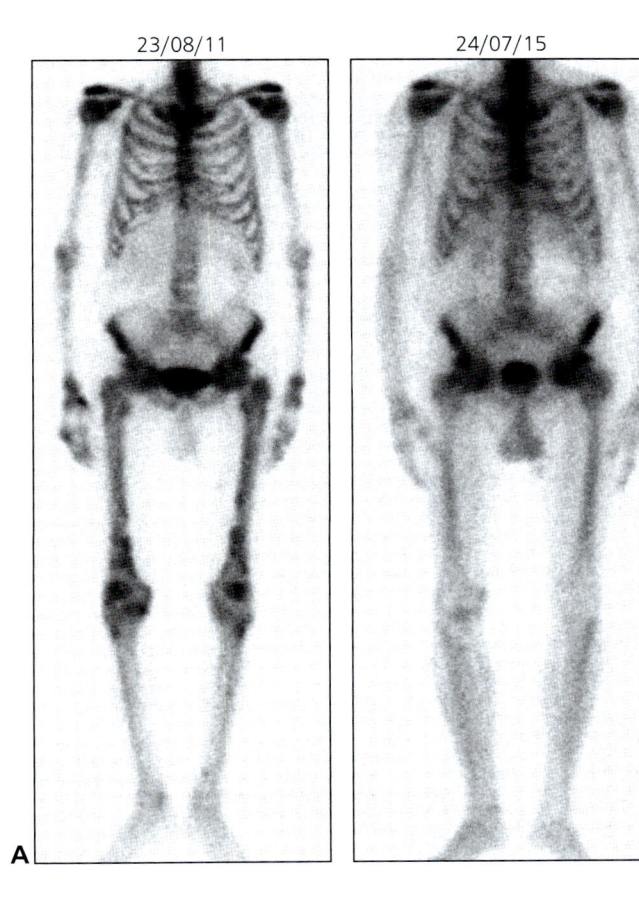

Fig. 19-3. Resolução da osteodistrofia pulmonar hipertrófica em paciente com tumor pulmonar.
(**A**) Cintilografia realizada antes da toracotomia mostra o quadro típico de osteodistrofia.
(**B**) Cintilografia depois da remoção cirúrgica do tumor evidencia resolução completa do quadro cintilográfico.

SUPERCINTILOGRAFIAS METASTÁTICAS TÍPICAS

Neste tipo de cintilografia (Fig. 19-4) as lesões, habitualmente, comprometem os ossos do esqueleto hematopoiético que, como já foi dito, compreende o esqueleto central, os ossos da cintura escapular, da cintura pélvica e as extremidades proximais dos úmeros e fêmures (embora existam, mais raramente, casos de metástases também nos demais ossos dos membros). Isto faz com que os restantes ossos dos membros tenham imagens apagadas, gerando o sinal que chamamos de "*sinal dos membros evanescentes*".

Na maioria dos casos, os ossos do crânio e face são relativamente poupados e, quando há lesões, elas não são difusas, e o grau de radioatividade nos ossos do crânio é de intensidade menor do que a radioatividade do restante do esqueleto e pode ser de intensidade baixa para gerar o sinal que propomos chamar de "*sinal do decapitado*" (Figs. 19-5 e 19-6A).

Quando as imagens da supercintilografia metastática são ampliadas, verifica-se que a distribuição do radiofármaco não é regular, mas assume forma granular. Este padrão é mais fácil de avaliar nas imagens eletronicamente ampliadas do gradil costal (Fig. 19-6B).

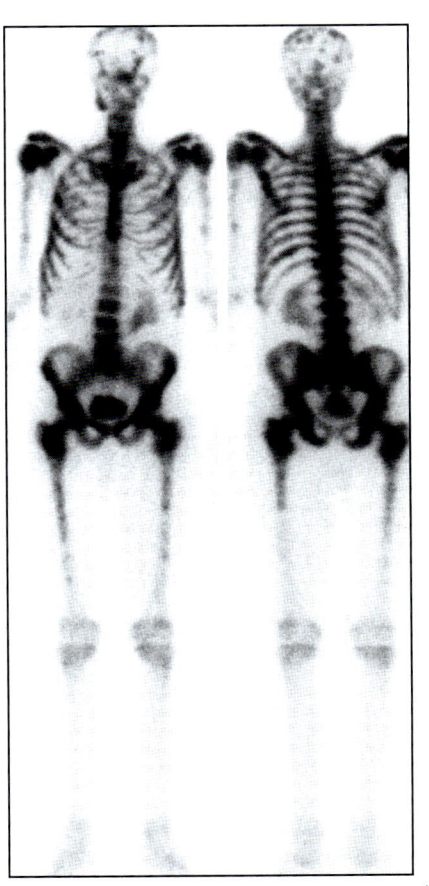

Fig. 19-4. Padrão de supercintilografia metastática com rins e membros evanescentes.

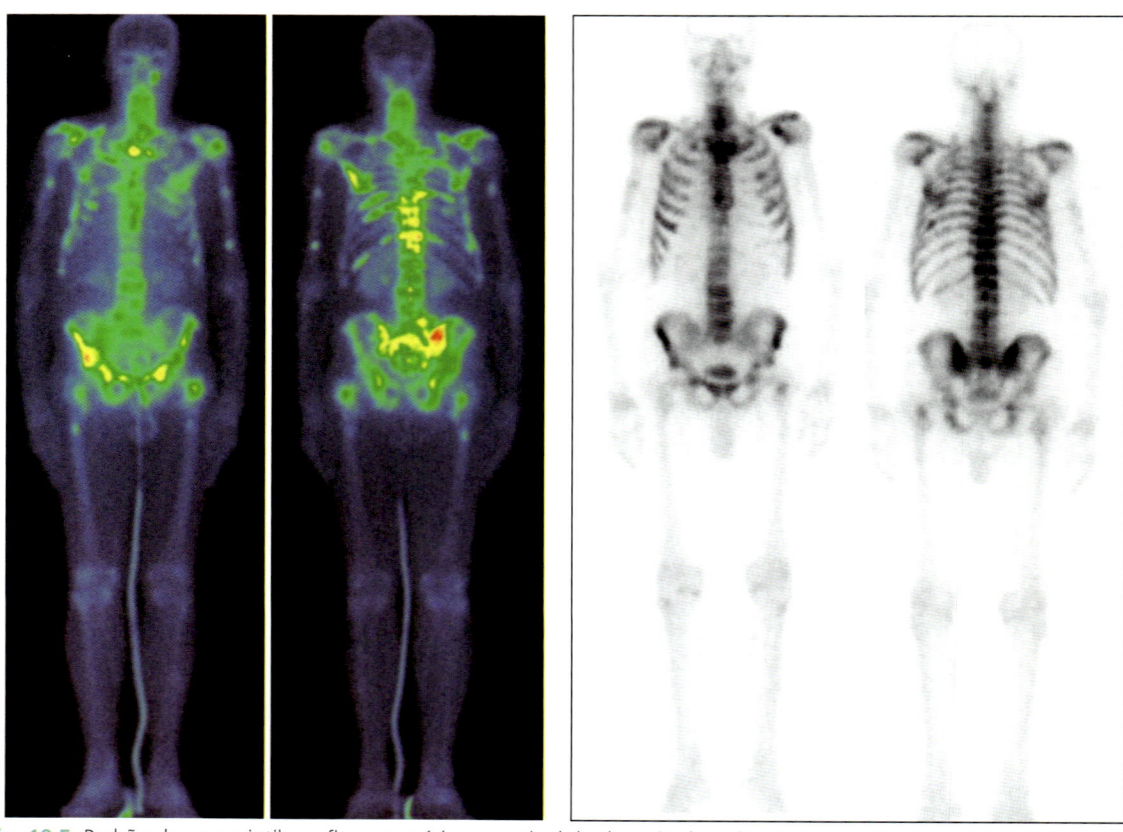

Fig. 19-5. Padrão de supercintilografia metastática com sinal do decapitado e dos rins e membros evanescentes.

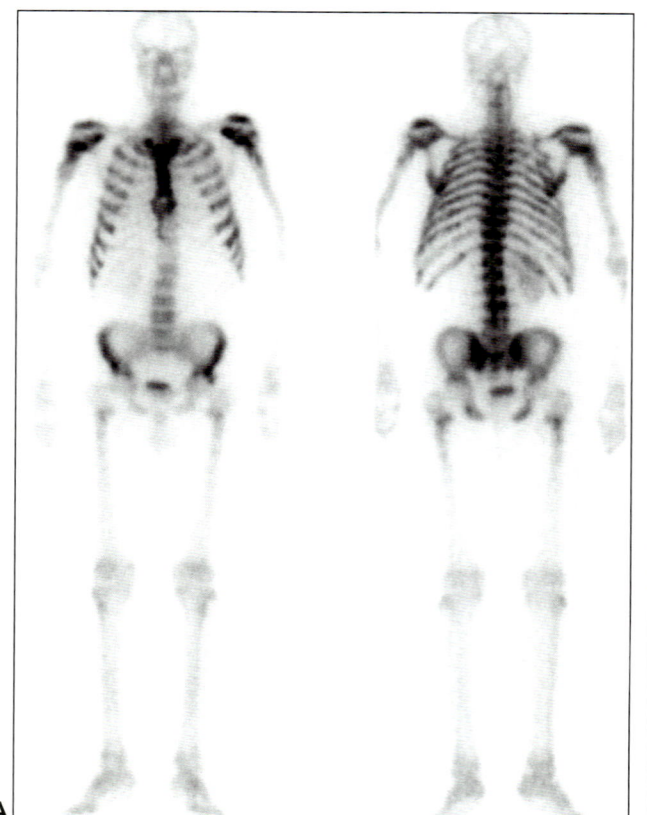

Fig. 19-6. Supercintilografia metastática. (**A**) Com aumento difuso da radioatividade no esqueleto hematopoiético, com sinal do decapitado, e com rins evanescentes. (**B**) A imagem do tórax em projeção posterior foi ampliada eletronicamente para mostrar o padrão nodular das micrometátases nas costelas.

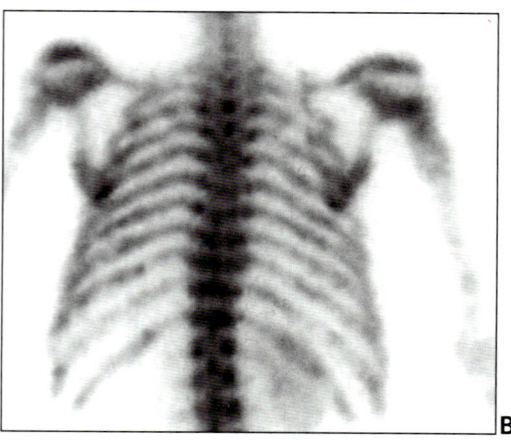

SUPERCINTILOGRAFIAS COM METAPLASIAS MEDULARES

Há casos em que a supercintilografia neoplásica também determina aumentos localizados nas extremidades dos ossos longos, situados nas metáfises e diáfises junto às grandes articulações e são menos evidentes nos ossos dos pés e mãos, tendo como causa a metaplasia medular reacional à quimioterapia, ou causada pela mielofibrose, policitemia vera e outras neoplasias (Fig. 19-7).

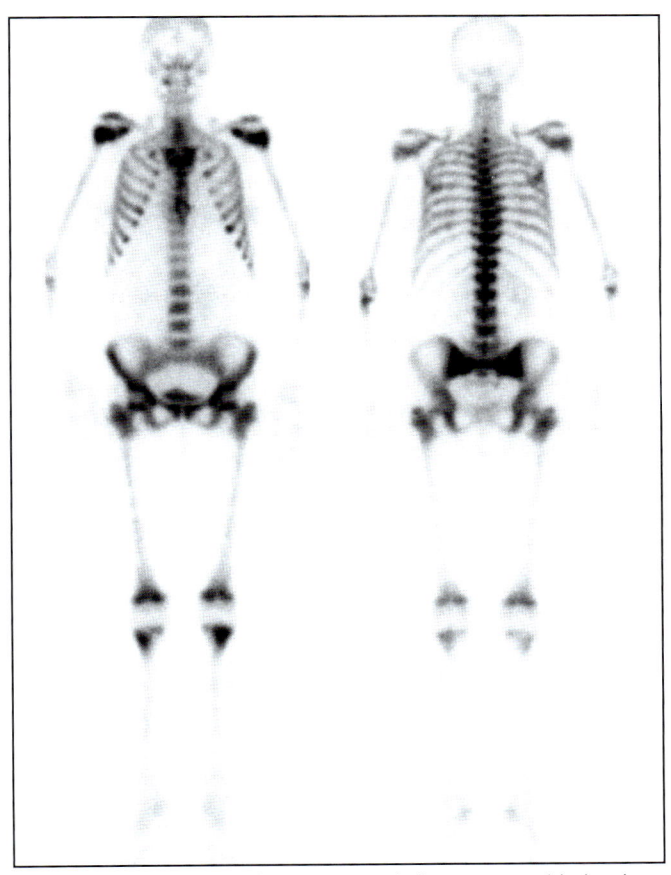

Fig. 19-7. Supercintilografia com metaplasia nas extremidades dos ossos longos.

PSEUDOSSUPERCINTILOGRAFIA

Além desses padrões "*clássicos*", existe a *pseudossupercintilografia* que é comum em crianças na primeira infância. Nesse caso, o sinal de rim evanescente ocorre por causa fisiológica, isto é, como resposta à captação tão alta nas placas de crescimento que não se observa a eliminação renal do traçador (Fig. 19-8).

Com base na exposição compõe-se o Quadro 19-2 para sintetizar as apresentações dos diversos tipos de supercintilografias.

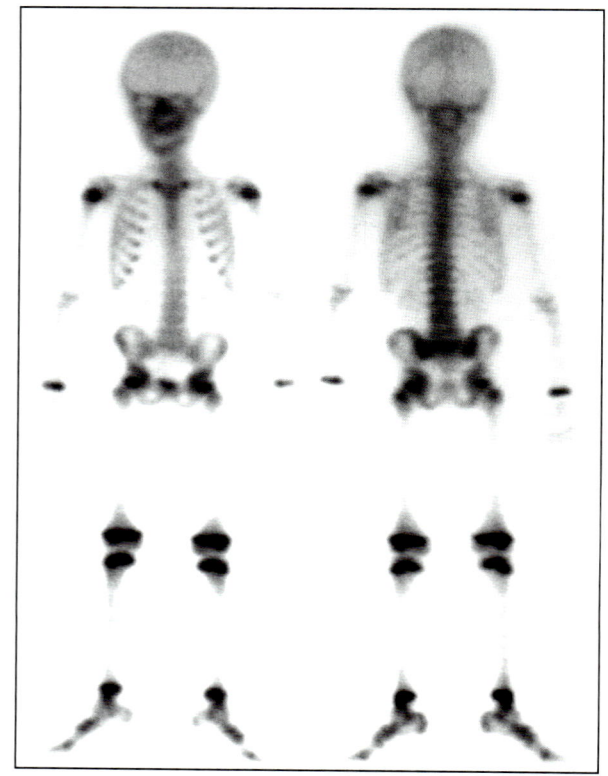

Fig. 19-8. Pseudossupercintilografia.

Quadro 19-2 — Síntese dos sinais dos diversos tipos de supercintilografias

Tipo de cintilografia	Área do esqueleto	Forma de distribuição do radiofármaco	Sinal do decapitado	Sinal da touca ninja	Sinal dos rins evanescentes	Sinal dos membros evanescentes	Metaplasias medulares
Metabólica	Todo o esqueleto	Uniforme	Não	Sim	Sim	Não	Não
Distrófica	Mais nos ossos longos	Linear	Não	Não	Não	Não	Não
Neoplásica	Esqueleto central, cinturas pélvica e escapular. Extremidades proximais dos úmeros e fêmures	Granular especialmente nas costelas	Sim	Não	Sim	Sim	Não
Metaplásica	Todo o esqueleto	Difusa	Sim	Não	Sim	Não	Sim

AUMENTOS DA CAPTAÇÃO EM UM SEGMENTO DE EXTREMIDADE, MEMBRO OU GRUPO DE ARTICULAÇÕES

A captação pode estar aumentada nos dois membros inferiores em caso de paraplegias nos primeiros anos depois de instalada a paralisia, ou num membro isolado (hemiplegia, neuropatia diabética, sobrecarga funcional), ou em parte de um membro (trombose da veia femoral, insuficiência venosa crônica e injeção endoarterial do traçador).

Um exemplo de aumento "fisiológico" da captação em um membro inteiro ocorre no chamado membro dominante. É o caso, nos tenistas, dos ossos do braço que usa a raquete. Na Figura 19-9 está um caso de aumento da captação nos ossos da perna e do pé esquerdo em razão da claudicação causada pela prótese no joelho direito.

O traçador pode estar aumentado em todo um osso na doença de Ribbing, na fratura longitudinal por estresse nos ossos longos, na hemorragia subperióstica de fraturas ou na osteomielite e na doença de Paget.

O aumento difuso da captação em várias articulações pode ser resultado de estímulos indiretos, por exemplo, a alteração da marcha causada pela dor numa perna produz aumento difuso da captação no pé oposto. Outras causas de aumento localizado em algumas articulações é a síndrome simpático-reflexa, traumatismos, inflamações, como na neuropatia diabética, sinovite das grandes articulações e outras.

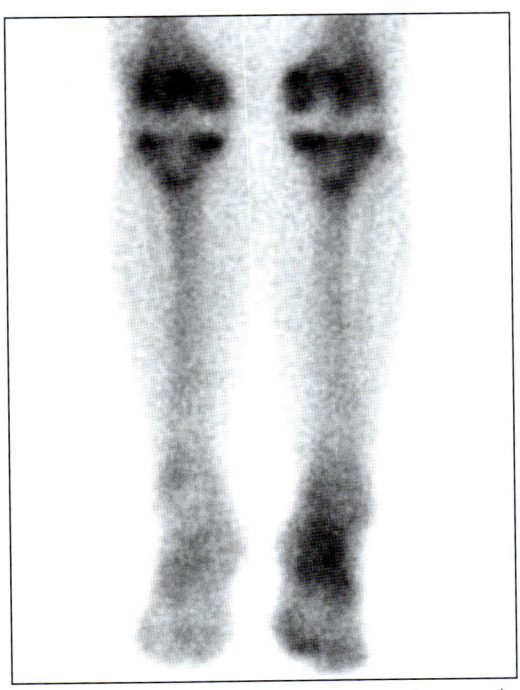

Fig. 19-9. Aumento da captação no tornozelo e pé esquerdo secundário à claudicação.

REDUÇÕES DIFUSAS DA CAPTAÇÃO

Por oposição com a supercintilografia, a redução da captação difusa no esqueleto inteiro poderia ser chamada de "subcintilografia".

A subcintilografia é difícil de avaliar. A redução geral da captação do radiofármaco (independentemente de causas técnicas, como a hidratação insuficiente do paciente, a dose insuficiente do radiofármaco ou a marcação errada do traçador) fundamenta-se na redução da capacidade de extração do radiofármaco de todo o esqueleto. Isto ocorre no bloqueio dos cristais de hidroxiapatita por superdosagem de ferro, transfusões frequentes, hemocromatose (quando a imagem dos rins se torna muito evidente), bloqueio da captação pela terapia com difosfonatos (etidronato dissódico) e pelo *dextran*. Os casos mais frequentes são provocados pelo uso continuado de alumínio contido nos antiácidos de uso oral e nos líquidos da hemodiálise.

A redução difusa da captação no esqueleto sem que se caracterize propriamente a subcintilografia tem como causa a osteoporose (senil ou pós-menopáusica). O exame cintilográfico convencional não tem especificidade suficiente para avaliar adequadamente a osteoporose generalizada, porém, tem sensibilidade para demonstrar algumas de suas complicações como são as zonas de Looser e as fraturas por insuficiência, especialmente vertebrais e as fraturas ocultas que não podem ser diagnosticadas pela radiografia, como as fraturas por insuficiência do sacro.

O Quadro 19-3 reúne algumas causas da subcintilografia.

Quadro 19-3 Algumas causas das subcintilografias

- Bloqueio medicamentoso
  - Etidronato
  - Dextran
- Superdosagem de ferro
  - Ingestão
  - Trasnfusões frequentes
  - Hemocromatose
- Uso cotinuado de preparados com alumínio
- Erros técnicos
  - Hidratação insuficiente
  - Marcação errada do traçador

PADRÕES DE LESÕES EM COSTELAS

As fraturas múltiplas de costelas tendem a se distribuir de modo ordenado com calos de fratura hipercaptantes alinhados (Fig. 19-10).

As fraturas situadas na linha axilar do tórax produzem, nas cintilografias em projeção anterior, imagens que se somam e formam uma faixa vertical de maior aumento da captação do radiofármaco no limite axilar da imagem torácica (Fig. 19-11).

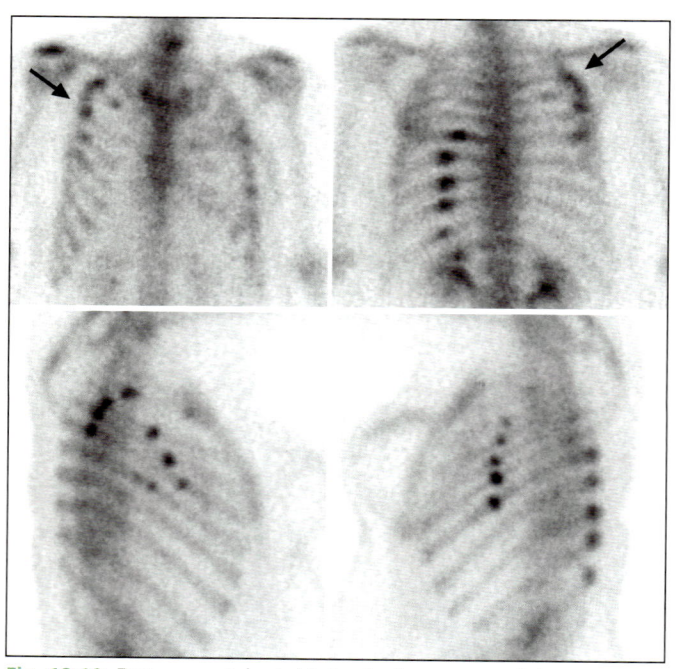

Fig. 19-10. Fraturas vertebrais bilaterais dispostas em linha. A soma das imagens no tórax leva à formação de faixas nos contornos laterais do tórax, como demonstram as setas.

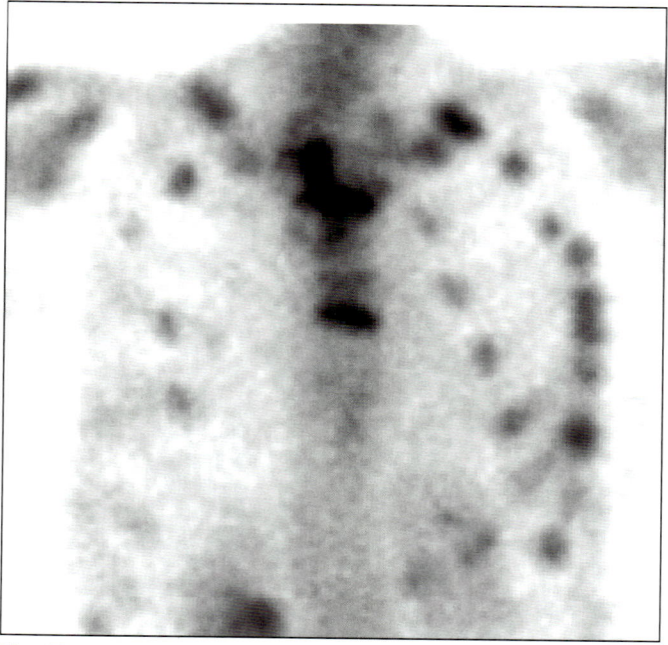

Fig. 19-11. Fraturas múltiplas tendendo para a simetria nos arcos anteriores e assimétricos na linha axilar esquerda do tórax.

FRATURAS SIMÉTRICAS DE ARCOS COSTAIS ANTERIORES

Traumatismos com impacto na face anterior do tórax, como os acidentes de carro em que o motorista não usa cinto (Fig. 19-11), e as massagens cardíacas de ressuscitação (Fig. 19-12) provocam fraturas bilaterais que tendem à simetria e que, muitas vezes, acompanham-se de fraturas no esterno.

FRATURAS COM LESÕES POSTERIORES

Impactos sobre a face lateral do tórax tende a produzir fraturas na linha axilar do tórax que se acompanham de fraturas ou luxações em articulações costotransversas e costovertebrais e nas articulações condrocostais no lado do traumatismo, como na Figura 19-13.

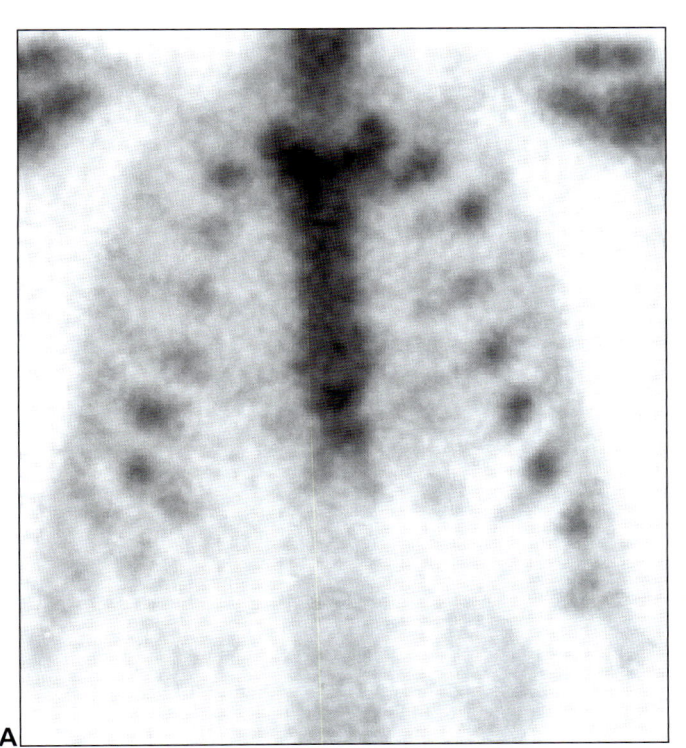

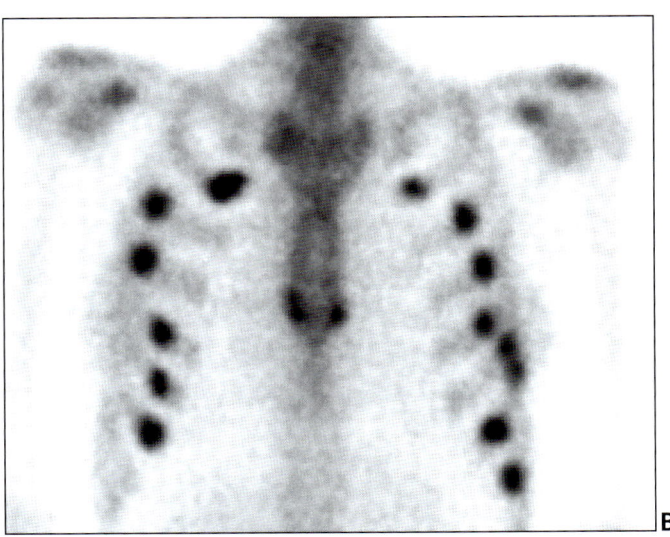

Fig. 19-12. Fraturas por massagem cardíaca. (**A**) Em fase as fraturas estão em final de consolidação. (**B**) Fraturas são recentes nas costelas e no esterno.

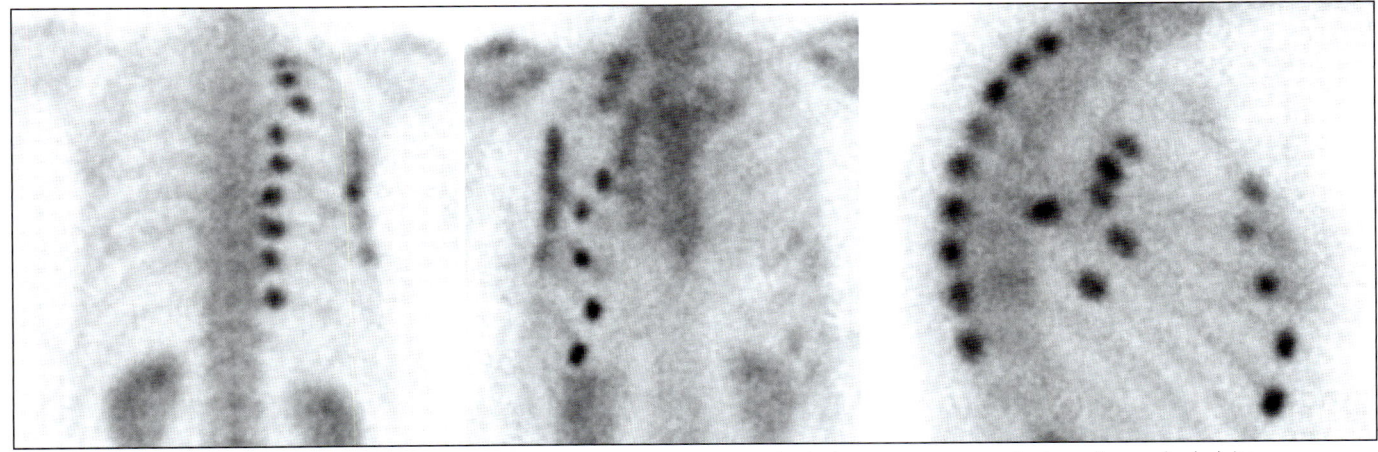

Fig. 19-13. Fraturas em costelas e em articulações costotransversas e costovertebrais de uma mesma paciente após queda do leito.

PADRÃO DA PAQUIPLEURITE NAS COSTELAS

Um outro tipo de padrão é produzido por paquipleurite que determina, nas cintilografias em perfil do tórax, redução dos espaços intercostais com tênue aumento difuso da captação nas partes moles, cujos detalhes são mais facilmente avaliados na projeção em perfil. Na projeção do tórax pode existir, além da retração da parede torácica, uma faixa de moderada hipercaptação na linha axilar (Fig. 19-14).

PADRÃO DE SEQUELA CIRÚRGICA NAS COSTELAS

Outro padrão acontece nas sequelas de toracotomias que determinam alargamento do espaço intercostal, aumento irregular da captação do radiotraçador nos arcos costais contíguos e sinais de contusão nas articulações costovertebrais e costotransversas, como acontece na Figura 19-15.

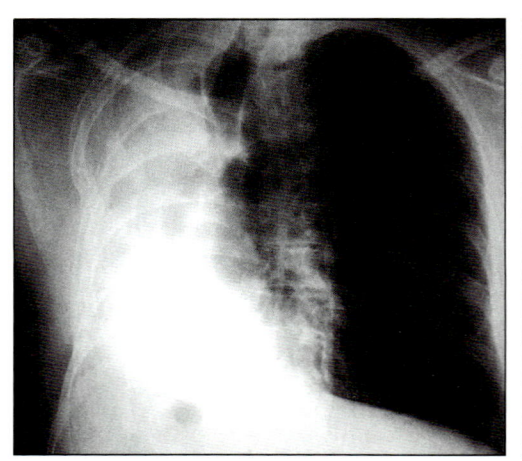

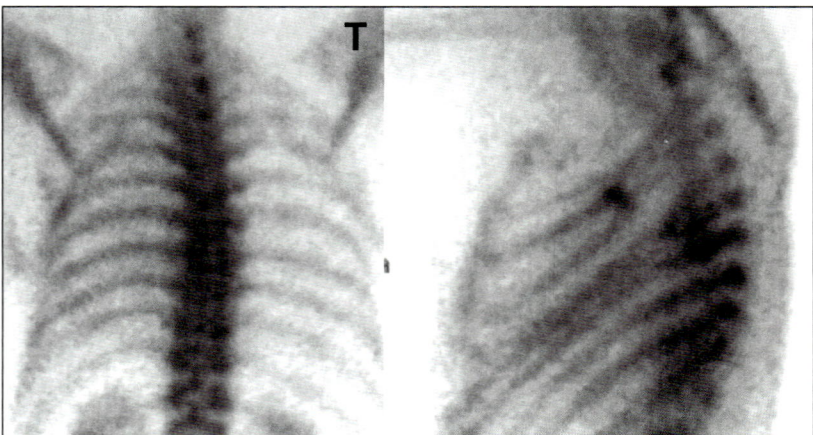

Fig. 19-14. Radiografia e cintilografias em caso de paquipleurite.

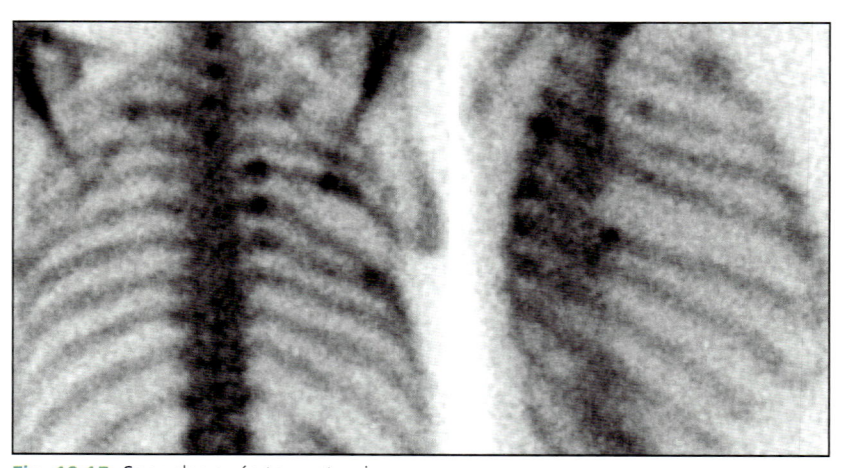

Fig. 19-15. Sequelas após toracotomia.

PADRÕES DE LESÕES TRAUMÁTICAS NA BACIA

A bacia tem estrutura equivalente a três anéis, o anel pélvico e os dois anéis formados pelos ísquios e púbis que limitam os orifícios obturados.

O anel pélvico (Fig. 19-16A) compõe-se de um arco posterior (formado pelo ilíaco, articulações sacrilíacas e o sacro) e do arco anterior (formado pelos ísquios, púbis e sínfise). É esse anel que transmite o peso do corpo para os membros inferiores.

Os anéis isquiopúbicos (Fig. 19-16B) limitam os orifícios obturados e são constituídos por um arco superior e um arco inferior.

Quando se fratura um pão em forma de rosca, a regra é a rosca quebrar em dois locais. O mesmo acontece com os anéis da bacia que tendem a fraturar-se em dois locais, embora existam, com muito menor frequência, as fraturas únicas. Assim uma fratura no arco posterior do anel pélvico acompanha-se, como regra geral, de fraturas unilaterais ou bilaterais no(s) anel(is) anterior(es). O mesmo acontece no anel anterior em que uma fratura do arco superior do anel isquiopúbico, se acompanha de outra no arco inferior desse anel. Esse padrão faz com que, em face da existência de uma fratura de um dos arcos de um dos anéis da bacia, torna-se necessário confirmar ou excluir a existência de fraturas do arco oposto tanto nos casos de traumatismos, como nos pacientes sujeitos às fraturas por insuficiência (Figs. 19-17 e 19-18).

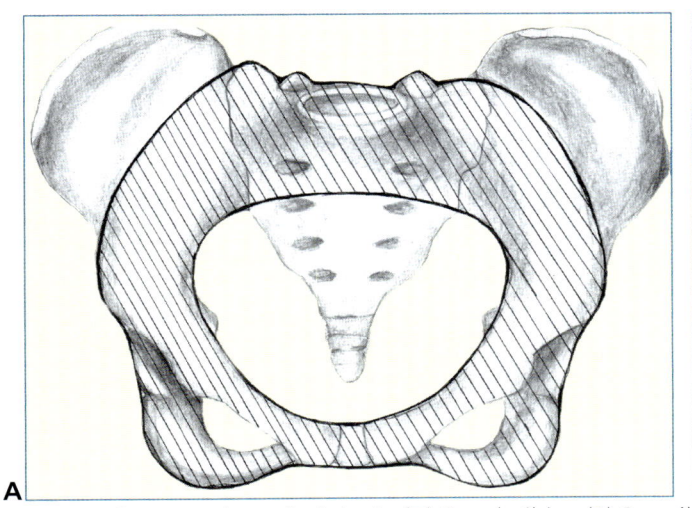

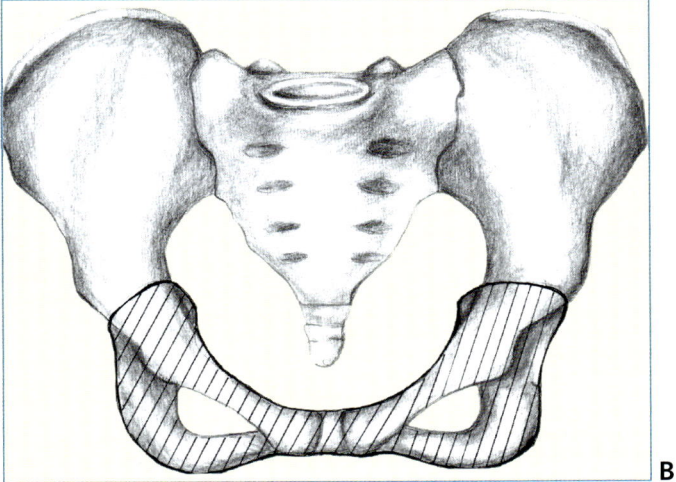

Fig. 19-16. Esquemas dos anéis da bacia. (A) O anel pélvico. (B) Os anéis isquiopúbicos.

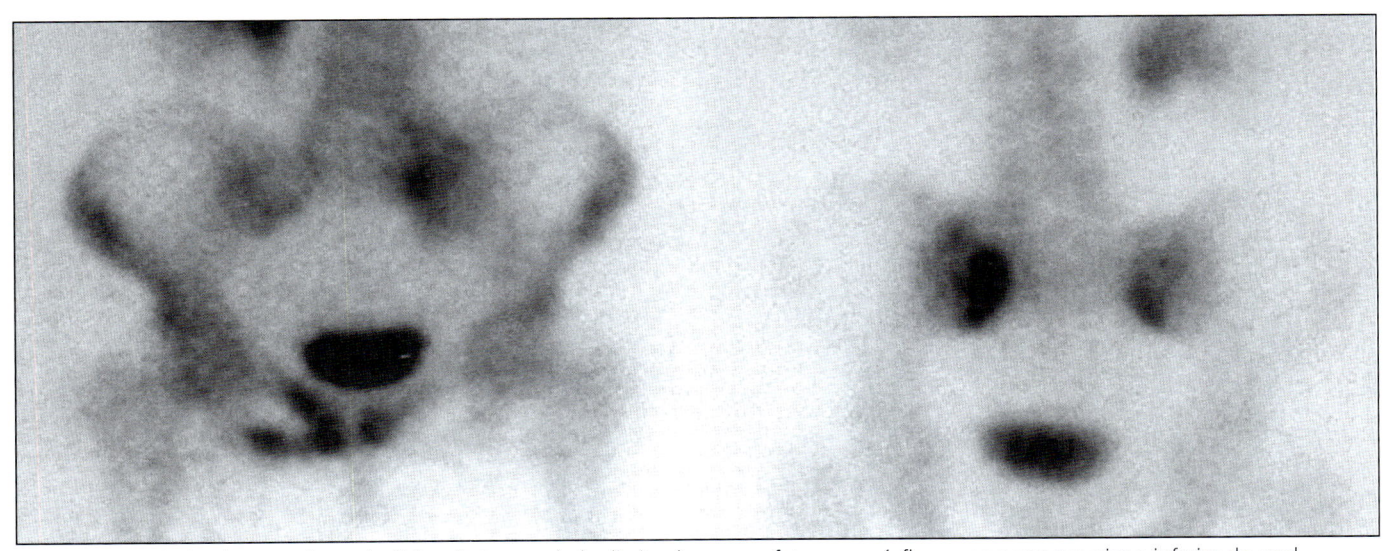

Fig. 19-17. Múltiplas fraturas do anel pélvico: fratura no lado direito do sacro e faturas na sínfise e nos arcos superior e inferior do anel isquiopúbico esquerdo.

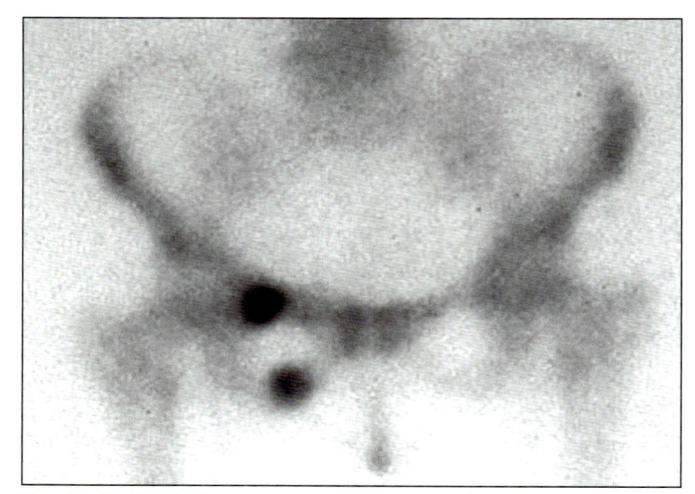

Fig. 19-18. Par de fraturas por estresse em paciente com artrite reumatoide, praticante de caminhadas, no arco superior e no arco inferior do anel isquiopúbico direito.

PADRÃO DE POLITRAUMATIZADO

O padrão dos politraumatismos (Fig. 19-19) é caracterizado por focos múltiplos de fraturas nos esqueletos central e apendicular, por exemplo, pacientes que sofreram queda em pé têm fraturas vertebrais e podem apresentar fraturas do calcâneo.

O padrão politraumatizado em criança, especialmente em fraturas nas articulações costovertebrais e costotransversas, indica a possibilidade do diagnóstico de criança surrada.

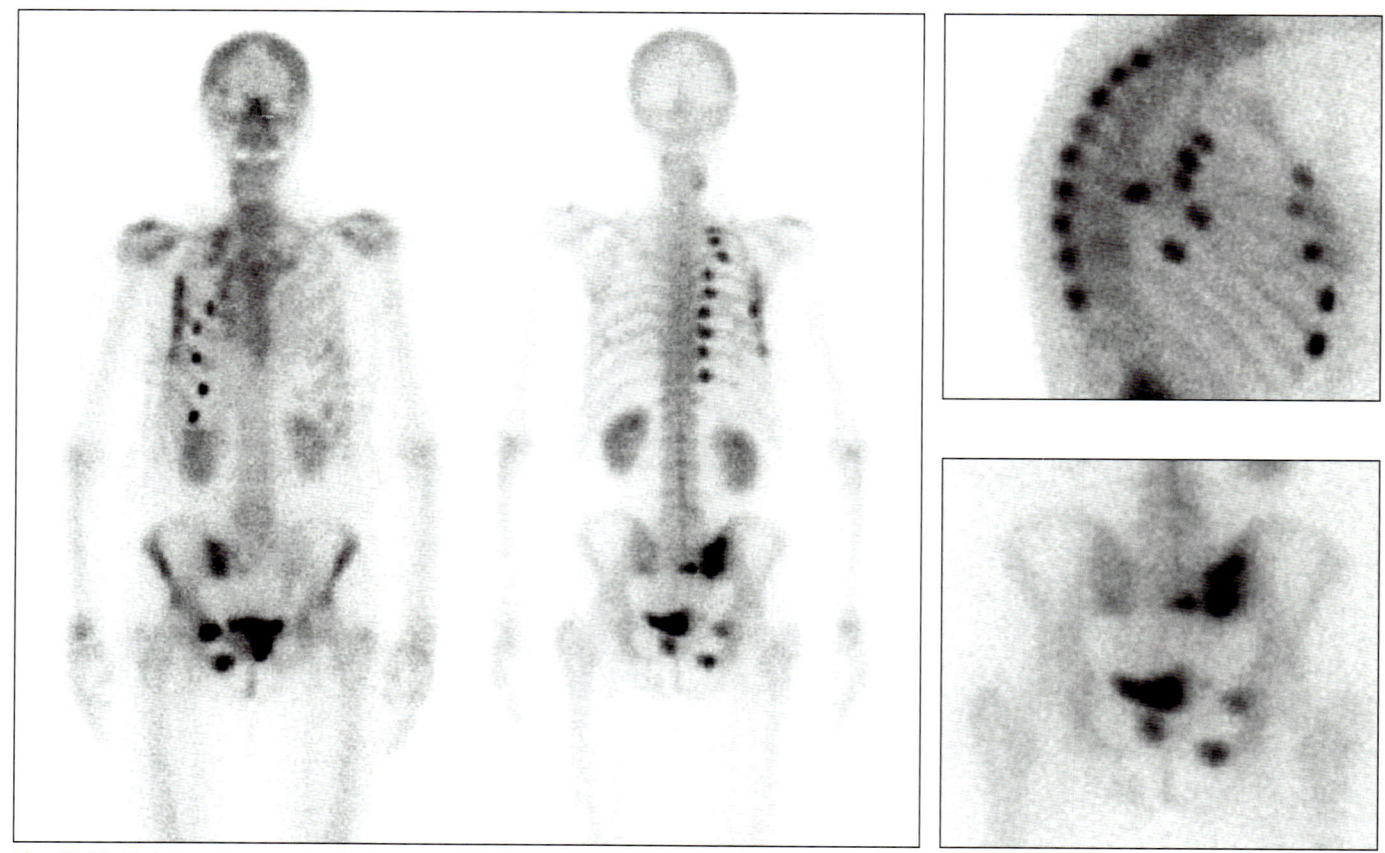

Fig. 19-19. Padrão politraumatizado. No caso há pelo menos 20 fraturas de costelas do hemitórax direito, quatro fraturas da bacia, duas no arco posterior do anel pélvico e duas nos arcos superior e inferior do anel isquiopúbico. Nota-se que a localização das fraturas indica que a força causadora do traumatismo atingiu o lado direito do paciente (o mesmo da Fig. 19-13).

PADRÃO VASCULAR EM UM MEMBRO

Uma forma de padrão vascular é a distrofia simpático-reflexa que num membro determina, na forma hiperêmica, aumento difuso da radioatividade nas fases vasculares do exame trifásico no membro inteiro. Na fase óssea, há aumento da captação nas articulações, por exemplo, no braço há aumento da radioatividade no ombro, cotovelo, punho e em todas as articulações metacarpofalangianas e interfalangianas (Fig. 19-20).

Outro padrão vascular de um membro é observado especialmente em crianças na forma isquêmica da distrofia simpático-reflexa em que há isquemia e menor captação do radiotraçador nos ossos e, especialmente, nas placas de crescimento no membro doente (Fig. 19-21).

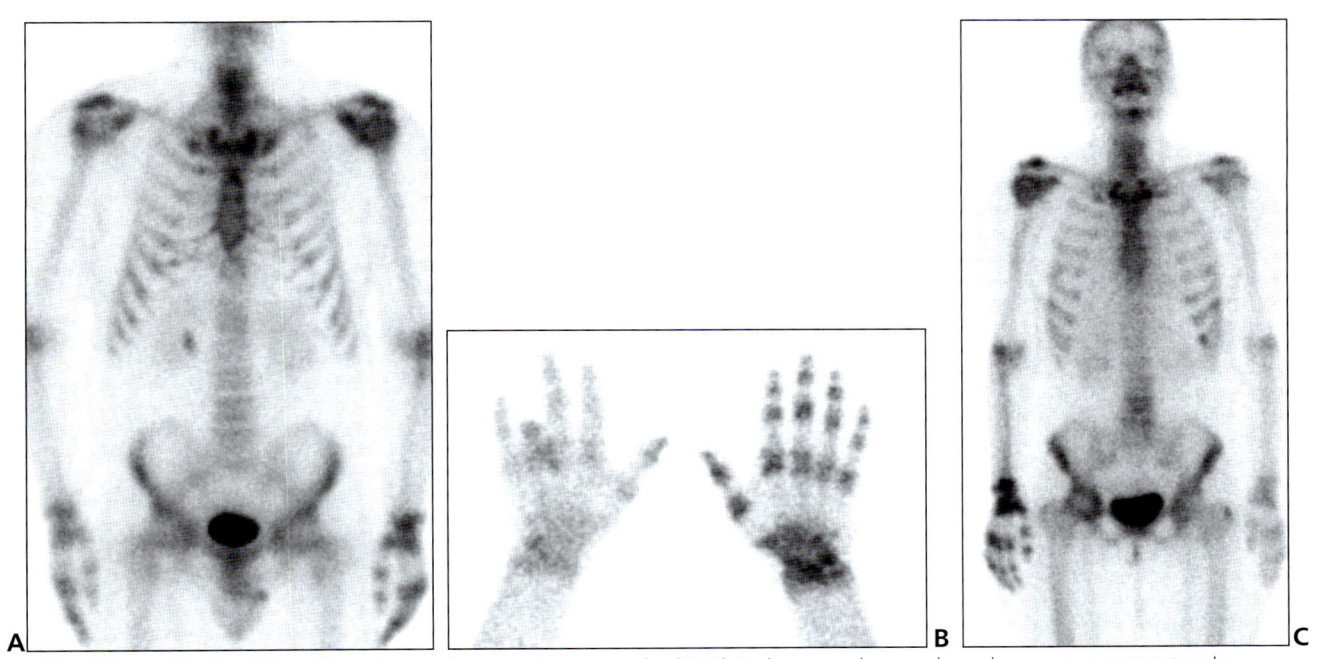

Fig. 19-20. Distrofia simpático-reflexa do membro superior esquerdo. (**A**, **C**) Na imagem de varredura observam-se aumentos da captação nas articulações do ombro, cotovelo punho e dedos. (**B**) Na imagem da mão há aumento difuso da radioatividade no punho e aumento da captação em todas as articulações dos dedos, indicando que há sinovite em todas as articulações do membro doente.

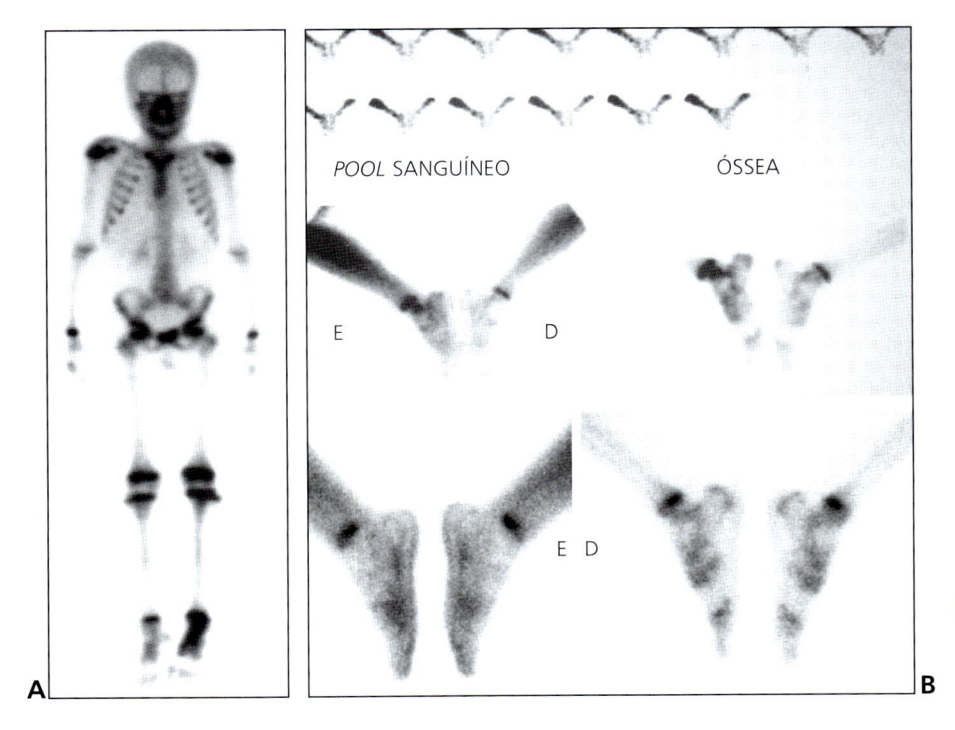

Fig. 19-21. (**A** e **B**) Distrofia simpático-reflexa em uma criança determinando isquemia na fase vascular e redução da captação do traçador dos ossos da perna direita.

PADRÃO VASCULAR EM UM OSSO

Lesões vasculares de um osso podem apresentar-se hipercaptantes ou fotopênicas. A Figura 19-22 é esquema da irrigação em um osso longo. A artéria nutridora penetra no osso na região média da diáfise e imediatamente divide-se em um ramo superior e outro inferior. Essa forma de irrigação, quando um dos ramos da artéria nutridora está lesado, abrange a metade do osso e dá origem às imagens de padrão vascular ditas "*em chama de vela*" (Fig. 19-23).

É o caso da doença de Paget que determina aumento da captação no terço proximal ou distal da diáfise, cujo limite assume a forma em bisel (imagem em chama de vela), como na Figura 19-23. A forma das lesões na doença de Paget dos ossos longos sugere que a irrigação nesses ossos tem um limite em cunha, fato que determina a maior osteogênese numa das corticais e dá origem à imagem em chama de vela e talvez explique o encurvamento dos ossos causado pela maior osteogênese numa cortical.

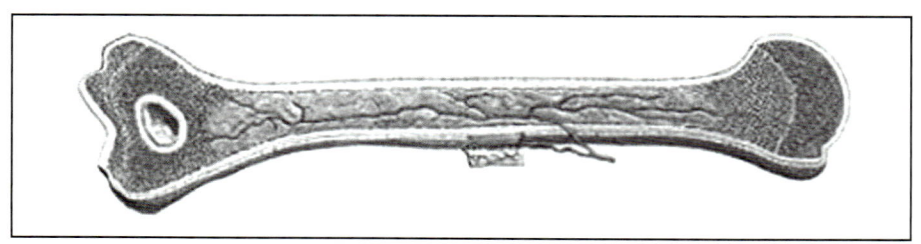

Fig. 19-22. Esquema da irrigação de um osso longo.

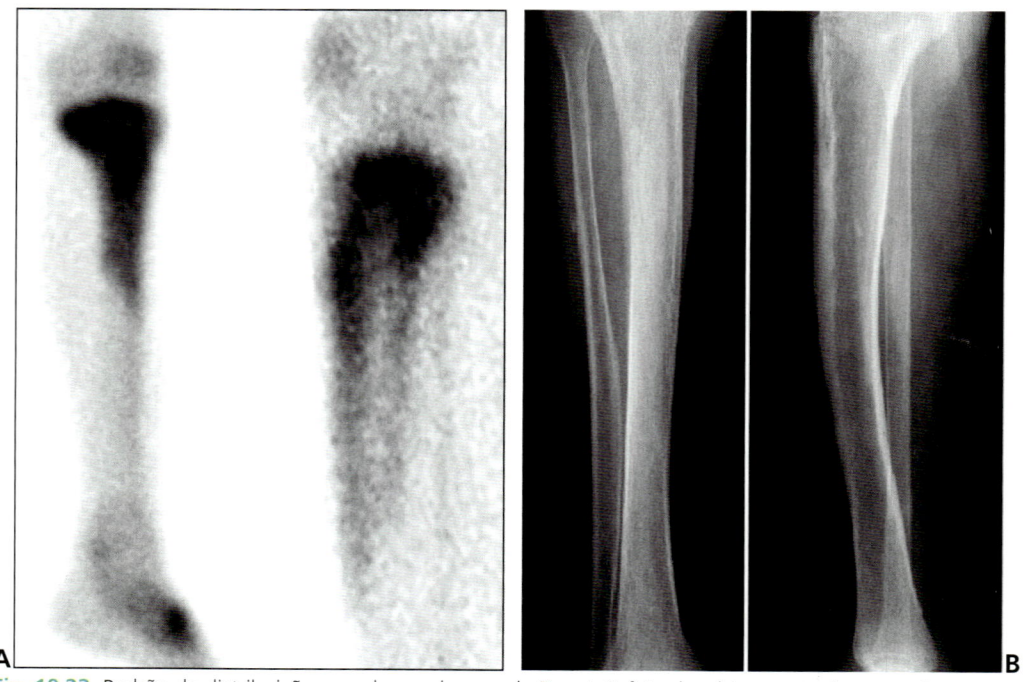

Fig. 19-23. Padrão da distribuição vascular na doença de Paget. O fato de a hipercaptação ser mais extensa na diáfise, onde o metabolismo mais acelerado explica o encurvamento do osso. (**A**) Cintilografias. (**B**) Radiografias.

Áreas de fototopenia de origem vascular nas epífises ósseas já foram discutidas. Nas diáfises dos ossos longos as fotopenias localizadas e de causa vascular geralmente correspondem a infartos ósseos recentes.

Existem casos de ausência de captação em um osso inteiro, como as necroses que acontecem no pé diabético e nos casos de congelamento das mãos e dos pés, além de outras patologias (Fig. 19-24).

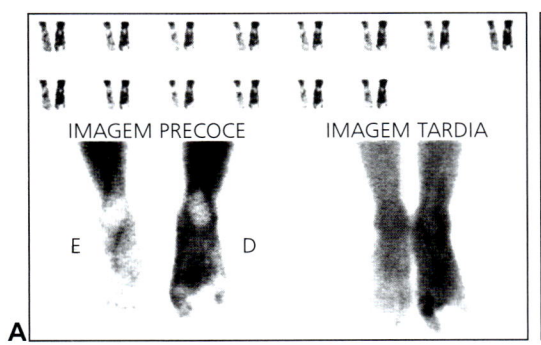

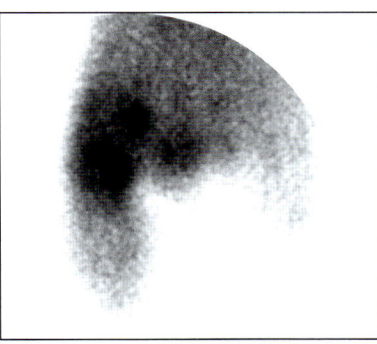

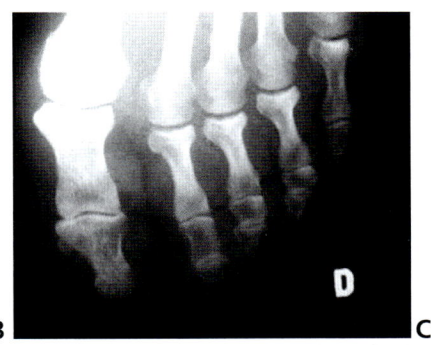

Fig. 19-24. Osteonecrose de artelhos do pé direito. (A) *Pool* sanguíneo e fase óssea. (B) Fase óssea com colimador pinhole. (C) Radiografia do pé no dia do exame cintilográfico.

CAPÍTULO 20

LESÕES ARTICULARES

As articulações de maior interesse nas cintilografias ósseas são as sinoviais, algumas anfiartroses (as típicas e as sínfises), as gonfoses e as suturas.

ARTICULAÇÕES SINOVIAIS

As articulações sinoviais são as mais numerosas e entre elas estão articulações de maiores dimensões e de maior complexidade e, assim, merecem maior atenção no estudo e no diagnóstico por meio de cintilografias.

Para sistematizar os sinais cintilográficos das lesões nas articulações sinoviais, é necessário estudar as alterações que ocorrem na cápsula articular (paredes, conteúdo e suas inserções ósseas), as lesões nos ossos subcondrais (lesões focais e difusas fotopênicas ou hipercaptantes), a posição das lesões nas superfícies articulares (lesões em superfícies isoladas ou em superfícies em confronto), o estado do espaço articular (aumentado ou diminuído), as modificações das posições dos ossos na articulação (luxações e subluxações) e as alterações nas estruturas vizinhas (cistos subcondrais, bursites, tendinites e outras).

SINAIS RELACIONADOS COM A CÁPSULA ARTICULAR

As fases vasculares do exame cintilográfico trifásico são apropriadas para exames das partes moles, como é o caso das cápsulas articulares. Assim, na suspeita de doença sinovial monoarticular é conveniente o exame trifásico da articulação doente, e para o exame dos pacientes com história de artrites poliarticulares é recomendável a aquisição de cintilografias de varredura de corpo inteiro em projeções anterior e posterior na fase do equilíbrio para localização de hiperemia em uma ou mais articulações com sinovites. Esta prática é imprescindível no exame do esqueleto de crianças com queixa de dor nos membros, porque a maioria desses pacientes não sabe referir a exata localização da dor.

Na fase vascular, o sinal de sinovite é dado pelo aumento do fluxo sanguíneo e pela hiperemia na cápsula. Pode-se também constatar o aumento do líquido capsular e alterações no seu conteúdo, como, por exemplo, nos casos de sinovite vilonodular pigmentada (Fig. 20-1).

Quando não há edema na cápsula, a sinovite, na fase vascular, pode manifestar-se por área de fotopenia produzida pela blindagem do líquido dentro da cápsula, como é o caso da sinovite no quadril direito na Figura 20-2.

Os sinais de sinovite são menos evidentes na fase óssea e dependem do acúmulo do radiotraçador no líquido sinovial para determinar moderado aumento da radioatividade na projeção da cápsula (Fig. 20-3).

Outro sinal observável na fase óssea é o aumento focal da captação nas inserções da cápsula nos ossos da articulação. Esse sinal que indica artrites inflamatórias é visto com mais facilidade na fase inicial das lesões nas articulações metatarsofalangianas e interfalangianas sob a forma de pequenos focos de aumento da radioatividade nas inserções capsulares (Fig. 20-4).

Outro sinal indireto de sinovite é "*sinal do osso empacotado*" que consiste numa faixa de espessura regular e de moderado aumento uniforme da captação do radiotraçador, envolvendo a superfície da parte do osso que fica situado dentro da cápsula articular. A faixa de hipercaptação que cobre o osso se estende até os locais de inserção capsular. O sinal pode ser visto numa articulação isolada, como na Figura 20-5, ou em várias articulações de um membro, como nos casos de distrofia simpático-reflexa cujo exemplo está na mão esquerda da Figura 20-6.

Existe também a convivência dos sinais de osso empacotado e as lesões nas inserções da cápsula, como é o caso da Figura 20-7.

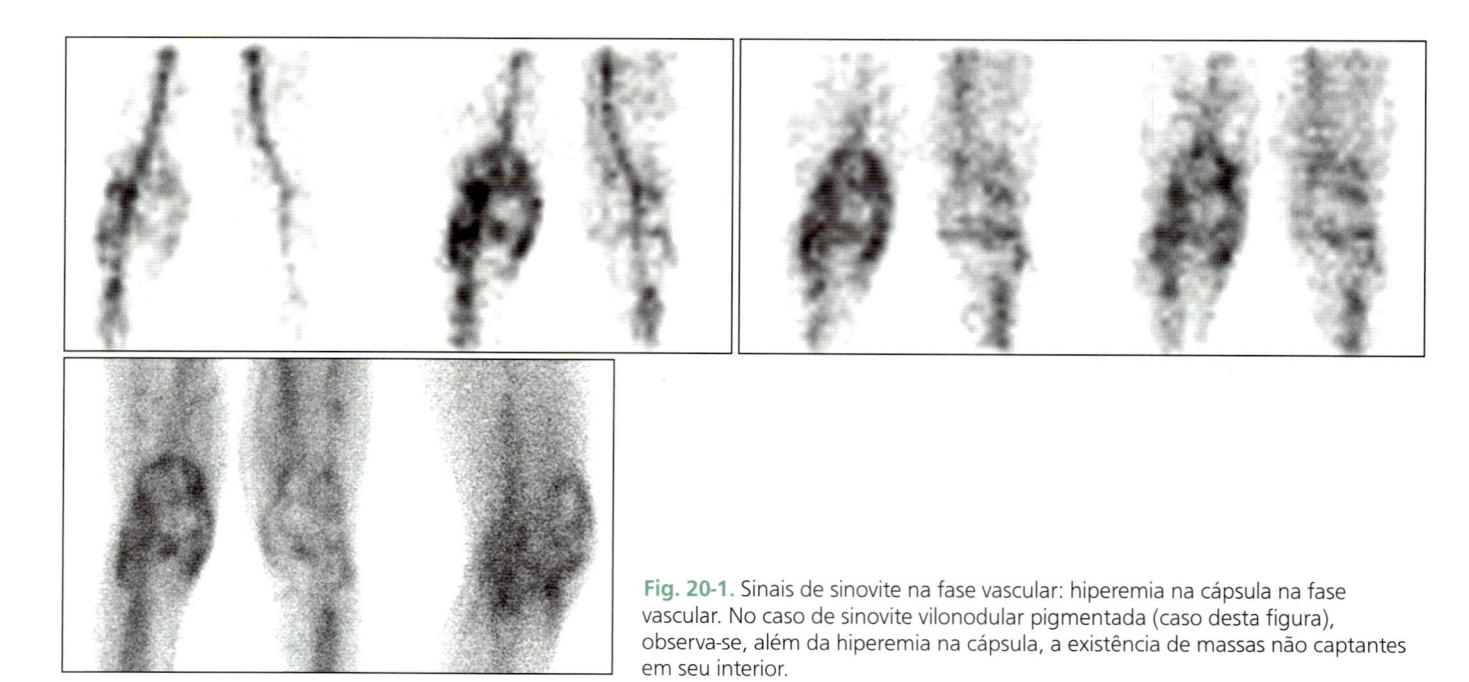

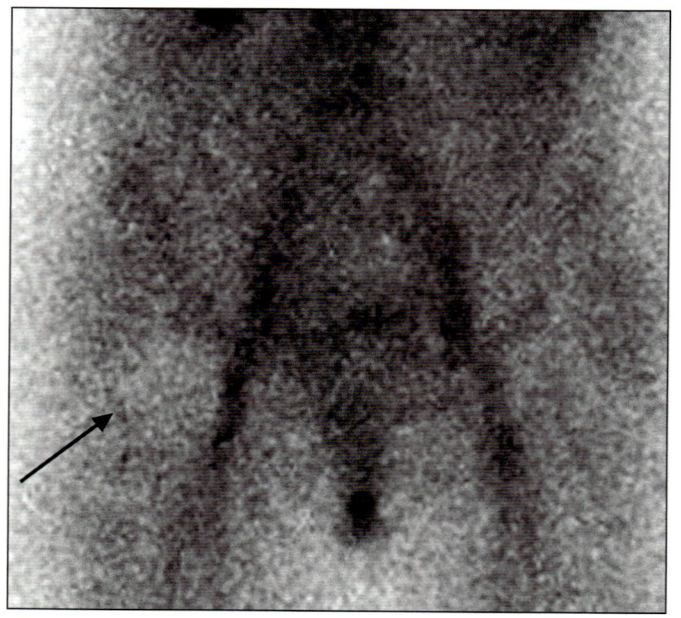

Fig. 20-1. Sinais de sinovite na fase vascular: hiperemia na cápsula na fase vascular. No caso de sinovite vilonodular pigmentada (caso desta figura), observa-se, além da hiperemia na cápsula, a existência de massas não captantes em seu interior.

Fig. 20-2. Fotopenia na projeção da cápsula articular no quadril em paciente com líquido na cavidade articular.

LESÕES ARTICULARES 159

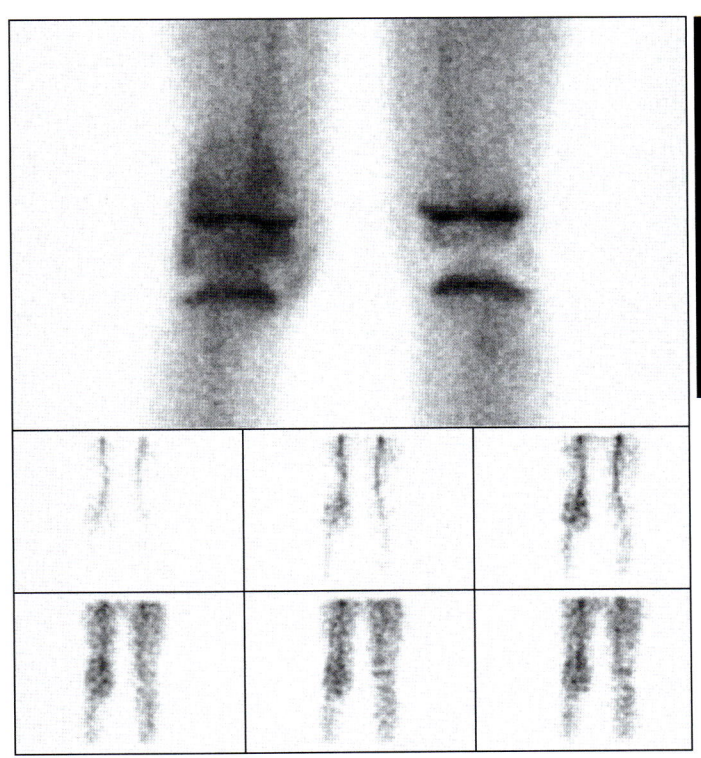

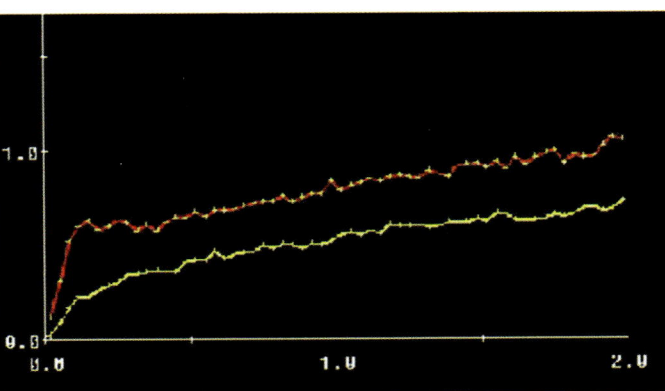

Fig. 20-3. Sinais de sinovite aguda do joelho direito. Na fase vascular, há aumento do fluxo na fase inicial do exame e hiperemia na fase de equilíbrio na projeção da cápsula do joelho direito que pode ser avaliada pelas curvas da angiografia radioisotópica. Na fase óssea, há aumento moderado e difuso da captação do radiofármaco na cápsula sem alterações ósseas significativas.

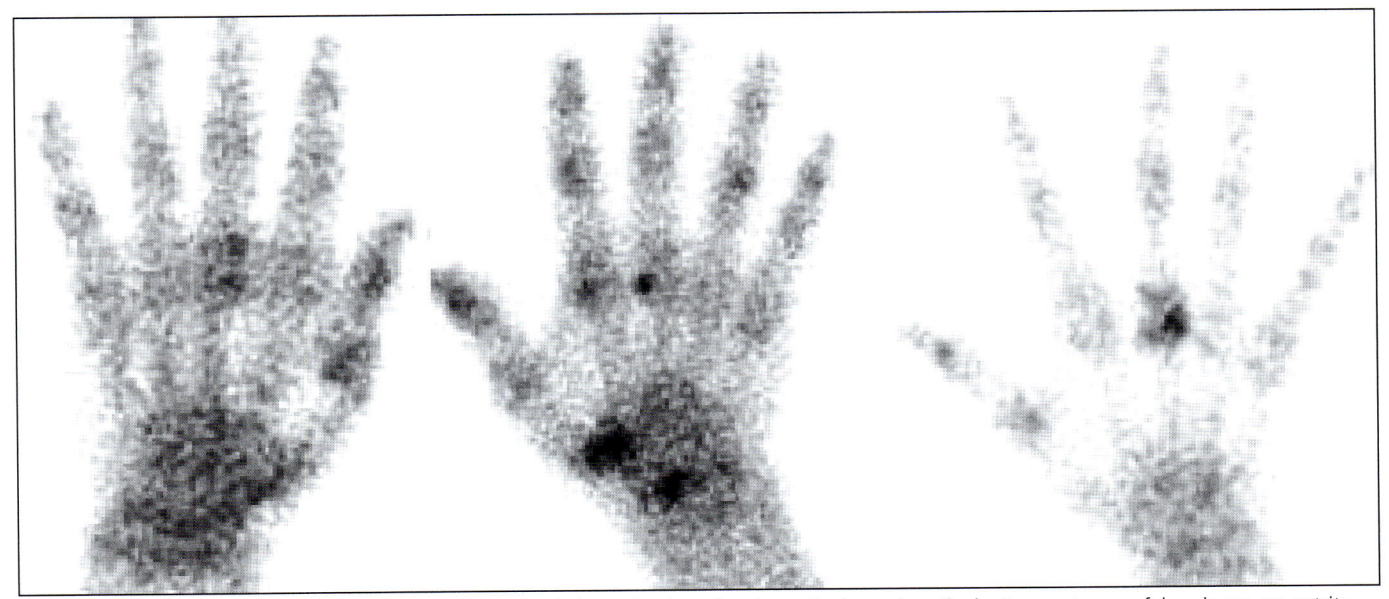

Fig. 20-4. Pontos de hipercaptação limitados aos locais de inserção das cápsulas articulares de articulações metacarpofalangianas em artrite inflamatória.

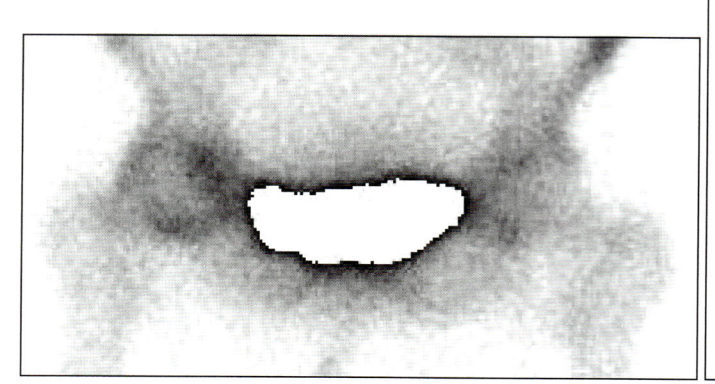

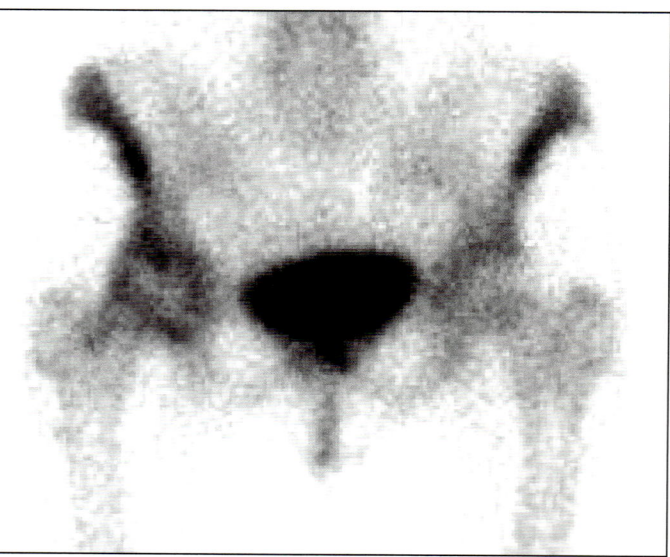

Fig. 20-5. "Sinal do osso empacotado" na fase óssea. Nos dois casos há aumento da captação envolvendo a cabeça femoral nos limites da cápsula articular.

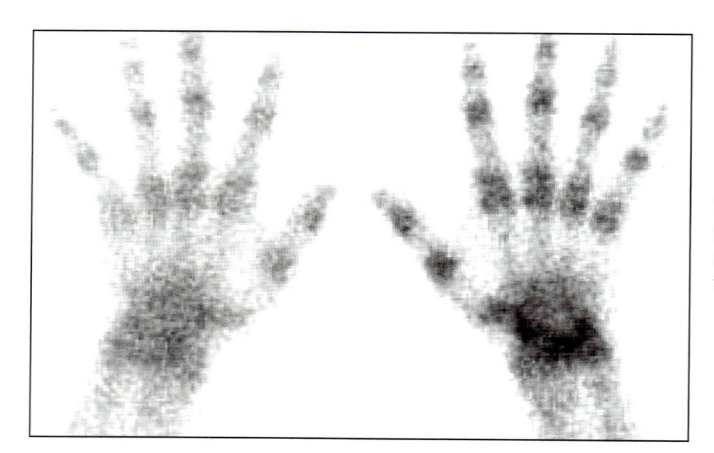

Fig. 20-6. "Osso empacotado" em todas as articulações do punho e dos dedos, indicando sinovite em todas as articulações, no quadro típico de distrofia simpático-reflexa.

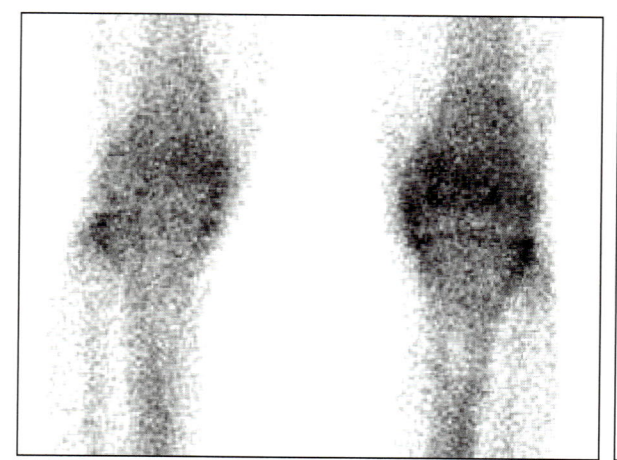

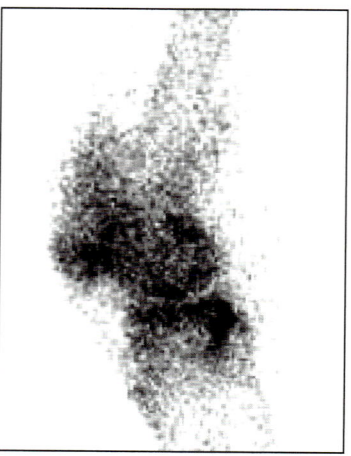

Fig. 20-7. Radioatividade na projeção da cápsula articular e aumento da captação nas inserções das cápsulas nas tíbias.

SINAIS RELACIONADOS COM OS OSSOS SUBCONDRAIS

Nos ossos subcondrais podem existir lesões hipercaptantes ou fotopênicas situadas em uma só superfície articular ou nas superfícies articulares em confronto.

Os aumentos da osteogênese em uma só superfície articular indicam patologias dos ossos subcondrais que podem ter dimensão focal, aparecendo como pequena área de aumento da radioatividade de limites imprecisos, ou então, assumindo a forma de faixas de aumento da captação ao longo da superfície articular.

As lesões subcondrais que se manifestam por aumento do fluxo sanguíneo e por hiperemia tendem à etiliogia traumática, inflamatória ou vascular. É o caso dos focos provocados por osteocondrite dissecante em jovens (Fig. 20-8) enquanto em pessoas de mais idade os focos localizados de hipercaptação podem significar osteonecroses espontâneas (Fig. 20-9) e condromalacias (Fig. 20-10).

Áreas de hiperemia na fase vascular e de maior radioatividade na fase óssea, ocupando uma só superfície, acontecem nas osteoporoses transitórias, nas fraturas, nas osteonecroses extensas e outras patologias (Fig. 20-11).

As linhas de hipercaptação, principalmente no caso de comprometimento de superfícies articulares em confronto, quando não apresentam sinais vasculares em geral, correspondem a artrites (Fig. 20-12).

Além das lesões hipercaptantes, as superfícies articulares podem apresentar áreas limitadas de fotopenia como aquelas produzidas por cistos subcondrais ou causadas por osteonecrose não revascularizada (Figs. 20-13 e 20-14).

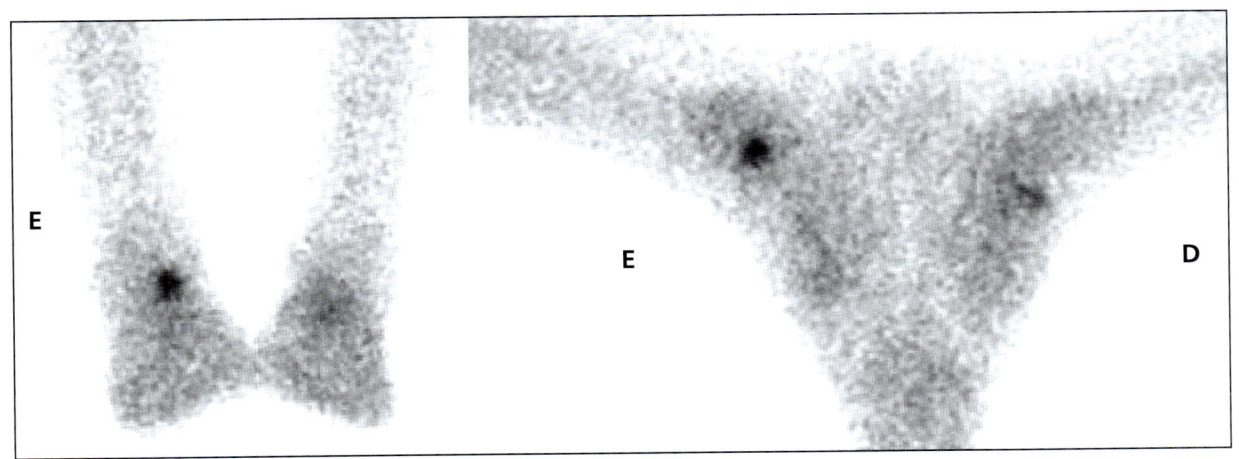

Fig. 20-8. Foco de osteocondrite dissecante na face articular da tíbia.

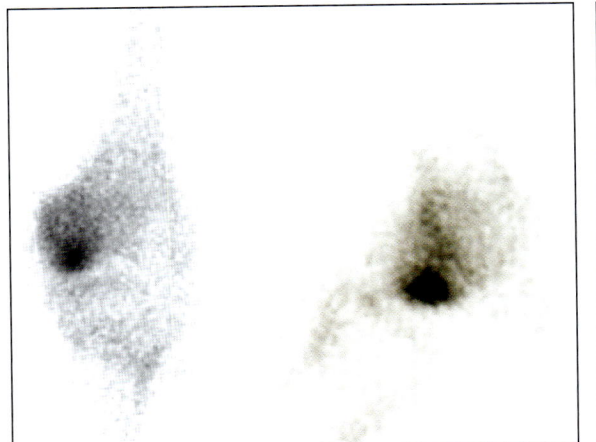

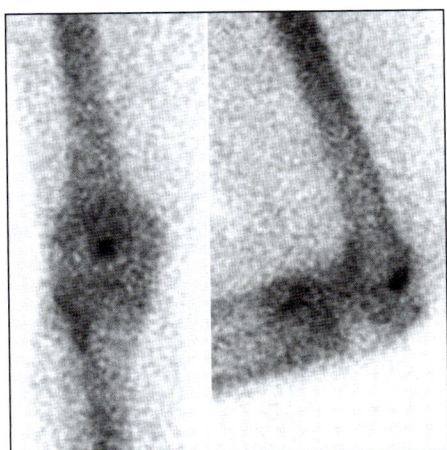

Fig. 20-9. Focos de osteonecroses espontâneas nos ossos subcondrais nos joelhos.

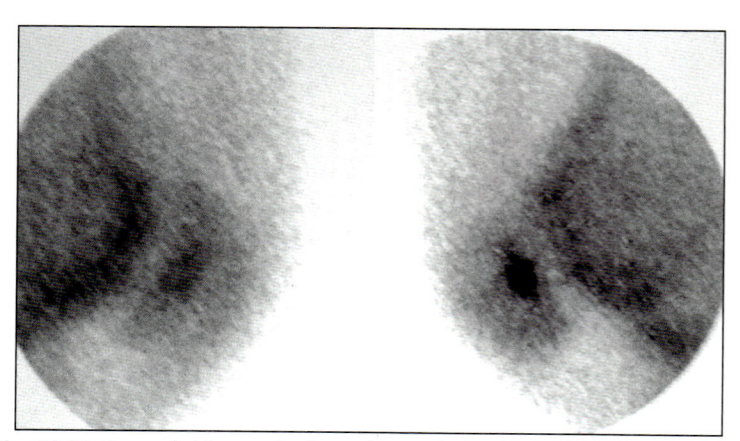

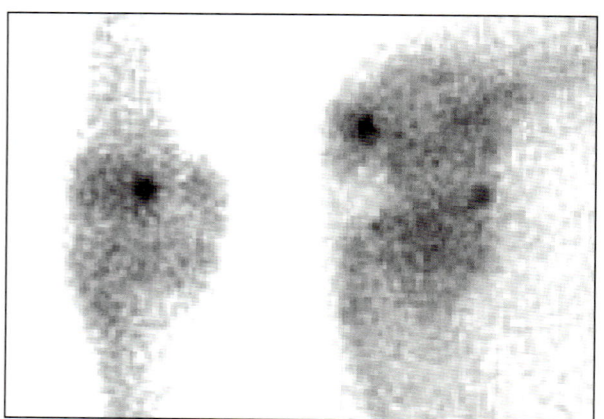

Fig. 20-10. Focos de hipercaptação na face articular da patela em casos de condromalacia.

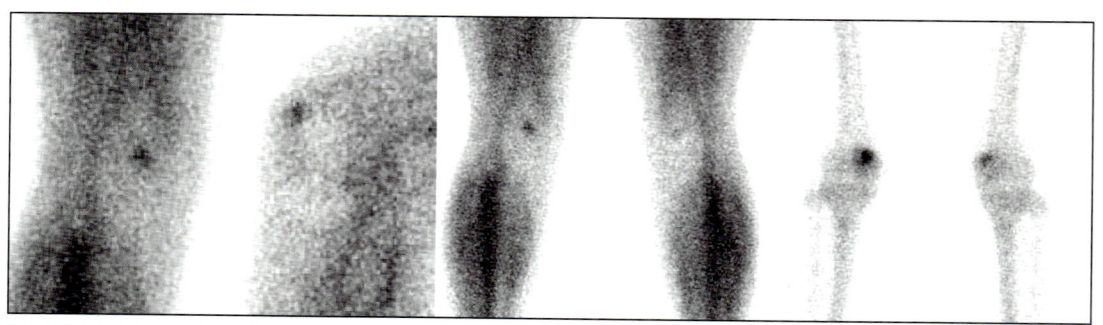

Fig. 20-11. Hiperemia na fase vascular e fase óssea em condromalacia.

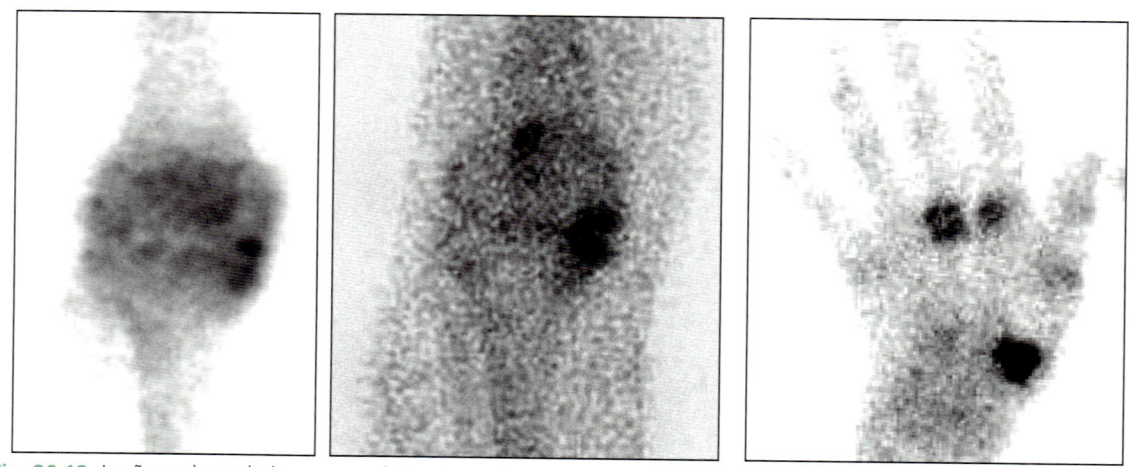

Fig. 20-12. Lesões subcondrais em superfícies de confronto.

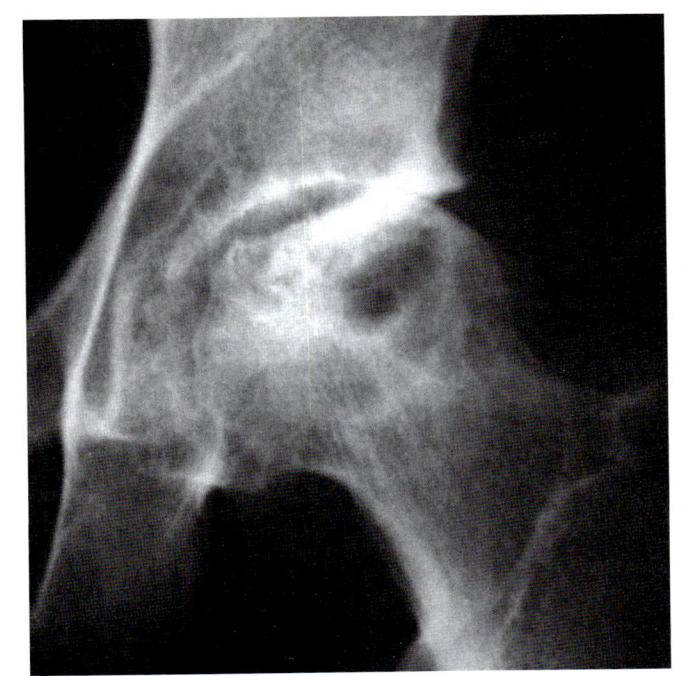

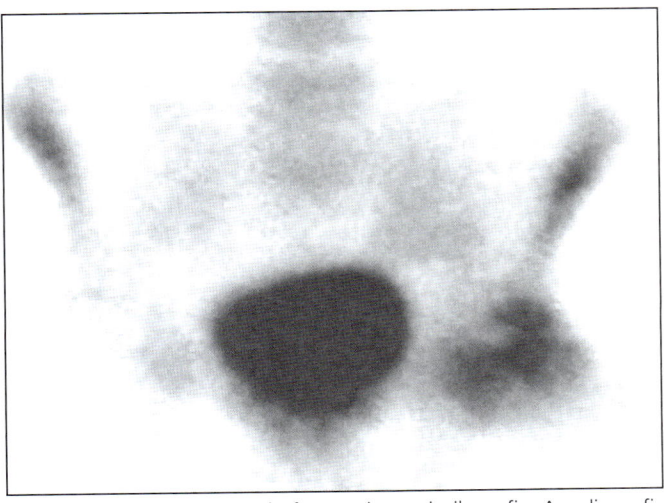

Fig. 20-13. Osteonecrose da cabeça, determinando hipercaptação, e cisto subcondral, determinando fotopenia na cintilografia. A radiografia serve de referência do caso.

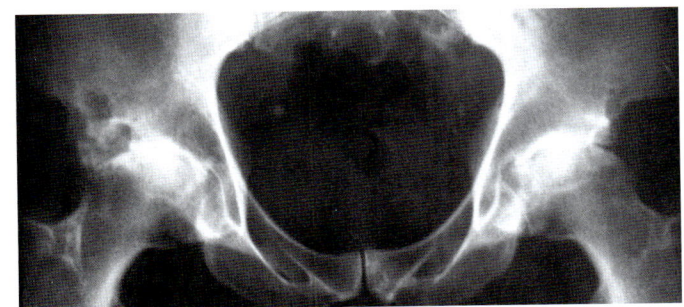

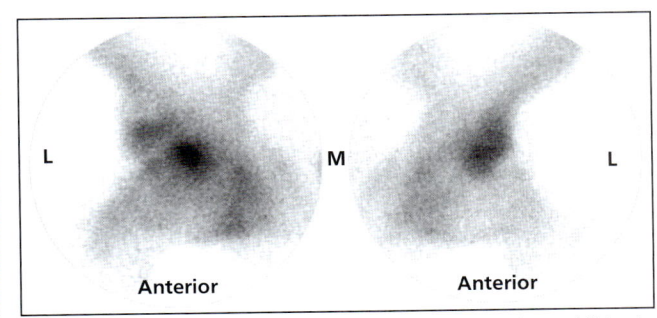

Fig. 20-14. Captação nos cistos subcondrais da cabeça e acetábulo no quadril direito. Captação localizada no quadrante lateral e no lábio do acetábulo no quadril esquerdo com aspecto compatível com impingimento dos quadris.

Existem áreas de fotopenia que comprometem grande extensão ou todo um osso articular, como é comum nas cabeças femorais.

Em crianças, as imagens fotopênicas de toda cabeça femoral, tanto na fase vascular como na fase óssea, indicam osteonecroses assépticas, como acontece na doença de Legg Perthes.

É preciso, porém, alertar para o fato de que a fotopenia da cabeça femoral também pode acontecer nos casos de crianças com artrite infecciosa do quadril. Nesse caso, a causa da osteonecrose é o aumento da pressão na cápsula articular, quando cheia de líquido ou coleção purulenta, que comprime as artérias que irrigam a cabeça femoral. Entre o momento da instalação da isquemia e a necrose da cabeça decorrem apenas algumas horas e torna-se imprescindível a descompressão o mais rápido possível para que se evite a necrose da cabeça.[1] Este curto prazo talvez componha uma das poucas situações em que a cintilografia óssea é de urgência, exigindo, da assistência médica pública ou privada, autorização imediata do procedimento e, no serviço de Medicina Nuclear precedência sobre toda agenda do serviço e o fornecimento do diagnóstico imediatamente ao médico assistente.

A importância do atendimento imediato pode ser deduzida dos dois casos a seguir. As imagens da Figura 20-15 correspondem às imagens do quadril de um paciente com quadro clí-

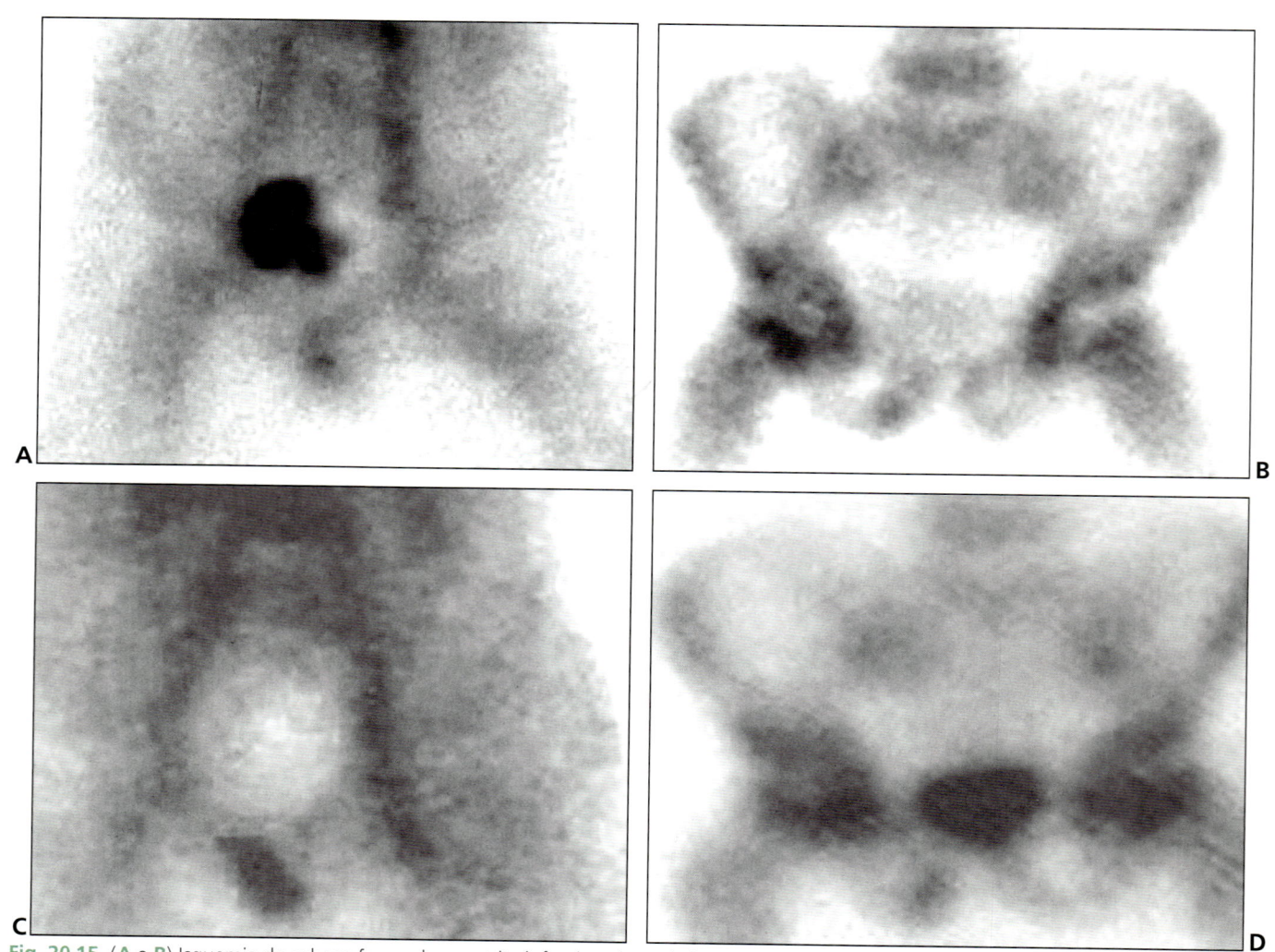

Fig. 20-15. (**A** e **B**) Isquemia da cabeça femoral por artrite infecciosa (antes). (**C** e **D**) Depois da punção articular para descompressão.

---

[1]Estudos experimentais em animais confirmam que a permanência por 12 horas da pressão articular em 50 mmHg pode produzir a morte dos osteófitos e o infarto da cabeça femoral.

nico de infecção aguda com dor intensa no quadril esquerdo (notar na imagem A a posição de defesa da perna do paciente). O exame trifásico de 23/07 mostra fotopenia na cabeça femoral, tanto na fase vascular, como na fase óssea, indicando isquemia na cabeça. Esses sinais cintilográficos indicam isquemia da cabeça femoral por aumento da pressão na cápsula pelo aumento do líquido articular. Nesse paciente há necessidade de descompressão imediata pela punção articular. A cintilografia realizada três dias depois (em 30/03) evidencia, na fase vascular (imagem C), edema de partes moles, mas já mostra captação do radiotraçador na cabeça femoral (imagem D).

As imagens da Figura 20-16 são de uma paciente também com quadro infeccioso agudo do quadril, mas que realizou a cintilografia dias depois de instalado o processo infeccioso. As imagens (A), cintilografia de 11/04/03, mostram a fotopenia na cabeça e aumento do espaço articular pela quantidade de líquido acumulado na cápsula. No exame, três meses após a descompressão, imagem (B), (cintilografia de 25/07/03) há fotopenia e colapso da cabeça femoral. O exame de 04/05/07, imagem (C), apresenta sinais de artrose da articulação, como sequela da descompressão tardia.

Os sinais de osteonecrose asséptica em adultos são mais comuns nas cabeças femorais (Fig. 20-17B), umerais e tróclea do tálus (Fig. 20-17A), porém, ao contrário do que acontece em crianças, elas se manifestam por áreas extensas de hipercaptação, porque, em geral, o paciente comparece para exame já na fase de revascularização da necrose.

Fotopenia na cabeça femoral de adulto, especialmente em idosos com história de queda e com radiografia negativa, obriga a descartar-se a possibilidade de fratura do colo que interrompa o suprimento sanguíneo da cabeça no caso da Figura 20-18.

Ao contrário do adulto, a cabeça femoral hipercaptante em crianças com quadril doloroso sem sinais de infecção não indica necrose e, sim, é indício de quadril irritável, como na Figura 20-19.

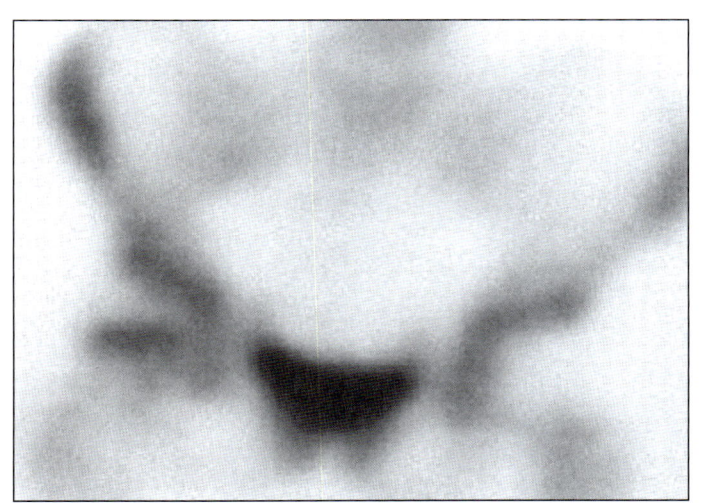

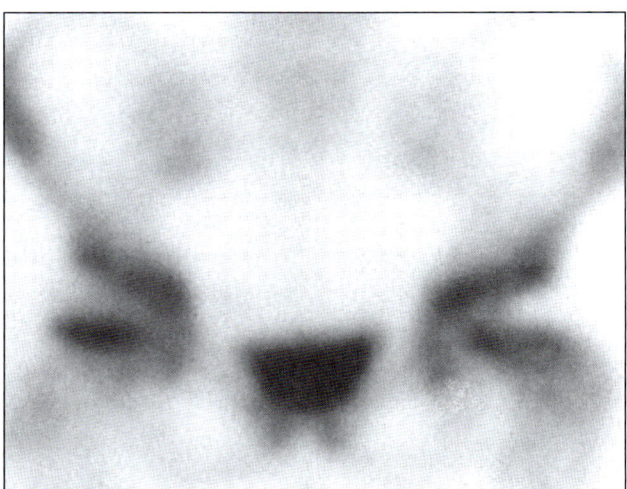

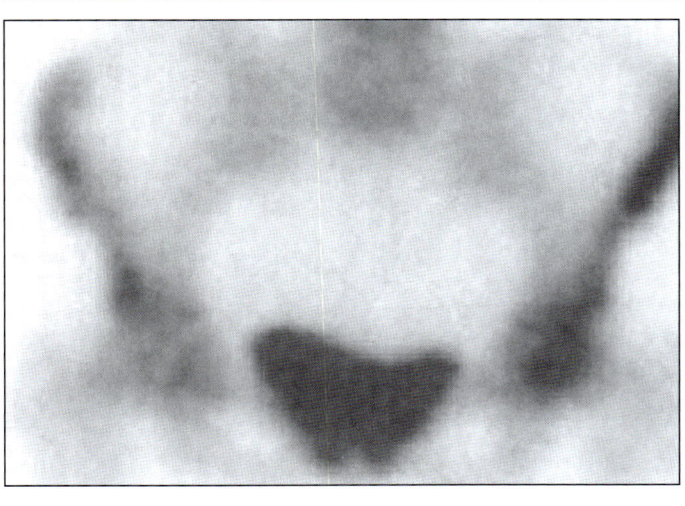

Fig. 20-16. Evolução da atrite infecciosa do quadril com descompressão tardia.

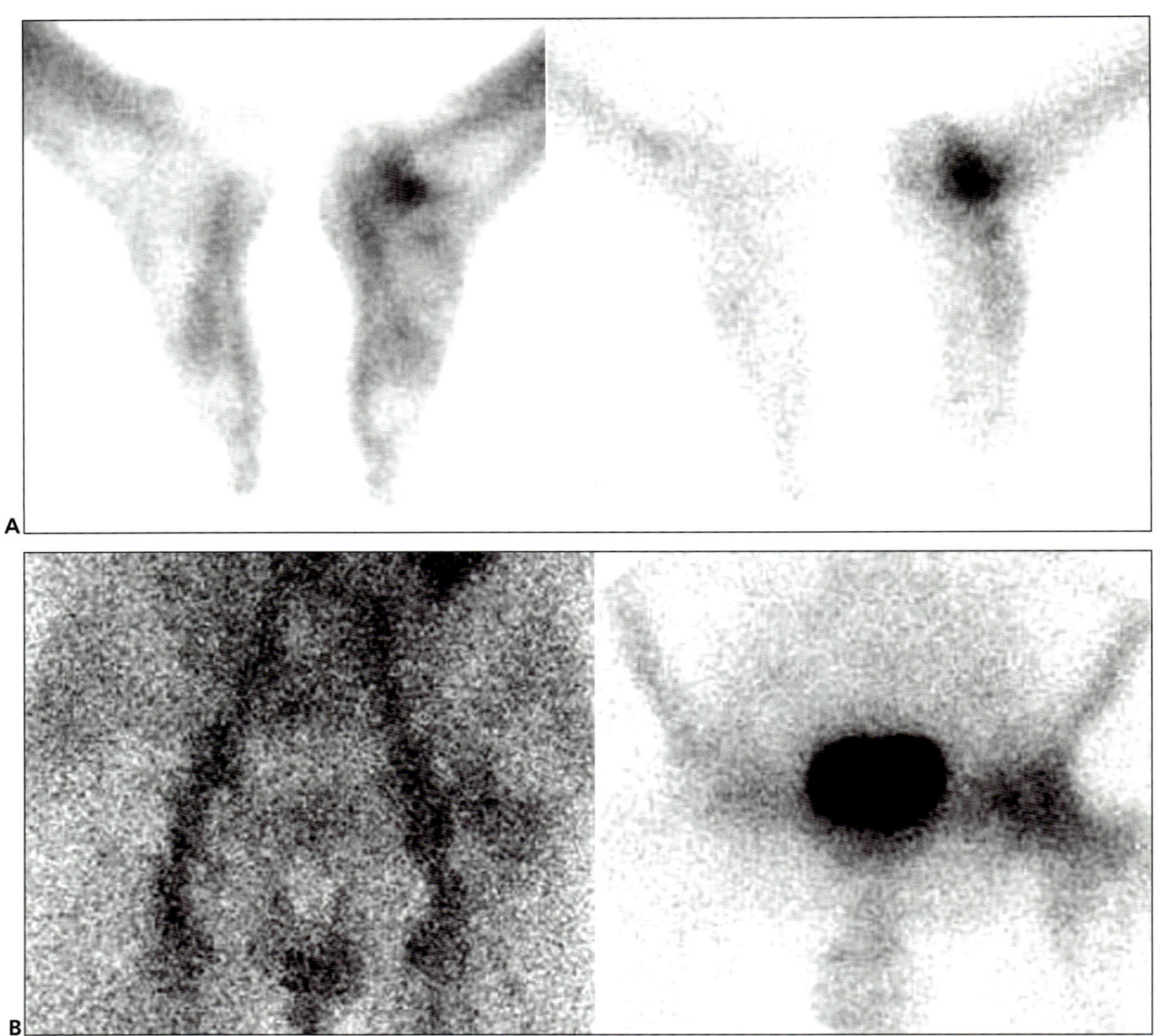

Fig. 20-17. (A) Cintilografias na fase do equilíbrio e na fase óssea de um caso de necrose da tróclea do tálus. (B) Necrose da cabeça femoral em fase de remodelação.

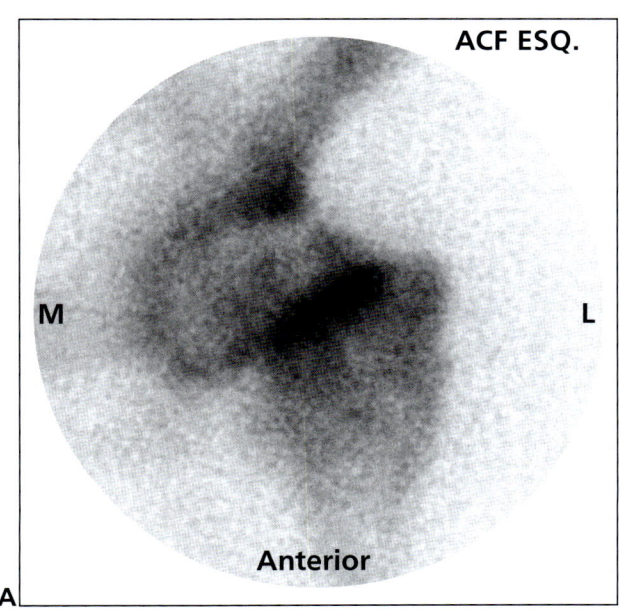

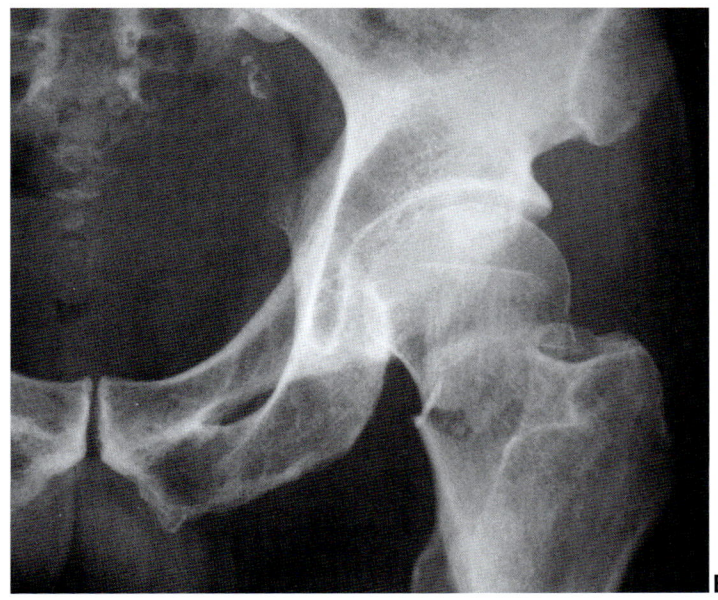

Fig. 20-18. (A) Cintilografia com colimador pinhole. (B) Radiografia de fratura do colo femoral determinando fotopenia na cabeça do fêmur (necrose) e hipercaptação no traço de fratura.

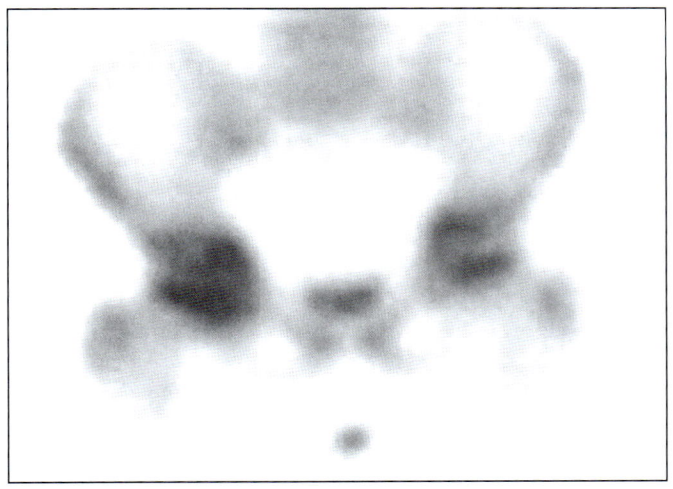

Fig. 20-19. Hipercaptação na cabeça femoral de uma criança com quadril irritável.

POSIÇÃO DOS OSSOS NAS ARTICULAÇÕES

Luxações e Subluxações

O exame cintilográfico não é procedimento rotineiramente utilizado no diagnóstico de luxações e subluxações; porém, serve para avaliação de suas intercorrências de casos, como nas luxações congênitas.

A ossificação da cabeça femoral começa depois de dois meses de vida. No caso de luxação congênita dos quadris há retardo na ossificação das cabeças femorais, tanto maior quanto maior for a luxação, e, assim, a não captação do radiofármaco não deve ser confundida com osteonecrose. A Figura 20-20 mostra um caso de criança com luxação congênita dos dois quadris, mais acentuada no quadril esquerdo como demonstra a radiografia e como pode ser visto na cintilografia pela posição dos trocânteres. Nota-se que, na radiografia e na cintilografia, a cabeça da direita onde o grau da luxação é menor, o núcleo de ossificação capta o radiofármaco, enquanto na cabeça da esquerda (mais deslocada), onde ainda não há núcleo de ossificação na radiografia, há luxação cranial do fêmur sem captação do radiofármaco.

A Figura 20-21 evidencia, no adulto, a artrose resultante da luxação congênita dos quadris.

A Figura 20-22 mostra um raro caso de luxação da articulação escapulotorácica[2] usada por grande enfisema subcutâneo provocado por fratura de costela e perfuração pulmonar.

---

[2]Único tipo de articulação de osso com partes moles.

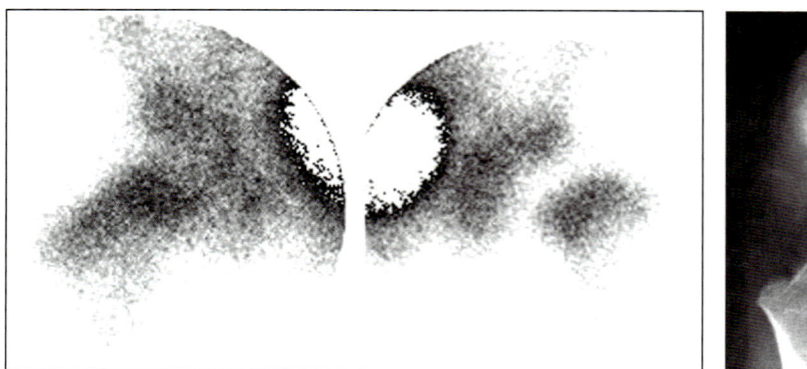

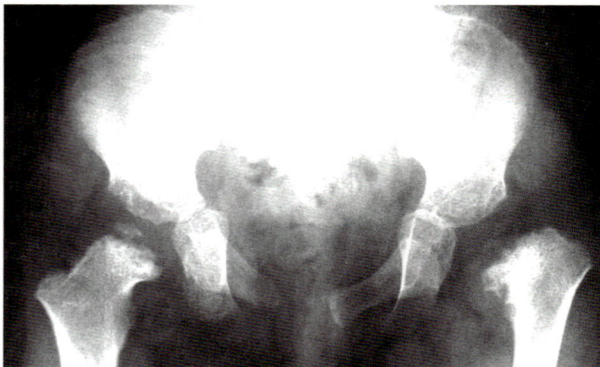

Fig. 20-20. Cintilografias com técnica de colimador pinhole das articulações coxofemorais e radiografia da bacia de uma criança com luxação congênita dos quadris.

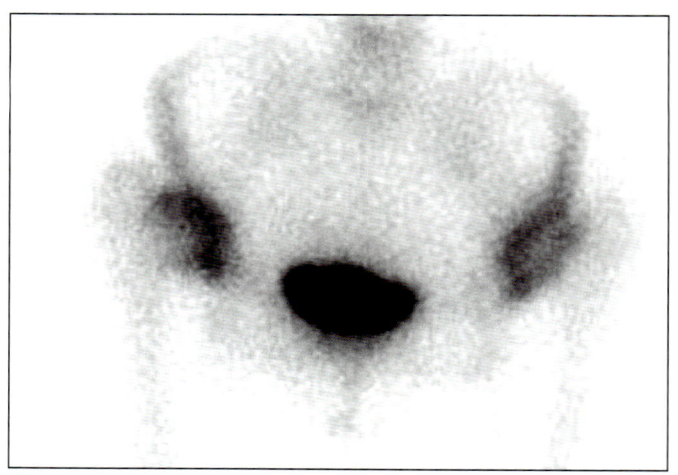

Fig. 20-21. Artroses como sequelas de luxações congênitas dos quadris.

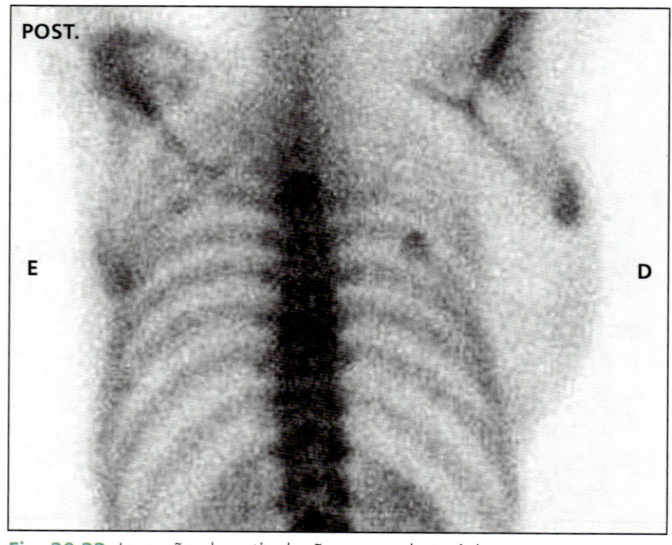

Fig. 20-22. Luxação da articulação escapulotorácica.

Impactos ou Impingimentos

Existem impactos em várias articulações; porém, nem todos os casos são diagnosticáveis por exame cintilográfico. A literatura mostra que pode ser feito o diagnóstico de impactos pelo exame cintilográfico nos impingimentos anteriores e posteriores no tornozelo, impingimentos ou impactos no quadril, e, recentemente, descreveu-se o diagnóstico de impingimento costoilíaco diagnosticado cintilograficamente.

O impacto anterior do tornozelo produz focos de aumento da captação na borda anterior da articulação, como na Figura 20-23.

Os impingimentos do tornozelo são também chamados de síndrome do impacto posterior do tornozelo (SIPT), síndrome do pinçamento posterior do tornozelo ou síndrome do osso *trigonum*. No impacto posterior, lesão ocorre com maior frequência em esportistas com movimentos de flexão forçada do tornozelo (futebol, basquetebol, voleibol e atletismo). Nessa forma de impingimento o foco de hipercaptação localiza-se na borda posterior da articulação (Fig. 20-24).

A artrose interespinhosa ou síndrome de Baastrup[3] (ou Kissing Spine Syndrome) é um impingimento de ocorrência frequente em que os processos espinhosos de vértebras contíguas em paciente com aumento da lordose lombar e com degeneração ou ruptura do ligamento interespinhoso fazem contato um com o outro e produzem dor. O contato entre os processos espinhosos pode levar à formação de uma nova pseudoarticulação com artrose degenerativa.

A lesão é comum na coluna lombar, mas há raros casos nas colunas cervical e dorsal.

A síndrome caracteriza-se, cintilograficamente, pelo aumento da captação do radiofármaco nos processos espinhosos lesados, observável nas cintilografias na projeção posterior da coluna (Fig. 25-25).

Os dois tipos de impingimento das articulações coxofemorais,[4] que ocorrem entre a juventude e os 50 anos de esportistas, devem ser considerados toda vez que a face anterossuperior do acetábulo e a superfície anterolateral da cabeça femoral apresentam aumentos da captação na fase óssea (Fig. 20-26). Esses sinais são mais bem identificados no SPECT da bacia. Na fase vascular do exame trifásico, podem não existir alterações, mas em muitos casos há aumento da captação por sinovite associada.

A síndrome do impingimento costoilíaco é o resultado do contato entre a crista ilíaca e as décimas segundas costelas. Isto acontece em paciente com grave osteoporose, com múltiplas fraturas vertebrais por insuficiência, levando à perda de altura. Há um caso descrito na literatura, e a cintilografia revelou aumento bilateral da captação nas últimas costelas mencionadas.

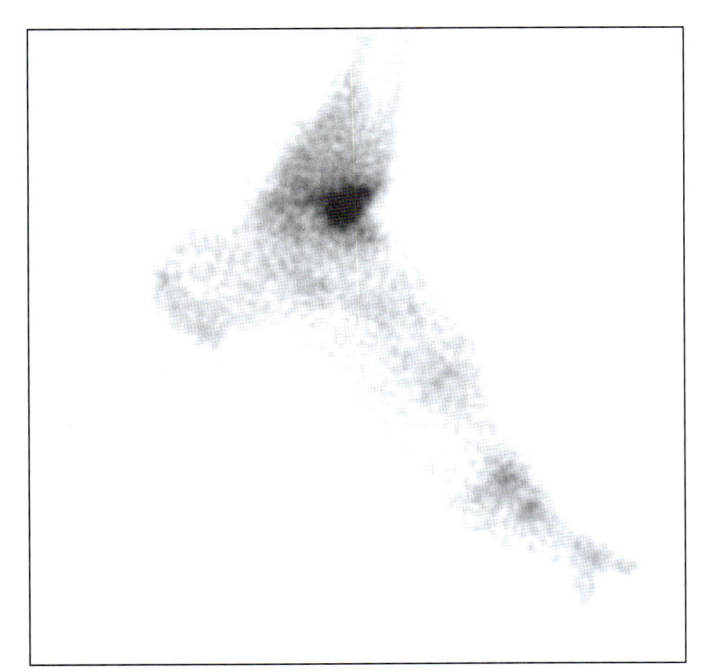

Fig. 20-23. Impingimento anterior do tornozelo com foco de hipercaptação na borda anterior da articulação.

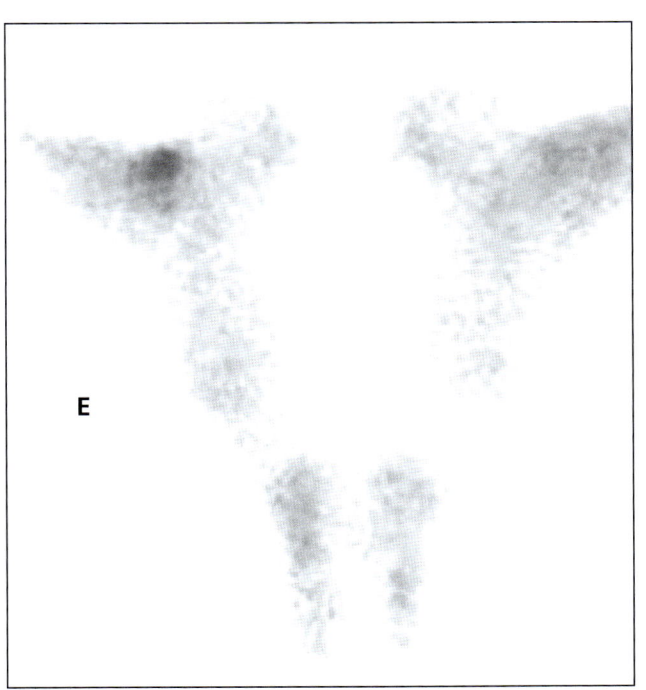

Fig. 20-24. Impingimento posterior do tornozelo com foco hipercaptante na borda posterior da articulação.

---

[3]Christian Ingerslev Baastrup, radiologista dinamarquês (1855-1950).

[4]Em inglês, "prince" e "cam".

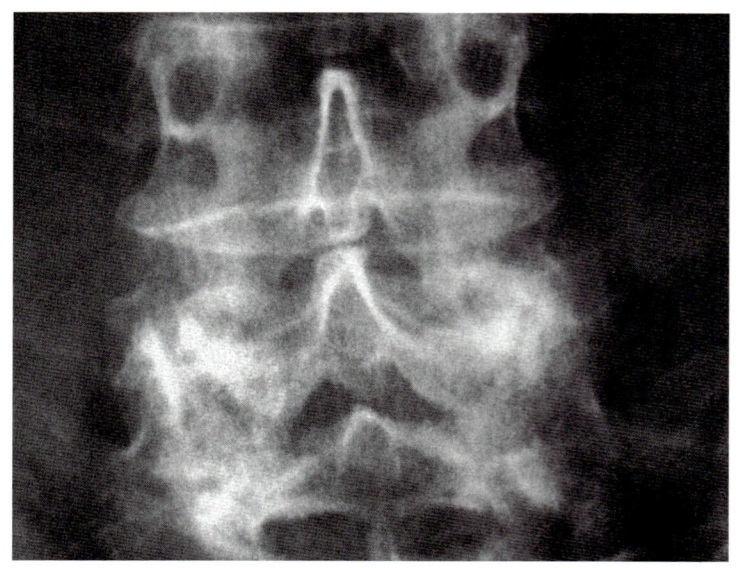

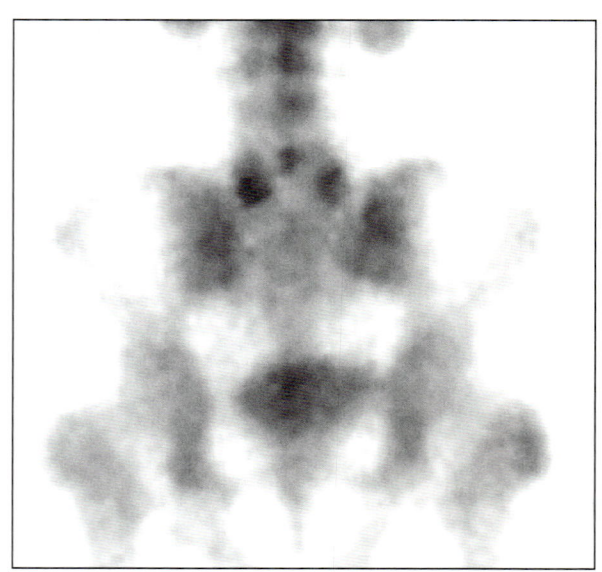

Fig. 20-25. Artrose interespinhosa (Síndrome de Baastrup).

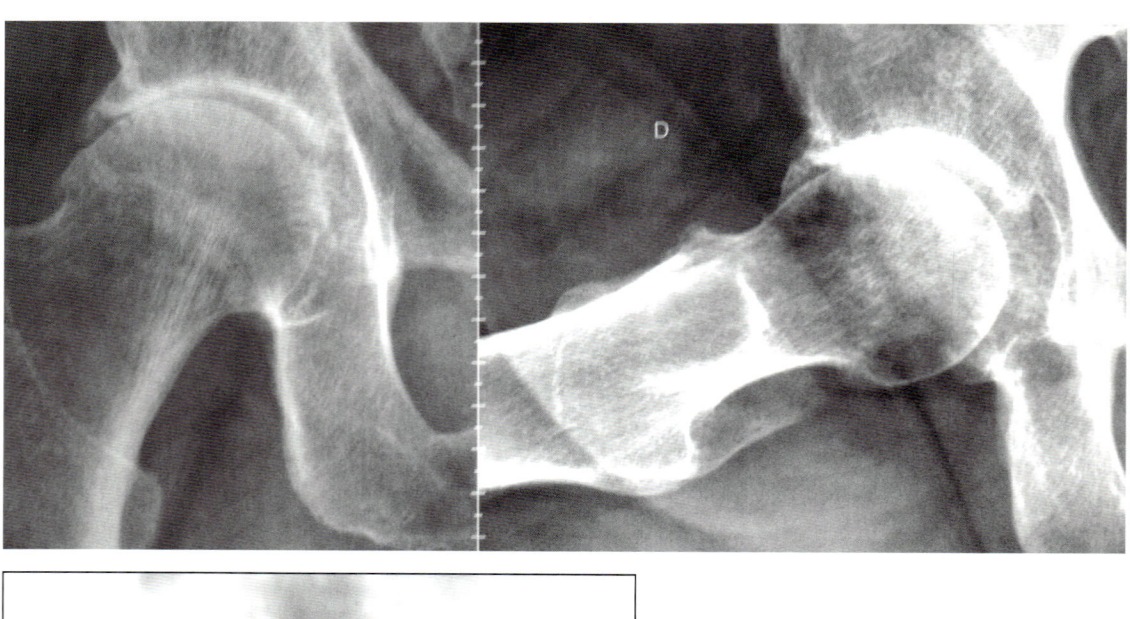

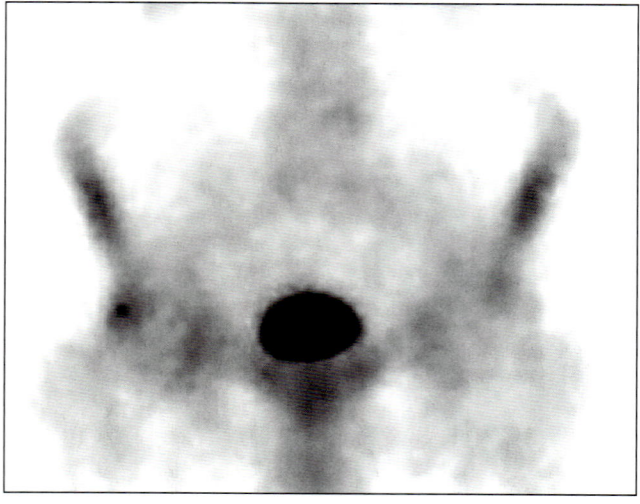

Fig. 20-26. Impingimento coxofemoral.

ARTICULAÇÕES NÃO SINOVIAIS
Articulações entre Corpos Vertebrais

Entre as articulações desse tipo revestem-se de importância (pela frequência com que são lesadas) as que ocorrem entre corpos vertebrais (anfiartroses típicas). As lesões degenerativas produzem aumentos lineares ou em faixas irregulares da radioatividade nas placas vertebrais de uma ou das duas placas vertebrais contíguas. A cintilografia pode evidenciar osteófitos. As lesões nas placas não se aprofundam nos corpos vertebrais. Em geral, as lesões degenerativas são acompanhadas de redução de altura do espaço intervertebral que pode ser simétrico ou unilateral, como na Figura 20-27.

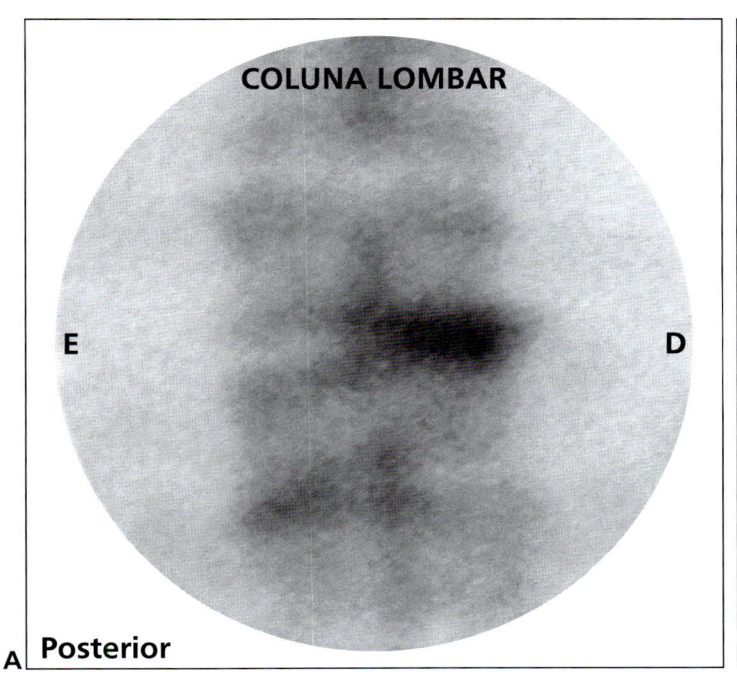

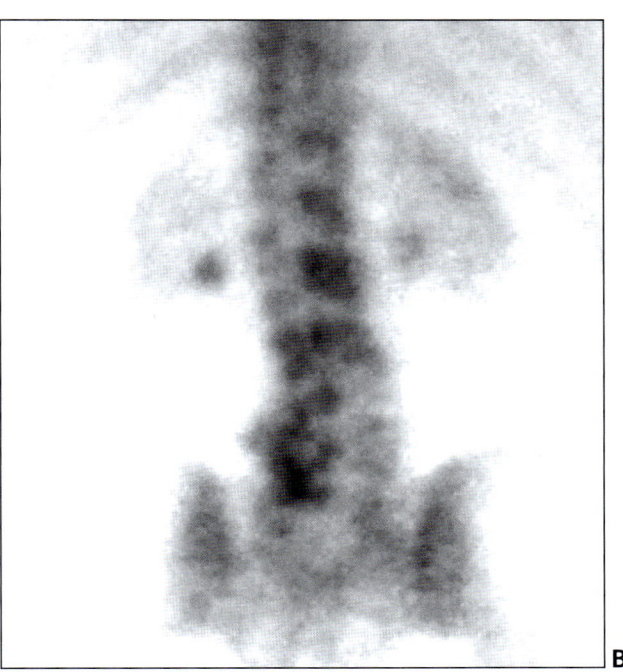

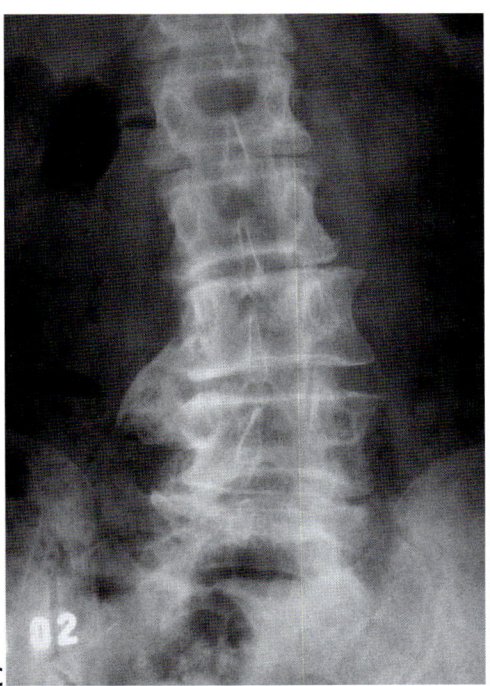

Fig. 20-27. Lesões degenerativas da coluna: (A e B) cintilografias demonstrando aumento da captação do radiofármaco nas placas vertebrais, deformação e redução assimétrica do espaço intervertebral. (C) A radiografia mostra captação em osteófitos e em placas vertebrais, consequência da escoliose dorsolombar.

Outro tipo de lesão das articulações dos corpos vertebrais (menos frequente) é a discite. Na infecção dos discos intervertebrais, além da redução do espaço intervertebral, há aumento da captação nas placas vertebrais contíguas (que podem apresentar áreas de fotopenia por osteólise). O aumento da radioatividade estende-se pelos corpos vertebrais contíguos de formas irregular e intensa, e os corpos vertebrais podem colapsar e determinar cifose angular no local da lesão.

O exame trifásico é limitado pela superposição do coração, fígado e aorta, mas, mesmo assim, a área lesada na coluna e nos tecidos moles vizinhos pode apresentar hiperemia na fase vascular de equilíbrio (Figs. 20-28 e 20-29).

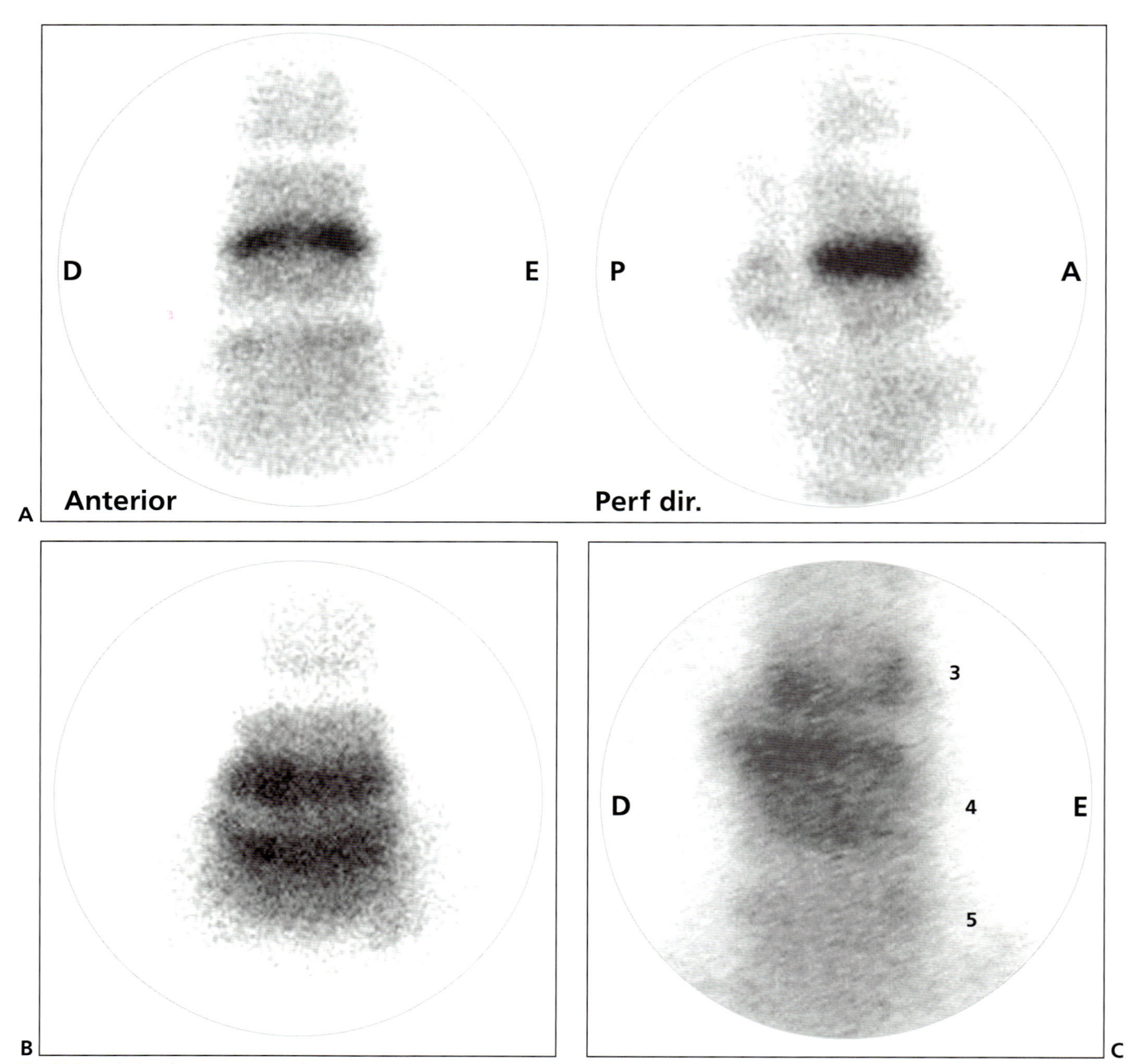

Fig. 20-28. Discites (imagens com colimador pinhole). (A) O perfil demonstra a angulação da coluna. (B e C) As imagens evidenciam a invasão irregular da infecção nos corpos vertebrais,

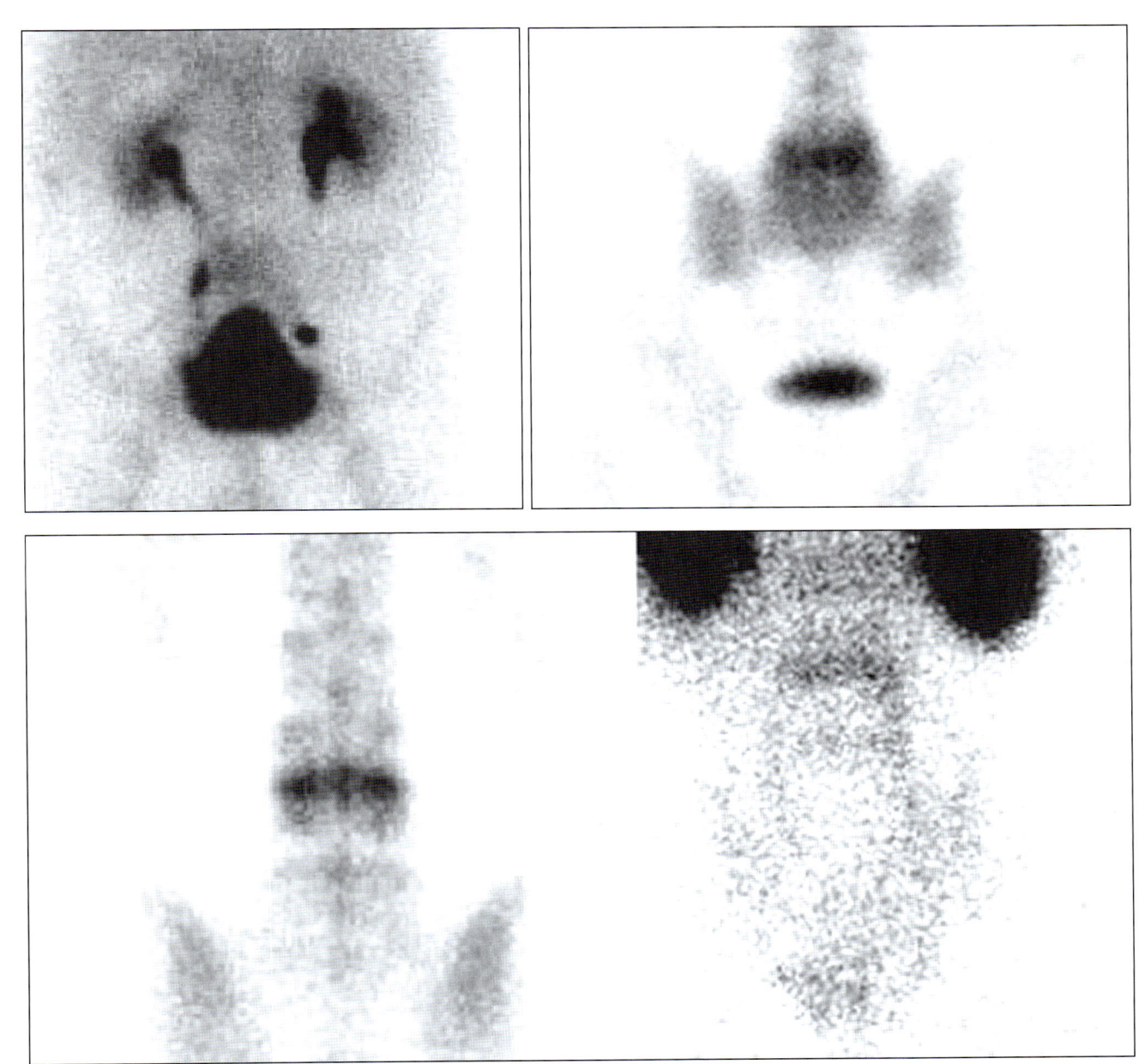

Fig. 20-29. Imagens de dois casos de discite, com imagens da fase vascular de equilíbrio, e na fase óssea, demonstrando, respectivamente, hiperemia nos espaços e nos corpos vertebrais e aumento da osteogênese nas placas vertebrais contíguas.

SÍNFISES

Entre as anfiartroses, tem importância o exame cintilográfico da sínfise púbica. A análise dessa articulação pode estar prejudicada pela superposição da bexiga cheia de urina radioativa (ou blindagem) ou pela dispersão de fótons oriundos da radioatividade da urina radioativa vesical (causada pela dispersão fotônica). Para ilustrar esse tipo de intercorrência incluímos, como exemplo, a Figura 20-30, que mostra a dispersão fotônica na parede abdominal contígua (produzida pela intensa radioatividade no local da injeção onde houve extravasamento do radiofármaco).

Além da dispersão fotônica da urina radioativa na bexiga sobre a sínfise púbica, a superposição da própria bexiga dificulta o exame da articulação. Dessa forma, o exame da articulação exige esvaziamento prévio da bexiga ou até mesmo a aquisição de cintilografias em projeção perineal de 24 horas.

É preciso considerar que, além da variação da radioatividade, segundo a idade do paciente, há variações fisiológicas que aumentam a captação do radiotraçador nos ossos da sínfise no pós-parto ou depois de cirurgias de próstata e de bexiga.

As lesões das sínfises de natureza artrítica (Fig. 20-31), traumática (Fig. 20-32), cirúrgica (Fig. 20-33) ou de outras causas produzem, de cada lado da articulação, aumentos intensos e geralmente assimétricos da radioatividade em que podem existir áreas de fotopenia e alterações na posição dos ossos.

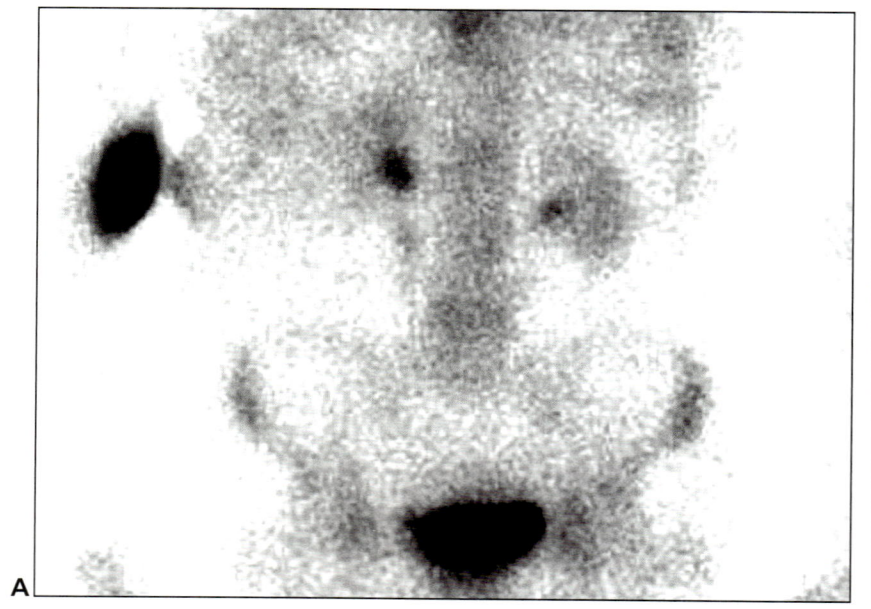

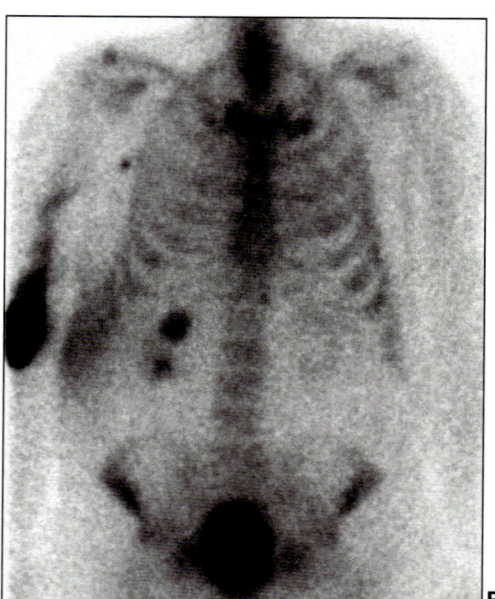

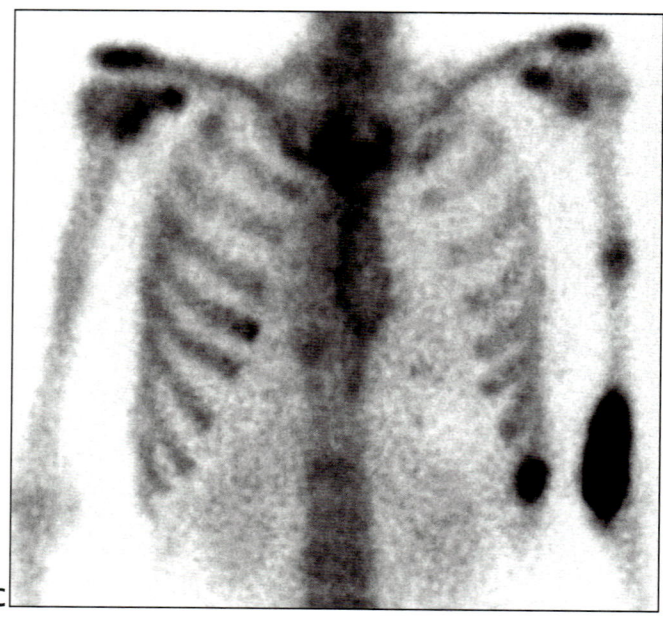

Fig. 20-30. (**A** e **B**) Exemplos de dispersão fotônica: causada pelo extravasamento do traçador no local da injeção quando a imagem é adquirida com o braço próximo ao tórax, que pode ser confundida com fratura de costela como na imagem **C**.

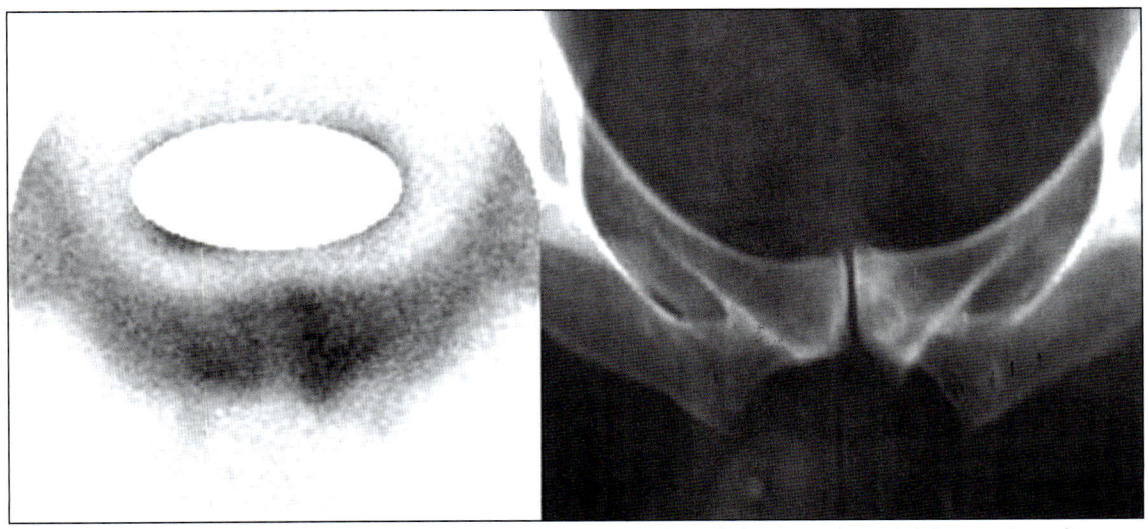

Fig. 20-31. Artrite da articulação sacroilíaca com lesões predominando no lado esquerdo onde há, na radiografia, esclerose e cisto ósseo e, na cintilografia, existe aumento bilateral da captação do radiofármaco, mais intenso no lado esquerdo.

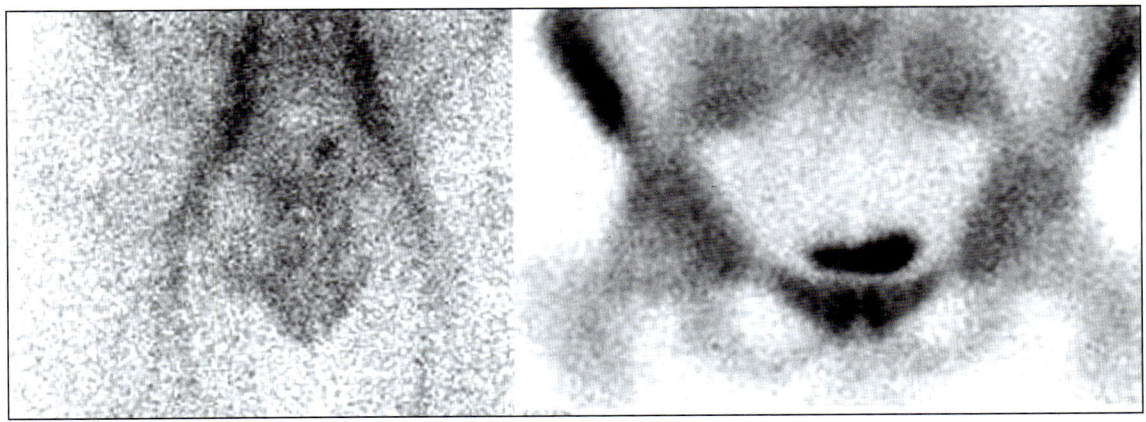

Fig. 20-32. Estresse na articulação sacroilíaca de um jogador profissional de futebol, caracterizada pela hiperemia e aumento intenso da osteogênese no osso da sínfise.

A segunda sínfise de interesse cintilográfico é a que une o manúbrio com o corpo do esterno. Essa sínfise geralmente tem forma de faixa com captação regular; é maior que a do esterno. Sua forma costuma ser quadrangular, e seus limites são bem definidos.

A **terceira** sínfise de interesse une a primeira costela com o esterno. Como sínfise ela é uma articulação distinta das demais articulações costocondrais e costoesternais que são sincondroses típicas. Por ser distinta a sínfise da primeira costela com o esterno tem calcificação fisiológica antes das demais articulações costoesternais e costocondrais. Sua calcificação precoce normal apresenta-se de forma regular, geralmente bilateral, embora possam existir casos de calcificações unilaterais.

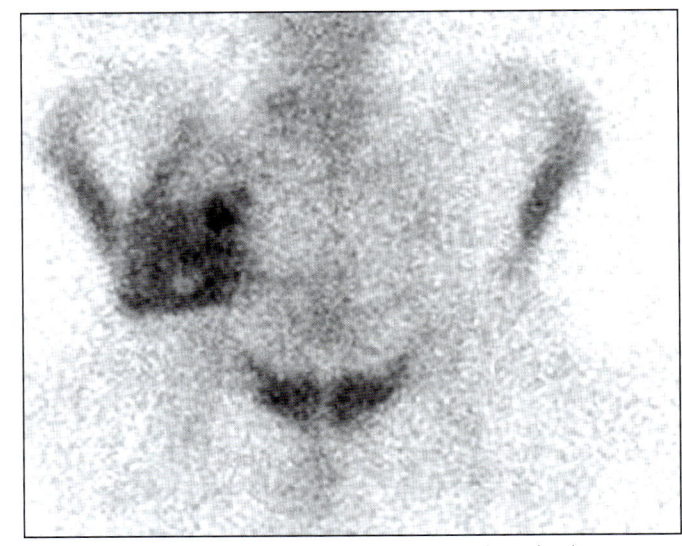

Fig. 20-33. Estresse na sínfise púbica após cirurgia na bexiga.

GONFOSES

As gonfoses infectadas produzem focos de aumento da radioatividade nas arcadas dentárias. Focos alveolares hipercaptantes na arcada dentária inferior, por transiluminação, podem simular lesões na coluna cervical, ou, ao contrário, lesões em articulações apofisárias das vértebras cervicais podem simular focos, como se fossem infecções em alvéolos dentários, como na Figura 20-34. Num e noutro caso as cintilografias em perfil indicam a verdadeira posição da lesão.

SUTURAS

As lesões das suturas têm, no exame cintilográfico, importância limitada e aos casos de seu fechamento precoce nas cranioestenoses (ou craniossinostoses).[5]

As suturas apresentam aumento da captação nos casos de doenças metabólicas, especialmente no hiperparatireoidismo secundário.

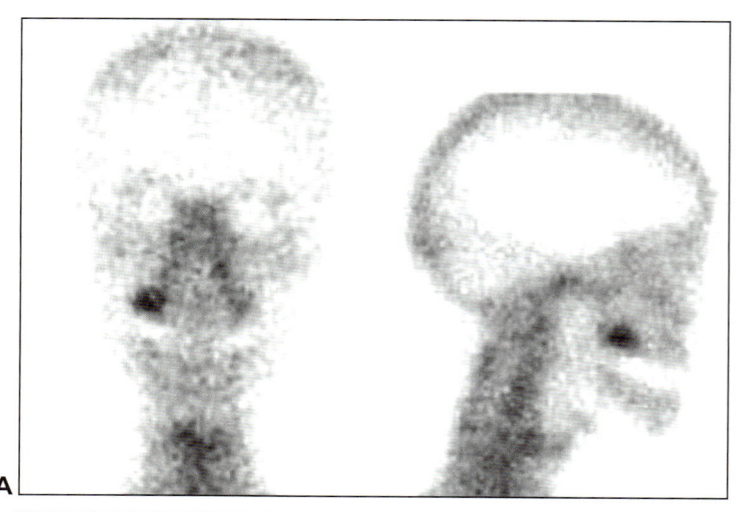

Fig. 20-34. Efeitos da transiluminação: (**A**) Foco de origem alveolar simulando lesão no terço superior do lado direito da cervical. (**B**) Foco em artrite apofisária simulando lesão alveolar na mandíbula.

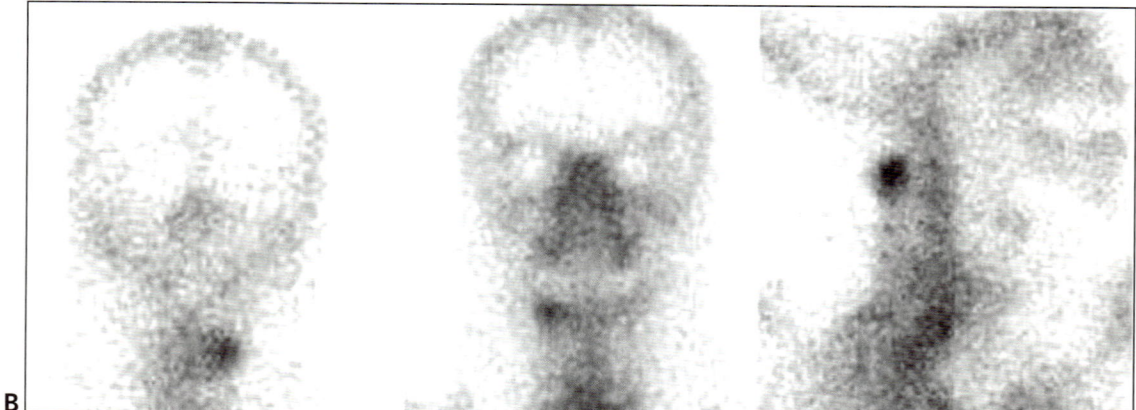

---

[5]Na cranioestenose, segundo Gates e Dore, o achado inicial da doença é a atividade osteoblástica focal que aparece na cintilografia, como um aumento da captação do radionuclídeo em parte da sutura comprometida. As cintilografias seriadas mostram que, à medida que o processo de fusão se estende pela sutura, como um zíper que se fecha, há diminuição da radioatividade até que a fusão se complete.

CAPÍTULO 21

PADRÕES DE DISTRIBUIÇÃO ARTICULARES

PADRÃO SIMÉTRICO

As artrites poliarticulares podem formar padrões de distribuição. Um padrão de lesões pode ser identificado nas imagens do corpo inteiro pela simetria das articulações doentes, embora o grau de captação ou a extensão das lesões não sejam exatamente iguais em cada lado. Entre as patologias que determinam esse tipo de padrão estão a artrite reumatoide e a espondilite anquilosante (Fig. 21-1).

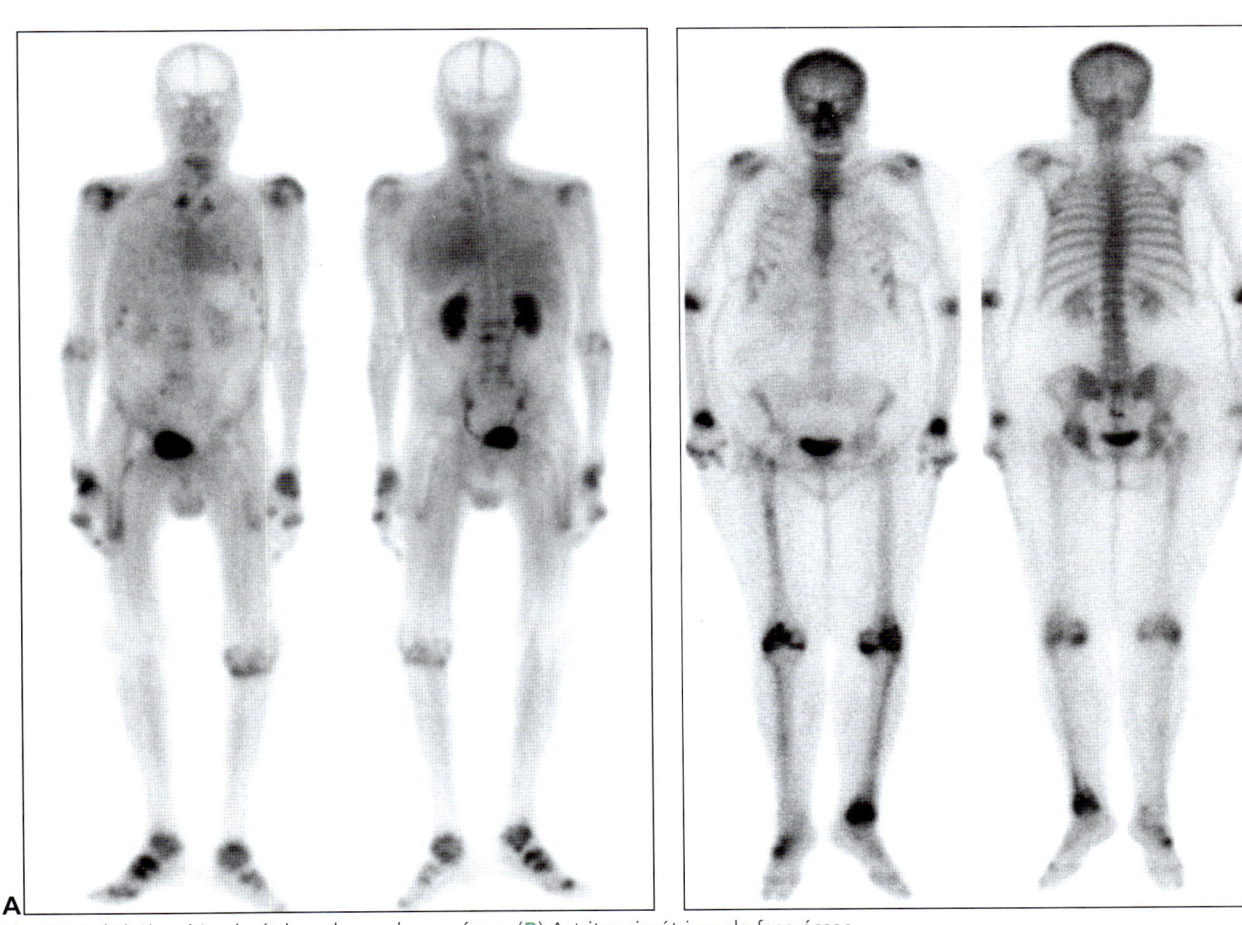

Fig. 21-1. (**A**) Sinovites simétricas do *pool* sanguíneo. (**B**) Artrites simétricas da fase óssea.

178 CAPÍTULO 21

PADRÃO ALEATÓRIO

Quando se considera o esqueleto como um todo, as demais formas de artrites tendem à distribuição aleatória das articulações comprometidas (Fig. 21-2).

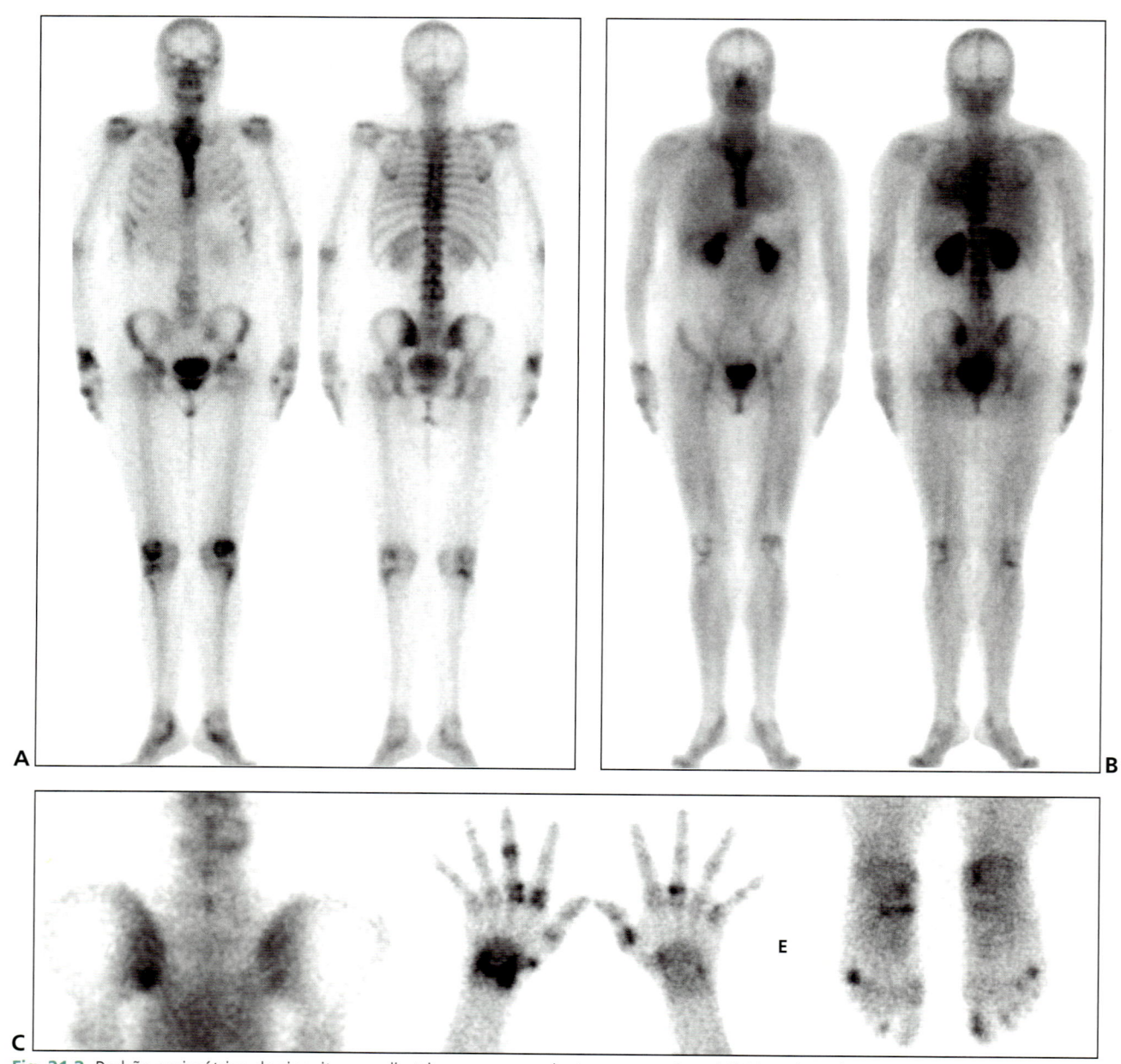

Fig. 21-2. Padrão assimétrico de sinovites e poliartrites em um paciente com psoríase. (A) Varredura de corpo inteiro na fase vascular de equilíbrio. (B) Varredura de corpo inteiro na fase óssea. (C) Imagens localizadas na bacia, nas mãos e nos pés na fase óssea.

PADRÕES REGIONAIS

Considerando-se uma determinada região do esqueleto, os padrões de lesões articulares podem ser observados na coluna vertebral, nas mãos e nos pés.

Um tipo de padrão na coluna é determinado pela escoliose. A Figura 21-3 mostra, além das curvaturas dorsal e lombar, a rotação dos corpos vertebrais determinada pela escoliose, e isto pode ser visto com mais clareza no segmento lombar. Observa-se que o processo espinhoso de LV está deslocado para a direita e que nas demais vértebras o deslocamento vai se desfazendo gradativamente ao ponto de que em DXII o processo espinhoso está praticamente no centro do corpo vertebral. Assim, os processos espinhosos formam a linha curva de hipercaptação. Esse mesmo efeito continua nas colunas cervical e dorsal, porém, a cifose prejudica sua visualização. Na imagem apresentada há sinais de artrite degenerativa nos corpos vertebrais de LIV-LV.

A escoliose é um fator de desenvolvimento de artrite degenerativa que, no caso, costuma determinar aumento da captação unilateral nas placas vertebrais e articulações apofisárias na coluna, como mostra a Figura 21-4 em que a hipercaptação predomina no lado direito de LIV-SI e no lado esquerdo de LIII- LIV.

Um segundo padrão de lesões na coluna é a simetria das articulações lesadas que pode ser vista nos casos de espondilite anquilosante que, em sua forma inicial, mostra sinovites simétricas nas articulações sinoviais da coluna (interapofisárias, costotrasversas e costotvertebrais), formando o padrão descrito na literatura como "imagem em centopeia" (Fig. 21-5).

Seguidamente lesões ósseas ou articulares contíguas fundem as áreas de hipercaptação. Por exemplo, lesões isoladas das articulações apofisárias da coluna cervical costumam produzir imagens focais de aumento da radioatividade (Fig. 21-6A), enquanto as artrites em articulações apofisárias contíguas assumem a forma de fuso ou de faixas (Fig. 21-6B, C).

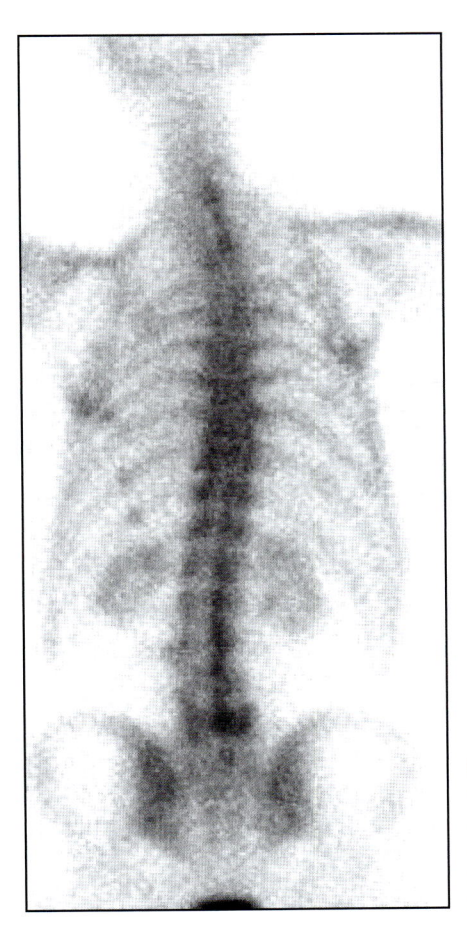

Fig. 21-3. Padrão escoliótico. Notar que os processos espinhosos não se projetam na linha média das vértebras.

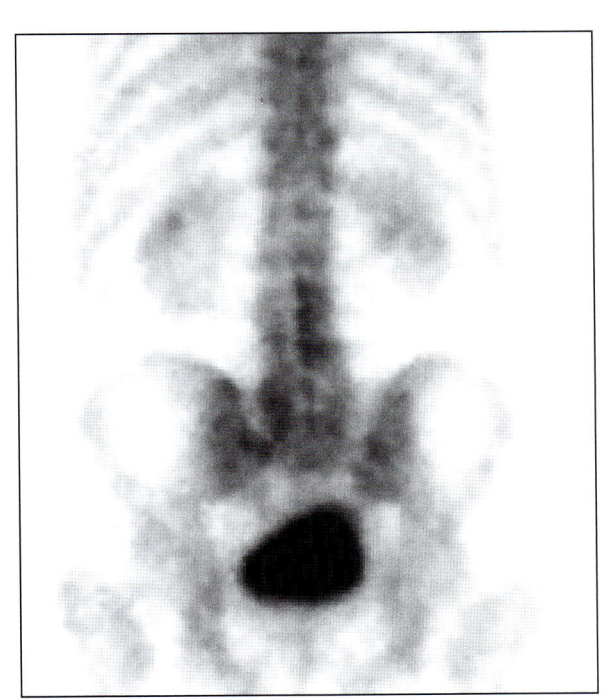

Fig. 21-4. Padrão de distribuição das alterações degenerativas na escoliose comprometendo placas e articulações apofisárias no lado da concavidade da coluna.

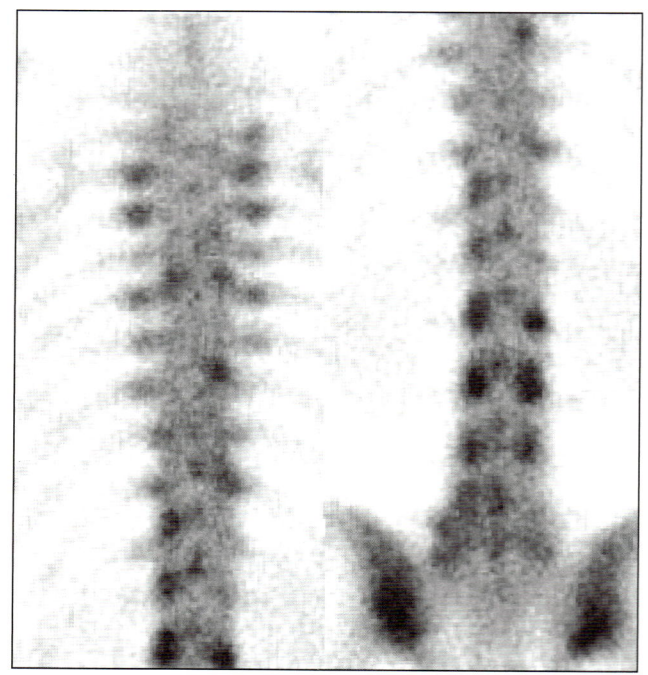

Fig. 21-5. Simetria no comprometimento das articulações sinoviais da coluna, formando a "imagem em centopeia" num caso inicial de espondilite anquilosante.

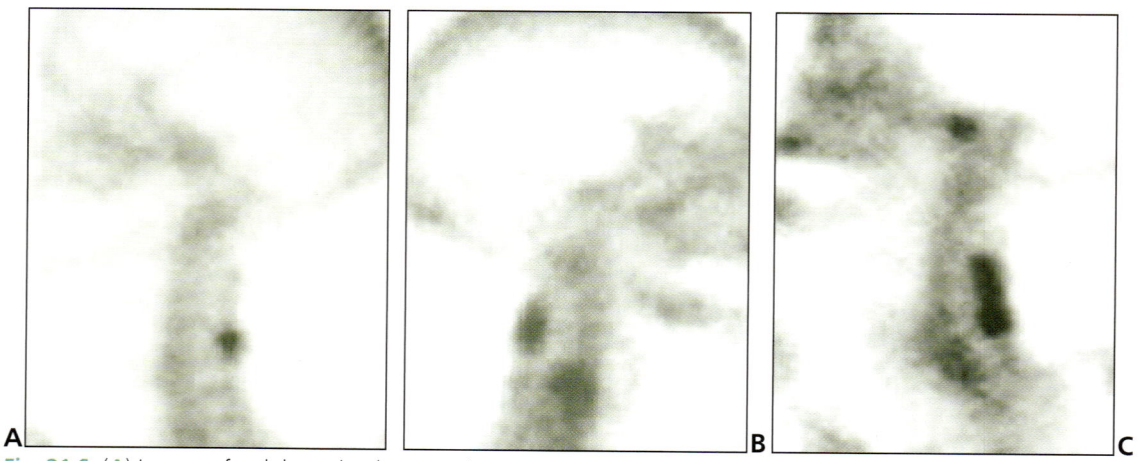

Fig. 21-6. (**A**) Imagem focal de artrite degenerativa em uma articulação apofisária cervical. (**B**) Imagem fusiforme de artrite degenerativa de duas articulações contíguas. (**C**) Imagem em faixa de três ou mais articulações contíguas com artrite degenerativa.

PADRÕES NAS MÃOS

O comprometimento das articulações interfalangianas de metacarpofalangianas dos dedos das mãos por certas artrites nos punhos e nas mãos manifesta-se sob a forma de padrões como os que constam nas Figuras 21-7 a 21-11.

O Quadro 21-1 é uma tentativa de classificação com maior especificidade e, para isso, levaram-se em consideração também as lesões nos punhos.

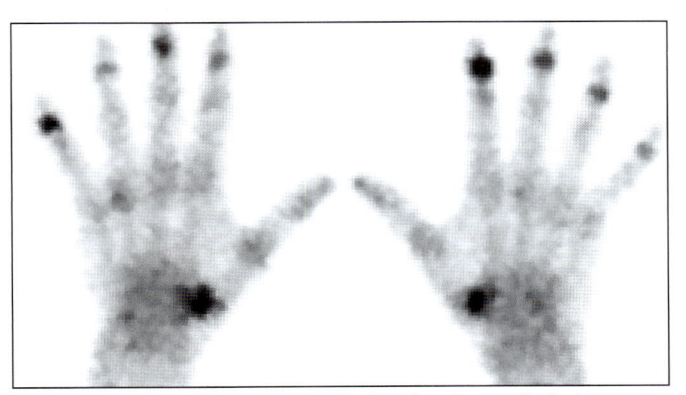

Fig. 21-7. Padrão compatível com esclerodermia e polimiosite: artrite das articulações interfalangianas distais.

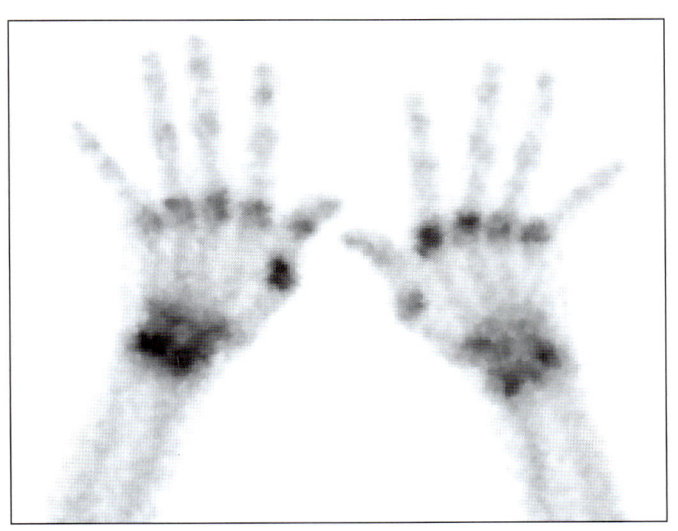

Fig. 21-8. Padrão compatível com lúpus eritematoso sistêmico e artrite por depósito de cristais: artrite das articulações metacarpofalangianas.

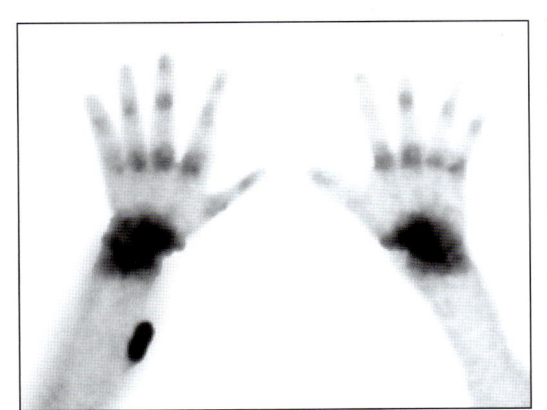

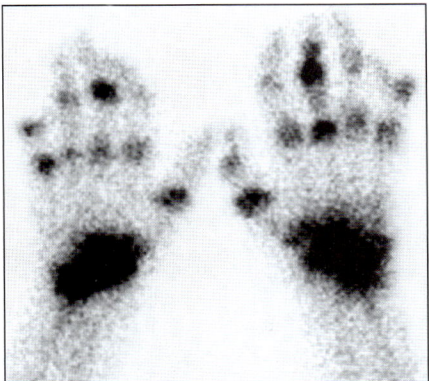

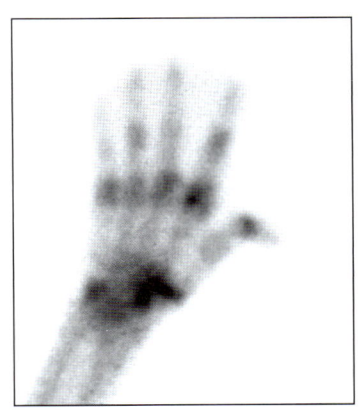

Fig. 21-9. Padrão compatível com artrite reumatoide: artrite das articulações metacarpofalangianas e interfalangianas proximais, com luxações articulares.

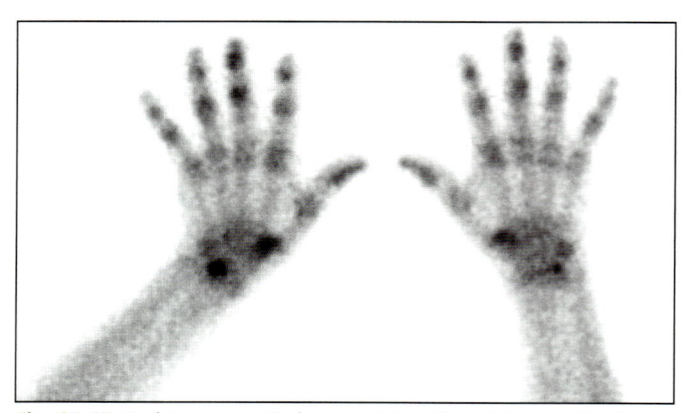

Fig. 21-10. Padrão compatível com artrite inflamatória: artrite das articulações interfalangianas proximais e distais.

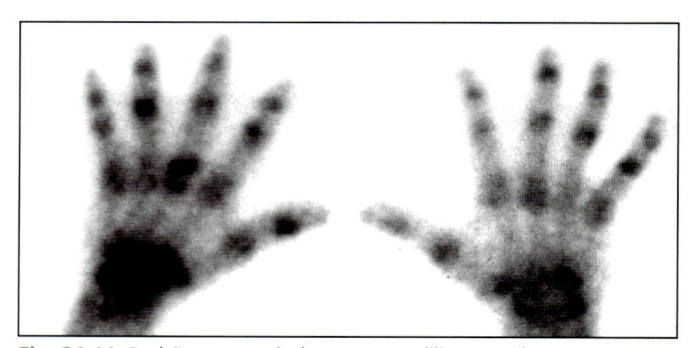

Fig. 21-11. Padrão compatível com espondilite anquilosante, síndrome de Reiter, psoríase, artrite crônica juvenil, osteoartrite degenerativa e gota: artrite das articulações interfalangianas e metacarpofalangianas.

Quadro 21-1   Padrão de distribuição das lesões nas mãos e nos punhos

Tipo de artrite	Lesões nos compartimentos dos punhos	Lesões em articulações metacarpofalangianas	Lesões em articulações interfalangianas proximais	Lesões em articulações interfalangianas distais
Escleroderma	Base do 1º metacarpiano	Não	Não	Sim
Polimiosite	Não	Não	Não	Sim
Artrite inflamatória (erosiva)	Base do 1º metacarpiano Compartimento mediocarpiano	Base do polegar	Sim	Sim
Artrite reumatoide	Todo o punho	Sim	Sim	Não
Artrite por depósito de cristais	Compartimento radiocarpiano	Sim	Não	Não
Lúpus eritematoso	Não	Sim	Não	Não
Espondilite anquilosante	Todo o punho	Sim	Sim	Sim
Síndrome de Reiter	Todo o punho	Sim	Sim	Sim
Artrite crônica juvenil	Compartimentos medicarpiano e radiocarpiano	Sim	Sim	Sim
Artrite psoriática	Todo o punho	Sim	Sim	Sim
Artrite degenerativa	Base do 1º metacarpiano Compartimento mediocarpiano	Sim	Sim	Sim
Gota	Todo o punho	Sim	Sim	Sim

CAPÍTULO 22

SINAIS ÓSSEOS E ARTICULARES EM MEDICINA NUCLEAR

Não se sabe quando a radiologia começou a usar analogias das imagens das lesões identificando-as nas radiografias com pessoas, animais, alimentos ou objetos para memorizar o significado e auxiliar na interpretação dos exames. A literatura e o exercício da clínica classificaram como sinais essas analogias, algumas relativamente específicas e outras que são patognomônicas. A Medicina Nuclear herdou essa prática. Neste trabalho, o autor reúne sinais consagrados na literatura e apresenta a sugestão de novos sinais. O trabalho consta das imagens cintilográficas confrontadas com os objetos de comparação, descrevendo-os e especificando os respectivos significados clínicos.

SINAIS QUE CONSTAM NA LITERATURA

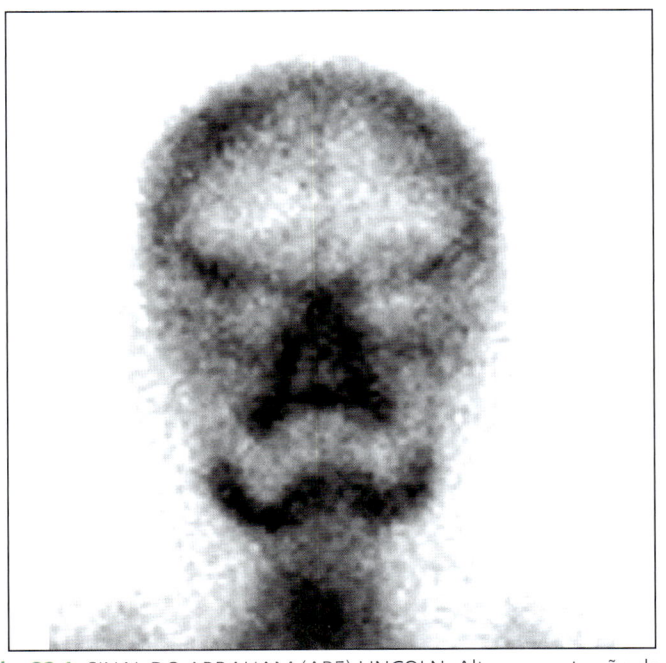

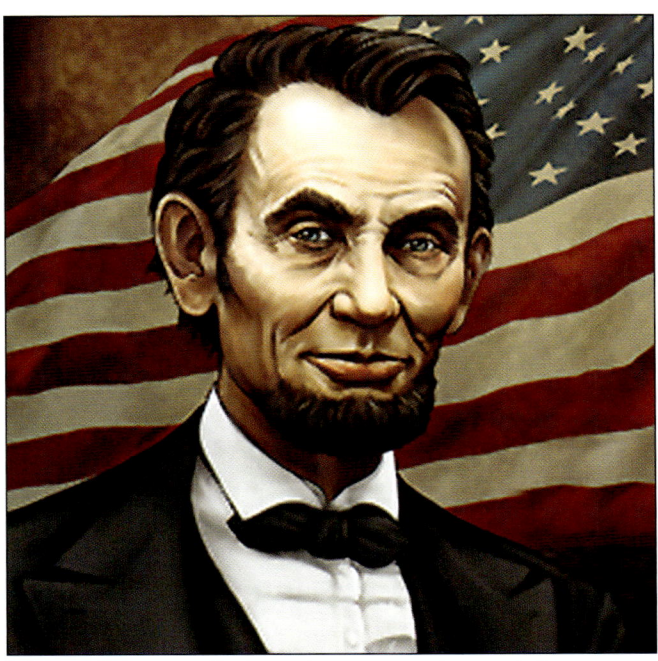

Fig. 22-1. SINAL DO ABRAHAM (ABE) LINCOLN. Alta concentração do radiotraçador na mandíbula. Pode ocorrer na doença de Paget, em doença metastática ou em lactentes com hiperostose cortical infantil (Doença de Caffey).

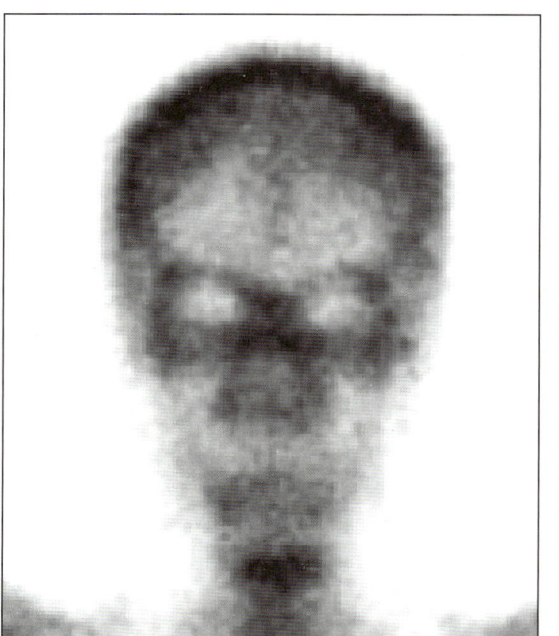

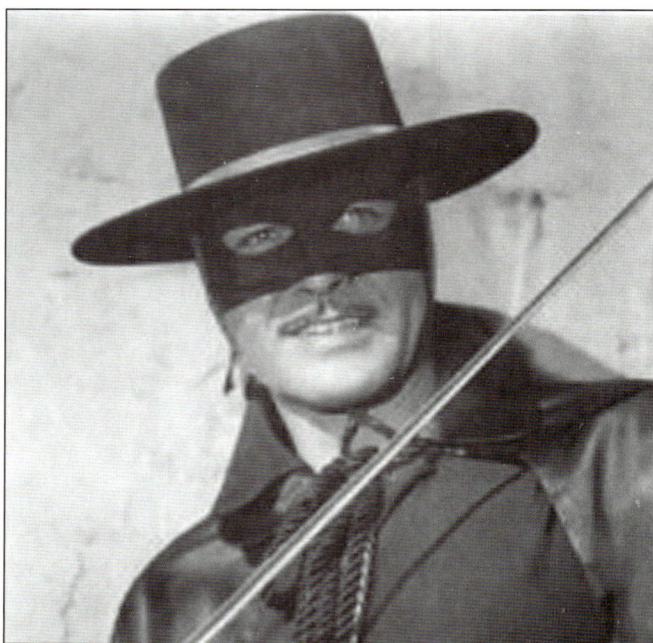

Fig. 22-2. SINAL DA MÁSCARA DO ZORRO. Acúmulo do radiotraçador nos ossos do calvário, especialmente nos contornos orbitários. Pode ocorrer em doenças metabólicas.

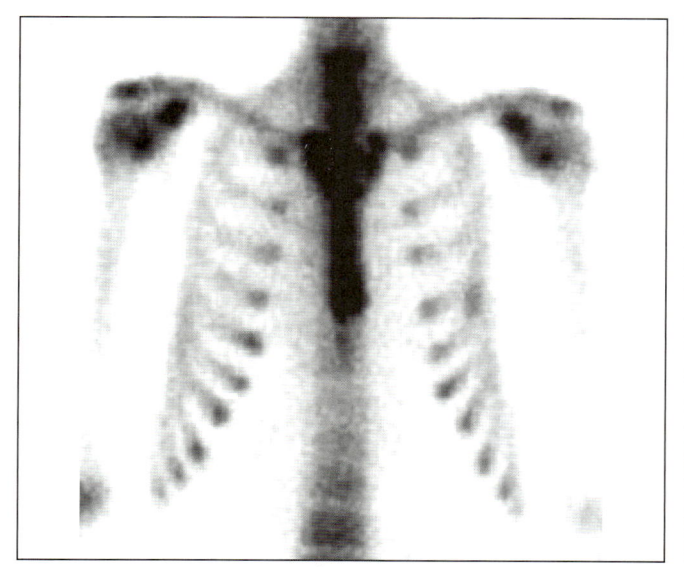

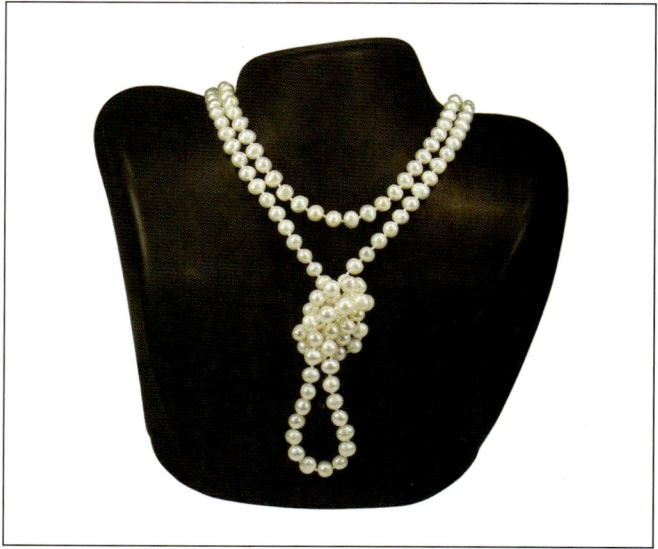

Fig. 22-3. SINAL DO COLAR DE PÉROLAS. Focos de acúmulo do radiotraçador nas articulações condrocostais que ocorre normalmente no esqueleto em crescimento e nos adultos em casos de doenças metabólicas.

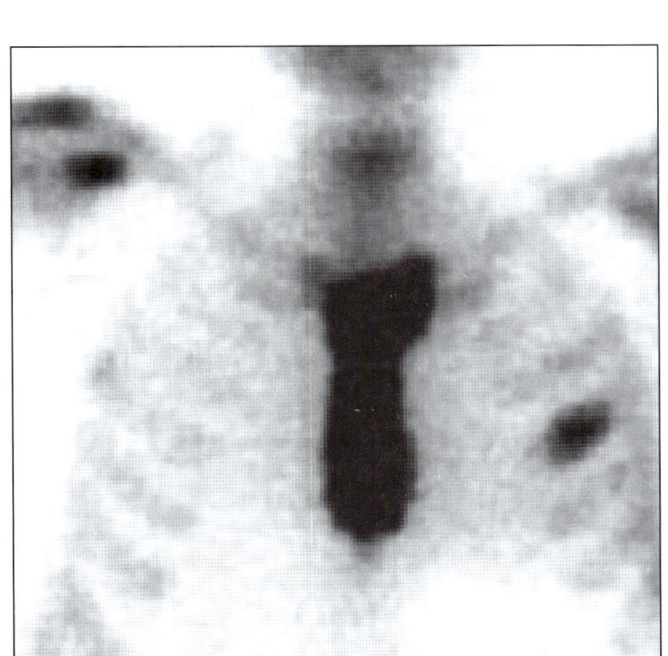

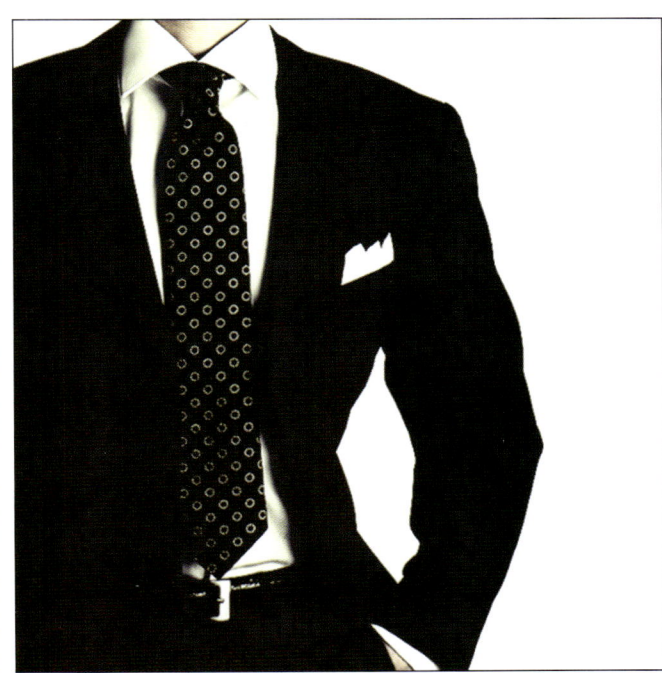

Fig. 22-4. SINAL DA GRAVATA. Aumento difuso da radioatividade no esterno que ocorre em doença metastática, osteomalacia ou como sequela de cirurgias cardíacas.

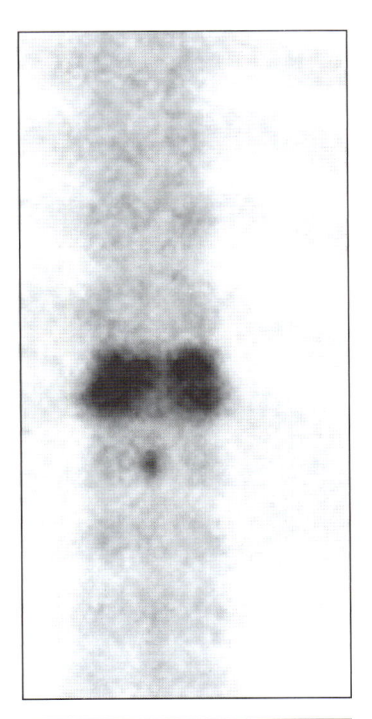

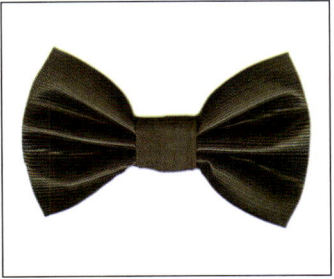

Fig. 22-5. SINAL DA GRAVATA BORBOLETA. Aumento triangular da radioatividade de cada lado do corpo vertebral com fotopenia central nos casos de fratura com colapso vertebral.

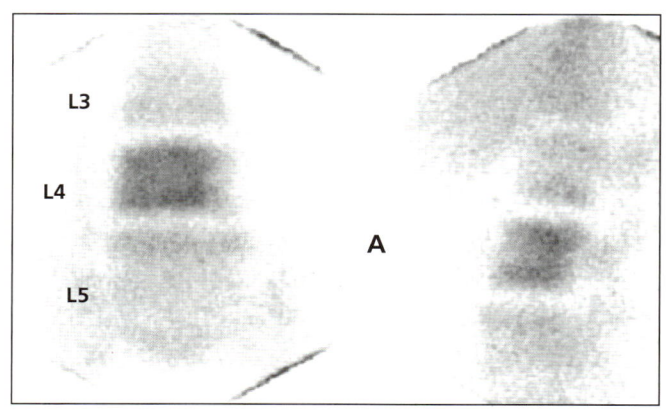

Fig. 22-10. SINAL DA MOLDURA DE QUADRO. Captação aumentada nas placas e faces laterais do corpo vertebral circundando fotopenia central na doença de Paget.

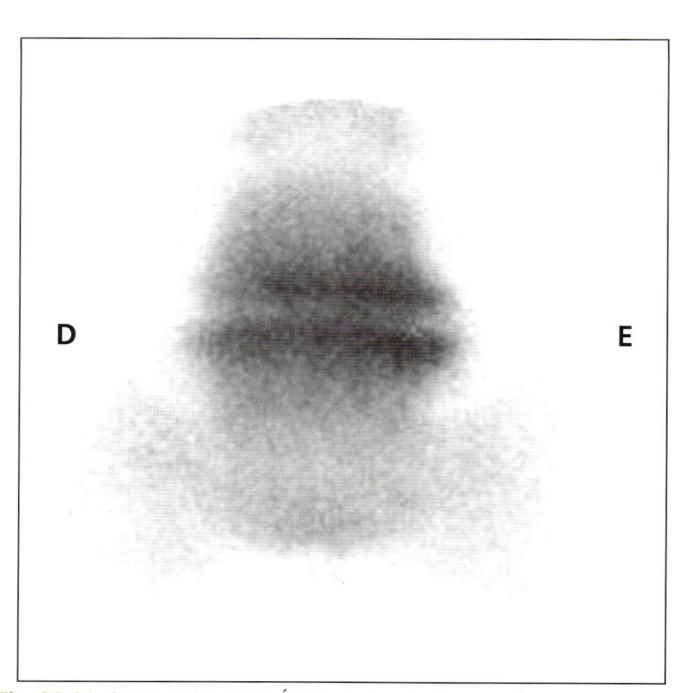

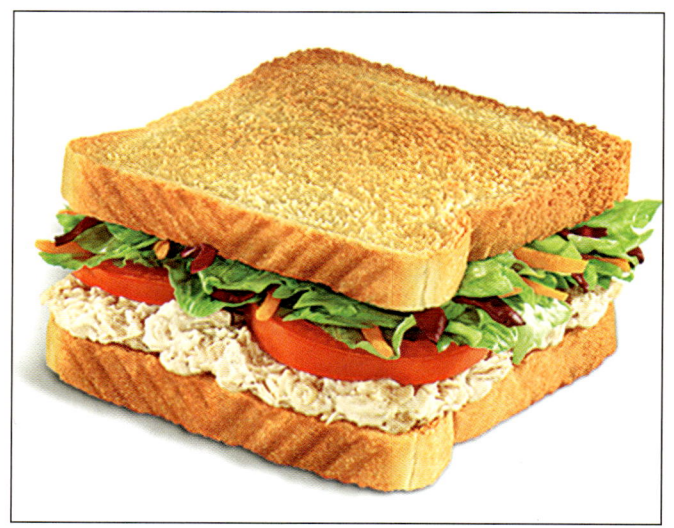

Fig. 22-11. SINAL DO SANDUÍCHE. Acúmulo do traçador nas placas vertebrais adjacentes com ou sem perda de altura do espaço intervertebral que ocorre nas osteoartrites e nas discites.

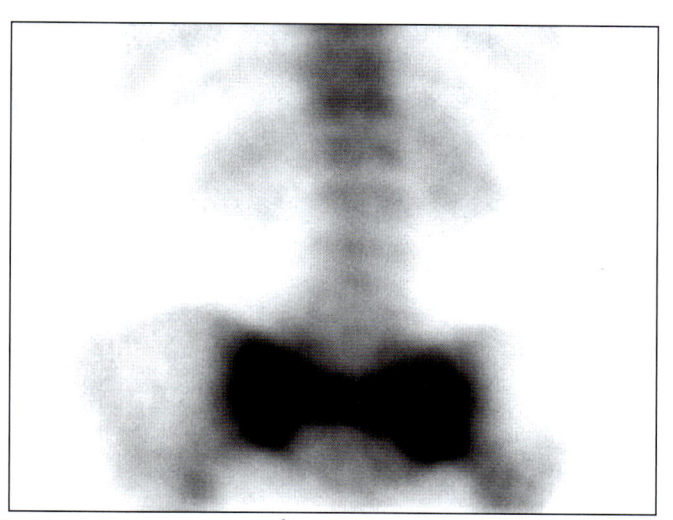

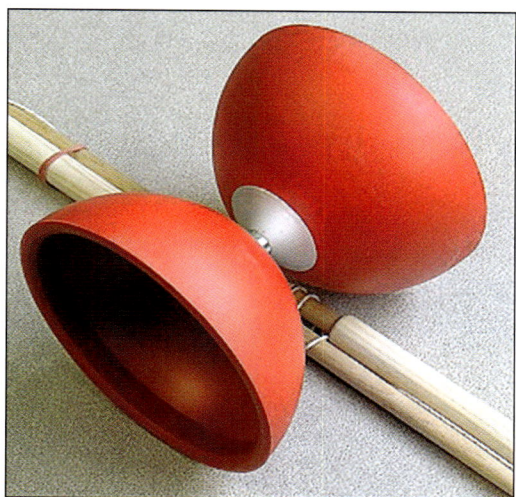

SINAIS ÓSSEOS E ARTICULARES EM MEDICINA NUCLEAR   189

Fig. 22-12. SINAL DO DIABOLÔ. O aumento da captação do radiofármaco em fraturas simétricas e horizontal do sacro por insuficiência com a forma do diabolô.

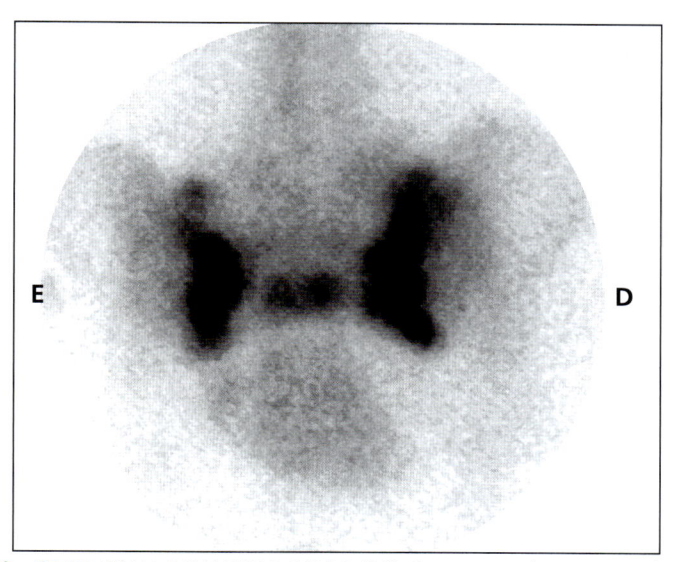

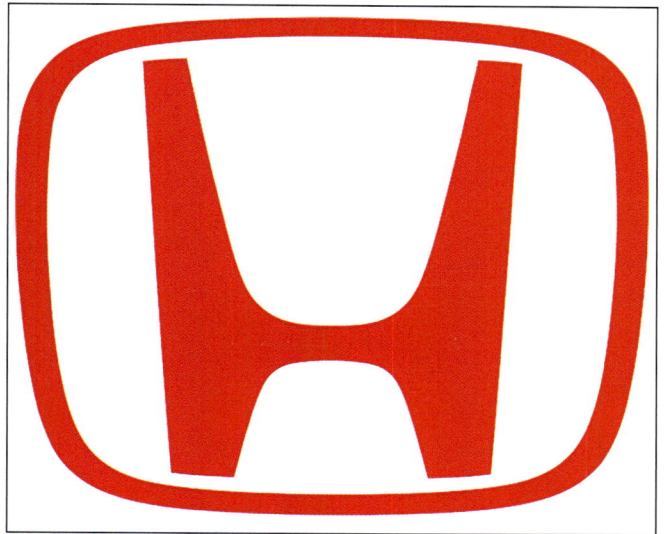

Fig. 22-13. SINAL DO HONDA OU DO "H". O aumento da captação do radiofármaco em fraturas vertical do sacro e horizontal no sacro em forma do "H" ou logomarca do Honda.

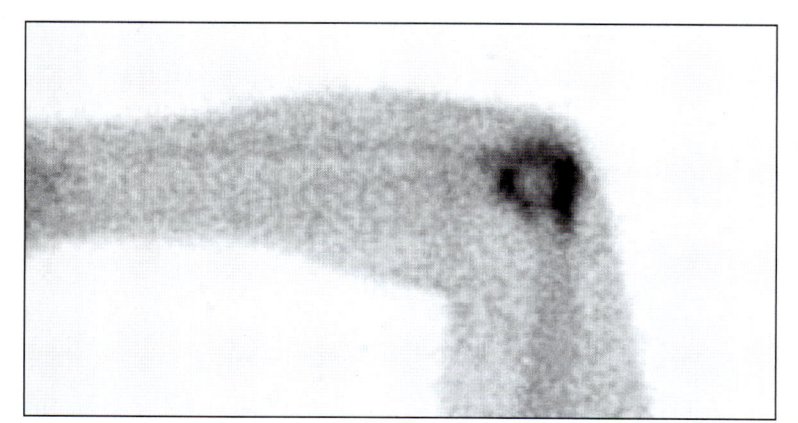

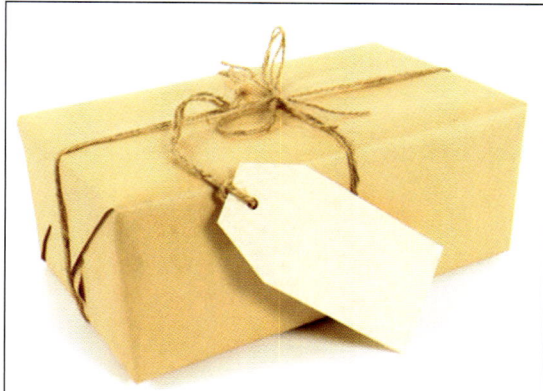

Fig. 22-14. SINAL DO OSSO EMPACOTADO. Aumento generalizado da captação do radiotraçador envolvendo os ossos subcondrais de uma articulação, indicando sinovite.

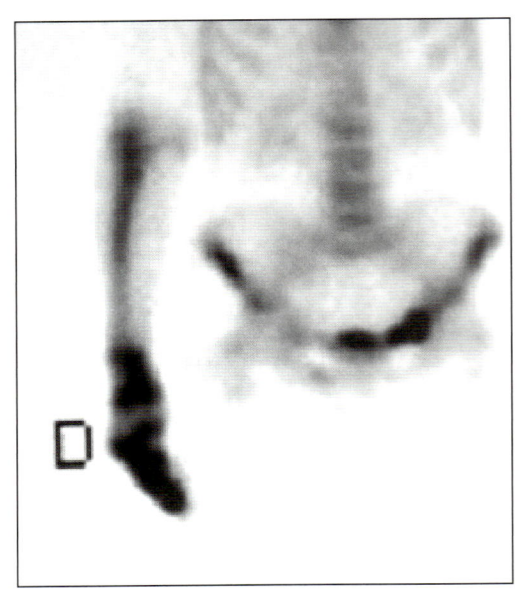

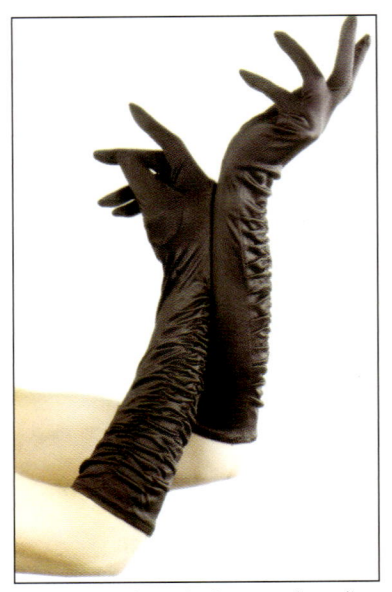

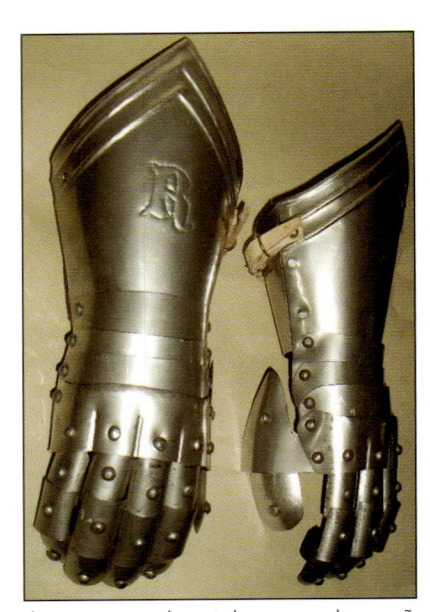

Fig. 22-15. SINAL DA LUVA LONGA OU DA MANOPLA. Captação unilateral e intensa do radiotraçador nos ossos do antebraço, punho e mão após injeção intra-arterial do radiofármaco.

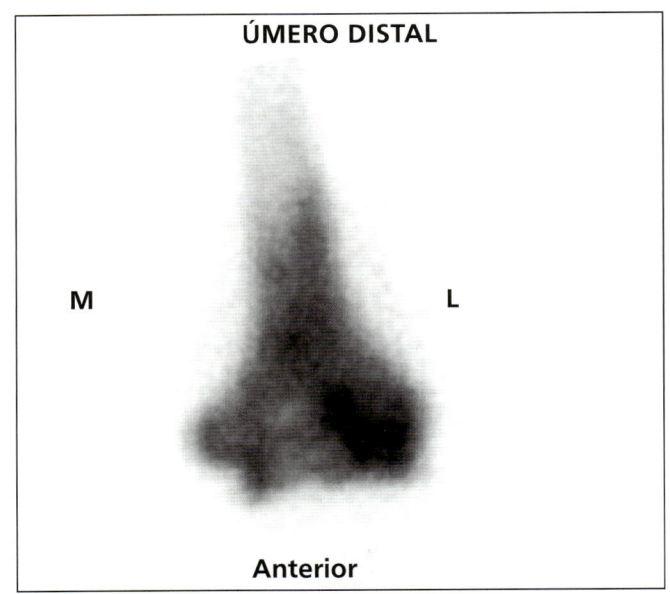

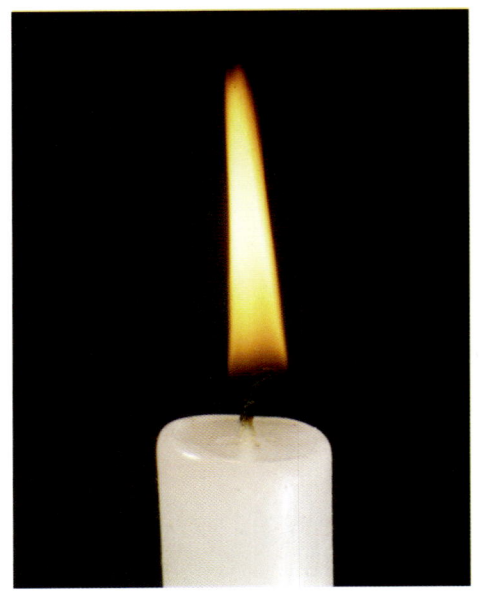

Fig. 22-16. SINAL DA CHAMA DE VELA. Captação intensa do radiofármaco que se estende da metáfise para a diáfise de um osso longo e que termina em cunha ou em forma de chama de vela e que ocorre na doença de Paget.

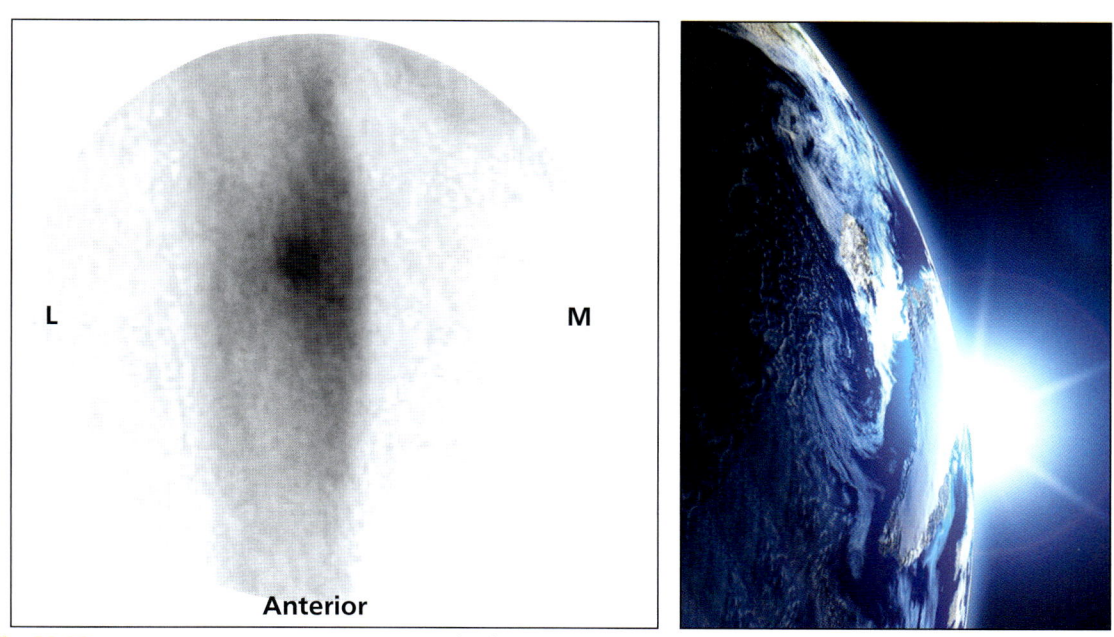

Fig. 22-17. SINAL DE DUPLA DENSIDADE. Foco de alta captação do radiotraçador circundado por captação menos intensa e difusa no osso reativo que ocorre no osteoma osteoide.

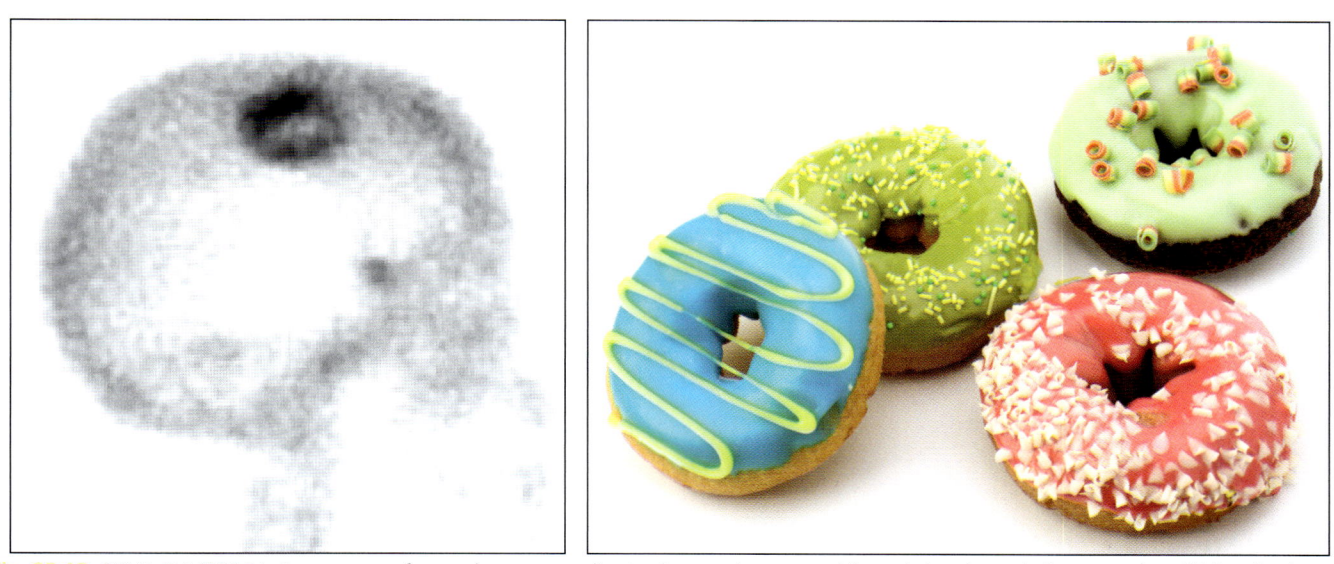

Fig. 22-18. SINAL DA ROSCA. Imagem em forma de rosca resultante de uma área central fotopênica circundada por anel periférico de alta captação, indicando reação osteoblástica, que ocorre nas infecções ou tumores com necrose central.

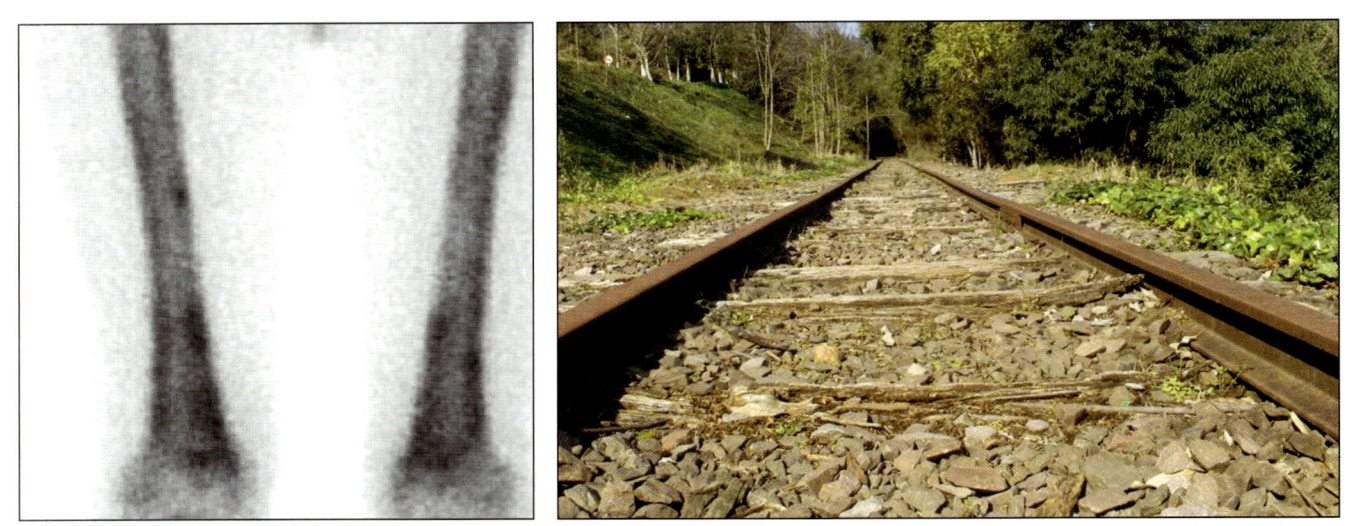

Fig. 22-19. SINAL DA LINHA DO TREM. Faixas de padrão irregular de radioatividade da captação do radiotraçador ao longo das superfícies corticais dos ossos longos, especialmente dos membros inferiores e que ocorre na osteoartropatia pulmonar hipertrófica.

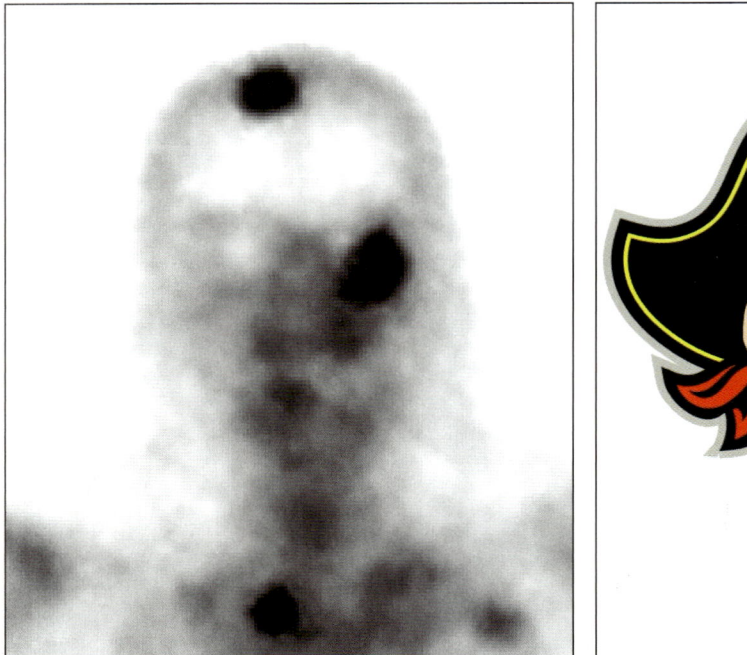

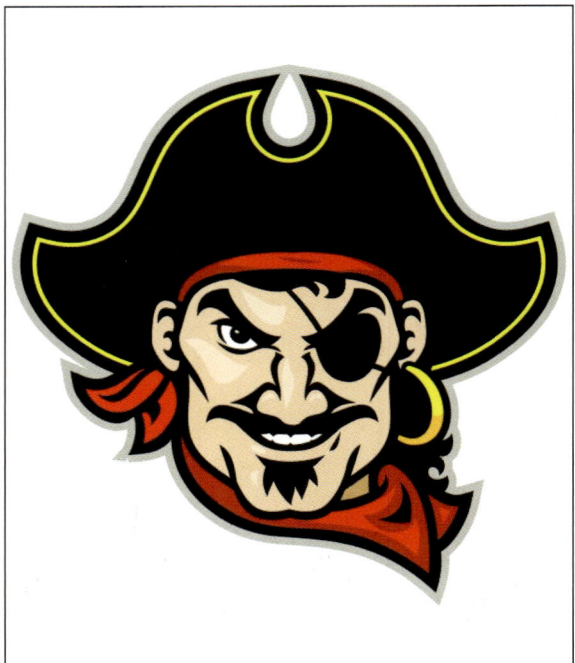

Fig. 22-20. SINAL DO PIRATA. Aumento da captação na órbita causado por aumento da radioatividade na asa do esfenoide em casos de displasia óssea, doença de Paget ou metástase.

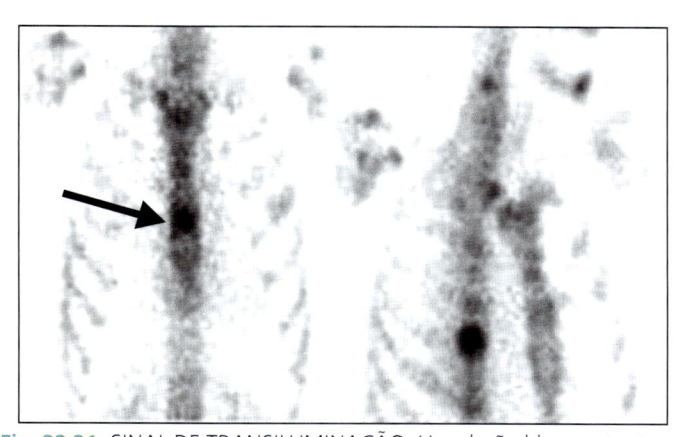

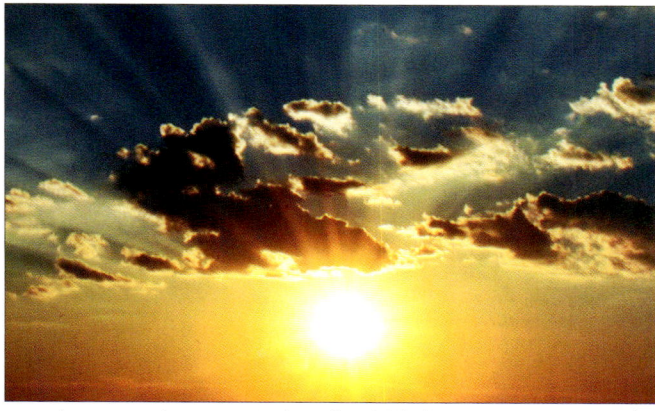

Fig. 22-21. SINAL DE TRANSILUMINAÇÃO. Uma lesão hipercaptante que produz aparente aumento da radioatividade em um osso normal a ela superposto de ocorrência em lesões benignas ou malignas.

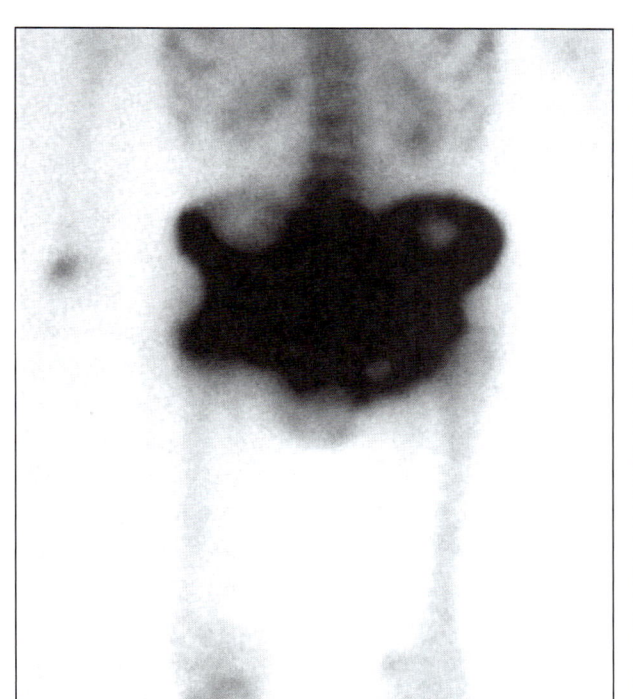

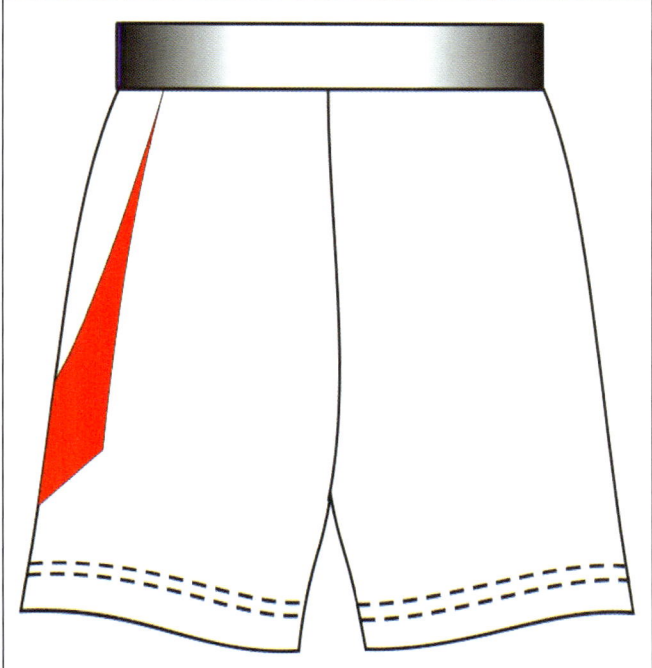

Fig. 22-22. SINAL DO CALÇÃO. O sinal é formado pela soma de lesões hipercaptantes simétricas na bacia, envolvendo os ossos inominados, somada à radioatividade da urina na bexiga na doença de Paget.

Quadro 23-2 — Causas mais frequentes de hiperemia em ossos

Hiperemia no osso

1. Lesões pós-traumáticas recentes (0 a 8 semanas em processo de reparação)
   a) hemorragia subperióstica ou entesopatia reacional
   b) fratura por estresse
   c) fratura
   d) lesão osteocondral (osteocondrite dissecante, osoteonecrose expontânea)
2. Neoplasias
   a) metástases
   b) tumores primários
      I. benignos. Exemplo: osteoma osteoide
      II. malignos. Exemplo: osteossarcoma
   c) invasão do osso por neoplasia de tecidos moles e malformação vascular
   d) osso heterotópico ativo
3. Infecção
   a) osteomielite aguda ou osteomielite crônica
   b) artrite séptica
   c) sinovite
4. Osteonecrose
   a) necrose avascular. Estágio tardio
   b) doença de Perthes. Estágio tardio
   c) infarto ósseo. Durante a fase inicial de reparo
   d) distrofia simpático-reflexa
5. Processo de reparação pós-operatório
6. Osteocondroma sinovial
7. Doença de Paget. Fase ativa
8. Placas de crescimento normais

Quadro 23-3 — Lesões em partes moles

Tabela das lesões em partes moles

Tipo de lesão	Arteriog.	*Pool* sanguíneo	Cintilografia óssea	Observação
Sinovite vilonodular pigmentada	↑	↑	Normal	Se houver lesão óssea, é menos intensa e menos extensa
Hematoma muscular	↑	↑	Normal	Captação está fora do osso
Inflamação aguda do músculo	↑	↑	Normal	Captação está fora do osso
Inflamação da membrana tenossinovial	↑	↑	Normal	
Inflamação do tendão lateral plantar do pé	↑	↑	Normal	
Úlcera de perna	↑	↑	Normal	
Periostite em úlcera de perna	↑	↑	↑	Captação linear na superfície externa da cortical em contato com a úlcera
Celulite	↑	↑	Normal	Se houver radioatividade no osso, é menos intensa e não é congruente com a imagem de equilíbrio
Condromatose	↑	↑	↑	Usar projeção para demonstrar a localização extraóssea
Tumor de partes moles com extensão para o osso	↑	↑	↑	Usar projeção para demonstrar a localização extraóssea
Rabdomiólise	↑	↑	Normal	
Miosite ossificante	↑	↑	Normal no osso vizinho e ↑ na calcificação	A positividade na fase vascular na lesão indica calcificação ainda em desenvolvimento (doença ativa)
Ruptura de menisco	↑	↑	↑	
Tendinite	↑	↑	↑	

Quadro 23-4 Lesões ósseas

Tabela das lesões ósseas

Tipo de lesão	Arteriog.	Pool sanguíneo	Cintilografia óssea	Observação
Osteomielite	↑	↑	↑	Imagem óssea mais intensa que a imagem do equilíbrio
Contusão óssea	↑	↑	↑	
Shin splint	Normal	Normal	↑	É raro o aumento na fase de equilíbrio
Fratura por estresse até 3 semanas	↑	↑	↑	
Fratura por estresse de 3 a 10 semanas	Normal	↑	↑	
Fratura por estresse mais de 10 semanas	Normal	Normal	↑	
Fratura por insuficiência	Normal	↑	↑	O aumento discreto na fase de equilíbrio
Fraturas agudas, inclusive na fase de cura	↑	↑	↑	Nas fraturas ocultas, de sesamoides, de ossos supranumerários
Não união de fratura	↑	↑	↑	
Pseudoartrose (não união)	↑	↑	↑	
Displasia fibrótica	↑	↑	↑	A idade distingue da doença de Paget
Osteocondrite dissecante	↑	↑	↑	
Cisto ósseo aneurismático	↑	↑	↑	Às vezes a primeira fase é normal
Osteoma osteoide	↑	↑	↑	
Tumores ósseos em geral primitivos e metástases no esqueleto	↑	↑	↑	
Osteocondroma (exostose) múltiplo	Oclusão de artéria	↓	↓	A obstrução arterial ocorre por impingimento
Enxerto viável	↑	↑	↑	

Quadro 23-5 Lesões articulares

Tabela das lesões articulares

Artrite	Normal	↑	↑
Artrite séptica	↑	↑	↑
Artrite reumatoide	↑	↑	↑
Doença de Paget	↑	↑	↑
Infecção em prótese	↑	↑	↑
Afrouxamento em prótese	Normal	Normal	↑

Quadro 23-6 Lesões vasculares

Tabela das lesões vasculares

Necrose avascular – fase aguda	Reduzida ↓	Reduzida ↓	Fotopênica ↓	
Necrose avascular – revascularização	↑	↑	↑	
Infarto ósseo	↑	↑	↑	
Hemangioma	↑	↑	↑	
Doença de Fleiberg	↑	↑	↑	
Distrofia simpático-reflexa – estágio I	↓	↓	↓	Ou normal na terceira fase
Distrofia simpático-reflexa – fase II	↑	↑	↑	Muito ativo na terceira, nas epífises articulares
Distrofia simpático-reflexa – fase III	Normal	Normal	↑	Muito ativo na terceira, nas epífises articulares
Padrões atípicos RSD em crianças e adolescentes	↓	↓	↓	
Padrões atípicos – paralisia, imobilização	↑	↓	↓	
Padrões atípicos – subagudo	Normal	Normal	↑	
Padrões atípicos – forma tardia	Normal	Normal	Variável	
Padrões atípicos – uso persistente do membro doloroso	↓	↓	↓	
Vasculite	↓	↓	↓	Notar que há diminuição na fase óssea

Quadro 23-7 Lesões traumáticas

Tabela das lesões traumáticas

Patologia	Fluxo	*Pool*	Óssea	Radiografia
Contusão	↑	↑	↑	Negativa
Shin splint	Normal	Normal	↑	Negativa
Fratura por estresse	↑	↑	↑	Negativa por 3 a 4 semanas
Fratura aguda	↑	↑	↑	Frequentemente anormal
Fratura antiga	Normal	Normal	Normal	Frequentemente anormal
Fratura por avulsão	↑	↑	↑	Comumente duvidosa
Fratura transcondral	↑	↑	↑	Frequentemente anormal
Criança batida	↑ Ou não	↑	↑	Comumente negativa
Lesão da placa de crescimento – fase precoce	↑	↑	Captação não uniforme	Frequentemente negativa
Lesão da placa de crescimento – fase tardia	↓	↓	Captação não uniforme	Difícil detecção
Articulação de Lisfranc	↑	↑	↑	Difícil de detectar
Entesopatia ativa	↑	↑	↑	Negativa
Entesopatia inativa	Normal	Normal	Discreta captação	Negativa

CAPÍTULO 24

SISTEMA URINÁRIO NA CINTILOGRAFIA ÓSSEA

A cintilografia óssea não é um procedimento específico para avaliar morfologia, posição e função do aparelho urinário, porém a eliminação renal do quelato ^{99m}Tc MDP fornece dados suficientes para gerar informações sobre algumas doenças desse sistema e, não raramente, ela fornece informações sobre doenças clinicamente silentes dos rins, dos bacinetes e ureteres e da bexiga.

Entre as doenças dos rins diagnosticáveis nas cintilografias estão aquelas relacionadas com posição dos rins (ptoses renais, rins ectópicos, rins transplantados), tamanho dos rins (hiperplasias e hipertrofias renais, hipoplasias, rins contraídos), anomalias renais (rins em ferradura, duplicações pielocalicinais, agenesia), lesões de parênquima (cistos e tumores) ou alterações da função (rins quentes, ou rins não funcionantes).

No sistema pielocalicinal, a cintilografia demonstra cistos renais comunicantes, hidronefroses, dilatações e acotovelamentos de ureteres, locais de estenose ureterais, fístulas do ureter com o intestino e ondas peristálticas do ureter sobre a coluna e da bacia.

A bexiga pode apresentar-se retendo urina, mostrar a forma de bexiga neurogênica, apresentar imagens lacunares produzidas por tumores intrínsecos e mostrar divertículos. A imagem vesical demonstra compressões extrínsecas por massas pélvicas. Nas mulheres, há compressão da parede vesical superior pelo útero. Nos homens, pode existir elevação do assoalho vesical por hipertrofia dos lobos laterais da próstata.

As imagens do aparelho urinário podem interferir com as imagens ósseas, prejudicando sua análise ou simulando lesões, como acontece quando os sistemas pielocalicinais cheios de urina radioativa de rins ectópicos estão posicionados sobre a coluna lombar (Fig. 24-1), ou rins transplantados sobre a bacia (Fig. 24-2) e ondas peristálticas dos ureteres sobre a bacia (Fig. 24-3). Também é importante considerar que a bexiga cheia de urina radioativa impede a análise e a identificação de lesões da bacia, especialmente as lesões no sacro e sínfise púbica (Figs. 24-4 a 24-18).

Na avaliação do aparelho urinário, é importante que se leve em consideração que a cintilografia óssea com MDP não seja procedimento indicado para avaliar doenças do aparelho urinário, pois depende do grau de eliminação do traçador no momento da aquisição das cintilografias. A Figura 24-19 mostra cintilografias do mesmo paciente em anos diferentes e fica evidente que a ectopia poderia simular ausência de rim ou de função renal esquerda. O caso é um exemplo de que as lesões do aparelho urinário podem simular doenças do esqueleto, como na coluna, bacia e articulações sacroilíacas.

A Figura 24-20 relaciona as lesões mais frequentes do aparelho urinário diagnosticadas nas cintilografias ósseas com MDP.

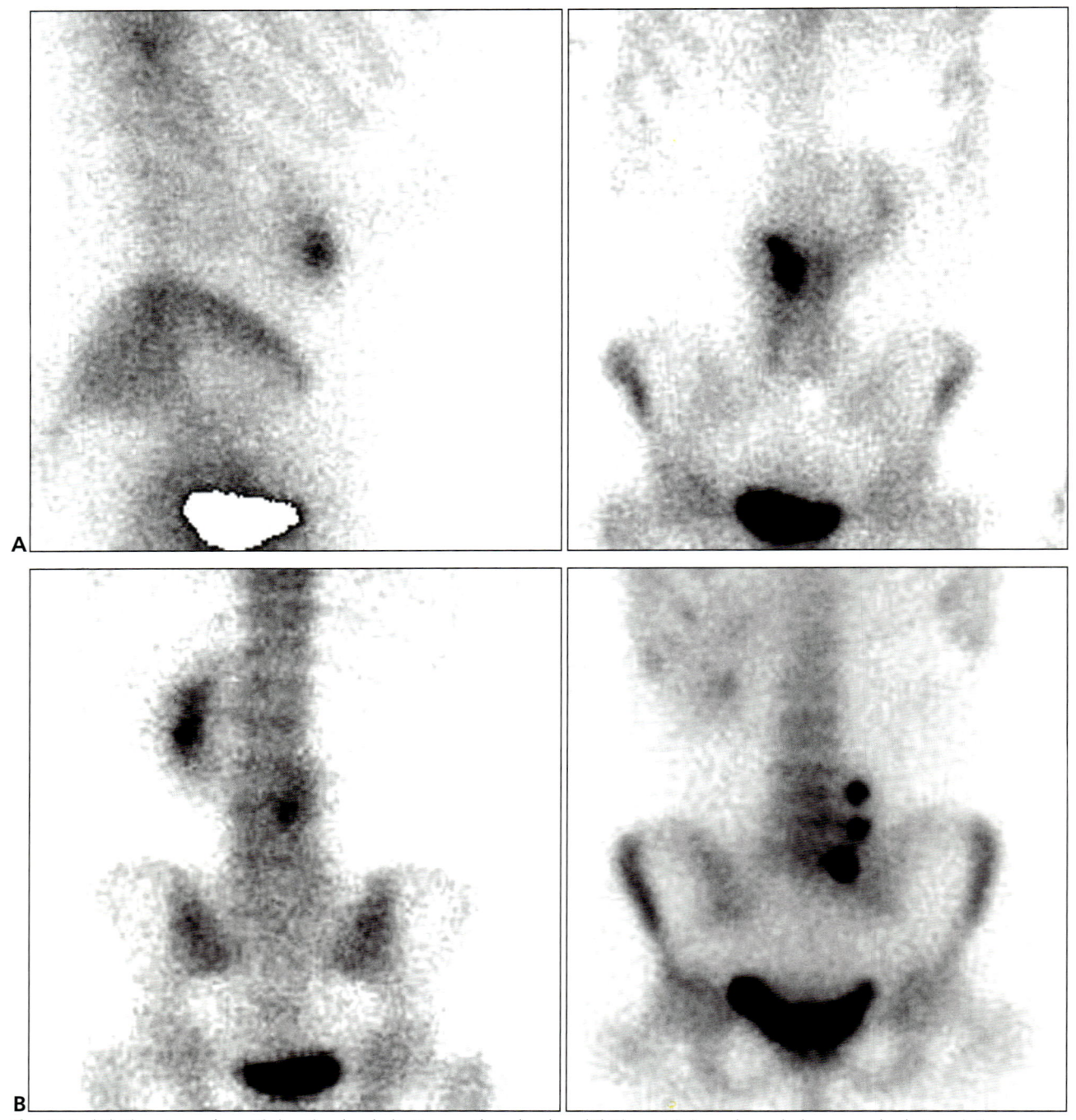

Fig. 24-1. (**A**) Rim esquerdo ectópico simulando lesão na coluna lombar. (**B**) Rim ectópico sobre o lado esquerdo da transição lombossacra.

SISTEMA URINÁRIO NA CINTILOGRAFIA ÓSSEA 211

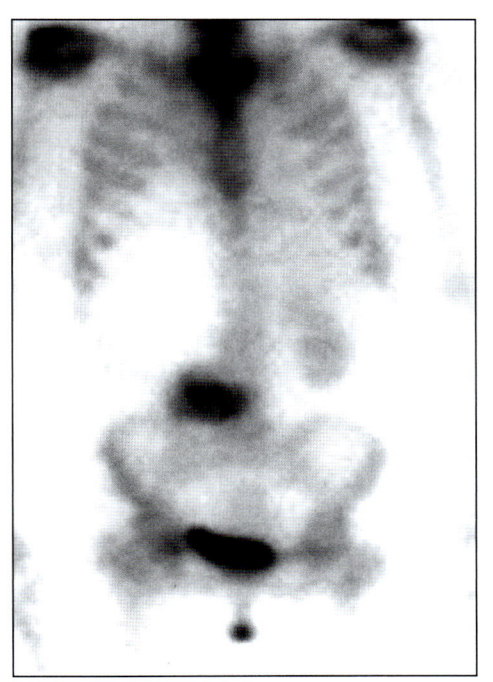

Fig. 24-2. Rim direito deslocado para baixo e para a linha média por massa abdominal cística em que não há captação do radiofármaco (conteúdo líquido).

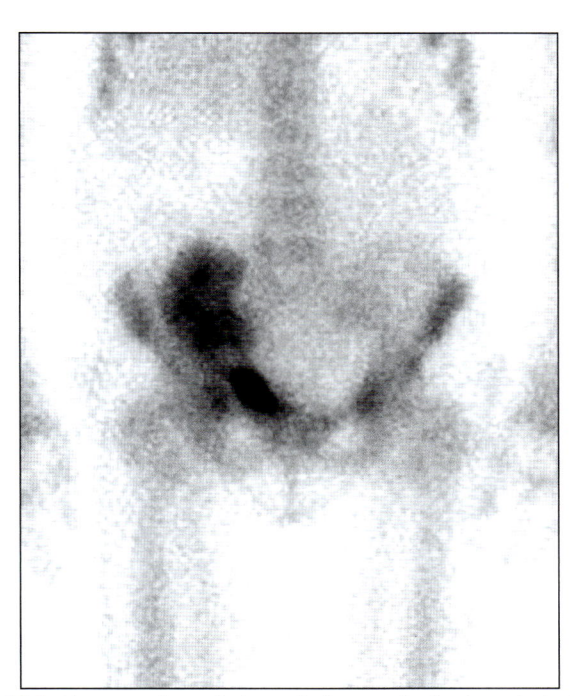

Fig. 24-3. Rim transplantado impedindo a avaliação da articulação sacroilíaca e do ilíaco direito.

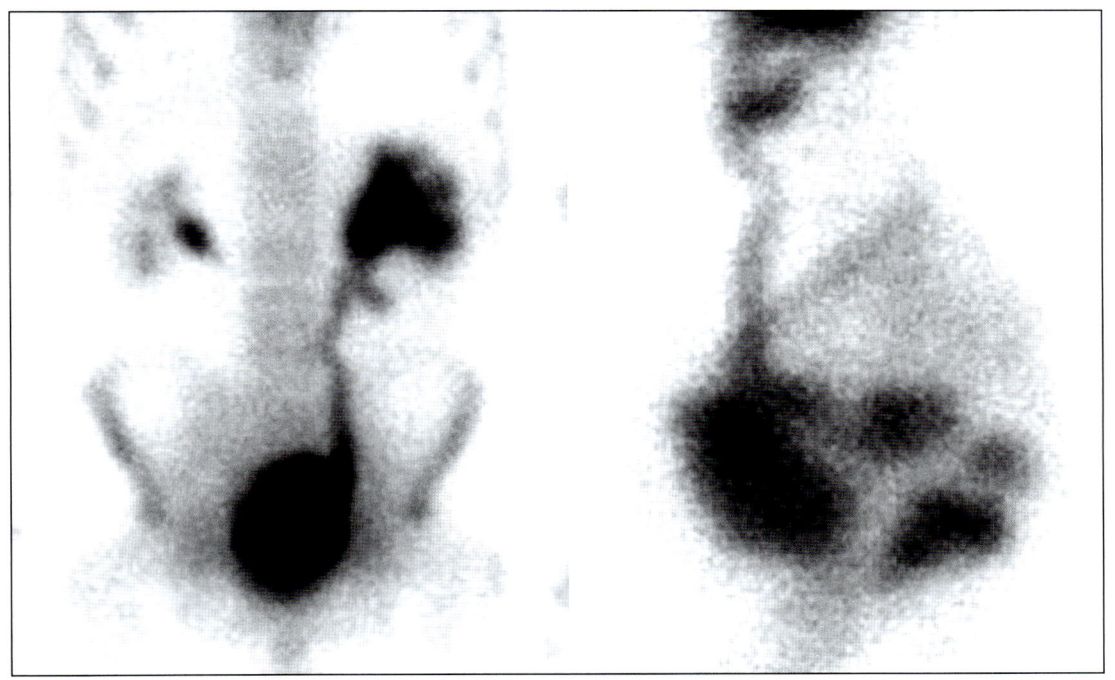

Fig. 24-4. Na cintilografia em projeção anterior observa-se retenção urinária na bexiga, hidronefrose, retenção de urina no ureter dilatado e acotovelado. Na cintilografia em perfil urina radioativa com cavidades posteriores. O caso corresponde à fístula vesicorretal confirmada pela existência de líquido no reto no exame com RM.

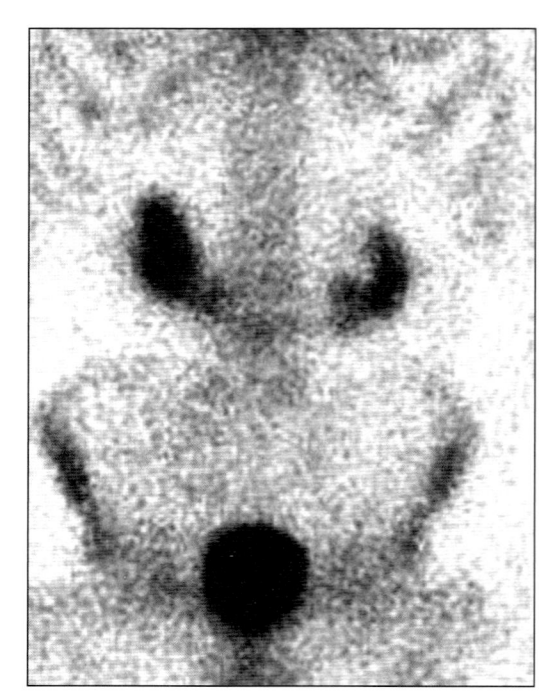

Fig. 24-5. Rim em ferradura.

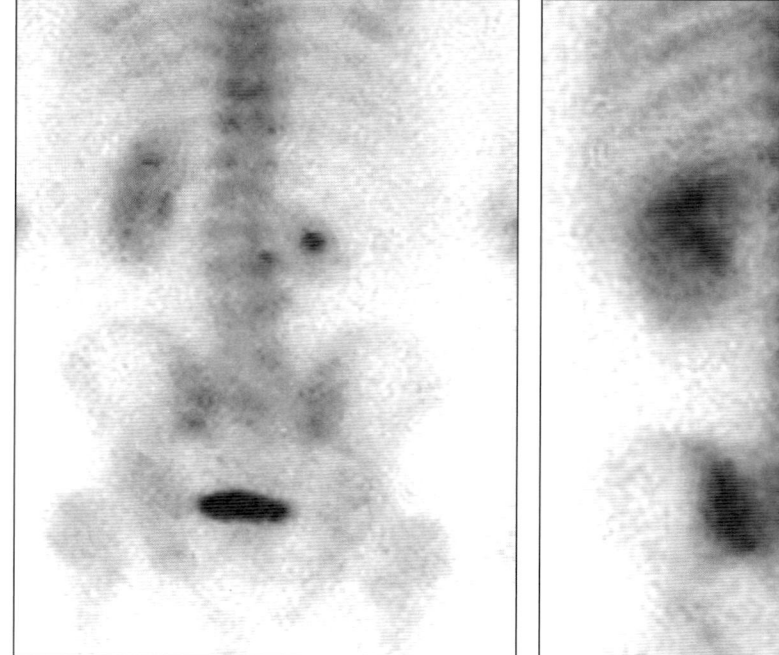

Fig. 24-6. Hipertrofias e hipoplasias renais.

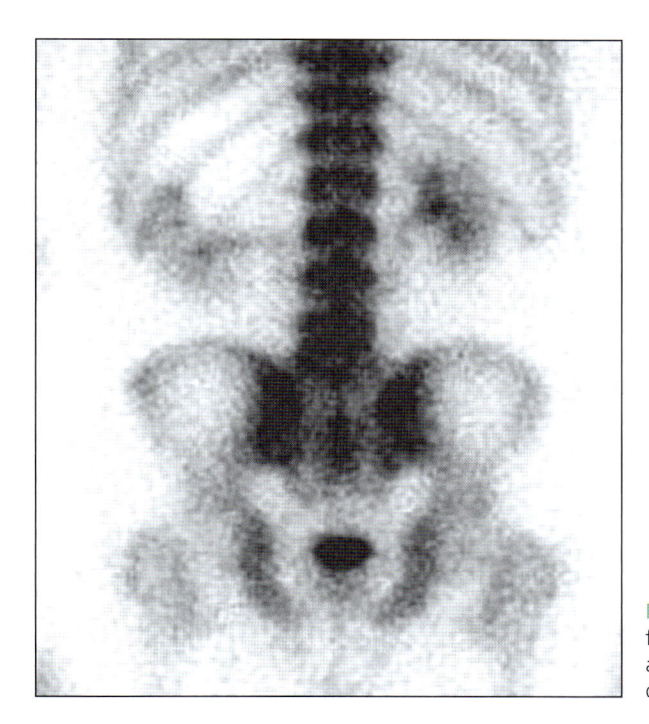

Fig. 24-7. Cisto renal determinando área de fotopenia que indica conteúdo líquido e ausência de vascularização na massa que desloca o rim para baixo e para fora.

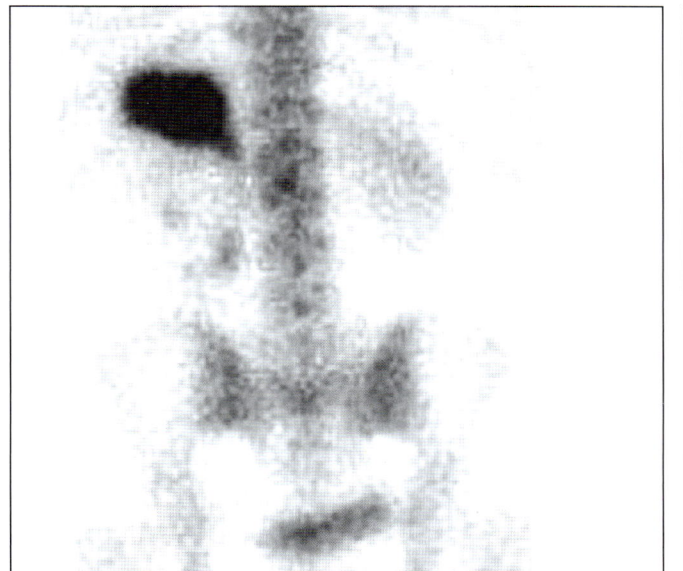

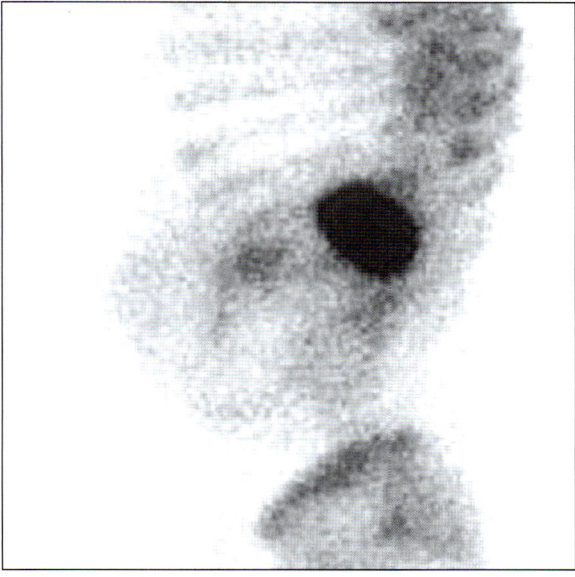

Fig. 24-8. Tumor renal com distribuição irregular do radiofármaco na massa e retenção de urina no sistema calicinal.

214 CAPÍTULO 24

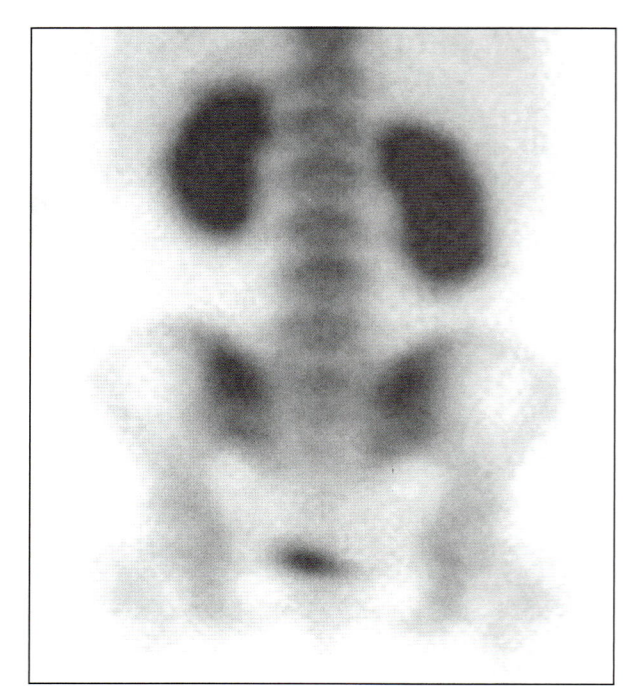

Fig. 24-9. Rim quente. Diagnóstico clínico de nefrocalcinose.

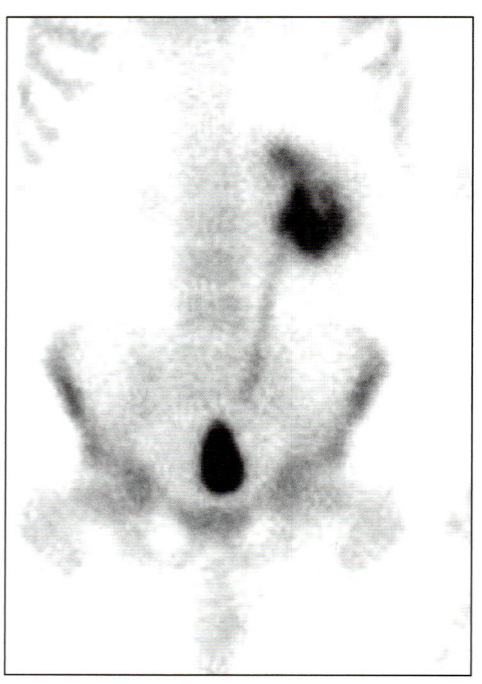

Fig. 24-10. Hidronefrose secundária à bexiga neurogênica e ausência de função do rim direito.

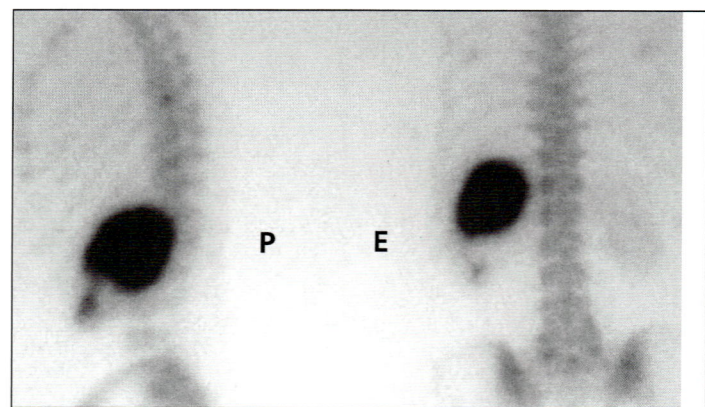

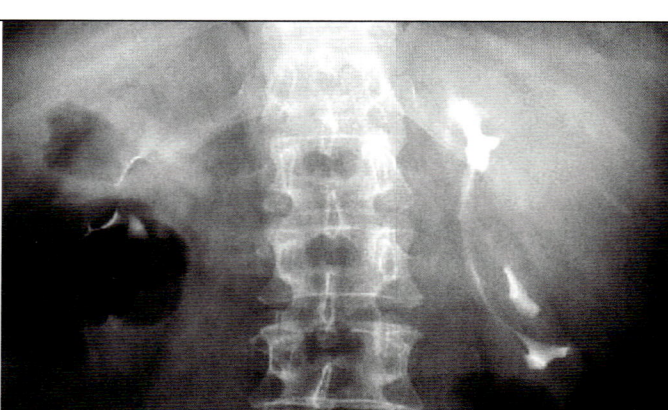

Fig. 24-11. Cisto renal comunicante contendo urina radioativa.

SISTEMA URINÁRIO NA CINTILOGRAFIA ÓSSEA 215

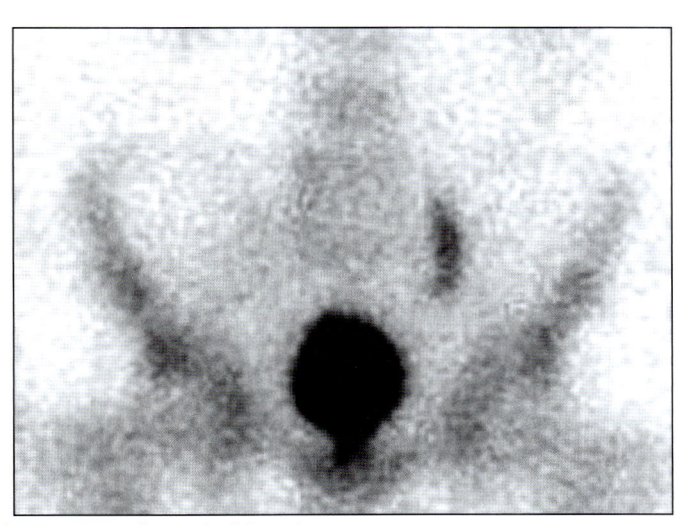

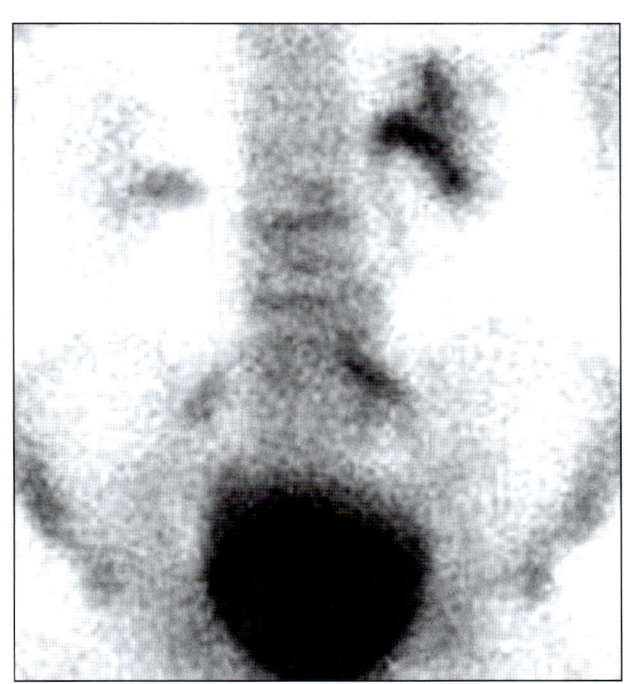

Fig. 24-12. Ondas peristálticas de ureteres.

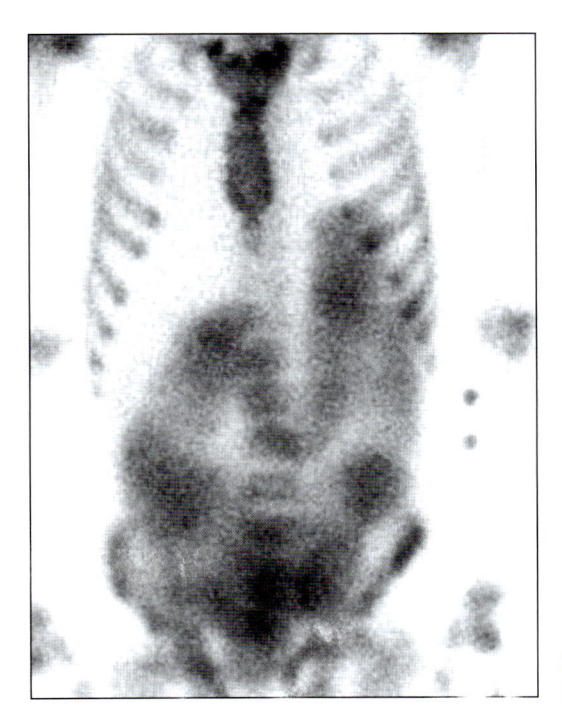

Fig. 24-13. Fístula ureterointestinal com todo intestino grosso repleto de urina radioativa.

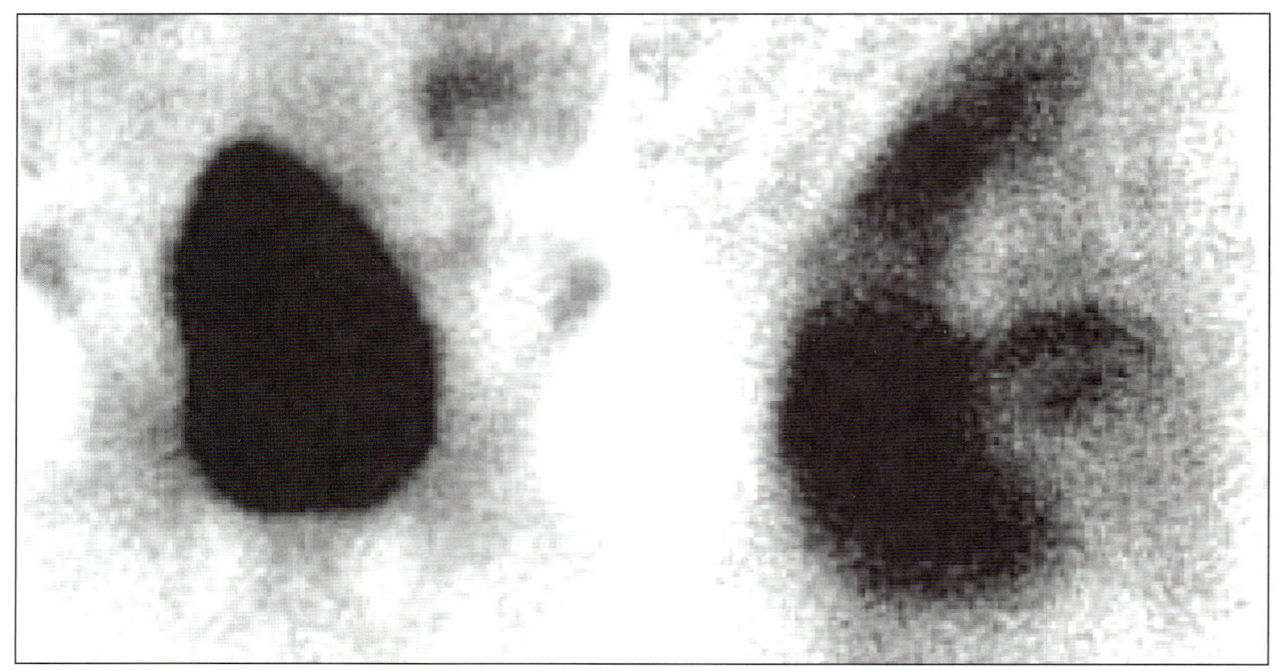

Fig. 24-14. Bexiga com retenção urinária.

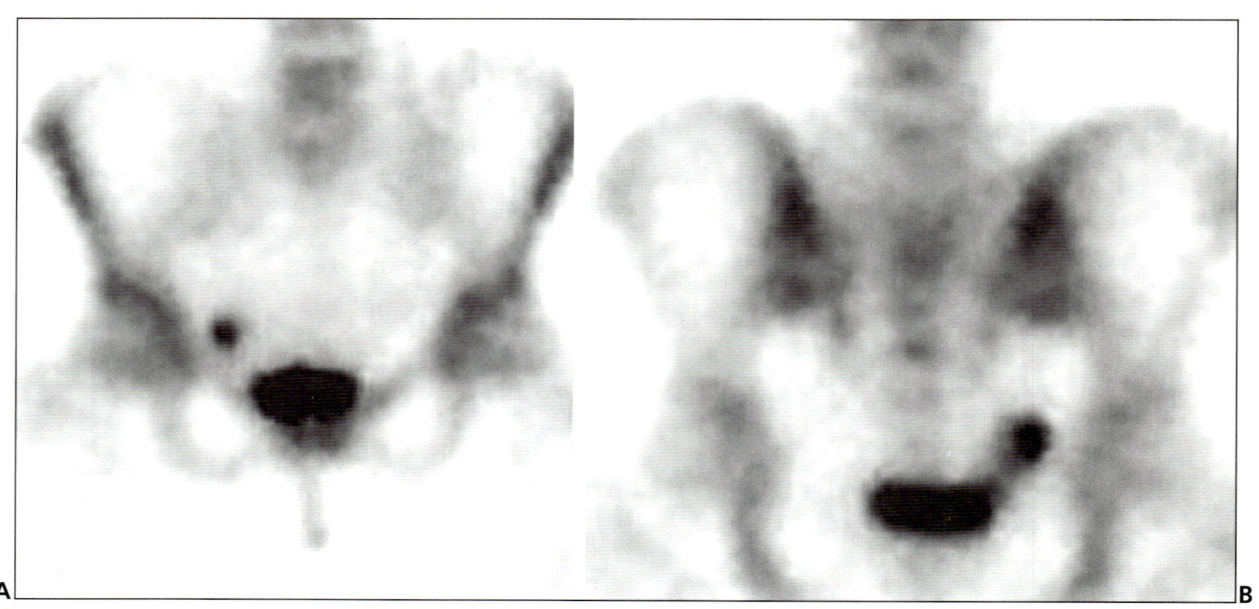

Fig. 24-15. Divertículo de bexiga. (A) Bacia em projeção anterior. (B) Bacia em projeção perineal.

SISTEMA URINÁRIO NA CINTILOGRAFIA ÓSSEA

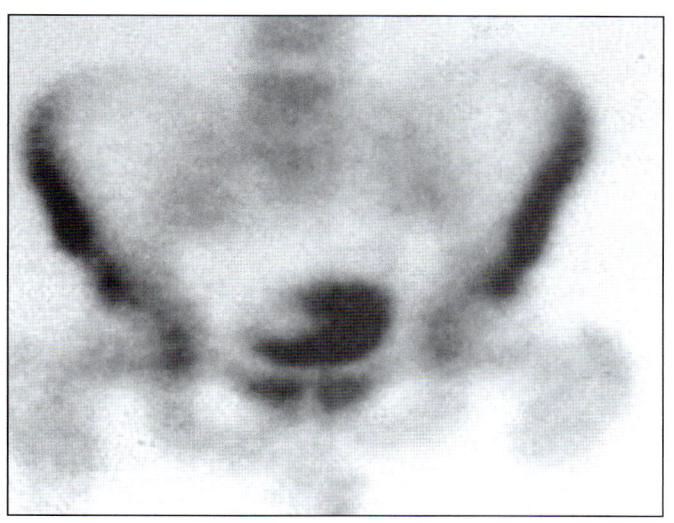

Fig. 24-16. Tumor vesical ou provável ureterocele.

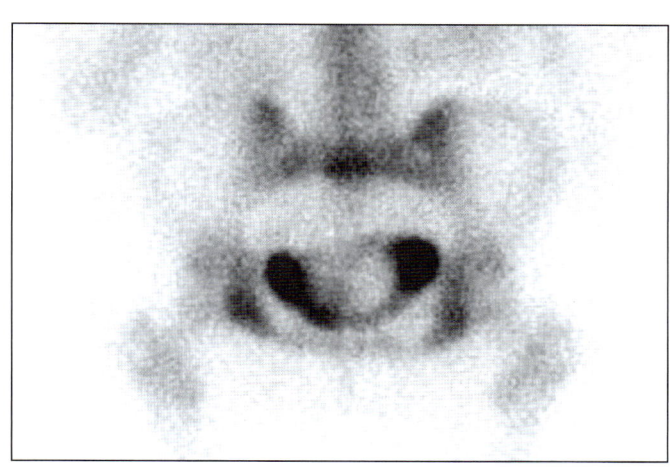

Fig. 24-17. Compressão da parede superior da bexiga pelo útero.

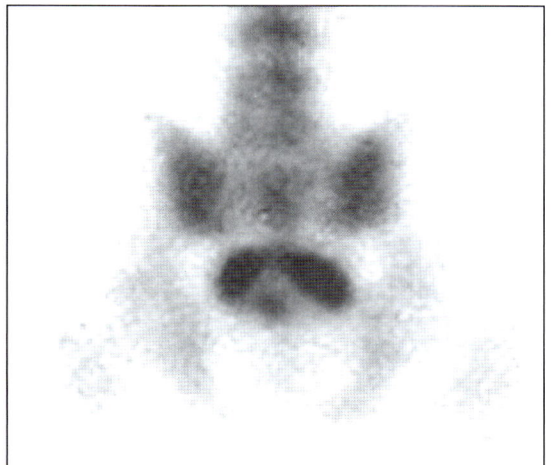

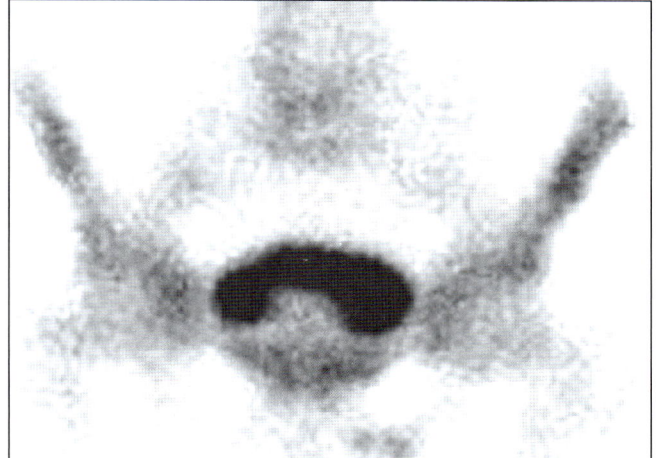

Fig. 24-18. Elevação do assoalho da bexiga por hipertrofia dos lobos laterais da próstata.

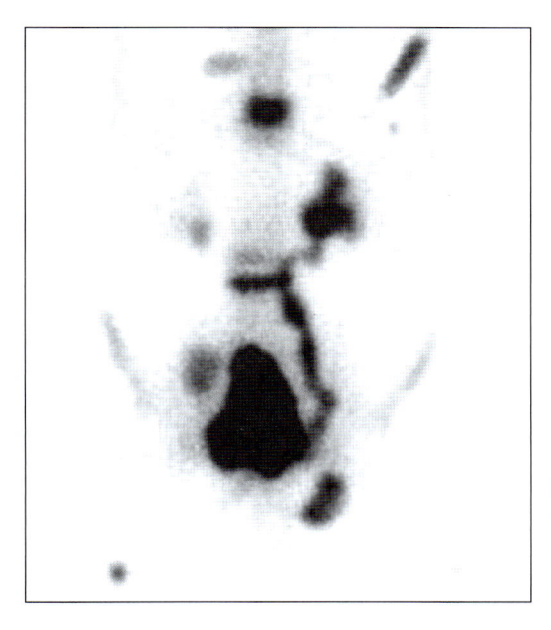

Fig. 24-19. Deformação típica em forma de pêra no caso de bexiga neurogênica com retenção urinária vesical e hidronefrose em um rim e ausência de função no outro rim. Metástases na coluna e bacia.

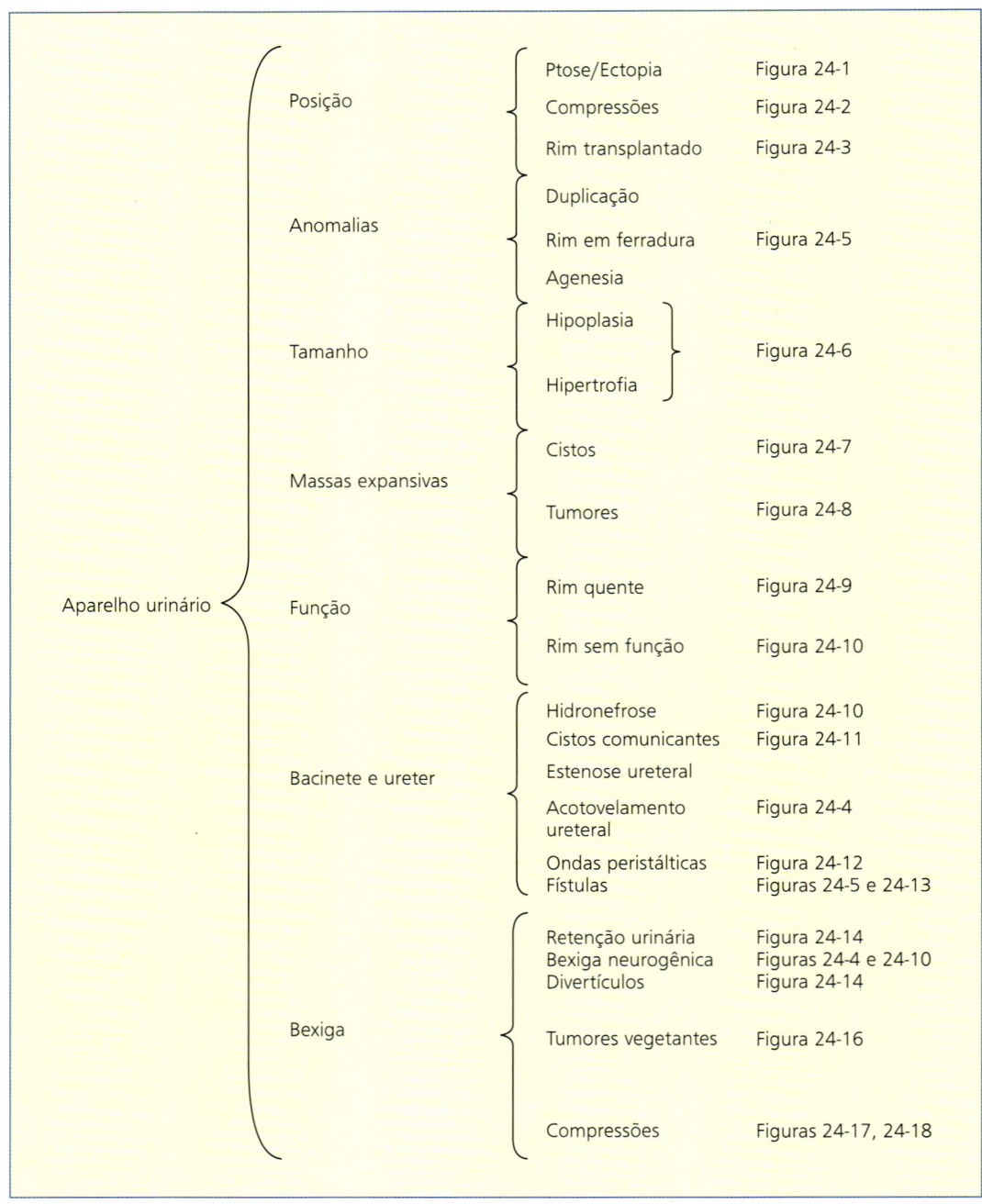

Aparelho urinário	Posição	Ptose/Ectopia	Figura 24-1
		Compressões	Figura 24-2
		Rim transplantado	Figura 24-3
	Anomalias	Duplicação	
		Rim em ferradura	Figura 24-5
		Agenesia	
	Tamanho	Hipoplasia	Figura 24-6
		Hipertrofia	
	Massas expansivas	Cistos	Figura 24-7
		Tumores	Figura 24-8
	Função	Rim quente	Figura 24-9
		Rim sem função	Figura 24-10
	Bacinete e ureter	Hidronefrose	Figura 24-10
		Cistos comunicantes	Figura 24-11
		Estenose ureteral	
		Acotovelamento ureteral	Figura 24-4
		Ondas peristálticas	Figura 24-12
		Fístulas	Figuras 24-5 e 24-13
	Bexiga	Retenção urinária	Figura 24-14
		Bexiga neurogênica	Figuras 24-4 e 24-10
		Divertículos	Figura 24-14
		Tumores vegetantes	Figura 24-16
		Compressões	Figuras 24-17, 24-18

Fig. 24-20. Esquema das lesões mais frequentes do aparelho urinário diagnosticadas nas cintilografias ósseas com MDP.

RINS QUENTES

As imagens renais, conhecidas como *"rins quentes"*, são peculiares às cintilografias do esqueleto de pacientes submetidos a quimiotetrapia ou hormonoterapia quando não há sintomas e os dois rins apresentam parênquima, onde a captação é difusa e elevada e bem acima da radioatividade das vértebras lombares. Trata-se do comprometimento bilateral e simétrico no grau de radioatividade dos dois rins, onde se permite deduzir que se trata de processo sistêmico, confirmado pelo fato de que os rins quentes, examinados por TC e RM, mostram aspecto normal, com espessura normal da cortical sem evidências de obstrução ou outra anormalidade. Os rins quentes nos pacientes mencionados comportam-se como uma condição transitória e benigna que não preocupa (Fig. 24-21).

Os rins quentes ocorrem em 2 a 15% das cintilografias, tendo maior frequência em pacientes que passaram por quimioterapia, especialmente com a administração de Cisplatin, mais raramente em cintilografias ósseas de pacientes com doenças, como hiperparatireoidismo, hipercalcemia, superdosagem de ferro, cirrose e anemia de células falciformes e outras.

A frequência maior nos pacientes que fazem cintilografias ósseas deve-se ao fato que grande número deles realiza o exame para controle de doença metastática após quimioterapia.

Há casos em que o quadro se apresenta três dias depois da quimioterapia, e os estudos mostram que o achado diminui à medida que aumenta o intervalo de tempo entre a quimioterapia e a cintilografia. A causa do rim quente após a quimioterapia não está definida. Alguns pensam que é consequência do excesso de cálcio liberado pelo tratamento.

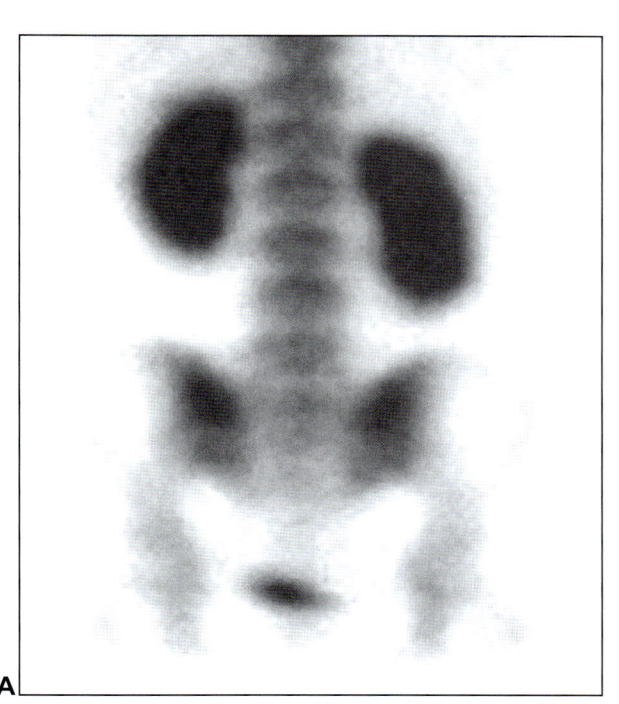

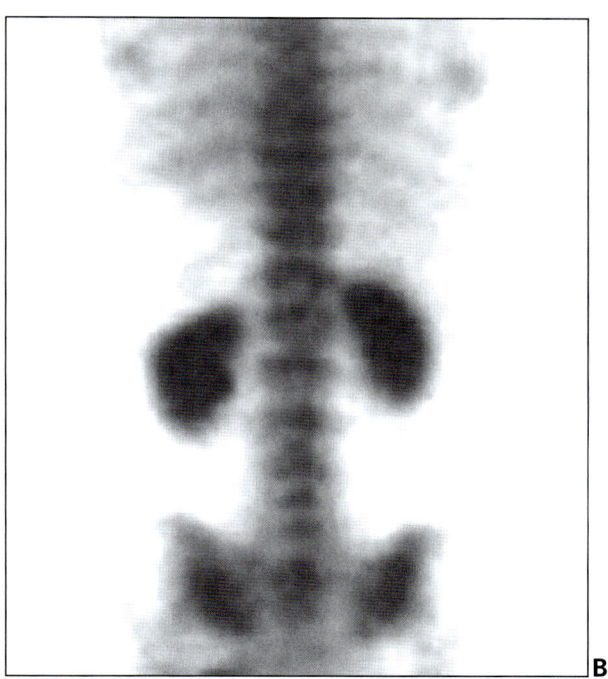

Fig. 24-21. Rins quentes: nefrocalcinose (**A**) e após quimioterapia (**B**).

CAPÍTULO 25

INFORMAÇÕES DIAGNÓSTICAS DAS PARTES MOLES NAS CINTILOGRAFIAS ÓSSEAS

No Capítulo 12 foi discutiu-se o conceito de blindagem causada pela interposição entre o esqueleto e o colimador de estruturas localizadas nas partes moles, sejam elas captantes ou não do radiofármaco. O conceito de blindagem foi formulado para dar ênfase às dificuldades que tais imagens trazem à visualização de ossos ou articulações.

As imagens oriundas de partes moles, tanto as captantes como as não captantes do radiofármaco, têm a virtude de fornecer informações de valor diagnóstico sobre o aparelho urinário (como foi relatado no Capítulo 24) e sintomas de doenças de outros órgãos ou aparelhos.

A literatura é plena em apresentar cintilografias ósseas com lesões de partes moles, cuja quantidade e variedade são tão grandes que uma tentativa de sistematização, como na Figura 25-1, é certamente incompleta.

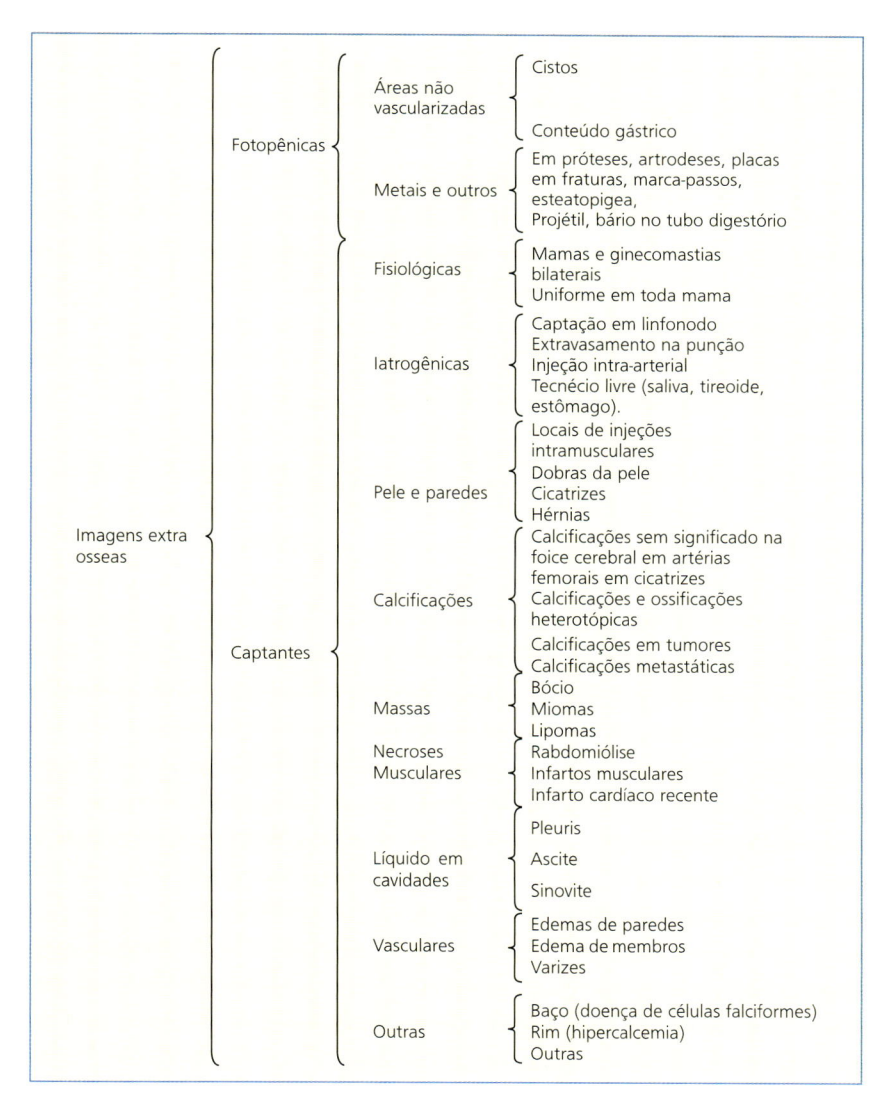

Fig. 25-1. Esquema de imagens de partes moles identificadas nas cintilografias ósseas com MDP.

Imagens extra ósseas:

- **Fotopênicas**
  - Áreas não vascularizadas
    - Cistos
    - Conteúdo gástrico
  - Metais e outros
    - Em próteses, artrodeses, placas em fraturas, marca-passos, esteatopigea,
    - Projétil, bário no tubo digestório

- **Captantes**
  - Fisiológicas
    - Mamas e ginecomastias bilaterais
    - Uniforme em toda mama
  - Iatrogênicas
    - Captação em linfonodo
    - Extravasamento na punção
    - Injeção intra-arterial
    - Tecnécio livre (saliva, tireoide, estômago).
  - Pele e paredes
    - Locais de injeções intramusculares
    - Dobras da pele
    - Cicatrizes
    - Hérnias
  - Calcificações
    - Calcificações sem significado na foice cerebral em artérias femorais em cicatrizes
    - Calcificações e ossificações heterotópicas
    - Calcificações em tumores
    - Calcificações metastáticas
  - Massas
    - Bócio
    - Miomas
    - Lipomas
  - Necroses Musculares
    - Rabdomiólise
    - Infartos musculares
    - Infarto cardíaco recente
  - Líquido em cavidades
    - Pleuris
    - Ascite
    - Sinovite
  - Vasculares
    - Edemas de paredes
    - Edema de membros
    - Varizes
  - Outras
    - Baço (doença de células falciformes)
    - Rim (hipercalcemia)
    - Outras

224 CAPÍTULO 25

Entre os sintomas fornecidos pelas partes moles estão:

- Oriundos da pele:
  - Dobras da pele em pacientes obesos reforçadas pelo suor contendo radiofármaco (Fig. 25-4A).
  - Hérnias umbilicais e inguinais (Fig. 25-4B-D).
- Oriundas dos tecidos subcutâneos:
  - Hiperemia de paredes logo após cirurgia (Fig. 25-5A, B).
  - Edema em cicatrizes recentes (Fig. 25-5C).
  - Captação em colágenos de cicatrizes antigas (Fig. 25-5D).

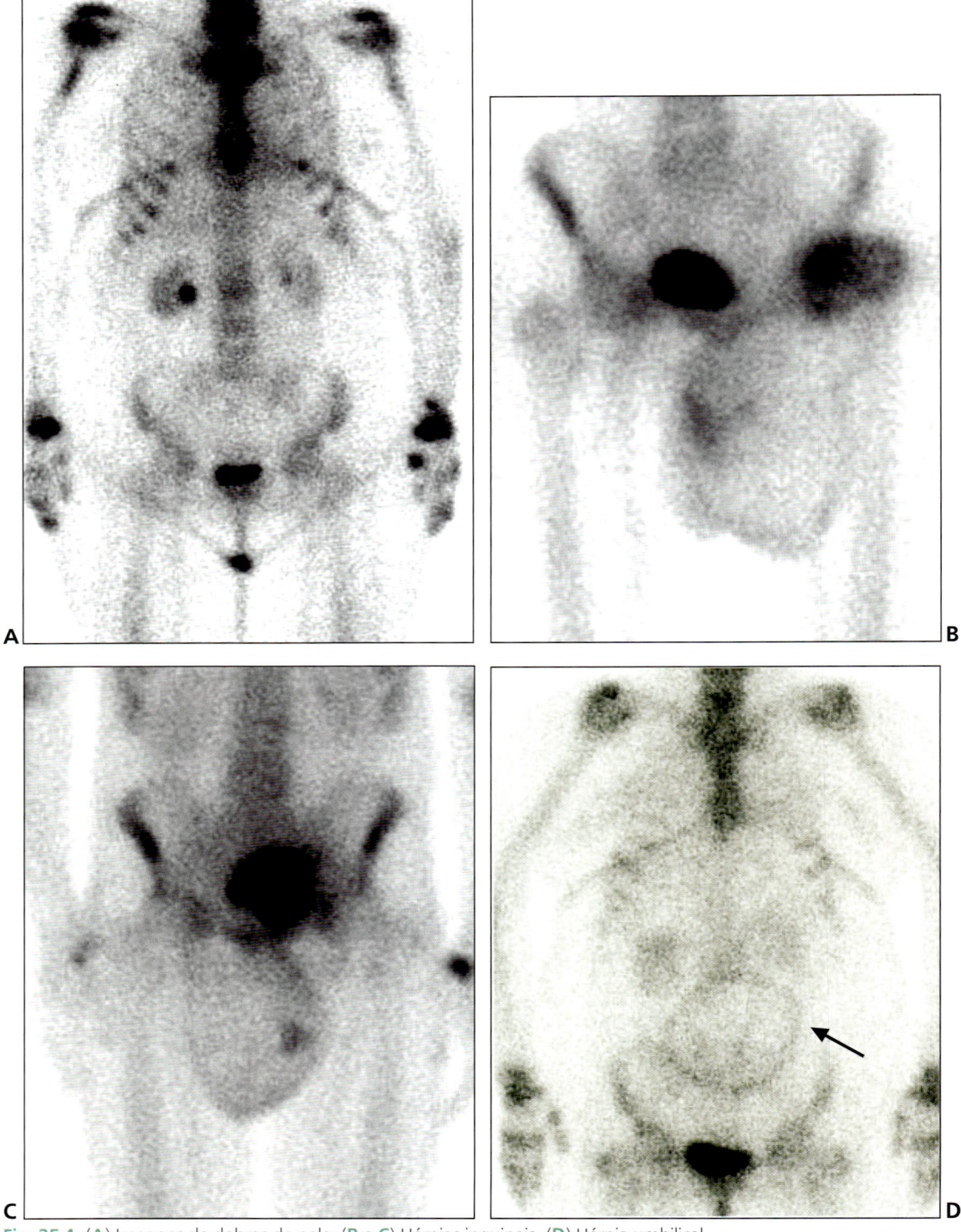

Fig. 25-4. (A) Imagens de dobras da pele. (B e C) Hérnias inguinais. (D) Hérnia umbilical.

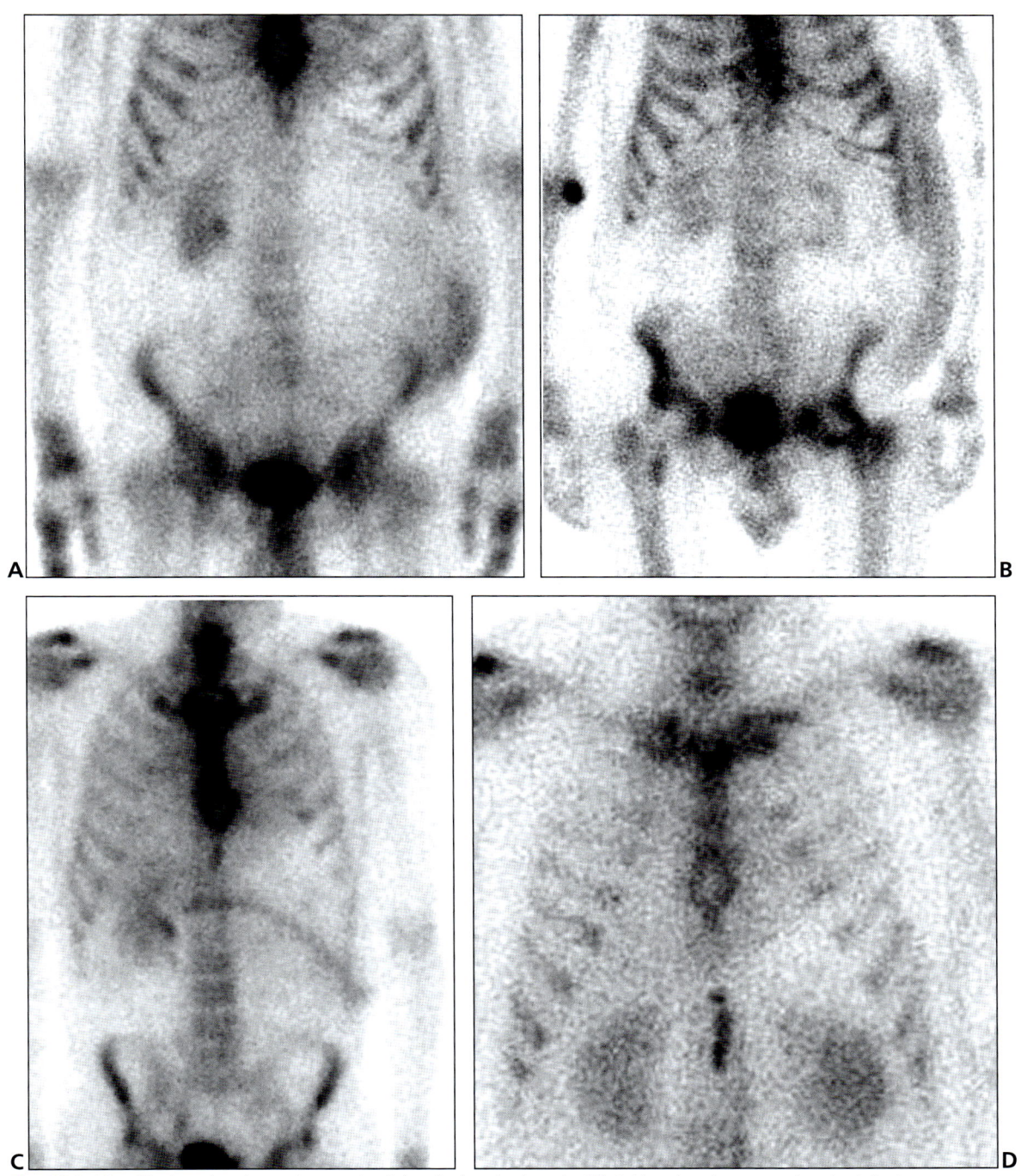

Fig. 25-5. (**A** e **B**) Vista de edema da parede abdominal após cirurgia. (**C**) Evidencia edema em cicatriz cirúrgica recente. (**D**) Edema corresponde à captação em colágeno de cicatriz antiga.

- De causas vasculares:
  - Edema subcutâneo (Fig. 25-6A).
  - Captação em locais de injeção (Fig. 25-6B).
  - Radioatividade em varizes (Fig. 25-6C).
- Oriundas de calcificações:
  - Captação em calcificações subcutâneas e em calosidades (Fig. 25-7A).
  - Calcificações em verrugas (Fig. 26-7B).

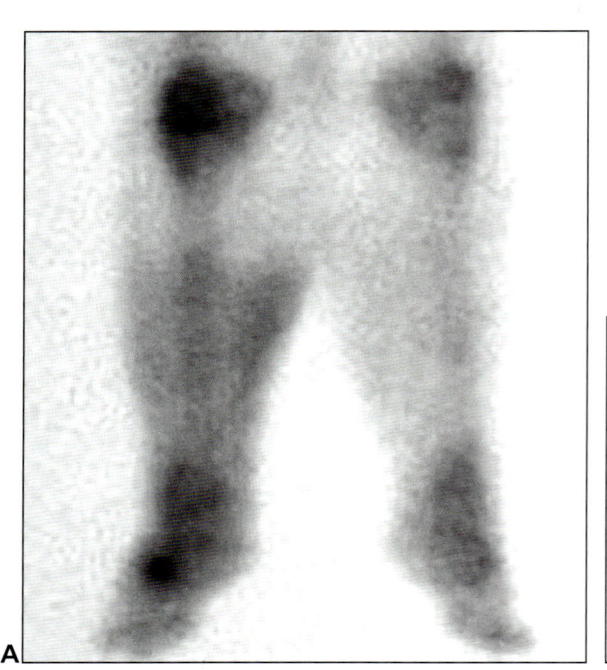

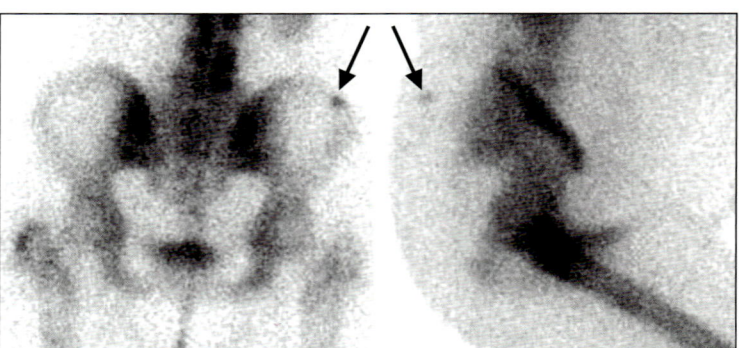

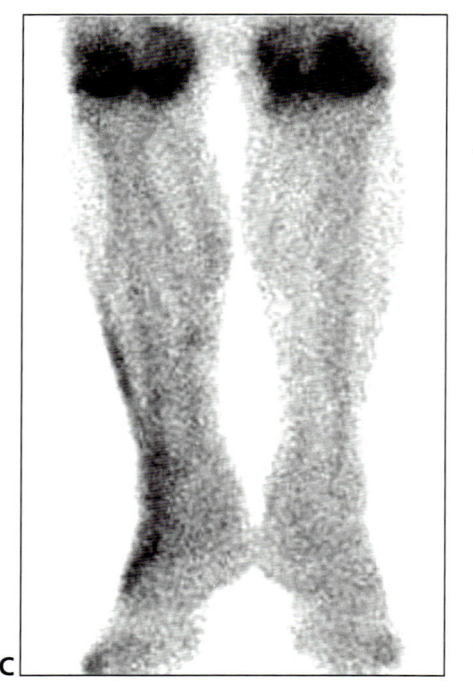

Fig. 25-6. (**A**) Edema subcutâneo. (**B**) Captação em local de injeção intramuscular. (**C**) Varizes.

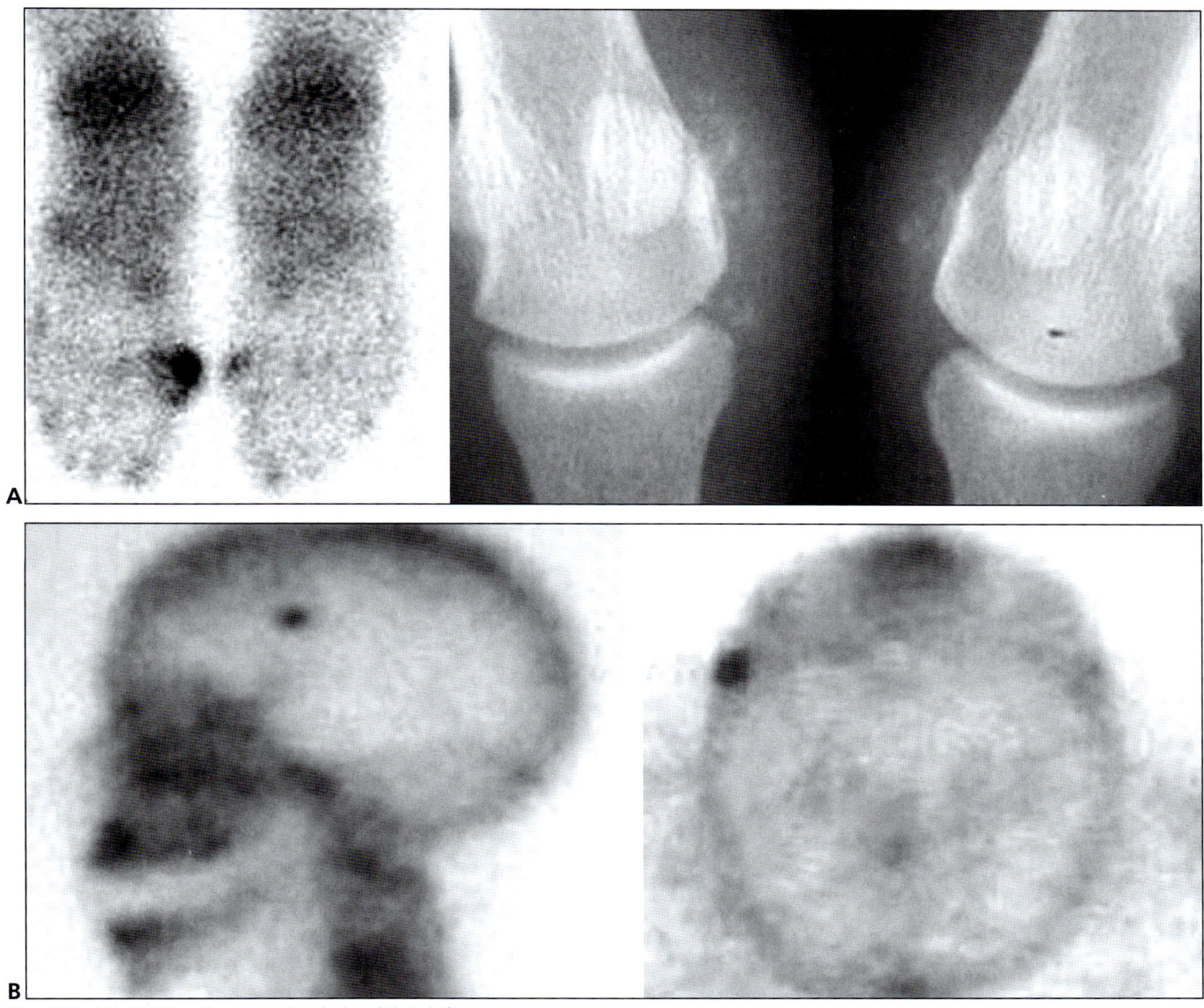

INFORMAÇÕES DIAGNÓSTICAS DAS PARTES MOLES NAS CINTILOGRAFIAS ÓSSEAS 227

Fig. 25-7. (A) Calcificações em calosidades. (B) Calcificação em verruga.

- Situadas na musculatura:
  - Captação em miosite ossificante (Fig. 25-8A).
  - Captação em músculos com rabdomiólise (Fig. 24-8B).
  - Captação em infartos do miocárdio recente.
- Localizadas em líquidos cavitários:
  - Radioatividade em pleuris de causa neoplásica (Fig. 2-9).
  - Radioatividade em ascite de causa neoplásica (Fig. 25-10A).
  - Radioatividade em sinovite de causa inflamatória (Fig. 25-10B).

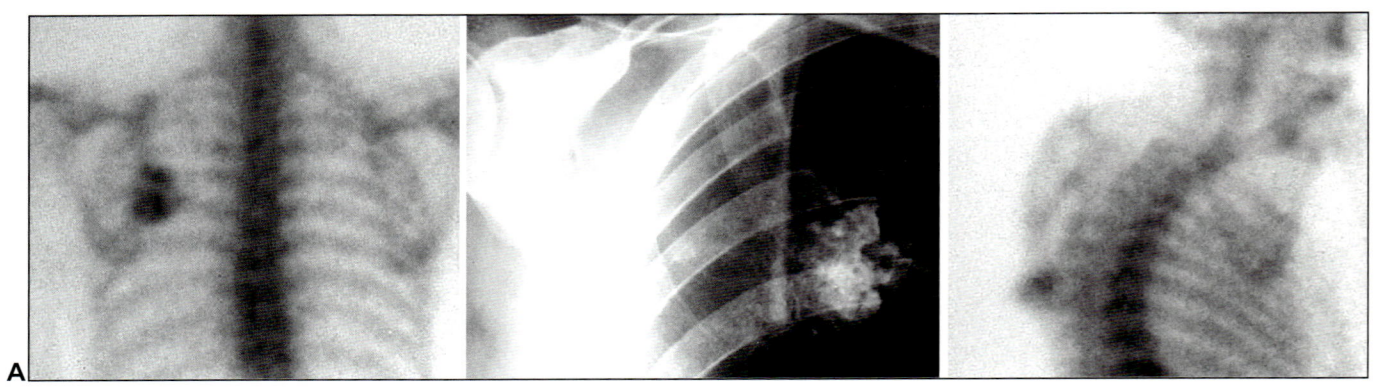

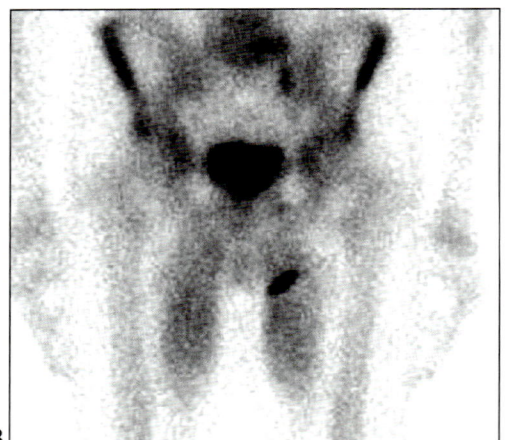

Fig. 25-8. (A) Miosite ossificante na parede posterior do tórax (cintilografias e radiografia). (B) Rabdomiólise nas musculaturas da coxa.

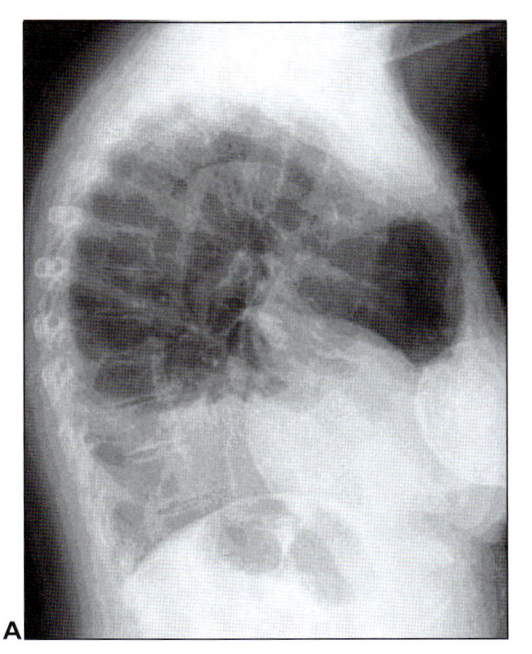

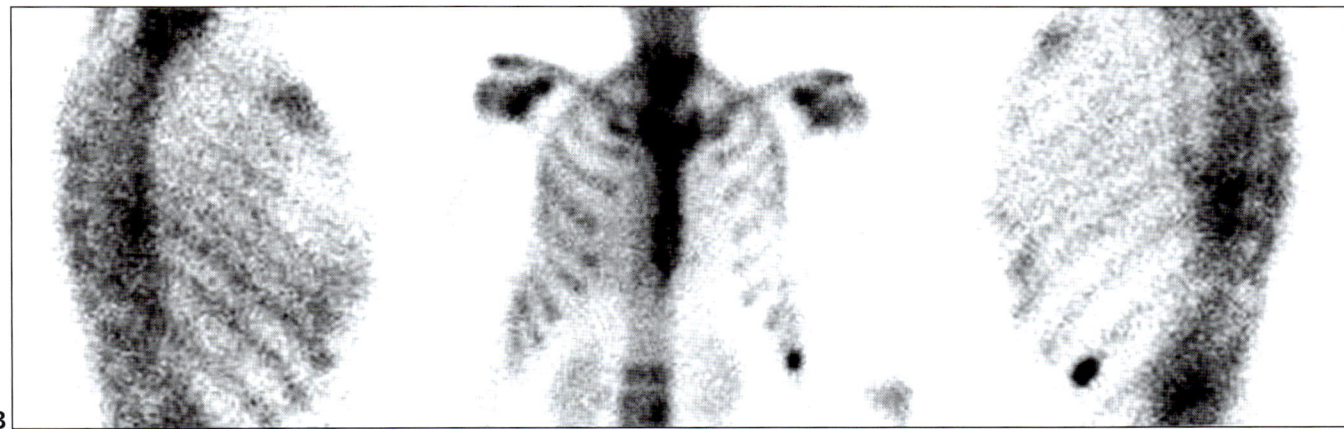

INFORMAÇÕES DIAGNÓSTICAS DAS PARTES MOLES NAS CINTILOGRAFIAS ÓSSEAS 229

Fig. 25-9. Pleuris no hemitórax esquerdo. (**A**) Radiografia do tórax em perfil. (**B**) Cintilografias do tórax em perfil esquerdo, projeção anterior e perfil direito.

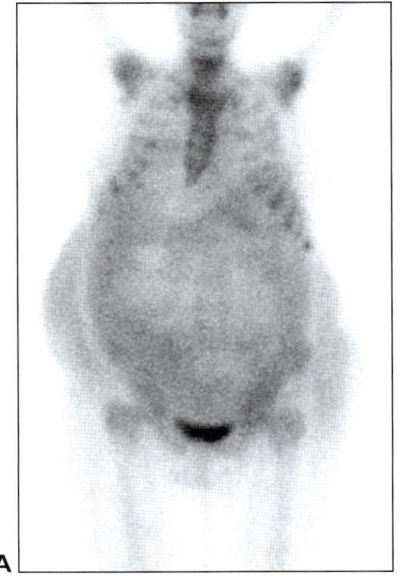

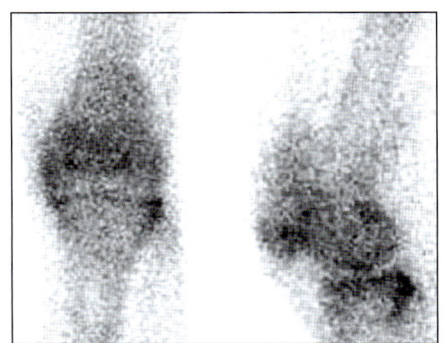

Fig. 25-10. (**A**) Ascite. (**B**) Sinovite.

- Captação do traçador em determinados órgãos:
  - Captação em infartos do baço em pacientes com anemia de células falciformes.
  - Aumento passivo da radioatividade por aumento da microcirculação e/ou pelo aumento da massa, como no bócio (Fig. 25-11A), miomas (Fig. 25-11B) e outros.
- Captação em calcificações (além das calcificações fisiológicas em vasos e cartilagens):
  - em calcificações heterotópicas (Fig. 25-12A).
  - em calcificações metastáticas (Fig. 25-12B).
  - em hematomas calcificados (Fig. 25-12C).
  - em microcalficicações em tumores.

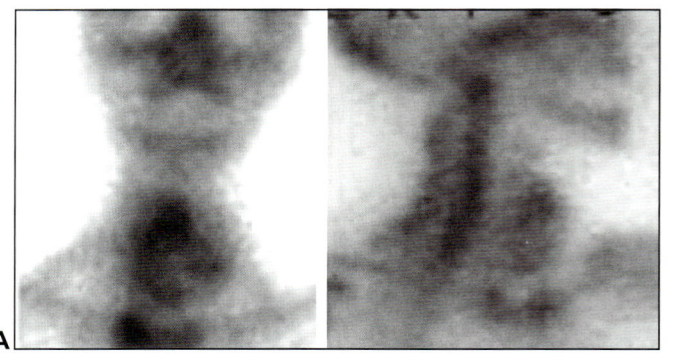

Fig. 25-11. (A) Captação no bócio. (B) Captação em miomas.

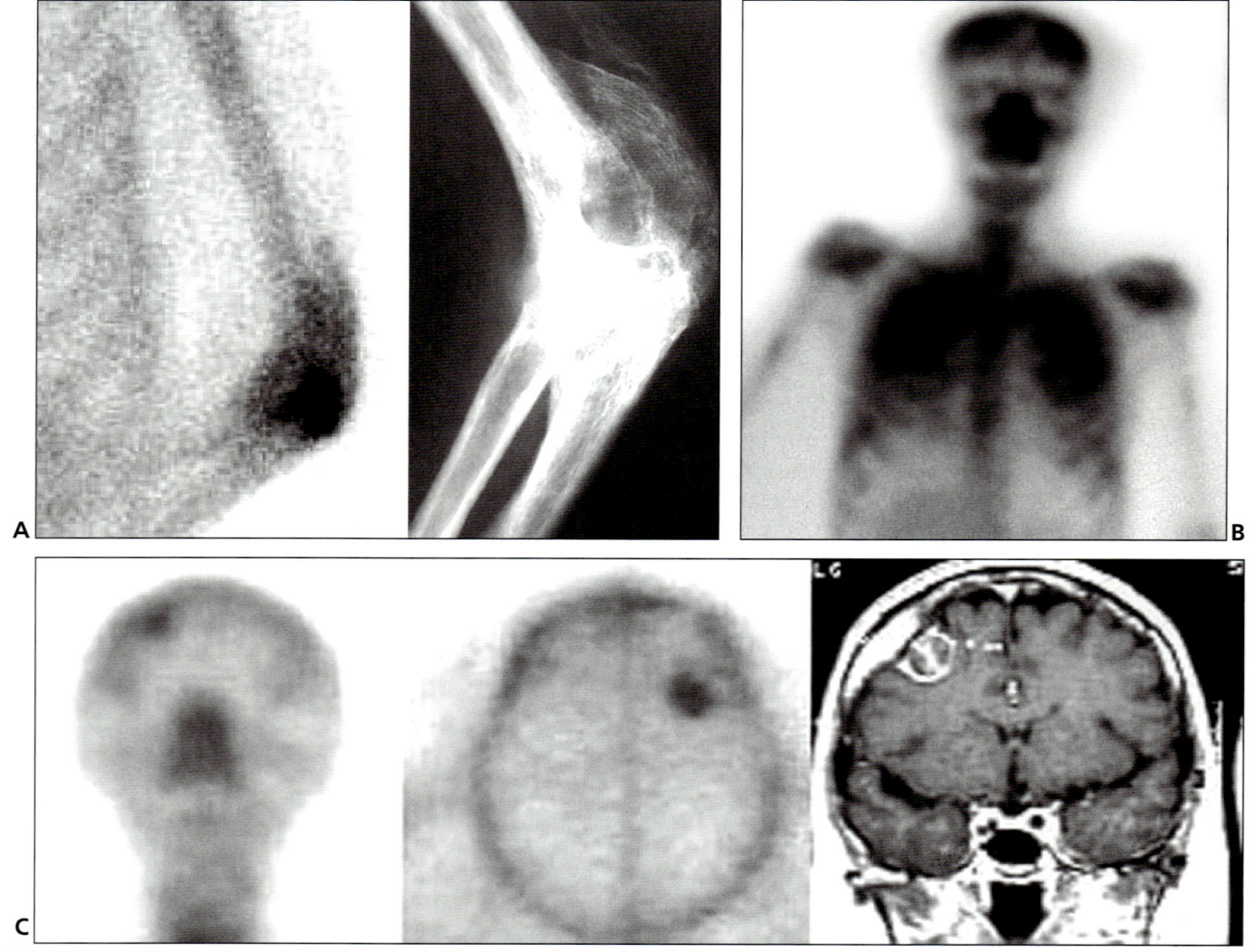

Fig. 25-12. (A) Calcificação heterotópica. (B) Calcificação metastática. (C) Calcificação em hematoma intracraniano.

INFORMAÇÕES DIAGNÓSTICAS DAS PARTES MOLES NAS CINTILOGRAFIAS ÓSSEAS

- Captações de causa iatrogênica:
  - Extravasamento em local da injeção.
  - Captação em linfonodos a jusante de extravasamento de injeção do radiofármaco (Fig. 25-13A).
- Injeção intra-arterial do radiofármaco, determinando radioatividade difusa no antebraço (imagem em manopla) (Fig. 25-13B).
- Captação em glândulas salivares, tireoide e mucosa gástrica pela injeção de tecnécio livre (Fig. 25-13C).

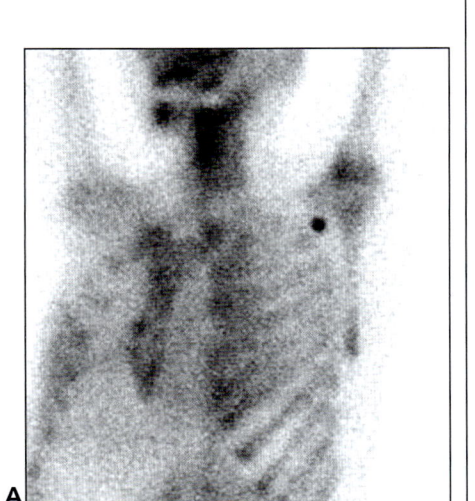

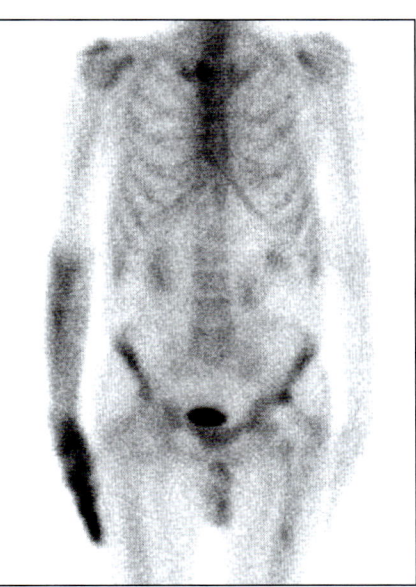

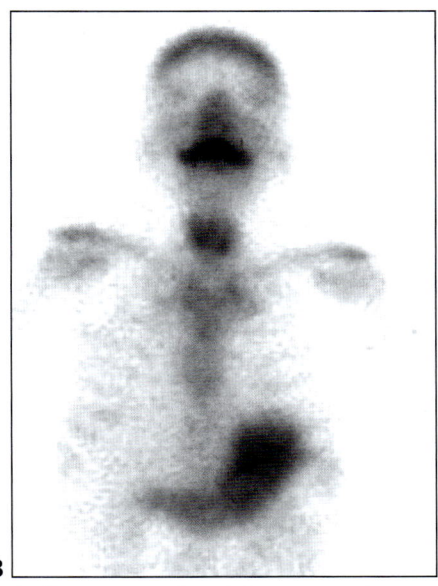

Fig. 25-13. (A) Captação em linfonodo causada por extravasamento no local da injeção. (B) Captação nos ossos do antebraço causada por injeção intra-arterial do radiofármaco. (C) Captação nas glândulas salivares com saliva na boca, captação na tireoide e captação no estômago causada pela injeção de tecnécio livre no radiofármaco.

CAPTAÇÕES RARAS

A petrificação do pavilhão auricular representa uma condição clínica incomum, em que o pavilhão adquire consistência rochosa. Este quadro pode decorrer da ossificação ou calcificação heterotópica da cartilagem auricular de causa traumática, por exemplo, após compilação ou também associada a doenças sistêmicas, como diabetes, gota, hipertensão arterial sistêmica, doença de Addison, alteração dos hormônios tireoidianos ou paratormônio e hipopituitarismo. O conhecimento dos fatores sistêmicos associados é crucial, não tanto para o tratamento da alteração auricular, mas para o diagnóstico de alguma doença oculta.

É possível que a captação nos pavilhões auriculares da Figura 25-14 seja a primeira imagem dessa afecção publicada na literatura médica nuclear.

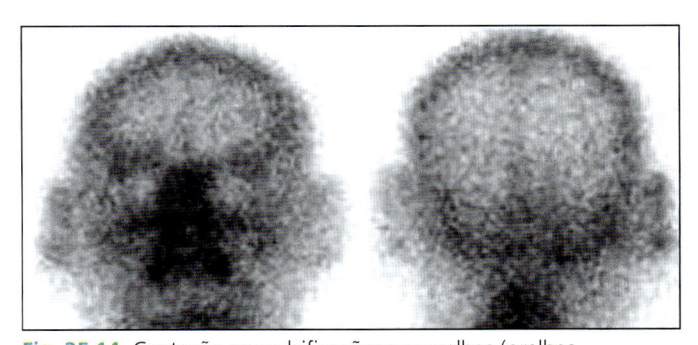

Fig. 25-14. Captação em calcificações em orelhas (orelhas petrificadas).

DIAGNÓSTICOS DIFERENCIAIS

Entre Captação Fisiológica nas Mamas e Tumores Mamários

A captação fisiológica nas mamas é de distribuição bilateral, uniforme e abrange toda a mama (Fig. 25-15A). A captação em tumores mamários é unilateral, localizada e de distribuição irregular do radiofármaco (Fig. 25-15B).

Entre Captação no Fígado de Causas Benigna e Maligna

A captação difusa pode ser de causa iatrogênica (defeito na marcação do radiotraçador, determinando formação de coloide fagocitado pelo SRE hepático) ou ter causas, inclusive, sistêmicas (Fig. 25-16A). Nesse caso imagens similares aparecem nos demais pacientes em que o mesmo radiofármaco foi aplicado.

A captação focal, com distribuição irregular e limites imprecisos, localizada no fígado é sinal de alarme porque, em geral, representa lesão neoplásica (Fig. 25-16B).

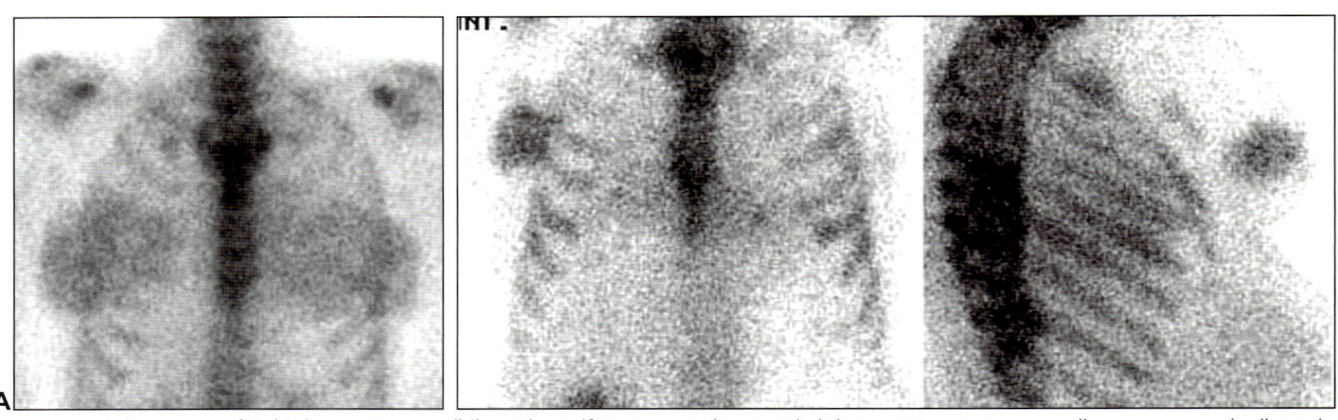

Fig. 25-15. (**A**) Captação fisiológica nas mamas (bilateral e uniforme em toda mama). (**B**) Captação em tumor maligno na mama (unilateral, localizada e irregular nos contornos e na distribuição do radiofármaco).

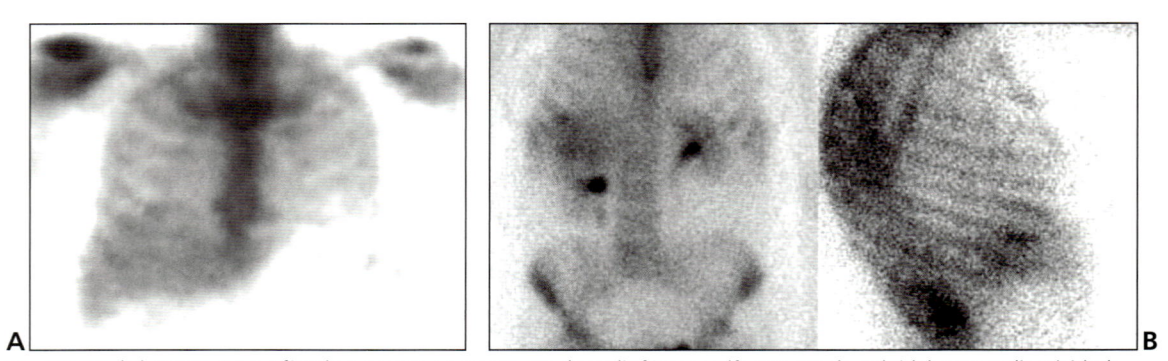

Fig. 25-16. (**A**) Captação no fígado por erro na marcação do radiofármaco (formação de coloide) com radioatividade difusa e uniforme em todo o fígado e (**B**) captação em tumor com distribuição localizada e irregular do radiofármaco.

Entre Captação no Estômago por Tecnécio Livre e por Hiperparatireoidismo

Captação tríplice nas glândulas salivares (com saliva radioativa na boca), na tireoide e a captação no conteúdo gástrico uniforme no estômago (Fig. 25-17) é de natureza iatrogênica (captação de tecnécio livre no radiofármaco), enquanto a captação isolada e concentrada nas paredes gástricas (ou então associada à captação difusa do quelato ^{99m}TC MDP nos pulmões e no crânio) deve ser investigada para confirmar ou excluir o diagnóstico de hiperparatireoidismo primário.

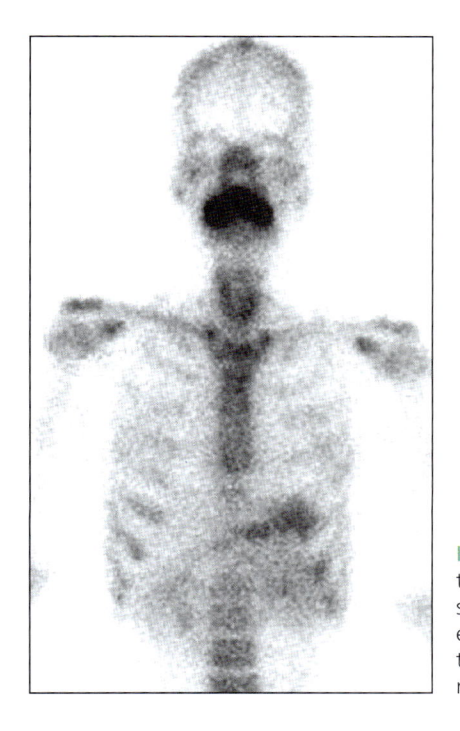

Fig. 25-17. Captação tríplice (glândulas salivares, tireoide e estômago) causada por tecnécio livre no radiofármaco.

Captação em Tumor Pulmonar

Nos tumores pulmonares a captação em geral é de baixa intensidade com limites imprecisos (Fig. 25-18), em metástases de tumores ósseos a captação pode assumir grau intenso.

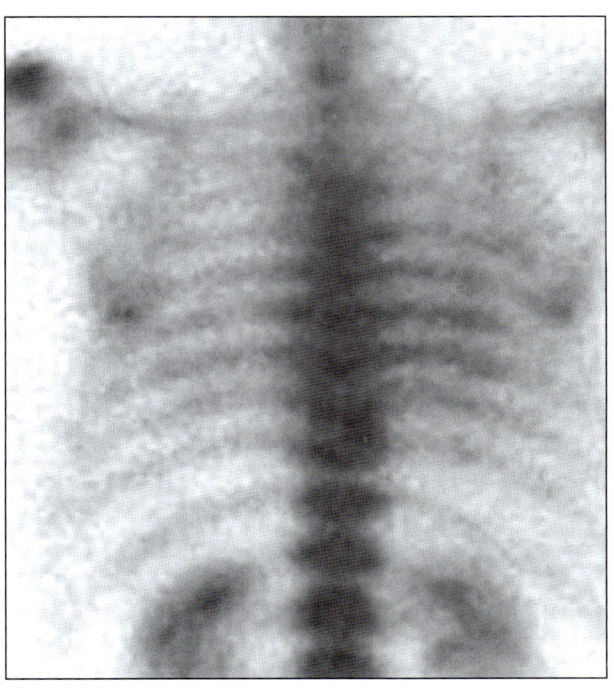

Fig. 25-18. Captação difusa em tumor pulmonar.

FOTOPENIAS

Causadas pelo líquido contido em grandes cistos ou hidronefroses que blindam a radioatividade dos tecidos moles (Fig. 25-19A, B), causadas pela blindagem do conteúdo gástrico em cintilografias realizadas imediatamente após as refeições (Fig. 25-20).

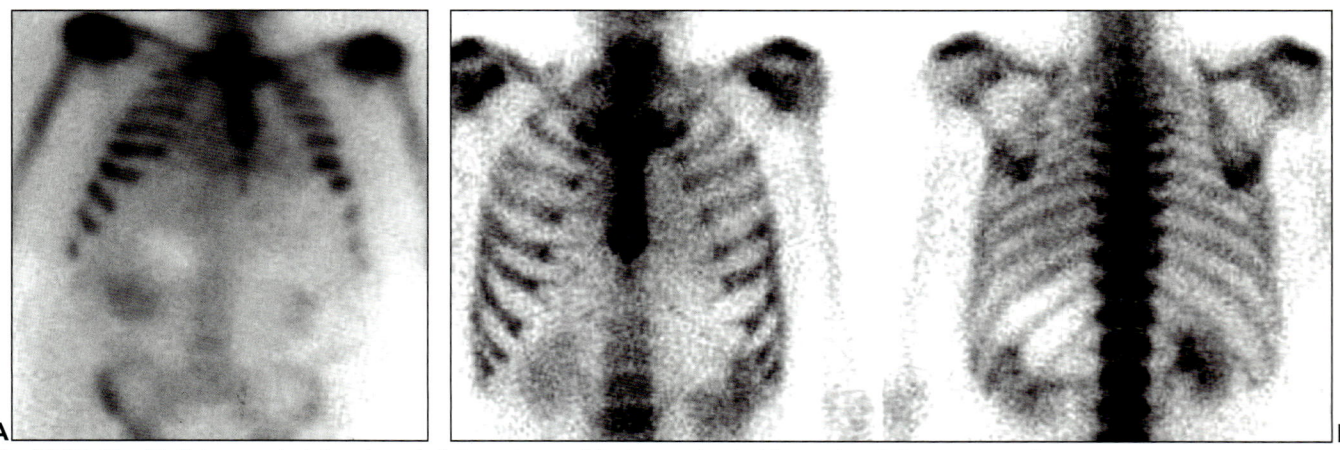

Fig. 25-19. (A e B) Cistos renais determinando fotopenias por blindagem dos tecidos moles, deformando os rins.

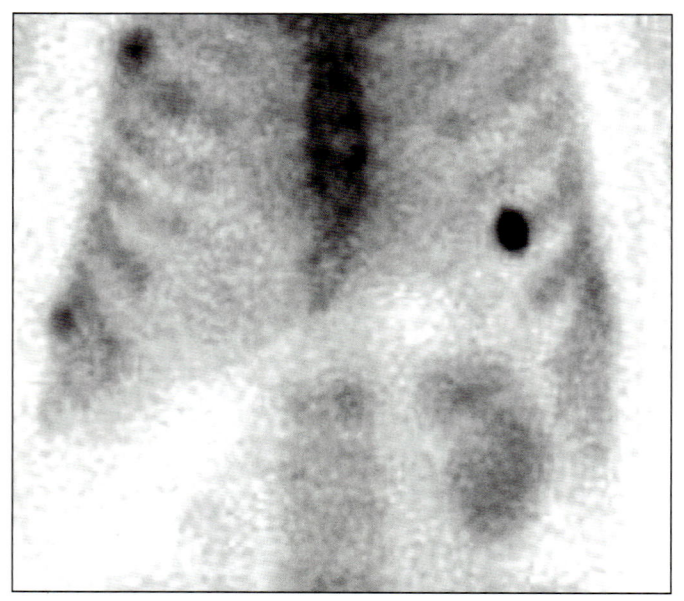

Fig. 25-20. Blindagem das partes moles e da coluna pelo conteúdo gástrico. Nefrectomia à direita.

BIBLIOGRAFIA

Abdelrazek S, Szumowski P, Rogowski F et al. Bone scan in metabolic bone diseases. Review. Nuclear Medicine Review. C. Disponível em: <http://www.ncbi.nlm.nih.gov/pubmed/22936506>

Abreu A. *Patela: diagnóstico por imagem*. Rio de Janeiro: Revinter, 2005.

Bahk YW. *Combined scintigraphic and radiographic diagnosis of bone and joint diseases* [Internet]. Berlin, Heidelberg: Springer Berlin Heidelberg; 1994. Citado em: 26 Jul. 2015. Disponível em: <Lhttp://link.springer.com/10.1007/978-3-662-06294-4>

Baum S, Vincent NR, Lyons K et al. *Atlas of nuclear medicine imaging*. 2nd ed. Appleton & Lange, 1993. p. 470.

Donohoe KJ, Van den Abbeele A. *Teaching atlas of nuclear medicine*. Thieme, 2000. p. 512.

Elgazzar AH. (Ed.). *The pathophysiologic basis of nuclear medicine* [Internet]. Springer Berlin Heidelberg, 2006. Citado em: 3 Ago. 2015. Disponível em: <http://link.springer.com/10.1007/978-3-540-47953-6>

Elgazzar AH. *Orthopedic nuclear medicine* [Internet]. Berlin, Heidelberg: Springer Berlin Heidelberg, 2004. p. 240. Citado em: 2 Ago. 2015. Disponível em: <http://link.springer.com/10.1007/978-3-642-18790-2>

Ell PJ, Gambhir SS. *Nuclear medicine in clinical diagnosis and treatment*. 3rd ed. Churchill Livinstone, 2004.

Ferrándiz RFB. *Algunas interacciones farmacológicas con radiofármacos* [Internet]. Radiofarmacia en Internet. 2001. Disponível em: <http://personales.mundivia.es/rblasco/Blasco1.htm>

Fogelman I, Clarke S, Cook G et al. *An atlas of clinical nuclear medicine*. 3rd ed. London: CRC, 2014.

Habibian MR, Delbeke D, Martin WH et al. *Nuclear medicine imaging: a teaching file*. 2. ed. Lippincott Williams & Wilkins, 2008.

Hahn K, Fischer S, Gordon I. *Atlas of bone scintigraphy in the developing paediatric skeleton* [Internet]. Berlin, Heidelberg: Springer Berlin Heidelberg; 1993. p. 316. Citado em: 3 Ago. 2015. Disponível em: <http://link.springer.com/10.1007/978-3-642-84945-9>

Henkin RE, Bova D, Dillehay GL et al. *Nuclear medicine*. 2nd ed. Philadelphia: Mosby, 2006.

Hironaka FH, Sapienza MT, Ono CR et al. *Medicina nuclear: princípios e aplicações*. São Paulo: Atheneu, 2012..

Holder L, Fogelman I, Collier D. *Atlas of planar and SPECT bone scans*. 2nd ed. London: CRC, 2000.

Hussain M, Damegh S Al. Food Signs in Radiology. *International Journal of Health Sciences* 2007;1(1):166-78.

Irion JE. Sinais encontrados na cintilografia do esqueleto com 99mTc-MDP. *Alasbimn Journal* [Internet]. 2013; Disponível em: http://www.alasbimnjournal.net/contenidos/sinais-encontrados-na-cintilografia-do-esqueleto-com-sup-99m-sup-tc-mdp-125

Keats TE, Anderson MW. *Atlas of normal roentgen variants that may simulate disease*. 8th ed. Philadelphia: Mosby; 2006.

Madsen JL. *Bone scintigraphy in costo-iliac impingement syndrome*. Clinical nuclear medicine [Internet]. 2008 Nov. Disponível em: http://www.ncbi.nlm.nih.gov/pubmed/18936618

Mettler F, Guiberteau M. *Essentials of nuclear medicine imaging*. 6th ed. Philadelphia: Elsevier, 2012.

Nikpoor N. Scintigraphy of the musculoskeletal system. *Imaging of arthritis and metabolic bone disease*. Philadelphia: Elsevier; 2009.

Radiologic Signs [Internet]. Disponível em: <http//: learningradiology.com>

Ramos CD, Junior JS. *PET E PET/CT Em Oncologia*. Atheneu, 2011. p. 496.

Resnick D. *Diagnosis of bone and joint disorders*. 4th ed. Philadelphia: Saunders, 2002.

Sapienza MT, Buchpiguel CA, Hironaka FH. *Medicina nuclear em oncologia*. Atheneu; 2008.

Treves ST. (Ed.). *Pediatric nuclear medicine/PET* [Internet]. 3th ed. New York, NY: Springer, 2007. p. 538. Citado em: 2 Aug. 2015. Disponível em: <http://link.springer.com/10.1007/978-0-387-32322-0>

Ziessman H, O'Malley J, Thrall JH et al. *Medicina nuclear*. 4th ed. Elsevier Profissional, 2014. p. 464.

ÍNDICE REMISSIVO

Entradas acompanhadas por *f* em itálico indicam figuras,
e por **q** em negrito indicam quadros, respectivamente.

A

Abraham Lincoln
   sinal de, 50
Ampliações
   eletrônicas, 91
   ópticas, 92
Anatomia cintilográfica, 33
   de corpo inteiro, 33
Anatomia do esqueleto em modelação, 81
   esqueleto em crescimento, 81
Anatomia dos membros, 73
   em projeções anterior e posterior, 73
Anatomia na cintilografia da cabeça, 37
   cabeça em perfil, 41, *41f*
   cabeça em projeção de vértice, 42
   em projeção anterior, 37, *39f*
   em projeção posterior, 40, *40f*
Apófises, 117
Articulações
   não sinoviais, 171
   sinoviais, 157
      na coluna dorsal, 61
Ascite, *229f*

B

Bexiga
   com retenção urinária, *216f*
   divertículo da, *216f*
Blindagem(ens)
   classificação das, *97f*
   efeito da, 96
   localização da, 97
   natureza das, 99
   radioatividade da, 96
Bursas, 117
Bursite
   trocantérica, *127f*, *133f*

C

Câmera
   em movimento circular, 15
   em movimento de varredura, 15
   estacionária, 12
   imagens localizadas com a, 14
      e objetos parados, 14
   movimentos da, 12
   parada
      e objeto em movimento, 14
Cápsula articular, 157
Cintilografia(s)
   do tórax
      em projeção anterior, 47
         esterno, 51
   e exames cintilográficos, 25
      contraste e o momento de realização, 27
      da concentração equilibrada, 26
      de varredura de corpo inteiro, 28
      fase hemodinâmica, 25
      imagens localizadas, 29
      procedimentos, 25
      reconstruções 3D, 30
      tipos de exames, 30
      tomográficas, 29
      vantagens e desvantagens, 31
   ósseas
      indicações com ^{99m}Tc MDP, 87
         principais, 87
            em clínica, 87
            em infectologia, 87

em medicina legal, 88
em odontologia, 88
em oncologia, 87
em ortopedia e traumatologia, 87
em otorrinolaringologia, 88
em pediatria, 88
em reumatologia, 87
genéricas, 87
informações diagnósticas das partes moles nas, 221
captações raras, 231
diagnósticos diferenciais, 232
fotopenias, 234
imagens incomuns, 222
princípios adicionais para, **16q**
Cintura escapular
em projeção anterior, 45
em projeção posterior, 46
Cisto
renal, *213f*
Coluna lombar
e cintura pélvica, 63
em projeção anterior, 63
em projeção posterior, 67
Corpos vertebrais dorsais, 58
Costelas, 55

D

Diáfises, 120
Discites, 172
Doença de Paget, *140f*

E

Edema subcutâneo, 226
Efeito torniquete, 204
Epífises, 116
Esqueleto
anatomia do, 81
cintilografia do, 11, 19
contraste, 27
tecnécio na, 20
divisões anatômicas do, 8
funções do, 1
Esterno, 51
formas do, *52f*

F

Farmacocinética do quelato ^{99m}Tc MDP, 21
capacidade de extração, 22
captação, 21
excreção do radiotraçador, 23
qualidade dos cristais, 22
quantidade dos cristais, 22

Fêmur
defeito cortical do, *80f*
Fístula
ureterointestinal, *215f*
Fluxo sanguíneo
cintilografia do, 25
Forames
bilaterais e simétricos, *81f*
Fotopenia, 89, *100f*, 234

G

Gonfoses, 176

H

Hidroapatita
cristais de, 22
causas do aumento de, **22q**
Hidronefrose
secundária, *214f*
Hiperemia
no osso, **206q**
sem lesão óssea, **205q**
Hiperfotonia, 89
Hiperostose
frontal, *115f*

I

Imagem
anatômica, *140f*
em rosca, *139f*
espiculada, *139f*
Inserções
ligamentares, 117
musculares, 117
Instrumentação, 11
câmera em movimento circular, 15
câmera estacionária, 12
câmera parada
e objeto em movimento, 14
imagens localizadas, 14
maca, 15
movimentos da câmera, 12
Interpretação
da fase óssea, 111
classificação, 112
contagem de lesões, 111
distribuição, 114
localizações, 116
radioatividade
medir a, 113
rastrear lesões, 111

do exame trifásico, *201f*
    da angiografia radioisotópica, 202
    da cintilografia de equilíbrio, 204
    efeito torniquete, 204
  fundamentos da, 105
    métodos, 108
      objetivo, 108
      subjetivo, 109
    princípios, 105

L

Lesões articulares, 157, **207q**
  articulações não sinoviais, 171
  articulações sinoviais, 157
  gonfoses, 176
  posição dos ossos nas articulações, 167
    impactos ou impingimentos, 169
  sinais relacionados com a cápsula articular, 157
  sinais relacionados com os ossos subcondrais, 161
  sínfises, 174
  suturas, 176
Lesões em partes moles, **206q**
Lesões ósseas, **207q**
  sinais intrínsecos nas, 129
    estrutura, 131
    extensão da, 129
    forma da, 135
    limites da, 130
Lesões traumáticas, **208q**
Lesões vasculares, **208q**
Luxações, 167

M

Marca-passo
  imagem de, *101f*
Massa óssea
  efeito da, 93
Mastoidite, *124f*
Medula óssea, 7
Metileno difosfonato, 11
Miosite ossificante, *228f*
Modelação, 4

N

Nódulo
  hipercaptante, 137
Nuclídeos, 19

O

Ondas
  peristálticas, *215f*

Osso
  empacotado
    sinal do, *160f*
  subcondrial
    sinais relacionados com, 161
Osteíte
  da tíbia, 121
Osteoblastos, 1
  e a fase mineral, 2
  e a fase orgânica, 2
  e a osteoclastogênese, 2
Osteócitos, 2
  definição, 2
  funções dos, 3
Osteoclastos, 3
  definição, 3
  função dos, 3
Osteodistrofia
  pulmonar, *135f*
Osteogênese, 2
Osteólise, *126f*
Osteoma
  da diáfise, 122
Osteonecrose
  da cabeça, 163
Ótica cintilográfica, 89
  avaliação da profundidade, 103
  conceitos, 89
    de dimensão espacial da imagem, 91
    de projeção, 90
    de tamanho das imagens, 91
  efeitos, 93
  escala de cinza e escala de cores, 89
  localização da imagem, 102
Otite
  externa maligna, *124f*

P

Padrões de distribuição, 141
  articulares, 177
    aleatório, 178
    nas mãos, 181
    regionais, 179
    simétrico, 177
  aumentos de captação, 147
  fraturas com lesões posteriores, 149
  fraturas simétricas, 149
  padrões de lesões em costelas, 148
  padrões de lesões traumáticas na bacia, 151
  padrão da paquipleurite, 150
  padrão de politraumatizado, 152
  padrão de sequela cirúrgica, 150
  padrão vascular em um membro, 153

padrão vascular em um osso, 154
por osteodistrofia hipertrófica, 142
pseudossupercintilografia, 146
reduções difusas da captação, 147
supercintilográfico, 141
   benigna típica, 142
   com metaplasias medulares, 145
   metastáticas típicas, 143
   tipos de, **146q**
Paget
   doença de, *140f*
Pool sanguíneo, 26
   cintilografia do, 26
Processos transversos dorsais, 60
Projeção ortogonal
   efeito da, 94
Ptérion, *41f*

Q

Quelato ^{99m}Tc MDP
   farmacocinética do, 21

R

Radioatividade
   medir a, 113
Radiotraçadores e radiofármacos, 17
   conceito de contraste, 18
      estado, 18
      processo, 18
      qualidade, 18
   dois tipos de contraste, 18
   nuclídeos
      e cintilografia do esqueleto, 19
   princípios dos, 17
      da captação seletiva, 18
   tecnécio, 19
      na cintilografia do esqueleto, 20
Região cervical, cintura escapular e tórax, 43
   coluna cervical na projeção posterior, 43
   em projeção anterior, 43
   na projeção em perfil e projeções oblíquas, 44
Remodelação, 4
   ciclo de, 6
   superfícies de, 5
Rim
   em ferradura, *212f*
   quente, *214f*

S

Sinal(ais)
   da forquilha, *50f*
   de Abraham Lincoln, *50f*
   intrínsecos
      nas lesões ósseas, 129

ósseos e articulares em medicina nuclear, 183
   na literatura, 183
      da centopeia, *187f*
      da chama de vela, *190f*
      da cunha, *186f*
      da gravata, *185f*
         borboleta, *185f*
      da linha do trem, *192f*
      da luva longa, *190f*
      da máscara do Zorro, *184f*
      da moldura de quadro, *188f*
      da rosca, *191f*
      da supercintilografia metabólica, *194f*
      de Abraham Lincoln, *183f*
      de dupla densidade, *191f*
      de transiluminação, *193f*
      do calção, *193f*
      do colar de pérolas, *184f*
      do copo de conhaque, *187f*
      do diabolô, *189f*
      do Honda, *189f*
      do Mickey Mouse, *186f*
      do osso empacotado, *190f*
      do pirata, *192f*
      do sanduíche, *188f*
   novos sinais propostos, 195
      da árvore de Natal, *196f*
      da brilhantina, *195f*
      da cimitarra, *199f*
      da costela bífida, *198f*
      da máscara do Carnaval, *195f*
      da máscara ninja, *195f*
      do Ajna, *196f*
      do disco voador, *197f*
      do mata-borrão, *198f*
      do "R" do Código Morse, *199f*
      do taco de *baseball*, *199f*
      dos botões de colete, *197f*
Síndrome
   do osso navicular acessório, *77f*
Sínfises, 174
Sistema urinário
   na cintilografia óssea, 209
      rins quentes, 219
Subluxações, 167
Suturas, 176

T

Tecido ósseo, 1
   células de linha osteoblástica, 1
   crescimento, 4
   divisões anatômicas, 8
   funções do esqueleto, 1

medula óssea, 7
modelação e remodelação, 4
   ciclo de, 6
   superfícies de, 5
organização intermediária, 3
osteócitos, 2
osteoclastos, 3
osteogênese, 2
reparação óssea, 7
unidade multicelular básica, 6
unidade óssea multicelular, 7

Tecnécio, 19
   na cintilografia do esqueleto, 20

Tendinite
   do ápice da patela, *118f*

Tórax
   cintilografia do
     em projeção anterior, 47
     em projeção posterior, 55
       articulações sinoviais na coluna, 61
       corpos vertebrais dorsais, 58
       costelas, 55
       processos transversais dorsais, 60

Transiluminação
   efeito da, 95
Tubérculos, 117
Tuberosidades, 117
Tumor
   pulmonar
     captação em, 233
   renal, *213f*
   vesical, *217f*

U

Unidade
   multicelular básica, 6
   óssea multicelular
     no *turnover*, 7
     no balanço ósseo, 7

V

Varredura
   de corpo inteiro
     cintilografia de, 28